上下联动、衔接互补的医疗服务体系研究

魏 来 著

科学出版社

北 京

内 容 简 介

本书是在分级诊疗服务体系建设背景下，聚焦于"健全上下联动、衔接互补的医疗服务体系"政策主题，开展了专业性和针对性的研究。本书系统深入地探讨了上下联动、衔接互补医疗服务体系的内涵，梳理了体系构建的理论基础，归纳了现代医疗服务体系的复杂特征，描述了区域医疗服务体系的系统运行效果。同时，构建了上下联动、衔接互补的医疗服务评价指标体系并进行实证研究，分析了影响"上下联动、衔接互补"的障碍因素，在此基础上构建了体系的核心要义和系统的政策框架，据此提出较为完善的政策建议及推进逻辑。

本书适用于从事医疗服务体系相关研究的学者和卫生健康行政部门、医疗保障管理部门的决策者及医院管理者阅读参考。

图书在版编目 (CIP) 数据

上下联动、衔接互补的医疗服务体系研究 / 魏来著 . 一北京：科学出版社，2024.6

ISBN 978-7-03-077254-1

Ⅰ.①上… Ⅱ.①魏… Ⅲ.①医疗卫生服务－研究－中国 Ⅳ.① R199.2

中国国家版本馆 CIP 数据核字（2023）第 248419 号

责任编辑：康丽涛 许红霞 / 责任校对：张小霞
责任印制：肖 兴 / 封面设计：龙 岩

科 学 出 版 社 出版
北京东黄城根北街 16 号
邮政编码：100717
http://www.sciencep.com

北京盛通数码印刷有限公司印刷
科学出版社发行 各地新华书店经销

*

2024 年 6 月第 一 版 开本：787×1092 1/16
2024 年 6 月第一次印刷 印张：19 1/2
字数：450 000
定价：128.00 元
（如有印装质量问题，我社负责调换）

序 言

医疗卫生事业是事关国民身心健康的重大民生工程。党的十八大以来，健康中国建设上升为国家战略，我国卫生健康事业取得了显著成就，不断健全覆盖城乡的三级医疗卫生服务网络，国民健康水平持续提升。当前，我国开启了全面建设社会主义现代化国家新征程，全国上下秉持大卫生、大健康的观念，坚持从以治病为中心向以人民健康为中心转变，构建优质高效的整合型医疗服务体系，我国区域医疗服务体系建设迈上了高质量发展的新征程。

在现代国家治理体系中，医疗服务体系治理始终是国家治理体系的重要组成部分，也是我国深化医药卫生体制改革的难点和重点。自2009年新医改以来，健全医疗服务体系成为我国深化医改的重要方向。随着整合型医疗服务体系的探索成为全球性趋势，我国开始以医疗机构分工合作为导向，开展了以城市医疗集团、县域医共体和互联网+医疗健康等为主要模式的分级诊疗服务体系建设试点，拉开中国特色区域整合型医疗服务体系建设的序章。在分级诊疗背景下，2015年《中共中央关于制定国民经济和社会发展第十三个五年规划的建议》第六十章"推进健康中国建设"中提出"优化医疗卫生机构布局，健全上下联动、衔接互补的医疗服务体系"，以此作为我国分级诊疗服务体系建设的重要内容。

该书秉承卫生服务整合新理念和完善医疗服务体系的目标，聚焦我国医疗服务体系建设和发展的主题。通过定性和定量方法、理论和实践结合，从文献梳理、理论探索、现代医疗服务体系构建、区域医疗服务体系运行管理及政策建议等内容对健全上下联动、衔接互补的医疗服务体系进行论述。首次比较系统地讨论了医疗服务体系上下联动、衔接互补的相关理论和实证结果，创新性地提出"八大联动与衔接互补"的新型整合型医疗服务体系，全面聚焦于深层次的体制机制改革和调适，最后建议将"衔接互补"纳入"基层首诊、双向转诊、急慢分治、上下联动"的分级诊疗机制中，形成更加完善的"基层首诊、双向转诊、急慢分治、上下联动、衔接互补"的分级诊疗机制。

国内外医疗服务体系发展的经验教训表明，构建一个完整且良好运转的医疗服务系统是一个极具挑战性的命题，这也是我国深化医药卫生体制改革迫切需要解决的议题。在卫生服务整合时代，健全上下联动、衔接互补的医疗服务体系涉及复杂的结构要素整合、运行机制协调和运行结果的衔接互补。随着我国医改的深化，医保、医药、信息等已经深度嵌入医疗服务体系中，成为医疗服务体系不可分割的"骨架"和"组成要素"。健全上下联动、衔接互补的医疗服务体系，需要促进医疗与医保、医药深度协同发展和治理，并且通过信息化等要素赋能，才能促进分级诊疗服务体系成为一个无缝服务连续体。

　　该书以医疗服务链为主线，以"联动"和"衔接"为主轴，从多个维度（部门、医保、医药、机构、服务、信息、利益以及医患）展现上下联动、衔接互补的医疗服务体系的全貌，不仅丰富了"三医联动"的具体内涵，拓展了分级诊疗服务体系建设的内容，而且也为我国深化医改注入新的思想内涵，丰富了改革"工具箱"。魏来教授建议将"衔接互补"纳入到分级诊疗机制中，进一步完善分级诊疗政策，以便于后期在分级诊疗政策下切实贯彻和优化执行，也使得学界和卫生政策决策者对医疗服务体系的上下联动、衔接互补主题给予更多的关注。

　　魏来教授一直从事卫生政策与管理、医疗保障制度和卫生服务整合的研究工作，既注重从理论上对整合型医疗服务体系、分级诊疗服务体系的建设寻求跨学科理论支撑，又经常深入到开展分级诊疗服务的样本点进行现场调研、评估和求证，对我国医药卫生体制改革、医疗服务体系建设和"三医联动"改革等政策推进有着较多的认知和思考。本书的出版对于健全我国分级诊疗制度、深化医药卫生体制改革多有裨益，希望能够为我国建成优质高效的整合型医疗服务体系、推动卫生健康事业的高质量发展提供启示和参考。

刘德培

中国工程院院士

中国医学科学院国家人口健康科学数据中心主任

2024年2月8日

前　言

医疗服务体系是一个国家历史、政治和社会文化发展的产物，是一国社会制度的重要组成部分，承担着国民健康的重要功能。从历史的视角审视，世界各国，不论是发达国家，还是发展中国家，对建立公平、可及、及时、经济、高效、安全和优质的医疗服务体系的追求及探索从来没有停下脚步。在以人为中心的公共服务理念日益成为社会广泛共识的背景下，作为承担居民健康管理、综合保健与专科诊疗功能的区域医疗服务体系改革与发展越来越被视为一个国家、政府政治责任和社会责任的风向标。然而，尽管区域医疗服务体系变革一直没有偏离所在国政府的决策视野，但如何健全完善的医疗服务体系一直是世界性难题。

21世纪之初是中国国家经济社会变革的蝶变阶段，我国在2010年跃升为世界第二大经济体，并且向可预知的未来开拓前行。根据国际经验，人均国内生产总值（GDP）达到5000美元后，医疗服务需求特别是高品质医疗服务需求将会进入一个快速上升阶段。2011年，我国人均GDP突破5000美元，到2019年，人均GDP已经突破1万美元。在这一背景下供给侧结构性改革成为我国经济转型升级的主要战略思路。同样，在卫生领域，我国政府也对具有中国特色的医疗卫生服务体系进行了结构要素、运行机制等系统性变革，对与医疗服务体系紧密相关的基本药物制度、医疗保障体系等也都进行了配套性改革，以分级诊疗作为改革目标成为我国医疗供给侧结构性改革的关键策略。经济社会发展所带来的资源条件储备增加及信息技术的快速发展促进了整个社会组织样式和文化形态的日渐完善，同样改变着卫生系统的结构体系和运行机制。鉴于全社会对医疗服务系统绩效的追求和对于国民健康的关注，中国分级诊疗服务体系改革正由"事件驱动"转向"进程驱动"。随着疾病谱改变和慢性病患者的大量增加，农村患者就医已由县域延伸到区域，迫切需要编织更为强大、更加完善的纵向医疗服务网络，各个层次、多个方面的改革协同因素正在进行有序磨合，加速了区域医疗服务流程的再造，为我国医药卫生体制改革（简称医改）走向深化提供了难得的发展机遇。新医改以来持续不断的政策发力清楚表明了中国政府深化医药卫生体制改革的决心，其改革内容也表明了医改面临的是体制性、机制性、结构性矛盾和条块分割等难题。这些均提示已进入"深水区"的医改更需要一场创新式改革，这样医疗服务计划就能够基于患者价值观和疾病本身量身定制，服务提供者需要更加紧密地联合起来，以全新的方式如团队合作为患者服务协同努力，促进患者在医疗服务系统内就诊时获得一致、协调和连贯的医疗服务，医务人员也会因为重视患者的健康价值和服务品质而得到激励。

不难看出，在这场持续深刻的医疗服务体系变革中，对区域医疗服务体系整合和联动的上下求索也比以往任何时候都更加凝聚着学术界和实践界广泛的社会共识。我们欣喜地看到，以县域医共体、城市医疗集团为管理模式的分级诊疗服务体系建设加速发展，短短数年区域医疗服务体系重塑取得的成效已显现。随着县域卫生资源整合、县域医共体建设、城乡医联体建设、家庭医生签约服务、乡村卫生一体化、基本药物制度改革、医保复合支付方式改革、信息系统建设、远程医疗推进等一系列改革直指区域医疗改革的目标和愿景：建立整合型医疗服务体系，逐步实现"基层首诊、双向转诊、急慢分治、上下联动"的服务模式，追求更好的保健服务体验和更高质量的健康水平，不浪费医疗成本，以取得最佳的系统绩效。

国内外学者对于基层首诊、双向转诊和急慢分治的内涵与外延做了长时间、广视角、多维度、理论和实践结合的研究，县域医共体、城乡医联体建设星火燎原，双向转诊、家庭医生签约、远程医疗、卫生资源下沉、患者流向正逐渐朝着期望的方向前行。然而，作为化解卫生领域矛盾的关键路径，尽管分级诊疗体系的建设目标已经明确，政策组合促进分级诊疗的效果已有展现，不少地方在"摸着石头过河"中也取得了部分案例的经验创新与分享，但如何构建上下联动、衔接互补的医疗服务体系还没有清晰的轮廓和推进路线图，对于上下联动、衔接互补医疗服务体系的概念内涵和外延并没有清晰界定，对医疗服务体系的上下联动、衔接互补结果也没有进行较深度的研究，更难透过立体的纵向和横向维度，客观分析和评估我国医疗服务体系建设的系统效果。随着分级诊疗服务体系的深度拓展，制约健全上下联动、衔接互补医疗服务体系的更深层次因素逐渐浮出水面，不少成为我国医改的痛点和堵点，但对于其制约因素进行较为深度的系统诊断却很少见。从整体上来说，我国区域医疗服务体系仍然在低效的水平上运行。随着医保体制和支付方式改革步伐加快，与医疗服务递送体制进行同步的结构性改革已经启动，基本医药运行机制也在体制改革的压力下进行适应性调整，其他改革如信息化建设、全科医生队伍建设、家庭医生签约、多点执业政策、医务人员薪酬及综合监管体系等都在进行持续性的变革。毫无疑问，改革的方向是有利于促进"基层首诊、双向转诊、急慢分治、上下联动""以患者为中心"的新型服务模式和理念的出现。因此，健全上下联动、衔接互补的医疗服务体系成为我国医疗供给侧结构性改革的优先课题，也是中国特色区域医疗服务体系建设的目标和关键所在。

上下联动、衔接互补是服务体系中一种内在的系统属性，且具有很强的渐进式普适性。疾病模式的快速转变、公众需求的急剧变化等环境因素的快速影响叠加，迫切需要医疗卫生服务体系从"碎片化"走向"一体化"，我国分级诊疗服务体系正大踏步走在整合之路上。本书正是在分级诊疗背景下，秉承服务整合理念和医疗服务体系的价值取向，综合"三医联动"改革内涵，结合"强基层、保基本、建机制"的医改原则，以正在推行的城乡医联体、县域医共体等改革为抓手，围绕基层首诊、双向转诊、急慢分治、上下联动的医疗服务体系建设目标，遵循结构（联动主体、制度、政策要素）—过程（八个维度联动）—结果（多维衔接互补指标）的研究范式，构建一套上下联动、衔接互补的医疗服务评价指标体系并进行实证研究。总结中国特色的医疗卫生体制改革实践，并对影响上下联动、衔接互补的医疗服务体系的因素进行系统诊断，最后将"衔接互补"指标及其指标集纳入分级诊疗服务机制和体系建设内容，提出"基层首诊、双向转诊、急慢分治、上下联动、衔接互补"的分级诊疗新机制和新模式，据此构建上下联动、衔接互补医疗服务体系的系统政策框架，然后分类提出系统性的政策改进建议及其政策组合的推进逻辑。这不但为我国区域医疗服务体系中各利益相关主体明确各自在整合型医疗服务体系构建中的功能坐标和职能责任，也让各类医改决策者和参与者在中国特色的显著制度优势下掌握我国医疗服务体系整合运行的逻辑规律和评价工具，从而最终促进我国区域医疗服务体系回归其基本价值原点，重建能够回应患者整体性需求的自我循环功能，并使得我国复杂动态的医疗服务系统在促进上下联动、衔接互补健全的过程中具有系统的纠错和适应能力，推动我国医改迈上新征程，最终将上下联动、衔接互补的医疗服务体系建成具有中国特色、能够可持续发展、作为我国分级诊疗服务体系和优质高效整合型医疗卫生服务系统建设的样板。

上下联动、衔接互补医疗服务体系的建成是有效措施与系统优势发挥相结合的结果，是整合型医疗服务体系在结构和功能上的生动展现，也是整合型医疗服务体系形成的基本逻辑。它不是医疗服务体系中每个医疗机构各自的独唱，不是区域医疗服务体系中各级医疗机构之间的简单协作，而是整个国家的医改历史传承、政府执政能力、诊疗文化演进、卫生信息化水平提高，以及医保、医药、医政和医疗等多维协作所展现出来的综合效应。本书将以人为中心的价值追求作为构建理念，并将其贯彻于各章节，根据医疗服务体系上下联动、衔接互补的理论基础，基于现代医疗服务体系的复杂性特征，科学构建上下联动、衔接互补的医疗服务评价指标体系并进行实证研究，并对影响上下联动、衔接互补医疗服务体系的因素进行系统诊断，为分级诊疗服务体系建设和推进提供一套全面系统的评价与诊断工具。本书试图通过评价体系和问题系统诊断两种工具对当下我国区域医疗服务体系的改革和发展提供翔实的验证，让读者深刻理解通过更可靠的系统测量标尺，准确无误地衡量和研判我国区域医疗服务体系上下联动、衔接互补的现实状态和未来趋势。

本书分为9章。第1章介绍了上下联动、衔接互补医疗服务体系构建的政策背景，梳理了我国医疗服务系统存在的问题，提出了全文研究思路、框架、重点难点、研究方法、技术路线和研究的创新之处。第2章系统梳理和总结了国内外关于上下联动、衔接互补的医疗服务体系研究文献，并进行了研究进展述评。第3章界定了区域、上下联动、衔接互补、医疗服务体系等概念，以及上下联动、衔接互补医疗服务体系与其他相关医疗服务体系的联系和区别，详细梳理了上下联动、衔接互补医疗服务体系研究的理论基础，探讨了其指导价值。第4章从结构、过程、结果三个方面系统总结了现代医疗服务系统的复杂性特征，以及这些复杂特征与上下联动、衔接互补医疗服务体系特征的关联。第5章基于样本点医疗服务系统面上数据，构建实施效果评价框架，从慢病管理、分级诊疗、资源流向、运行效率、对口支援和帮扶等角度较为详细地描述了县域医共体、城乡医联体等区域医疗服务系统的实施效果，为后续章节提供了体系运行的"现状信息"。第6章梳理了我国区域医疗服务体系发展及评价的历史回顾，国内外医疗服务体系相关学术文献中关于上下联动、衔接互补的指标元素，并根据结构-过程-结果范式和彩虹模型从宏观-中观-微观视角，通过德尔菲法、层级分析法等方法构建了上下联动、衔接互补医疗服务的评价指标体系，计算了指标权重，为第7章进行"标准化"的系统评估体系实证打下基础。第7章运用指标体系对样本点医疗服务体系进行上下联动政策、制度的建设与执行评价、衔接互补的结果评价及两者结合的总体定量评价。第8章运用现象学资料分析法和比例法系统梳理影响医疗服务体系上下联动、衔接互补的障碍因素，采用解释结构模型对系统影响因素进行问题分层、逻辑关系揭示，然后基于卫生系统宏观模型进行归因，最后进行因素作用程度的定量评价。第9章对本书前文各章的研究内容进行总结提炼，为现有政策的改进提出建议，并对政策建议的推进逻辑进行论证。基于以上研究，本书作者认为推进医疗服务体系的上下联动、衔接互补需要一系列制度、政策配套、系统机制耦合和系统绩效约束，既需要对现有分级诊疗制度设计进行"增砖添瓦"，也需要在已有的制度框架内进行政策执行上的"精雕细琢"，精细化巩固和发展上下联动、衔接互补的医疗服务体系。

我国新医改的推进已经迈进分级诊疗时代，各项政策、体制和机制的整体性、协同性、系统性联动明显增强。本书关于上下联动、衔接互补医疗服务体系的一系列研究结果、结论正是卫生领域发生历史性变革的时代产物，希望本书能够对我国分级诊疗服务体系的政策内涵、演进和实践拓展提供借鉴与参照。

本书的研究工作得到了国家社会科学基金项目"健全上下联动、衔接互补的医疗服务体系研究"（编号：17BGL188）和遵义医科大学优秀学术著作出版资金的资助，在此表示感谢。本书在编写过程中得到了众多学者和专家，以及各实践部门的帮助和支持，在此表示真诚感谢。感谢武汉大学政治与公共管理学院张亮教授、遵义医科大学附属医院院长余昌胤教授、中国医院协会医共体分会主任委员尹岭教授在本书写作过程中给予的指导。同时感谢我的研究生在收集问卷、整理和分析指标数据及访谈资料中的付出。虽然作者尽其所能，力图将本书完成得尽善尽美，但其间挂一漏万总在所难免，敬请各位专家和读者给予批评指正，以便再版时修正。

魏 来

2023 年 8 月

目 录

第1章 绪 论

　　1996年，世界卫生组织（World Health Organization，WHO）在《迎接21世纪的挑战》报告中指出，21世纪的医学要以人类的健康作为医学研究的主要方向，而不是单纯的以疾病为主要研究对象。关注的不仅仅是疾病的治愈和康复，而更应该贯彻"预防为主，防治结合"的方针，以维护居民健康为主旨。20世纪90年代，联合国开发计划署也提出了以健康为首要内容的"人类发展指数"，并发表了第一份《人类发展报告》。在健康作为人的全面发展的基础、作为实现经济社会发展的基本条件已经成为社会共识的背景下，医学的发展已从经验医学、循证医学发展到精准医学，医疗服务也从医疗向预防、从高技术提供到具有成本效率的服务供给，其本质也在于通过让人们更加健康来创造更多的价值。

　　随着我国社会经济快速发展、人口老龄化、慢性非传染性疾病及公众对医疗服务连续性提供的要求日渐强烈，医疗服务体系分散提供所造成的服务低效率一直广受社会诟病。新中国成立70余年，特别是改革开放40余年，伴随社会经济发展的转型，我国医疗服务体系的变革一直在公众关注中曲折发展。自2009年以来，新一轮医药卫生体制改革的航船扬帆起航，公立医院改革、基层卫生综合改革、基本医疗保障制度改革、基本药物制度改革、基本公共卫生服务逐步均等化改革等成为新一轮深化医药卫生体制改革的五大着力点，也成为提高医疗资源利用效率、缓解看病就医难题的突破口。经过10多年的政策推进，遵循"保基本、强基层、建机制"的医改原则，新医改从最初的五项改革逐个突破到"三医联动"同时发力，再到2016年"健康中国"战略的推进，我国医改不断向深水区挺进，医改的轮廓逐渐明朗，健康航行的目标指向日渐清晰。特别是以医疗保障的全面覆盖、公立医院的公益导向、基层卫生服务能力的提升等为重点的改革方向明确。以分级诊疗为主线的医疗服务体系改革路径成为当下中国波澜壮阔的医药卫生体制改革画卷中最浓墨重彩的一笔，成为中国医改政策长廊中正在镌刻的一道风景线。

　　在此背景下，一系列以促进不同层级医疗机构分工合作为主导、"三医联动"为配套的"分级诊疗"政策方案相继出台。随着2009年新医改方案的出台，中央政府及地方政府投入大量资金支持区域医疗服务体系建设，从最初的社区卫生服务机构和城市公立医院、乡镇卫生院与县级医院为重点的两级医疗机构为主体的分工合作，逐步推广到城市公立医院、县级医院与基层医疗卫生机构以纵向医疗服务体系为主体的分工合作。中共十八届三中全会审议通过的《中共中央关于全面深化改革若干重大问题的决定》出台，将进一步加快基层医疗卫生机构综合改革、进一步完善合理分级诊疗模式、进一步促进优质医疗资源纵向流动成为政府推动医改最核心的关键词。2013年1月，全国卫生工作会议提出"要积极探索和大力推广上下联动的医疗联合体体制机制。"同年，卫生部《关于印发2013年全国卫生工作会议文件的通知》首次以文件形式明确提出在我国建立医联体。2014年，国家提出建立分工合作的医疗服务体系。2015年《中共中央关于制定国民经济和社会发展第十三个五年规划的建议》的"推进健康中国建设"中首次完整提出"优化医疗卫生机构布局，健全上下联动、衔接互补的医疗服务体系"。此后，全国各地的医联体试点不断涌现。2015年9月，中央政府发布《关于推进分级诊疗制度建设的指导意见》，提出到2020年逐步形成基层首诊、双向转诊、急慢分治、上下联动的分级诊疗模式。2016年9月，全国卫生与健康大会通过的《"健康中国2030"规划纲要》从政策层面强调了构建体系完整、分工明确、功能互补、密切协作、运行高效的整合型医疗卫生服务体系的重要性，涵盖医疗、医保、医药、人才和信息技术应用等。2017年4月，国务院办公厅印发《关于推进医疗联合体建设和发展的指导意见》，全面启动多种形式的医联体建设试点，首次区分4种医联体模式，并强调到2017年试点地区建立起有效运行的医联体，到2020年形成较为完善的医联体政策体系，明确要在县域组建医疗共同体，逐步实现区域内医疗资源共享，进一步提升基层服务能力，推动形成基层首诊、双向转诊、急慢分治、上下联动的分级诊疗模式。2018年8月，新组建的国家卫生健康委员会与国家中医药管理局发布《关于进一步做好分级诊疗制度建设有关重点工作的通知》，将县域医共体和城市医疗集团组建第一次并列提出，不仅指出分级诊疗制度建设的长期性、复杂性，而且从医联体统筹规划建设、分级诊疗的"四个分开"（区域分开、城乡分开、上下分开和急慢分开）和保障政策完善等方面做出了重点部署，加快推进。自2019年开始，我国建立以城市医疗集团、县域医共体、区域医联体为主要模式的国家政策推动如火如荼，试图重点探索"以县医院为龙头、乡镇卫生院为枢纽、村卫生室为基础"的县乡一体化管理，并与城市公立医院开展有机的上下联动。随着政策的持续发力，以托管、兼并、院办院管、协议、对口支援等为模式的公立医院与基层医疗卫生机构的医疗资源联合和整合相继探索，国家卫生健康委员会在城市推出医疗集团建设、在县域强力推进紧密型医共体建设的分布分年建设计划，辅之以家庭医生签约服务等纵向医疗机构整合政策出台。与此配套，医保支付方式改革、信息化建设、基本药物改革等组合政策协同跟进，成为实现我国新医改政策目标突破的关键路径。不难看出，我国正在通过医联医共、网格化布局组建城乡医联体，为区域网格内居民提供一体化、连续性的医疗服务。可以说，我国已经迈进区域医疗服务体系建设的全推开时代（张含，2019）。

显然，中国为重塑区域医疗服务体系的雄心可鉴，一系列政策发力以促进各类医疗卫生资源整合为目标导向，以分级诊疗、区域医联体建设、县域紧密型医共体推进、"互联网＋医疗健康"、家庭医生签约制度等为主要形式的服务组织模式及实践创新方兴未艾，试图从政策、资源、体制和机制上整体推进医疗服务整合，并通过信息化、医疗团队、多点执业、检查检验共享和互认，实现基层首诊、双向转诊、急慢分治、上下联动的医疗服务新机制，进而引导资源和患者需求的下沉，有效平衡供给与需求，理顺纵向机构分工协作机制，打造无缝医疗服务体系，实现"健康在家庭、小病在基层、大病到医院、康复回基层"的有序连续的就医新格局，逐步健全治疗-康复-长期护理链，医疗服务逐渐以疾病为中心向以患者为中心转变，并进一步向以健康为中心转变，致力于满足患者的整体医疗服务需求和国民健康的改善。

从国家层面上，我国新一轮医疗服务体系改革的主要思路是以医联体、医共体为主要组织模式的变革推动分级医疗服务机制目标的实现。在改革初期，基层首诊、双向转诊、急慢分治、上下联动的机制框架已经建立，各项改革也取得了一定进展，看病难、看病贵问题有所缓解，但是签而不约、分而不合、联而不动、动而不稳、转上不转下等问题一直困扰改革的深度推进，我国因人口老龄化、慢性病患者的增加与疾病谱变化对整体的、连续的医疗服务的需求远未得到满足，人们的就医体验、就医获得感并没有显著提升。究其原因，主要是我国医疗服务体系总量仍然不足、资源配置的结构失衡及"三医联动"机制并未有效发力，纵向医疗机构间的"区域性衔接问题"更是突出。从世界发展潮流来看，医疗服务体系发展正走向一种新趋势，走向某种形式的区域整合。同时，由于医疗服务的特殊性和复杂性，再加上高度专科化的分工、新技术的应用、管理方式的变化及不同利益主体保护他们之间相互冲突的利益需要，以及没有在其服务提供管理中采用系统的政策考虑，不同医疗保险筹资项目之间、不同层级医疗服务之间，以及公立和私立医疗机构之间均存在明显的边界，这些边界常常导致不同服务提供者之间缺少真正沟通和协作，各医疗服务提供者均按照市场化发展的设计思路和价值，而不是面向消费者思路设计服务流程。这种分割提供的、一直徘徊不前的医疗服务提供系统以其独特的方式向前发展。即使现在正在进行分级诊疗服务体系改革，试图重塑医疗服务系统的整体功能，但长期累积下来的碎片化服务提供方式的惯性仍然向前发展，相互整合和相互分离的两种力量在当前形成了某种形式的拉锯战，决定了我国医疗服务体系改革是一项艰巨的复杂系统工程。

新时期我国社会的主要矛盾是人民日益增长的美好生活需要和不平衡不充分的发展之间的矛盾。当前我国医疗卫生领域存在的主要矛盾是人们迅速增长的医疗服务需求与医疗领域发展不平衡不充分。当医疗服务需求已经超越单个县域范畴时，区域医疗服务供需之间已经存在不匹配甚至错配的矛盾。当前改革仅注重以基础区域（县域）改革仅仅能够为区域医疗服务体系的守门作用铺设根基，尚无法触及区域特别是县外和县内纵向医疗服务体系的整合议题，可能成为我国区域医疗服务体系建设最大的"断裂带"。如果要破除这些障碍因素，必须深刻把握卫生领域长期存在的结构性、体制性矛盾。而产生这一矛盾的根源在于区域医疗卫生服务参与主体的不到位、供给机制的不合理、运行过程的不协同、服务结果的不衔接。因此，健全上下联动、衔接互补的医疗服务体系成为新一轮医疗卫生体制改革的重要命题，这些命题从常规的资源配置等普通问题到涉及体制机制深刻调整的升级版问题都不同程度存在，成为我国新一轮医改必须直面解决的政策议题。

1.1 我国医疗服务体系存在的问题

1.1.1 我国医疗服务系统存在供方资源配置结构与需方整体性需求的不相匹配

（1）区域优质医疗资源总量不足且资源配置不均衡

目前，我国医疗服务体系的资源配置结构性问题依然突出。新医改前，我国医疗服务体系建设都以医院尤其是大型公立医院为中心进行布局。经过新医改以来的发展，我国医疗服务体系提供基本保健的地理可及性问题得到极大缓解，但优质的基层卫生资源仍然薄弱，基本保健的可得性问题尚未发生根本改观。城乡卫生资源配置仍未围绕医疗服务流程的价值链进行布局。随着城市化的发展，当前医疗卫生资源的城市倾斜仍然严重，优质医疗卫生资源过分向城市大型公立医院和综合医院集中，其规模过度扩张的势头并没有根本缓解，而基层医疗卫生机构资源缺乏导致服务提供能力不足，"倒三角"形的资源配置格局仍然无法撼动。

从配置要素看，近年来，我国医疗卫生资源配置在宏观上存在明显的东、中、西部差距和城乡差距。例如，就基层医疗卫生机构能力来看，虽然其硬件能力（设施、设备等）获得了较大改善，但软件能力（人力资源、医疗文化等）却并未明显改变，而且基层医疗卫生机构与大型公立医院在硬件、软件上的能力差异仍在不断拉大。从中观层面上看，我国省内区域医疗卫生服务体系还存在上下医疗机构间的医生、设备、精细化治疗文化等差距，而乡镇卫生院推广适宜技术、维护基本医疗诊治和医防融合管理技能的政策支持缺少连续性，导致其能力增长速度远赶不上大型公立医院的增长速度。以卫生技术人员数量为例，医院的增速明显快于基层医疗卫生机构。多项指标对比，医院增速多是基层医疗卫生机构增速的3倍（陈鑫，2020）。而且各类卫生人力资源经省、市、县、乡逐层筛选和过滤，基层医疗卫生机构面临着优质资源配置不足、卫生资源配置失衡、资源管理和利用分散等问题，导致其医务人员工作积极性不高、优质人才引进乏力、人才留不住、服务能力不足、服务功能弱化、信息化水平不高等突出问题叠加。无论在服务能力上还是服务的公众认可度上，基层医疗卫生机构都长期处于积弱不振的境况（顾昕，2019）。从微观层面上看，基层医疗卫生机构科室设置尚不健全，医务人员结构单一，缺少执业药师、心理辅导师、社会工作者及营养师等，尚难以承担大量常见疾病的综合"接待能力"。而对于患者的专科服务需求，由于基层机构与专科医院之间缺少深度合作，又缺少一个连续的、相互协调的、以人为本的纵向整合型医疗服务系统。

我国医疗卫生服务体系发展仍然以医院、诊疗为中心，过度注重服务数量和规模的增长，基层医疗卫生机构因专科服务能力弱无法吸引患者，医疗资源的配置严重失衡（朱恒鹏，2014）。这直接导致了医疗卫生资源的配置和流动仍然存在"头重脚轻、末端薄弱"的现状，形成了大型公立医院强、基层医疗卫生机构弱的"倒三角"结构，与人群医疗需求的结构存在明显倒置（图1-1）。这既不利于基层首诊功能的发挥，也阻碍了基层服务能力的提升，进一步拉大区域省市大型公立医院、县级医疗机构与基层医疗卫生机构间的服务水平差异，从而不断诱导患者就诊趋向县级以上医疗机构，进一步固化了"倒三角"的不良结构。长此以往，患者趋高流动与"倒三角"资源配置继续"同频共振"，使基层医疗卫生机构因大量"失血"而服务能力不足，成为我国健全分级诊疗制度的痼疾。这既导致公立医院资源配置效率不高，又导致基层医疗卫生服务相对萎缩，无论是对于大型公立医院还是对于基层医疗卫生机构的资源都是一种不必要的浪费，反过来又加重了城乡居民的医疗负担，最终使得"看病难，看病贵"问题无法从根本上得到解决（邢春利等，2015）。

医疗服务资源根据床位和医务人员进行配置也使得财政投入流向县级以上医疗机

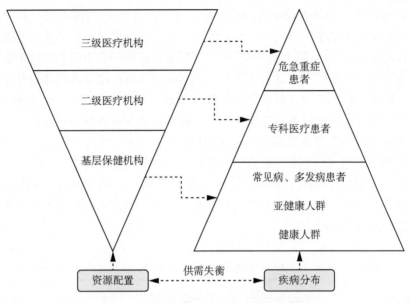

图1-1 资源配置与人口健康需求倒置图

构，我国国家财政投入流向不合理也助长了资源配置的不合理。据统计，我国财政主要对基层医疗卫生机构的运营经费予以保障，因而财政项目投入占基层医疗卫生机构财政补助收入的比重不大，2017年仅12.8%，主要用于基本建设和设备购置。但由于部分乡镇缺乏相应医技人员，这些设备闲置现象普遍存在。而对于大型公立医院来说，虽然政府财政投入占比不高，根据《中国卫生健康统计年鉴2020》，2019年我国三级公立医院财政拨款收入占总收入的9.7%，但公立医院所处的层级越高，所获政府财政资源越多。部委属医院高于省属医院，同一区域的城市地区医院获得财政支持优于县域地区医院。2017年，城市公立医院获得床均财政投入7.3万元，县级公立医院则为4.7万元（朱恒鹏，2019）。长期以来，在市场竞争的环境下，财政投入根据不同医疗机构功能对市场需求的接待能力进行配置。在配置方式上，政府对医疗服务体系的投入往往锁定单个机构，存在区域配置不均衡。一般的投入规则是，根据不同时期的居民卫生服务需求，一定时期建设村卫生室，一定时期建设乡镇卫生院，一定时期建设县级医疗机构，一定时期又投向大型公立医院。这种波浪式发展始终未能将区域医疗服务体系建设放在一个整体系统下进行综合平衡考虑，而且政府对基层医疗卫生机构实行财政基本"包养"的"大锅饭"政策机制，又无法激活这些机构的活力，最终形成了纵向医疗机构三级网"级在、网不在"的局面。而三级公立医院规模过大带来的后果就是不断以经营性补偿为主，趋利导向作为其最基本的生存法则，自然不会主动强化支持基层医疗卫生机构建设并促进优质卫生资源和患者下沉（冯泽永，2018）。

事实上，自新医改以来，我国卫生总费用和政府卫生预算支出增长率一直处于较快水平（表1-1）。但与世界各国相比，我国卫生资源总量，特别是优质的卫生资源总量仍然不足。尽管自新医改以来我国逐步推动公立医院与基层医疗卫生机构间开展人才流动、技术合作、管理支持等多种方式的合作，试图促进实现大型公立医院专注于疑难杂症、急诊、重症诊疗，同步提升基层医疗卫生机构服务水平的目标，以期完善医疗资源均衡配置，缓解医疗市场供需错位问题（时硕等，2015）。就目前而言，我国不同级别医疗机构的功能定位仍未清晰明了。尽管大型公立医院规模扩张的势头有所遏制，但落实分级诊疗的制度基础仍不健全。尽管基层医疗卫生机构的能力提升速度不断加快，但仍然不能获得城乡居民的充分认可和信任。虽然县级及以上医院内涵建设和核心竞争力不断增强，但纵向医疗机构之间动态的配置能力差距仍在拉大。因此，从整体上看，我国区域医疗服务体系还难以满足以慢性病为主的针对老年患者的医疗卫生服务需求。再加上患者越来越高的医疗消费期待及医疗机构在医疗过程中越来越多地使用CT、MRI、器官移植等高新技术，出于对医疗质量的渴望，进一步刺激了患者购买性价比不高且并不一定适合自己健康需求的"高端"且昂贵的服务项目，"小病大治"可能是我国医疗服务市场最不经济的现象，却较为普遍地存在，以有限的资源争取最大的健康效益和健康公平尚需付出更大的努力。

表1-1　2009～2017年我国卫生总费用和政府卫生预算支出变化情况

类别	指标	年份								
		2009	2010	2011	2012	2013	2014	2015	2016	2017
卫生总费用	总额（亿元）	17 541.92	19 980.39	24 345.91	28 119.00	31 668.95	35 312.40	40 974.64	46 344.88	52 598.3
	增长率（%）	20.68	13.90	21.85	15.50	12.62	11.50	16.03	13.11	13.49
	占GDP比重（%）	5.03	4.84	4.98	5.30	5.32	5.48	5.95	6.20	6.4
政府卫生预算支出	总额（亿元）	4816.3	5732.5	7464.2	8432.0	9545.8	10 579.2	12 475.3	13 910.3	15 205.9
	增长率（%）	34.01	19.02	30.21	12.97	13.21	10.83	17.92	11.50	9.31
	占财政总支出比重（%）	6.3	6.4	6.8	6.7	6.8	7.0	7.1	7.4	7.5

资料来源：国家卫生健康委员会，2018.中国卫生健康统计年鉴2018.北京：中国协和医科大学出版社，93，95，355。

（2）医疗服务体系内各医疗机构功能定位不准且呈现碎片化服务提供现象

结构决定功能。卫生资源配置的结构性失衡必然影响区域医疗服务体系中各医疗机构的功能定位清晰度。为克服这一难题，国务院办公厅于2015年印发的《全国医疗卫生服务体系规划纲要（2015—2020年）》突破了以往单纯以卫生要素如床位、医生数量等进行规划，首先对医疗卫生机构的功能进行明确界定，强调功能整合和医疗卫生机构间的分工合作，从体系水平而非仅仅医疗机构水平提出了完善服务体系能力的要求（孟庆跃，2015）。经过数年的发展，我国医疗服务体系的各级医疗机构功能都有所拓展，但区域医疗卫生机构普遍存在服务功能错位现象。就大型公立医院来看，虽然其综合功能日渐强势，但其功能分流却没有明显改观。虽然大型公立医院也在不断提升其在高端服务和疑难杂症诊疗方面的水平，但其对小病的诊疗仍然不愿舍弃，具体表现在对接诊患者"来者不拒"，甚至"大小病通吃""照单全收"。对基层医疗卫生机构而言，虽然整体服务能力有所增强，但其医疗服务功能和基本公共卫生功能却不能齐头并进，甚至在不当的经济激励下，无论是大型公立医院还是基层医疗卫生机构，都出现"医防分离"，前者重医疗、轻预防，后者却在公共卫生服务均等化背景下重公卫、轻医疗，导致基层医疗卫生机构的基本医疗功能不但不强，有的甚至仅具有门诊功能，并没有积累起强大的融合预防和诊疗的综合服务功能优势。特别是居民健康管理与咨询的平台发挥不好，基层医疗卫生机构定位不清，与县级以上医院存在同质化竞争，而大型公立医院"大小病"通吃的现象降低了对疑难重症疾病的救治能力，继而出现"高峰不高""谷底不强"等现象，区域医疗服务体系仍然没有建立起对所在区域居民的健康承担共同维护之责。

为克服医疗机构之间各自功能分散的窘境，自2009年新医改以来国家就大力推进医疗机构的分工合作。经过10多年的建设，我国医联体也从最初的重组织管理整合阶段，走向之后的重医疗资源整合阶段，再走向现在的重业务系统连接阶段的发展历程。但是从医疗服务体系运转规律角度来看，实际上是要坚持以人为中心的服务理念，建立顺应医疗服务体系发展的倒逼机制，即先要走业务系统连接，进而推动医疗资源整合，再倒逼不同医疗机构的组织整合，只有这样才能促进医疗服务体系的真正联动。然而，由于对医疗资源中信息资源配置规律的把握不到位，虽然国家不断推进的信息化建设促成了医疗资源的集成，但由于缺少信息标准化体系，其构建的仍然是一个松散协作型县域医共体和区域医联体，尚未实现有效的共享互认机制，面临组织架构松散、业务功能受限、协同效率低下等问题。患者在诊疗流程中，各医疗环节隔绝独立形成壁垒，甚至常由于流程设计缺乏防错机制而造成医疗失误，这实际上更加凸显了服务体系碎片化的裂痕。无序的诊疗格局造成各种医疗机构恶性竞争或互相推诿，对医疗服务连续性提供产生了极大的破坏，过度用药、过度医疗和不必要的医学处置大量出现，既严重损害医疗服务质量，也对患者的健康结局造成较大的不利影响，与以健康为结果的服务导向和医学本质相悖。

碎片化和过度医疗相互伴随，可能是医疗服务市场的一个普遍现象。于明远（2020）将过度医疗总结为过度检查、过度用药、过度手术、过度保健四类。张宇瑶等（2020）认为过度检查多表现为不必要的检查、不同医疗机构间的重复检查、多次复查等，2018年调查的患者有28.87%反映经历过过度检查。李爽和张树江（2017）认为过度用药较为典型的是过度使用抗菌药物或抗生素。中国每年的输液总量和人均输液量远远高于国际水平。2016年中国住院患者手术人次为5082.20万人次，2018年是6171.58万人次，仅仅两年就上升了21.44%。过度医疗必然推动检查费用高，中国综合医院门诊和住院患者人均检查费用从2010年的509元上升到2018年的1038元，8年上升了103.93%，翻了一番。王文娟等（2016）认为是诱导需求推动了医疗费用上涨，这些费用既包含个人住院及门诊所付出的费用，也包含医保费用与政府卫生支出。根据《2019年我国卫生健康事业发展统计公报》，2019年全国卫生总费用达65 195.9亿元，是

2009年17 541.9亿元的3.72倍。同时在我国，过度医疗还包括过度住院。《2019年全国医疗保障事业发展统计公报》指出，2019年我国住院率已经达到18%左右。而《柳叶刀》2019年1月的论文指出，全球平均住院率约为10%。我国医疗服务体系的资源配置和流动不合理推动了服务运行过程的不科学，过度医疗、割裂和碎片化的医疗卫生服务体系造成医疗资源的浪费、卫生系统运行成本较高、公平性较差而系统绩效低下、基层预防保健工作不到位和居民获得感不高等问题。根据《中国卫生健康统计年鉴2020》，2019年我国三级、二级、一级医院病床使用率分别为97.5%、81.6%、54.7%。2017年江苏省综合医院床位使用率为89.30%，而社区卫生服务中心（站）仅为55.92%（形影影等，2019）。

医疗服务体系的"碎片化"助推了医疗机构运行功能的重叠。各级各类医疗机构在学科发展和功能定位上界定不清晰。基层医疗卫生机构功能要么存在弱化，要么过度专科化。专科医疗机构因生存和发展需要，也在不断拓展综合功能，贪大求全。这样即使他们深知患者流向不合理，也不愿意剥离常见病、多发病的医疗功能，使得原本赋予的疑难杂症功能定位逐渐模糊，造成了大型公立医院看小病、基层医疗卫生机构看大病的功能异化现象。从我国县域现实来看，因卫生资源有限配置和地理原因等导致患者接受多机构就诊服务已在城乡居民（患者）医疗服务选择行为中占据了较大比重，但由于信息化建设未能与医疗服务体系重构同行，大量健康管理信息和医疗信息沉淀，医生对患者信息的使用率极低，患者多机构就诊仍然被迫接受传统的要治疗就必须重新检查的潜规则，造成卫生资源浪费现象严重。医疗服务提供仅仅根据患者的自然流向和经济流向安排，没有一个分层筛选的过程。基层医疗卫生机构不能担当"守门人"的重任，二、三级医疗机构无法提供优质高效的住院服务。各级医疗机构过分强调经济产出的补偿，从而弱化了医疗服务产出和健康产出。加上缺少互通共享的信息化集成管理平台，无法形成一条完善的连续性信息服务链。

（3）城乡居民就医流向和医生就职流向趋高同频共振加剧了区域卫生资源整合的难度

长期以来，由于市场力量的恣意发挥和区域卫生规划执行不彻底，我国卫生资源配置中存在明显的非均衡，导致各级医疗机构功能定位落实不到位，大型公立医院出现强者恒强的现象，而我国整体的医疗服务体系能力并不强。再加上医疗服务市场的信息不对称，患者对诊治效果缺乏有效的判断力（Arrow，1963），因而对于治疗效果的判断就是基于医院规模和等级做出选择，大多数患者存在盲目去大型公立医院就医的冲动和偏好。而基层医疗卫生服务能力虽然经过多年的建设，全科需求量正在快速增加，但相比仍然较弱。目前大型公立医院仍然是患者就医和医生执业的主要场所，出现"国家的钱向下走，患者和医生却向上涌"的局面。大型公立医院看病排长队而基层医疗卫生机构门庭冷落，门诊流向和住院流向都不均衡。有研究显示，愿意接受基层首诊的居民比例仅占42.4%（张莉等，2018），居民对基层首诊的知晓度处于较低水平（24.3%），认可度也不高（31.0%）（许加明，2021）。从诊疗人次来看，医院从2009年的19.22亿人次上升至2017年的34.40亿人次，而同期基层医疗卫生机构由33.92亿人次上升至44.30亿人次，医院诊疗人次增幅远大于基层医疗卫生机构；从占比上看，2009～2017年医院上升了7.03个百分点，基层医疗卫生机构则下降了7.65个百分点。从住院人数看，医院从2009年的8488万上升至2017年的18 915万，而同期基层医疗卫生机构由4111万上升至4450万，医院增幅远大于基层医疗卫生机构。从占比上看，2009～2017年医院上升了10.21%，基层医疗卫生机构则下降了12.81%（表1-2）。王婵等（2021）的研究也发现，2019年公立医院、社区卫生服务中心（站）、乡镇卫生院的就诊率分别为54.2%、9.1%和27.2%，"倒三角"的就医秩序仍是一种普遍的现象。

表1-2 2009～2017年全国医院和基层医疗卫生机构诊疗人次、住院人次数

类别	指标	年份								
		2009	2010	2011	2012	2013	2014	2015	2016	2017
基层医疗卫生机构	诊疗人次（万人次）	339 200	361 200	380 600	410 900	432 400	436 400	434 200	436 700	443 000
	占比（%）	61.81	61.87	60.96	59.67	59.06	57.35	56.37	55.09	54.16
医院	诊疗人次（万人次）	192 200	204 000	225 900	254 200	274 200	297 200	308 400	327 000	344 000
	占比（%）	35.02	34.94	36.02	36.91	37.49	39.10	40.06	41.23	42.05
基层医疗卫生机构	入院人次（万人次）	4111.26	3949.86	3774.67	4254.00	4300.47	4093.97	4036.60	4164.53	4450.00
	占比（%）	31.02	27.87	24.67	23.82	22.38	20.03	19.17	18.32	18.21
医院	入院人次（万人次）	8488.00	9523.77	10 754.74	12 727.44	14 007.43	15 375.14	16 086.80	17 528.00	18 915.00
	占比（%）	67.20	67.19	70.30	71.27	72.90	75.32	76.41	77.12	77.41

资料来源：国家卫生健康委员会. 2017年我国卫生健康事业发展统计公报。

从县域内部来看，县级医疗机构的诊疗人次年增长率明显高于乡镇卫生院，2010～2017年我国乡镇卫生院诊疗人次年增长率为3.4%，同期县级医院增长率为7.48%；县级医疗机构病床使用率高于乡镇卫生院，2017年乡镇卫生院的病床使用率仅为61.3%，县级医疗机构的病床使用率为86%。从县域外部来看，虽然基层医疗服务量保持低速增长，但向地市级及以上医院集中的趋势没有改变。乡镇卫生院就诊的农村居民占比持续下降，农村居民医疗服务利用不断"趋高"（杨茜等，2019）。张奕等（2018）对居民就诊习惯的调查结果显示，68.3%的受访者不信任社区医院的医疗水平；61.2%的患者会首选二级以上医疗机构就诊。目前分级诊疗政策的实施效果并不明显，患者趋高就医趋势并未根本改变，甚至有加重趋势。与此同时，医生的流动也呈类似情况。调查显示，2008～2012年，陕西省82%新拿到医师资格证的医生都流向了县级以上医疗机构（许梦婷，2015）。吕国营和赵曼（2018）经过测算认为2004～2016年我国城市、乡村每千人口医生数均保持线性增长，但城乡医生人力资源配置差距在同步扩大，城乡医生人力资源非均衡配置程度较为严重。李嘉乐和杜颖（2022）的研究发现，2014～2018年，湖南省医院卫生人员年均增长率为8.48%，但基层卫生机构卫生人员

增长率则不断下降，从2015年的3.92%逐步下降到2018年的-0.15%。医生流向与市场节奏一致，虹吸现象严重。

然而从需方观察，目前及将来很长一段时间，我国居民的主要健康问题是慢性疾病。《中国居民营养与慢性病状况报告（2020年）》指出，2019年我国高血压、糖尿病、高胆固醇血症、慢性阻塞性肺疾病患病率和癌症发病率与2015年相比有所上升，18岁及以上居民高血压患病率为27.5%，糖尿病患病率为11.9%，高胆固醇血症患病率为8.2%，40岁及以上居民慢性阻塞性肺疾病患病率为13.6%。从健康状况看，有研究表明，农村患者伴随1种、2种和3种及以上疾病的人数分别占总数的36.6%、10.6%和2.3%（魏来，2016）。这提示越来越需要一个强大的基层医疗卫生服务体系与农村患者的需求匹配，但实际情况却是基层医疗卫生机构服务能力与大型公立医院服务能力之间出现越来越大差距的现实。

1.1.2 医疗服务的联动和衔接机制难以适应复杂医疗服务系统的发展需要

（1）医疗服务体系的动力机制不均衡导致机构合作缺乏可推广性

我国医疗卫生体制改革强调顶层设计和"摸着石头过河"相结合，整体推进和重点突破相促进，但公立医院和基层医疗卫生机构缺乏有效的协同联动机制。改革动力在自上而下的传递过程中，虽然政策实施的政治压力促使政策推进的力度不断加大，但在层层向下传递的过程中，自上而下改革动力的控制力和连贯性不强，改革的动力存在减弱的可能性，也存在动力方向偏离和动力消耗等问题，导致改革落实不到位。同时，很多地方在改革过程中还存在选择性执行的问题，主要表现为区域医疗机构合作模式过分单一化，医疗机构之间竞争机制培养不成熟，系统联动机制缺失。就自下而上的动力机制而言，基层医疗卫生机构和上级医疗机构合作存在"一头热、一头冷"的问题，改革的保障机制不健全、不完善，激励机制不相容，对基层医疗卫生机构的激励不足，基层医务人员的积极性不高。对公立医院的科学合理激励动力也不够，公立医院依靠规模拓展总量、依靠业务量收入获利的运行目标尚未从根本上得到扭转。出于自身对患者数量的需求，大型公立医院一般不会主动考虑与基层医疗卫生机构实现联动。如果公立医院主动联动合作，在某种程度上仍存在"占地盘""抢市场"的利益诉求，并非简单地为患者考虑。从自上而下的医疗服务价格调价机制看，目前的医疗调价不到位、不合理，甚至不敢动，各级医生依靠劳务价值体现合理回报的政策不给力，很难打破利益固化的藩篱。医保报销政策虽然向基层医疗卫生机构倾斜，但实施不同层级医疗机构救治的同种疾病并没有实施同一支付标准，同病不同价。市级统筹以后，对基层支付标准更高，但报销比例并没有提高，甚至到大型公立医院看病和到基层医疗卫生机构看病的报销比例差距在缩小，无法激励患者遵从由低到高的就医秩序。同时，医保支付机制改革不系统，对医联体激励约束机制不完善，医联体权、责、利不明确，管理条块分割，导致资源整合度低（冯林华，2019）。公立医院之间、公立医院与基层医疗卫生机构之间协同联动有限，距离实现城乡分开、区域分开、上下分开、急慢分开的目标还有很大差距。同时，"烟囱式"的信息平台缺少共享机制，医疗服务信息交流不畅，纵向信息流动和共享困难。

香港艾力彼医院管理研究中心与《中国医院》期刊合作发布的《医改转型期医疗网

络与区域协同的现状调查及发展方向调研信息发布》表明，一方面省级与县级医院联网比、省级与地级医院联网比均高于地级与县级医院之间联网比；另一方面地级医院对医疗协同或医联体的重视程度又远远落后于省级医院及县级医院（郝勋冕等，2013）。从医联体建设模式上来看，大多是机械地对多家医疗机构进行结构性整合。由于在管理机制、资源分配、绩效评价等多个方面尚未进行有针对性的应用实践，因此在建设过程中，无形间还会产生医疗机构之间的隔阂，从而导致医联体架构已经建成，其对应的运营整合却长期处于低效工作状态，难以达成预期的建设目标，进一步增加了患者在多机构接受各自分离的诊疗服务的概率（吴韬，2018）。由于受地理环境、政府决心、政治治理和业务治理能力限制，我国医联体模式仅存在局部突破，缺乏比较成熟的可复制的联动模式。目前机制不健全、体系不完善和流程不顺畅等问题大量存在，分级诊疗的整体格局尚未真正形成，进而限制了各模式的进一步推广。

（2）医疗服务体系联动和衔接机制不全面影响体系化的整合功能发挥

我国医疗服务体系是一个典型的分层管理结构，但由于缺乏标准有效的管理流程与管理体制，部属医院、省级医院、市县医院及城乡基层医疗卫生机构在由上而下的等级划分中，不同层级医疗机构之间的资源配置和流动呈现出非常不合理、不平衡的结构（蔡雁岭等，2014）。加上各级医院的技术业务水平和内部管理机制差别较大，缺少联动机制，上下级医院之间信息流通不畅，协调沟通缺乏，导致整体功能发挥受限，加剧了医疗资源的浪费或使用效率的低下。虽然医疗服务体系的建设理念已由以疾病为中心的纯诊疗型被动服务模式向以保护和增进人群健康为中心的防治结合型服务模式转变，但由于缺乏系统的联动机制，上下级机制联动"梗阻"现象特别突出，少数的联动机制仅仅限于向上转诊和对口支援的浅层次合作层面。政府在推动"建机制"过程中，也往往注重单一机制或某些机制的发挥。首诊机制受签而不约的影响，不同级别的医疗机构在没有形成合理分工前提的联动机制下，很难建立严格而规范的转诊制度（杨敬宇等，2014）。虽然转诊制度的普及面在医疗服务体系中已建立，但上转容易下转难、人转信息不转的现象还比较普遍，精细化双向转诊机制推进不力。基层医疗卫生机构虽然多数遵从疑难重症患者需要立即上转的惯性做法，但也存在截留现象，同时治不好就上转的现象大量存在。由于协调机制尚未建立，下转患者得不到连贯的医疗服务，多数患者奔波于不同层级医疗机构而不知所措，获得了一个相对折腾的服务体验，就医成本加大。不同层级医疗机构流程尚未有效优化，缺少连续性服务联动机制，仍然遵守传统的急性病开辟绿色通道，而慢性病转诊的医疗服务仍然多数是两次就医过程，患者等候时间延长，看病时间短暂（杜一平等，2011）。虽然有些医联体在转诊中可以优先检查、优先住院，但仅在服务程序上做些调整。由于利益掣肘，政府没有建立基于规则的要求，信息沟通机制不顺畅，诊疗信息无法完整地在多机构传递，患者在医共体和医联体内的信息不能共享，可能导致重复检查及药物的不合理使用。而仅靠纸质病历传递，上级医生对前次就诊信息并不重视，且缺少制度安排，服务的衔接性不高。

同时，由于没有建立严格的首诊机制，患者可以从医疗服务系统的各个入口处进入。当患者进入医疗服务系统之后，医疗服务系统并没有根据患者的病情安排在适宜的医疗机构就诊。即使是转诊，大多数患者的转诊协调仍以自由选择为主。当患者下转时，多数是已经康复出院，直接回家进行后期的服药等安排，并没有在康复期或疾病稳定期及时下转给基层医疗卫生机构或护理中心。不少常用药因各种原因不能进入基本药物目录，基层药品种类和数量及二级以上医疗机构之间的不统一使得患者治疗无法在多机构间有效衔接，也抑制了分级诊疗特别是患者下转的落地。同时，人力资源流动机制仍没有建立起来，"单位人"的思想根深蒂固，一些大型公立医院本身就存在人力资源不足，采取对口支援应对基层人力资源不足的目标难以实现，导致人事联动机制象征性执行。医疗保障过度注重控费、支付方式改革偏差及缺少整体的利益协调机制导致不同层级医疗机构之间的利益联动机制难以建立。尽管目前我国医疗保障体系已经从低水平、广覆盖向集约化和精细化管理的预算约束型费用控制及服务优化型的功能使命要求转变，但加快推进临床路径下按病种付费为主的混合医保支付方式改革并没有有效建立起来，医务人员的不规范服务提供行为仍然大量存在，难以获得医保基金结余带来的收益分享。这反过来又导致公立医院不愿意下转患者，基层医生也无力承接下转患者。在这种情况下建立医联体，尤其是紧密型医联体，医务人员参与卫生改革与发展的主动性和创造性均不高，不仅不利于分流患者，且不利于形成同向激励，反而会成为某些医院"占地盘""做大量"的方法，进一步增加垄断（吴明，2018）。在医患联动中，患者仍然是被动的接受者，而不是区域医联体建设的参与主体。医疗机构成员联系不够紧密，双方责任和义务的约束力不强。患者不信任基层医疗组织的技术水平，不愿分流到社区医疗卫生机构。机制、体制的束缚使得基层医疗卫生机构和大型公立医院都缺乏规范转诊患者的压力与动力。

（3）区域医疗服务体系联动效果缺乏科学的评价体系导致联动难以实现可持续发展

医联体进行绩效考核是一项开创性的工作，我国建立分级诊疗服务体系面临的是一场结构、制度体制和机制的深刻性变革，需要解决卫生资源配置的结构性矛盾，改变医疗服务体系无序竞争的现状，循序渐进地弥合现有医疗服务系统断裂的弊端，亟须在发展导向上加强引导。目前，我国医疗服务体系正在不断深化，城市医联体、县域医共体建设如火如荼，公立医院的规模扩展受到了一定限制，正在进入结构调整和服务质量提升阶段，医疗服务体系正经历由碎片化向系统化的过渡（陈航，2017）。但医联体的推进工作面临着很多困难，其中之一就是缺少合理有效的绩效管理体系，导致医联体很多措施实施不到位，工作人员积极性不高（孙晓峰等，2015）。国家卫生健康委员会同国家中医药管理局于2018年8月9日发布了《医疗联合体综合绩效考核工作方案（试行）》，督促各级卫生健康行政部门（含中医药主管部门）要加强对医联体建设工作的统筹规划与指导，规范医联体建设与管理。从指标体系来看，虽然关于医疗服务体系的分级诊疗或分工合作评价已经从单一指标发展为多种指标的综合，从最初的主观衡量尺度过渡到了主客观相结合的评价。从横向上看，研究呈现从宏观转向微观、从组织转向服务、从定性转到定量及其两者结合进行评价的趋势。但作为一项复杂的系统工程，上下联动、衔接互补的医疗服务体系具有多样性、多层次性、多阶段性的特征，单一维度的指标集并不能反映其丰富内涵，从多个角度和维度来反映纵向整合的运行显然更加科学。而且医疗服务体系的上下联动、衔接互补既包括结构性要素，也包括机制性要素，更包含结果性因素。它是一个多机构要素资源的结构整合，即医疗机构之间的合作及其关系，也是一种动态的过程，即两级或两级以上机构之间的协作能否实现连续性和协调性的服务提供，最终取向于患者健康水平提高，但我国目前的很多评价指标体系并没有有效锁定及促进医疗服务体系的分工协作和系统连续，也没有建立以人为中心的服务评价指标体系。

事实上，我国疾病救治模式已经从治病为中心转向以健康为中心。因此，医疗服务评价必须坚持以患者为中心的目标导向，这是在上下联动涉及多个主体利益协调中必须坚持的根本指向。因为单纯的组织整合并不能形成良好的服务协调，医疗机构的联动并不一定给患者带来整合的服务（Sara et al, 2011）。早期关于服务整合的研究已经表明，上下联动是手段，衔接互补才是目的，而健康结果才是根本。Coddington 等（2001）的研究早已表明，如果服务整合不是以患者为中心，整合将毫无意义，也不可能取得成功。Rogers 等（2000）认为整合的服务提供是满足患者的需要，而不是提供者。因此，上下联动、衔接互补的医疗服务体系评价应该围绕"地理区域–系统结构–运行过程–提供结果–患者为中心"的思路进行构建，运用基于"结构、过程和产出"的分析范式，显然更能反映其现实状态。根据本研究范式，上下联动、衔接互补的医疗服务体系指标应该包括三个维度，即联动的结构要素、服务提供过程及服务提供结果。其中，"结构"是指纵向医疗机构间的上下联动的要素及其关联，核心要素主要包括部门协同、医保协同、医药协同、医疗协同的政策和制度组合，基本全面反映了联动结构的状态及其联系。"过程"是指医疗机构的上下联动要通过要素结构合作与整合为患者提供协调和连续服务的状态，这种"过程"的状态直接决定了其"产出"结果，即在以患者为中心的服务理念下所包括的患者健康水平、多机构服务质量和患者满意度提高等多个方面。

1.1.3　长期存在的体制性矛盾造成长效性的协同治理障碍未能有效破除

（1）横向管理部门协同障碍问题突出分散了政府的一体化监管职能

我国的医疗改革是由各个主管部门基于专业化管理分别推进和主导，医疗机构改革由卫生健康行政部门负责，医疗保障改革由医保管理部门统筹，医药改革由药品监督管理部门负责，而药品的价格则由医保管理部门负责，医疗服务价格由卫生健康行政部门负责等。这样一来，医疗卫生体系中的医疗、医保、医药三个本来相互影响、相互制约的环节被组织割裂开来，各自为战，不能从根本上解决我国医疗卫生多年来形成的顽疾。事实上，医疗资源的有效整合离不开医疗服务体系、医保体系和医药体系等的协同推进。卫生资源的配置协调需要各部门配合，至少应该是政府领导下的医疗机构、医保和患者等利益主体的联动，但由于政府职能过于分散在各个部门，部门协同经常受制于各组织的认知、能力和利益等方面的制约，横向协作存在部门缝隙。医保制度与医疗体系缺乏有效整合，医保制度在促进分级诊疗中所起的作用仍然十分有限，通过经济杠杆作用引导患者利用基层服务的功能同样不足，卫生改革长效机制难以形成，没有从根本上改变转上不转下的局面，各地存在的状况仍然是转上多、转下少，且下转和上转数量差距不在一个级别上。医院虽然创造了大幅的收入增长，却没有创造较高的健康价值改善（国务院发展研究中心，2017）。药品价格一方面虚高，医药市场混乱；另一方面价格机制调整不到位，医疗技术服务定价背离了医务人员的技术劳务价值，导致医疗服务价格长期扭曲。梁志强等（2013）对我国 5 省 36 家公立医院的 3488 个项目进行调查显示，71.13%的省级医院、52.58%的市级医院、68.83%的县级医院服务项目现行收费标准低于成本，不能收回成本。实际上，上下联动、衔接互补是我国推进以县域医共体、城乡医联体等改革所贯彻的核心思维和实践方向，是分级诊疗服务体系的理论精髓和实践方法。目前我国开展的县域医共体建设等改革依然注重上下联动的改革逻辑，但不是在连续性原则下调整和配置分级分类资源，因而联动的效果也未产生更好的衔接互补效果。因此，当前我国县域医共体建设仍处于整合的初级阶段。就整合服务机制而言，医疗卫生服务体系仍存在条块分割，针对整合型医疗服务体系的系统监管机制尚未建立。

（2）纵向医疗服务协调机制没有理顺导致各自为战现象仍然严重

随着疾病谱的变化和慢性病患者的大量增加，患者对医疗服务的整体性需求使得就医很难局限于某个特定的医疗机构，对多机构就诊看病将逐渐成为常态，因而对区域医疗服务体系整体性的服务提供要求更高。同样，基于疾病和费用负担节约的原则，区域医疗服务系统越来越被政府寄予对所在地理区域的居民和患者健康负责，这就从内在意义上要求区域医疗服务体系是一个无缝隙的系统，医疗服务体系就像是纵向链条。不过，我国医疗服务体系实行的是条块分割管理体制，体制管理按照层级进行，由中央直属部委自上到下贯彻指挥体制。但是受部门利益与部门分割思想所支配，各政府部门协同缺乏整体性和复杂性的构建思维，导致各部门的利益诉求不一致，容易导致各自为政，使得承担公共医疗卫生服务在内的社会组织被分割，出现的重要根源就是导致医疗服务体系协调机制不健全，甚至长期以来"不成体系"，形成"层次壁垒"。省市级政府部门管理市级以上医院，县区政府管理县级及以下医院，形成了各自闭锁性的地区层级隶属关系。财政投入、资源配置、管理体制和机制相互分割，条条管理的集权性造成了不同政府部门之间针对区域医疗服务体系存在共同的目标冲突，而块块管理的分权性又造成地方各级政府的碎片化行政，使得区域内不同层级医疗机构的发展各自为政，导致与推进国家治理体系和治理能力的现代化要求相距较远。由于对区域医疗服务体系上的责任划分不清，又会造成各种医改问题的相互推诿，无法直接考核问责。虽然我国依法治国战略在不断推进，但现有法律法规仍然缺乏在医疗服务体系建设上的共同法律责任明确，甚至共同责任俨然变成了"共同缺失"，造成政府在医疗服务市场上的部分"失灵"。

（3）政府协同治理机制没能适应市场体制转变造成了两种治理机制的运用边界不清

医疗服务市场是一个既不能过度行政化，也非过度市场化的特殊市场；既存在着大量的信息不对称，又存在一定的供方垄断优势。因此，世界多数国家都将医疗服务体系作为一个有管理的市场，充分发挥政府管理机制和市场管理机制各自的优势，促进区域医疗服务体系的不断完善。我国在医疗服务体系建设中，政府及其组成部门根据各自职责功能承担对医疗服务体系的建设，并进行协同治理。但由于协同理念薄弱，各自为政的思维定式对大多数政府部门起着很强的束缚作用，各部门主体偏好的异化和本位主义思想的存在，使得他们仍然按照自我的目标价值观认知对医疗服务体系进行建设，各算各的账。再加上责任归属不清，协同考核不到位，在很大程度上削弱了政府各部门的共同责任意识与协同积极性，无法凝聚统一的目标致力于构建一体化的、可持续性的医疗服务体系，甚至部分地区的医改存在"改革空转"和"政策打滑"。同时由于医疗服务体系本身就是提供医疗卫生服务的专业市场，需要通过市场机制激活医疗服务体系的运行效率，必然需要通过医保支付和经济激励促进不同层级医疗机构开展协同，通过理顺医疗服务价格促进卫生资源要素科学配置。然而，政府及其组成部门在运用行政机制和市场机制两种力量作用于医疗服务体系时，无法科学把握两种工具的边界，对医疗服务体系的治理要么实施强大的行政压力，导致医疗机构的合作存在严重的"拉郎配"现象；要么采取放松宏观管理和监督职责，任凭市场力量的恣意发挥。这样既导致市场力量较强的医疗机构具有单兵突进的能力，继续走规模扩张的老路，又可能导致不同医疗机构出于自我利益的最大化，展开对患者资源的恶性争夺，却始终未能找到促进不同医疗机构在系统层次上展开良性竞争的"药方"，这样容易出现医疗服务体系中不同医疗机构之间的有效协同供给不足，无法形成系统化的竞合发展思路。再加上对于各部门、各机构的考核激励机制中，改革的目标、任务和创新等内容过于笼统，激励体系不能顺着从医疗机构之间、各种医师团队建设到医务人员个体三个层面进行科学的机制设计，而责任的划分与追究普遍缺乏或者暂时无法明确约定，逆向追责并不好落实。于是各种政策推进完全取决于政府主要领导的重视情况，导致卫生资源的配置和医疗机构的合作存在严重的行政干预倾向，而市场化机制供给不足，这样既无法有效发挥政府及其组成部门进行宏观管理的作用，以促进协同政策的出台，也无法通过市场力量驱动不同医疗机构之间的有效合作，促进连续性服务的提供，最终降低了医疗机构之间的合作动力及其利益结余共享分配的积极性。

1.2 上下联动、衔接互补的医疗服务体系研究的意义

1.2.1 理论意义

首先，有利于为上下联动、衔接互补医疗服务体系的形成提供更多"理论密码"。现代医疗服务系统是一个复杂的、动态的大系统，单一理论无法指导上下联动、衔接互补的医疗服务体系的形成，复合理论才能为现代医疗服务体系提供更为全面的理论支撑价值。本书详细梳理了上下联动、衔接互补医疗服务体系研究的理论基础，以及每个理论的构念及其关系、因果机制和驱动因素，抽取这些理论之间相互影响、相互作用的理论精髓，探寻上下联动、衔接互补医疗服务体系的运转机制，在此基础上构建上下联动、衔接互补的医疗服务体系的综合理论模型。

其次，有利于总结复杂医疗服务系统的理论特征。将上下联动、衔接互补的医疗服务体系放在理论视角下观察，在融入现代科学技术、信息元素及患者疾病谱改变等环境背景下，遵从结构-过程-结果的研究范式，揭示了现代医疗服务体系具有复杂的结构、过程和结果特征，进一步明晰了现代医疗服务系统的内在特征和特质，描述了上下联动、衔接互补的医疗服务体系与现代医疗服务体系之间的关联，全面系统地揭示了现代医疗服务体系的复杂特征，为构建上下联动、衔接互补的医疗服务体系提供新的理论基础。

再次，有利于丰富"三医联动"和分级诊疗评价的理论新框架。缺乏科学合理的评价工具是影响整合型医疗卫生服务推进的重要因素，也是评判分级诊疗服务体系的关键

环节。本书构建了上下联动、衔接互补的医疗服务评价指标体系，进一步从横向上丰富"三医联动"机制，从纵向上拓展分级诊疗新机制，以形成相对完整、科学的服务评价指标体系，并通过实证评价所提供示例，保证了评价指标体系的全面性和公正性。

最后，有利于构建系统化的障碍因素分析理论框架。障碍因素的揭示是系统分析的一个难点，本书首先通过现象学研究方法和比例法系统梳理影响上下联动、衔接互补的医疗服务体系在医保、医药、机构、服务、信息、医患联动等与衔接互补上不同程度存在的影响因素及频率，以系统思维对影响上下联动、衔接互补的医疗服务体系存在的问题进行解释结构模型运用，分级分立列出影响因素的层级及不同层级影响因素的关系，明确各影响因素的逻辑关联和作用机制。

1.2.2　实践价值

首先，有利于指导各地开展完整的医疗服务纵向整合和分级诊疗。本书将城市医联体和县域医共体研究统一起来，以区域医疗服务体系作为研究对象，有利于给实践部门提供一个更宏观的分析视角，有利于指导各地开展完整的医疗服务纵向整合实践。目的是让医疗决策管理部门深刻认识医疗服务上下联动、衔接互补制度并不是一个简单的组织整合过程，而是一个复杂系统的上下联动过程和衔接互补结果。

其次，有利于指导区域医疗机构的服务协作和互动。本书在上下联动、衔接互补的系统理论指导下提出的八大"上下联动和衔接互补"指标体系可为各地区开展整合医疗服务评价和比较提供一套科学合理的评价工具，对各地医疗服务体系的发展进程具有一定的指导作用。同时，指标体系经过了检验和实证研究，充分证实了复杂医疗卫生服务体系的可测可评，为实践部门评判分级诊疗服务体系的关键环节也起到一定的示范作用，有助于提升资源的联动度、服务的协同度、流程的通畅度和结果的衔接互补度。

最后，本书及时总结各样本点医疗服务体系建设的经验和成绩，在障碍（影响）因素分析上，系统分析影响上下联动、衔接互补的医疗服务体系的因素，为样本地区深化分级诊疗体系改革提供更精准的"机制"建设思路和调整策略或完善建议，也为其他地区的医联体和医共体的改革和发展提供了有价值的参照。

 1.3　上下联动、衔接互补的医疗服务体系研究的思路和框架

1.3.1　研究思路

本书根据研究目标，突破现有关于医疗服务体系研究的简单化思维，重视体系的复杂性，以"描述-评估-诊断-改善"的系统思维建立严密整体的研究思路，使得研究内容之间具有紧密的逻辑关联。首先，"描述"是识别医疗服务系统的运行效果。从系统的资源布局、患者及其医疗费用流向、机构合作及服务提供效果来分析。"评估"是根据上下联动、衔接互补的医疗服务系统所涉及的构成要素及其关系，从系统层、组织机构层和个人层三个方面构建指标评价体系，然后进行实证评价。"诊断"是先根据定性访谈，利用质性研究方法，以医疗服务链为主线，系统梳理影响医疗服务体系上下联动、衔接互补的障碍因素。然后运用解释结构模型，系统探讨影响上下联动、衔接互补的关键影响因素及其递阶关系，在此基础上进行障碍因素的量化评价。"改善"是在系统评估和诊断的基础上，结合构建的上下联动、衔接互补医疗服务体系的核心要义和系统框架，提出精细化的健全医疗服务体系的具体政策建议，并给出政策建议的推进逻辑。

1.3.2 研究框架

根据以上研究思路，本书首先对国内外关于上下联动、衔接互补医疗服务体系的学术史及研究动态进行文献查询，对目前上下联动、衔接互补医疗服务体系的理论基础进行系统梳理，然后基于结构-过程-结果的研究范式，系统总结现代医疗服务体系的复杂性特征。以此为基础，从理论回到现实，多维描述我国区域医疗服务体系的系统运行效果，然后基于联动和衔接两大维度构建上下联动、衔接互补医疗服务评价指标体系，并进行样本点的多维实证评价和比较，最后进行障碍因素的系统揭示，据此提出政策改进建议及政策推进的优先级，见图1-2。

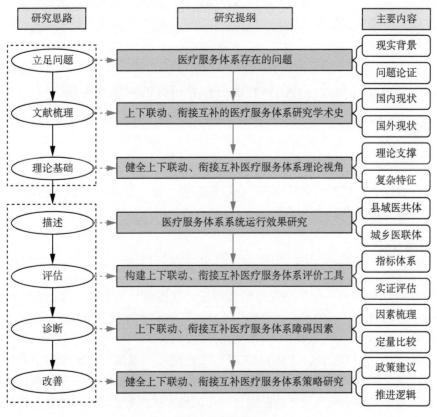

图1-2 研究框架

1.4　上下联动、衔接互补的医疗服务体系研究的重点与难点

1.4.1　研究的重点

本书的重点之一是基于复杂视角下的医疗服务体系理论研究，筛选医疗服务系统上下联动、衔接互补的关键指标集，构建复杂视角下系统运行的理论框架。重点之二是基于医改成效突出地区，系统诊断样本点医疗体系中建立上下联动、衔接互补的机制和要素现况，深度剖析其促进和制约因素，为健全我国分级诊疗服务体系和优质高效的整合型医疗服务体系提供循证依据。

1.4.2　研究的难点

由于医疗服务系统涉及复杂的系统联动机制及其衔接互补要素，现有研究文献缺乏深度，将哪些机制和要素纳入本研究内容，需要做出权威性判断，这是本研究的难点之一。本书将通过综合考虑专家学术背景和知识储备进行选择。鉴于疾病风险及患病人群的复杂性，选择具有代表性的医疗机构协作模式及在其中就诊的患者进行评价是本课题的难点之二。本书将根据调查点医疗机构协作方式和病种分布情况，结合目前的主流合作方式进行合理选择。

1.5　上下联动、衔接互补的医疗服务体系研究的对象与方法

1.5.1　研究对象

根据研究目标和内容，本书研究重点涉及服务体系建设的理论文献及调查点医疗服务体系运转情况，包括医疗服务体系中就诊的患者、医生及涉及医疗服务体系的其他政府部门领导和管理人员。

1.5.2　研究方法

（1）文献研究法

文献研究法是根据一定的研究目的或课题，在搜集、鉴别、整理研究领域相关文献的基础上，通过对文献的研究，全面、正确地了解和掌握所要研究的问题，形成对事实的科学认识的方法。本书通过中国知网、万方、维普等中文数据库和 Web of Science、OVID、PubMed、MEDLINE、EMBASE 等英文数据库、网站，系统收集国内外学术期刊、学术专著及灰色文献（世界卫生组织、政府卫生健康行政部门、科研院所门户网站文件、报告等）中关于医疗服务体系建设的理论和实证内容，运用归纳法和比较研究方法研究复杂视角下的医疗服务系统。

（2）德尔菲法

德尔菲法是一种建立在部分专家的专业知识、经验和主观判断能力基础上，可以应用到众多领域的咨询决策方法。它通常采用通信方式将所需解决的问题分别征询专家的

意见之后，对其进行整理、归纳和统计，再匿名反馈给各专家，通过多次反复操作，逐步取得比较一致预测结果的决策方法。本书在文献分析和归纳分析基础上，结合医疗服务系统特点，对医疗服务体系中的医院领导、政府部门工作人员、高校卫生政策专家等进行专家咨询，为建立上下联动、衔接互补的医疗服务评价指标设计、调查方案和问卷设计等提供依据。从宏观层面、中观层面、微观层面，设置目标层、准则层和指标层，分别构建上下联动、衔接互补的医疗服务评价指标体系。邀请专家对评价指标进行权重评价，并做一致性检验。本研究调查相关专家约40人次。通过德尔菲法构建指标体系还要结合层次分析法（analytic hierarchy process，AHP）进行打分。层次分析方法是运用系统工程的原理，将多个相互关联、相互制约的因素分为目标、准则、方案等多个层次，通过逐层比较评价指标间的重要程度，建立判断矩阵分值，计算各判断矩阵的最大特征根及特征向量，经过一致性检验，最后根据权重大小评价各因素的影响大小。它是将定性和定量分析有机结合，进行多目标决策的一种综合评价方法。本研究运用AHP法确定上下联动、衔接互补的医疗服务体系各指标权重，以衡量各指标反映的联动机制和衔接互补在整个体系中的重要程度。

（3）调查研究法

调查研究法是指通过考察有目的、有计划、系统地搜集有关研究对象现实状况或历史状况资料，并对这些资料进行分析、综合、比较、归纳，从而为研究者提供规律性知识的研究方法。最常用的调查研究法是问卷调查法，是以书面提出问题的方式搜集资料的一种研究方法，即调查者就调查项目编制成调查表，采取面对面、电话或邮寄等方式给被调查对象，填写答案，然后回收整理、统计和研究。调查研究方法的关键是制订科学的调查研究方案。本书根据课题研究需要确定调查地点、调查对象，设计调查问卷，实施调查等工作。

1）确定调查地点：为了使得本研究结果和结论更具有代表性，本研究根据分层分类抽样，结合我国经济与社会发展水平，从经济发展、社会生活、卫生条件方面确定，按照东部地区、中部地区、西部地区各选择一个省，每个省选择一个县，最终选择浙江省D县、安徽省F县和贵州省Y县。上述三县都是我国实施县域医改和医共体改革取得较大成绩的县域，并于2019年8月至10月对Y县、F县和D县开展了大规模调查。

Y县基本情况：Y县是贵州省遵义市下辖县，是典型的西部边区农业县，财政弱县。2018年，全县年末户籍人口约为30.9万人，城镇人口11.9万人，乡村人口19.0万人，下辖8个乡镇、1个民族乡、1个街道办事处、71个行政村。2018年，全县地区生产总值（GDP）869 663万元，比上年增长10.5%。2018年，全年完成财政总收入9.4亿元，比上年增长6.8%。2018年，全县年末共有各类卫生机构132家，其中医院和卫生院15家，村卫生室101家，有证个体医疗点8家，专业公共卫生机构4家，县城区设立县级公立医院2家、公共卫生机构5家、民营医院3家、社区卫生服务中心1家。全县年末有卫生技术人员1783人，其中执业（助理）医师537人，注册护士900人。全县有医疗床位1742张。2010年Y县为全国公立医院综合改革的试点之一。2013年，Y县出台《基层医疗卫生机构运行补偿办法》和《公立医院经费保障的通知》，对医院人员工资、政策性亏损、发展投入实行财政兜底，并对医院历史债务进行逐年化解。"三个兜底"政策使得Y县一直走在医改先行之列，近年来在全省县级公立医院综合改革的考核中连续位居前列。2016年全县组建了6个县域医联体，实施远程诊疗。2017年县人民医院和县中医院分别作为牵头单位组建2个医共体，加快县域内医疗卫生资源纵向流动。

F县基本情况：隶属于安徽省阜阳市，县城距阜阳市仅34公里。全县户籍人口约172.3万，下辖31个乡镇（含3个街道），328个行政村（含17个居委会）。2018年全年实现GDP为180亿元，同比增长9.2%。2018年全年完成财政总收入17.8亿元，同比增长18.5%。是传统的人口大县、农业大县，也是全国商品粮基地县，全国唯一的农业（林业）循环经济示范试点县。2018年年末全县共有卫生机构56家（包括公立医院、私营医院、乡镇卫生院和社会服务中心，不含诊所、医务室、社区卫生服务站），其中医院16家，卫生院28家，社区卫生服务中心3家，妇幼保健站1家，疾病预防控制中心1家。卫生机构床位5377张，比上年增加754张，其中医院床位3449张，卫生院床位1759张，社区卫生服务中心床位169张。卫生机构人员5456人，比上年增加922人，其中卫生技术人员4534人，执业（助理）医师1487人，注册护师、护士1859人。全县共设置乡镇卫生院29家（其中中心卫生院8家，一般卫生院21家），村卫生室328家。自2015年开展县域医共体建设，一度被国务院医改办评为医共体建设的"样板县"。

D县基本情况：为浙江省湖州市辖县，县城距杭州市中心坐高铁仅需十几分钟，距离长三角核心城市上海、宁波、南京均在2小时车程以内。全县辖8个乡镇、4个街道，133个行政村（居委会）。2018年末全县户籍人口44.2万人，其中城镇人口17.5万人。2018年全县GDP为517.0亿元，比上年增长8.0%；全年完成财政总收入100.8亿元，比上年增长20.4%，其中地方财政收入59.1亿元，增长21.5%。2018年，D县入选2018年度全国综合实力百强县市榜单，排名第36位，在全国发展潜力百强县市中排名榜首。城镇、农村居民人均可支配收入分别提高至54 863元和32 723元，相比2017年分别增长8.7%和9.7%。2018年末全县共有各类卫生机构266个，其中医院、卫生院27家，包括省级医疗机构1家，二甲综合性医院1家，二甲中医医院1家，二乙综合性医院1家。社区卫生服务站85家（含社区卫生服务中心），村卫生室52家，卫生所（医务室）96家。各类卫生机构拥有病床2470张，其中医院、卫生院病床1820张。共有卫生技术人员3513人，其中执业医师、执业助理医师1320人，注册护士1300人。2017年10月，全县推进县域医共体建设，整合3家县级医院、12家镇（街道）卫生院、133家村卫生室资源，组建两个紧密型医疗服务共同体，推动资源共建共享、管理同标同质、人员双向流动、信息共享互通、服务优质优效。三县基本情况见表1-3。

2）确定调查对象、收集问卷资料：①患者，由于县（市）级医院是区域医疗服务体系承上启下的关键医院，本研究在县（市）级医疗机构对门诊和住院患者进行调查。②抽样方法，门诊患者（就诊后）采取医院出口偶遇的方式随机采访，住院患者根据当地医保信息系统筛选出住院率较高的病种科室并采取整群抽样调查，直到收集足够样本量为止。每县调查患者300例（门诊和住院患者大体1∶1）。考虑到上下联动和衔接互补因素达10项以上，保守估计有多机构就诊经历的患者样本量需达到300例，每个点多机构就诊的患者调查不少于100例。③服务提供者，获取医疗服务体系内临床医生协同提供服务情况及开展多点执业、基层帮扶情况，着重从经济（薪酬）激励、责任约束、临

表1-3 调研样本点基本情况

基本情况	贵州省Y县	安徽省F县	浙江省D县
人口规模（万人）	30.9	172.3	44.2
行政区域	8个乡镇、1个民族乡、1个街道办事处、71个行政村	31个乡镇（含3个街道），328个行政村（含17个居委会）	8个乡镇、4个街道，133个行政村（居委会）
财政收入（亿元）	9.4（2017年）	17.8（2018年）	100.8（2018年）
医共（联）体实施	2016年组建6个医联体，2017年组建2个医共体。县外推进县医院于2016年9月与遵义医科大学附属医院开展合作共建；县中医院于2017年6月与温州中西医结合医院建立对口帮扶	自2015年开展3个医共体建设，县外推进县医院与中国人民解放军总医院、复旦大学附属华山医院、安徽省立医院等建立医联体；县三院与阜阳市第二人民医院成立紧密型医联体，与北京天坛医院组建远程会诊中心	自2017年县内推进2个健共体建设；县外推进县医院与邵逸夫医院等建立医联体；县中医院与浙江中医药大学附属第二医院战略合作，DQ医院与杭州师范大学附属医院战略合作
医改简况	2010年全面启动医改，2017年被确定为公立医院综合改革第二批国家级示范县，全省唯一	2015年被确定为全省首批医共体建设试点县，曾被国务院医改办评为医共体建设"样板县"	2017年被确定为全省首批医共体建设试点县，县级公立医院综合改革国家试点县，省综合医改先行先试县

床路径、绩效评估、医疗信任文化及环境因素，如基层服务能力限制等方面分析对健全医疗服务体系的影响。④抽样方法，选择开展纵向业务互动较多的门诊、临床科室，每个县（市）调查县（市）级医疗机构医生约120人、乡镇（社区）医生约100人和村（社区站）医生约80人。

3）收集面上资料：政府卫生健康行政部门、医保部门及相关部门、各医疗机构有关促进医疗服务体系建设的文件、措施，以及投入、筹资、补偿、医院财务、人力资源和薪酬等报表数据。

（4）访谈法

访谈法是指根据研究需要，访谈者与被访谈者对有关主题或问题通过面对面交流而获得第一手调查资料的质性研究方法。该方法因操作性强、成本较低且关注语言背后的意义、尊重访谈对象个体感受等特点而被广泛应用。按照研究者对访谈结构的控制程度而言，访谈可分为封闭型（结构型）、开放型（无结构型）、半开放型（半结构型）3种，结构型即为访谈问卷，无结构型仅有主题，没有具体的访谈问题，而半结构型需提前准备"一个粗线条的访谈提纲"，再根据访谈进展进行扩展。本研究采取半结构型访谈方式，拟对政府分管领导、各部门（卫生行政部门、财政部门、医疗保障部门、人力资源社会保障部门等）的领导1～2人、相关科室主任2～3人、各医疗机构分管医疗服务的领导1人、相关科室负责人2～3人进行访谈。访谈提纲根据各利益主体的职责和性质设计，内容涉及医疗机构间上下联动和衔接互补相关的政策、医保、医药等多方面问题。

（5）现象学资料分析法

现象学研究（phenomenological research）是一种基于现象学的哲学思想，运用归纳及描述的方式，在没有预设的情况下，直接透过观察特定的现象或参与者描述其自身的经历，分析该现象中的内在成分和外在成分，把其中的要素（essence）提炼出来，以揭示现象的本质或基本结构，并探讨各要素之间及各要素与周围情境之间关系，解释其意义的一种质性研究方法。根据现象学学派可以分为2类，即以胡塞尔为代表的描述性现象学和以海德格尔为代表的解释性现象学（刘明，2008）。前者提倡对事物进行直接把握，追求不带任何固有知识和偏见对事物进行认识；后者则强调人类现实的"情境性"，即个体的经历都会受到其生活中的世界视觉的影响（黄广芳，2013；石佳，2013）。目前，学者多运用1978年由Paul F. Colaizzi创立的现象学研究资料分析的7个步骤，简称Colaizzi现象学研究7步法分析访谈资料。同时结合比例法（田梅梅，2011）对文字资料信息进行梳理提取，同时对聚类的主体进行频数统计。本研究主要采用描述性Colaizzi现象学资料对半结构访谈资料进行归纳分析，更加真实、准确和可信地反映影响上下联动、衔接互补医疗服务体系的障碍因素。

（6）解释结构模型

解释结构模型（interpretative structural model，ISM）最早于1973年由美国沃菲尔德（J. N. Warfield）教授提出，是一种系统工程的理论分析方法，用来分析复杂社会经济系统结构等有关问题的最基本和最具特色的系统结构模型化技术。其基本思想是通过有关创新分析方法，提取问题的构成要素，利用有向图、矩阵等工具和计算机技术，对影响因素和相互关系等信息进行处理，明确所有问题之间的层次结构和关系（有因果关系、上下级关系等），验证预判影响因素的合理性与科学性，最后用文字加以解释说明，找到各影响因素之间的深层原因（胡钢等，2018）。本研究用解释结构模型对影响上下联动、衔接互补医疗服务体系的障碍因素进行分析，找出递阶有向图，明晰直接障碍因素、中间障碍因素和最终根源性障碍因素，为问题的系统归类和政策建议的提出提供基础。

（7）统计分析方法

统计分析方法是目前广泛使用的以数据计量为基础的现代科学方法，是一种比较科学、精确和客观的测评方法，其具体应用方法很多，如频数统计、相关分析和回归分析等。本书根据研究需要，采用描述性统计方法对有关调查问卷中涉及面上统计数据，以及管理人员、医务人员和患者的调查数据进行统计分析，并进行方差分析和统计检验。对构建的医疗服务系统理论框架中的上下联动机制群和衔接互补要素集各维度按三个层面（系统层、医疗组织层和个人层面）提出各维度的二级指标，采用李克特量表（最高得分5分，最低得分1分），以重要性、可操作性为评价指标，确定不同维度的权重，进行综合分析。

1.6 **上下联动、衔接互补的医疗服务体系研究的技术路线**

具体技术路线见图1-3。

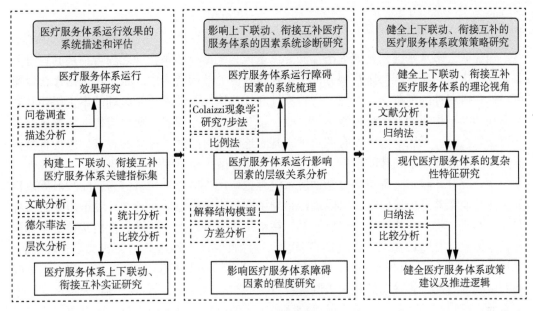

图1-3 技术路线

1.7 上下联动、衔接互补的医疗服务体系研究的特色与创新

1.7.1 学术思想特色和创新

以往研究多侧重于某一或某些具体联动机制、因素的框架设计，如从机构协作、医保支付、药品供应、服务提供、信息共享和融合等视角分别论述，或剖析"三医联动"的相互作用机制，或从"三医联动"视角分析某一医联体或医疗集团的成功模式和经验。从已有的研究看，传统的"三医联动"未必能够体现医疗服务体系上下联动、衔接互补的丰富内涵，特别是在现代医疗服务系统中，信息化、人工智能等已经成为服务系统的核心要素，因此必须在更为宏观的视角对更为广泛的因素进行考察，不断拓展"三医联动"新的内涵。

本研究主要着眼于从系统观点和结构性根本因素入手，从现代医疗服务系统的特征出发，以服务提供链为主线，以复杂性系统为视角，从"断面研究"调整为"立体研究"，将上下联动和衔接互补的内涵、机制及要素嵌入服务体系流程，构建内涵与外延更广泛的联动和衔接维度，从宏观的系统层面、中观的机构层面和微观的服务提供个体三个层面来加强体系联动和衔接互补，将断面的医疗服务系统效果研究、纵向的医疗服务指标体系研究、纵向的医疗服务系统影响因素有机统一起来，横纵结合，以便能够解析在分级诊疗政策组合推进背景下的医疗服务系统运行的全貌。同时，通过理论和实践相互印证与检验，避免单一角度评价可能出现的片面性问题，使得研究过程更加切合我国区域医疗系统实际，提升研究结果的可靠性。

1.7.2　学术观点特色与创新

以往研究多从平面视角研究医疗服务体系或分级诊疗体系，缺乏较为复杂的理论支撑研究，难以突破常规的医疗服务评价指标体系设计的固有局限，很多评价指标在保障可行性和可得性的基础上，未能考虑特异性和针对性，更缺乏科学合理的评价医疗服务上下联动的结构要素、运行过程边界，对衔接互补也仅限于各级医疗机构的业务量、双向转诊等指标，无法从服务整合的角度，基于连续性医疗服务链条和患者健康的本质目标筛选医疗服务体系运转的本质，极大影响了整合型医疗卫生服务的推进。

本研究并非将单一理论如复杂适应系统理论应用于医疗领域，因为医疗服务体系相关主体并非都具有自适应性，协同理论指导协同行为产生也需要外在环境压力促使系统有序。本研究将系统相关理论有机结合，精细化构建基于上下联动、衔接互补的系统评价指标体系，并将以患者为中心的可及性、连续性和协调性服务结果纳入了设计范围，再将衔接互补融入"基层首诊、双向转诊、急慢分治、上下联动"，深层次解析上下联动的机制、要素，将联动的相关机制进行系统的整理与总结，进一步完善分级诊疗服务体系的建设目标，为全面评价当前医疗服务体系的运行提供评价工具，体现体系研究的集成观，这种结合是对医疗服务体系评价内容已有应用领域的补充和发展。新数据填补了学界此前认知中的一些"盲点"，可以为理论界深入研究上下联动、衔接互补的医疗服务体系内涵和目标提供新的借鉴与思考。

1.7.3　研究方法特色与创新

以往研究注重用单纯的线性思维方法研究医疗服务系统的复杂问题，也侧重对医疗服务体系存在的问题、产生的原因等进行较多的文字性总结分析，实证研究仅仅关注医疗服务体系的运行效果，而对医疗服务体系的影响因素研究则局限于常规的统计学回归分析等老路，虽然取得一些显著的研究发现，但由于医疗服务系统本身高度复杂，常规的归纳、回归统计和定性研究方法无法有效诊断服务系统结构、系统运行效果和影响因素，也难以得出整体、全面的研究结论。

本研究突破传统的医疗服务体系线性思维研究方法，针对体系研究方法选择的"瞄准性偏差"，从单纯的线性研究转向多维的复杂性研究，将区域医疗服务系统的结构、过程和结果进行综合考虑，自上而下从宏观系统、中观机构、微观个人层面分析影响上下联动和衔接互补的因素、机制及其关系，定性分析与定量分析相结合，系统分析和个体分析融合，为医疗服务体系建设问题研究范式的转换和深化提供借鉴，拓展了体系研究方法的新边界。

第2章 国内外上下联动、衔接互补的医疗服务体系研究进展与述评

随着快速演变的环境因素（人口结构、慢性病、营养、生活方式、技术和疾病费用增长）和卫生系统内部因素（组织结构、卫生资源、组织文化、激励系统和护理模式等）的变化，世界很多国家都在推行医疗卫生资源（包括医务人员、仪器设备、信息系统等）的整合、医疗服务体系的结构性重组和体系联动改革的深化，以协同提高医疗资源（尤其是优质资源）的使用效率，而非简单地通过增加绝对的资源数量来追求医疗服务体系的整体绩效。新医改以来，我国不断深化的医改政策要求所有二级及以上公立医院和乡镇卫生院、街道社区卫生服务中心及村卫生室或社区卫生服务站参与医联体或医共体，区域内不同级别、不同类别的医疗机构间要建立目标明确、权责清晰、公平有效的分工协作机制，建立责权一致的引导机制，使医共体或医联体成为服务、责任、利益、管理的共同体，促进区域内医疗资源共享和集约使用，使基层医疗服务能力提升，逐渐形成基层首诊、双向转诊、急慢分治、上下联动的分级诊疗模式。

过去十余年，围绕医疗服务体系建设，各国主要是如何结合整合型医疗服务体系的发展理念，强化区域医疗服务体系中各级、各类医疗卫生机构之间的有效合作和协调，以加强医疗卫生服务的协调性、连续性乃至无缝性提供。基于以上发展视域，国内外学者关于各国医疗服务体系"联动"与"衔接"主题的相关学术文献不断付诸报端，成为医疗体系建设研究的热点和焦点问题之一。本章内容意在对现有研究成果进行分类汇总，从而总结国内外医疗服务体系在"上下联动"和"衔接互补"方面的研究脉络，发现现有研究的不足和薄弱点，为健全上下联动、衔接互补的医疗服务体系的研究夯实文献基础。为此，通过中国知网、万方数据库、维普数据库等收集相关学术论文，以"医疗服务体系"、"医疗服务整合"、"医共体"或"医联体"加上"分工合作"、"分级诊疗"、"协同医疗"、"上下联动"或"衔接互补"等两个关键词进行文献检索，研究了我国医疗服务体系研究的相关主题。同期在 PubMed、Web of Science、MEDLINE、EMBASE 等外文数据库中，以"health service integration"＋"two-way referral"、"continuous health service"或"coordinated health service"等两个关键词为检索词，检索系统中含有标题的学术论文。检索时间为1990年1月至2019年6月，最终检索的数据库数量为8个，网站1个，共检索文献11 559篇。剔重后根据以下标准进行文献排除：①新闻报道、转载或其他评述类的非研究性文献；②与"医疗服务体系"非密切相关的文献；③与医疗机构间纵向协作相关度不大的文献。根据题目和摘要初次筛选排除文献8527篇，留下3032篇。根据研究排除标准和研究目的二次筛选排除文献2115篇，留下917篇进行全文阅读。最后排除文献752篇，最终留下165篇进行文献摘录，检索过程及结果见图2-1。

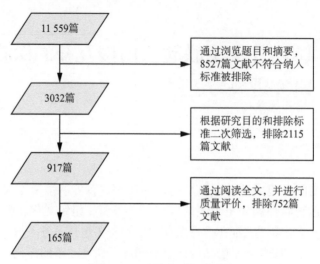

图2-1　文献检索过程及结果

2.1　我国相关研究的学术史梳理及研究动态

在上述文献中，依据上下联动、衔接互补的医疗服务体系构建目标，主要围绕"上下联动"和"衔接互补"的内容维度进行分类主题相关数据，提取的主要内容：①文章的基本情况；②"上下联动"和"衔接互补"的体系建设要点与结果；③影响"上下联动"和"衔接互补"的障碍因素；④描述或评价加强医疗服务体系"上下联动"和"衔接互补"的实施办法与政策建议。

2.1.1　关于上下联动、衔接互补的医疗服务体系建设研究文献梳理

我国对上下联动、衔接互补医疗服务体系的研究内涵最早可以追溯到计划经济时代农村医疗预防保健网中的"分级分工"医疗制度。改革开放以后，市场化导向的改革导致这一制度分崩离析，依靠各医疗机构的单兵突进为患者提供了分散的医疗服务。随着2009年新医改政策的持续深入推进，在服务体系"整"多"合"少的情况下，学界围绕"建设医疗服务体系"、"分级医疗"、"服务整合"、"医联体建设"等主题展开了对医疗服务体系的分散化研究，越来越多的学者研究通过统筹"三医联动"，建立组织、管理、医保、医药等方面的整合机制来促进服务体系的有效协同。国务院医改领导小组专家咨询委员会委员、中国人民大学医改研究中心主任王虎峰认为，分级诊疗制度是一种结构性调整，通过按病种推进分级诊疗，采取联动改革和整合式改革，分级诊疗才能落地（王虎峰，2017）。综合文献来看，上下联动较多展现于"三医联动"相关主题，以及由各自联动内涵延伸的其他上下联动方面，而衔接互补的研究却零星地散见于政策衔接、医保衔接等研究内容中。

部门联动与衔接互补研究：医疗服务体系的上下联动、衔接互补需要进行跨体系整合，超越了单一政府部门的协同治理边界，更加需要由政府部门主导。因为部门联动既涉及同级政府之间、同一政府不同职能部门之间的"横向协同"，又涉及上下级政府及

其不同职能部门之间的"纵向协同"及政府公共部门与非政府组织之间的"内外协同"，其中政府要保证公共财政的必要投入，建立有效的治理结构及其运行机制，实现政府、医、患、保三方和其他利益相关方的责任落实与利益协调，以更加系统化的政策供给达到改善与增进健康为目的（刘丽杭，2014；杨燕绥等，2009）。横向上看，我国医疗卫生管理职能采取专业化治理，其职能分散于政府不同部门间，首先要医疗、医保、药品、价格等政策的联动协同，同时在组织中创造协同和联动的文化氛围（Ching-peng Peng，2005），这样才能达到"事权统一，政令畅通"的目的（刘湘国，2015）。纵向上看，我国各级政府的行政权限设置范围不同，协调政策的达成主要依赖上级部门的权威和充足的责任意识来保障，需要付出额外的精力与资源来完成协同任务（周志忍等，2013）。除此以外，黄二丹（2018）认为政府除在整合体系的构建中的财政资金投入方面起到主导作用外，还需要建立监管机制及以成本-效果为核心的绩效评价机制。关于部门协同的结果，卫生政策学者目前尚未提出相应的工具予以测定。有公共管理学者提出了在协同的政策机制上追求目标一致和过程连贯，实现各种过程的无缝衔接和协调，在组织机制上倡导机制团结和效能提升，促进知识和资源共享及组织的稳定性，在公众机制上能够以公众需求为核心，提供一体化和无缝隙的服务（谢微，2018）。

医保联动与衔接互补研究。医保支付方式改革是分级诊疗、医联体模式推进的重要内生动力，是引导调适医院医生行为、合理控制患者医疗费用的关键机制（陈文，2013；顾昕，2012；孟庆跃，2010）。医联体推进总额预付制的医保报销机制，能够激励医疗机构控制成本，使得患者由医疗逐渐转向健康管理。李伯阳（2016）认为，医保的统筹层次与组织整合程度成正相关，按项目付费只能影响个体医生的行为，但不利于促进组织的连续性。多数卫生服务体系都是使用一个混合的支付与激励系统，如服务团队或多医院服务体系；而按人头总额预付因管理基础固定、可操作性强，更容易形成整合的服务供给体系（常峰等，2017；李伯阳等，2016）。上海、江苏等地的实践经验表明，按人头付费有利于促进社区首诊，提升预防保健服务，引导患者合理分流，控制医疗费用不合理增长，实现医保基金收支平衡（荆丽梅等，2014；徐伟等，2016）。深圳市罗湖区则通过推进财政分级分类补助，通过"一降"（降低三级医院普通门诊补助）"一升"（提高社区基本医疗补助），促进医院自觉将工作重心下移、资源下沉，主动做好预防保健和分级诊疗工作（程念等，2018）。此外，现有文献还探讨了对基层医疗卫生机构的按项目或按人头支付，对公立医院实行总额付费、单病种付费，对医联体实行总额付费、按平均住院日、次均住院费用控制等单一或混合支付方式，以促进分级医疗、资源下沉的作用，以及通过医保基金和公卫基金的统筹做实健康管理的作用。唐文熙等（2017）基于绩效的集团总额预付制研究发现，相对对照组、实验组每人每5个月平均住院率下降0.08%，三级医院住院服务风险比下降0.16%，服务连续性上升33.80%。

医药联动与衔接互补研究。2018年9月，国务院办公厅发布的《关于完善国家基本药物制度的意见》特别指出，要加强药品供应保障体系建设，规范上下级医疗机构用药的品规、剂型，实现上下联动，注重基层与二级以上医疗机构的用药衔接，支持分级医疗。张静（2018）从"两票制"政策与药品采购环节的植入程度入手，重点讨论了"如何应对生产企业提高出厂价"及"企业处罚的合法、合理性"两大问题，提出了完善政策、调整政策，如下调招标价格、调整责任主体、缩小处罚范围、升级政策如出厂价格可追溯、优化回款机制等措施，加强"两票制"与采购环节的衔接程度。黄蔚雯（2019）认为，医联体模式能够增强在药品等招标过程中的谈判议价能力，降低药品进货成本，为处方和诊疗方案能够共享、药方的衔接流动、患者的连续用药提供了极大的保证。贾恩恩等（2017）、刘琳琳等（2013）研究认为，医联体的统一管理有效保障了基层用药安全，规范了基本医疗卫生服务，提高了基层卫生服务的可及性和安全性。左根永（2014）分析了各省低价药品相关政策文件在政策衔接方面存在的差异，研究发现，60%的省份没有与基本药物采购、二级以上医疗机构采购建立关联；60%的省份没有规定低价药品配送政策，80%的省份没有规定低价药品回款政策；32%的省份有意识将低价药品和医疗保险目录建立关联，但是没有省份规定低价药品的报销政策。雷祎等（2017）探讨了高血压、糖尿病、冠心病、脑血管病4类疾病所用药品中的对接达标情况，研究发现4类重要慢性疾病药品上下级医疗机构对接达标率较低，区属社区医院和大学院校医院在4类疾病组中的达标率间存在较大差异，其中高血压和糖尿病药品对接达标率相对较高（42.9%、42.9%），而脑血管疾病达标率最低（14.3%）。区属社区医院高血压达标率为85.7%，糖尿病达标率为71.4%，而脑血管疾病达标率为0。

机构联动与衔接互补研究：我国关于医疗机构之间的合作和整合浪潮主要是在2009年新医改之后。目前我国医联体主要存在4种模式：医疗集团、医疗共同体、专科联盟、远程医疗协作网（于德志，2015）。浙江省自2012年开始探索建立整合型医疗卫生服务体系，由城市医院带动县级医院，形成紧密型医共体，通过优质城市医疗资源双下沉提升县级医院的服务能力和水平。深圳市罗湖区政府通过明确政府功能定位、落实集团管理自主权、整合资源提升价值等改革措施，建立以区域医疗联合体为主的整合型医疗卫生服务体系，并对医疗集团围绕健康绩效、运行绩效、管理绩效3个维度开展绩效考核，研究发现科学的评价考核有助于正确评价医联体改革的政策效果，促进从"疾病治疗组织"向"健康维护组织"功能转变，为实现价值医疗打下坚实基础（程芙蓉等，2019）。黄蔚雯（2019）的研究表明，医疗集团能够更好实现在医疗联合体内部人才的共享、技术的互通、协作的分工、服务及药方的衔接等效果；县域医共体能够起到促进基层医疗卫生机构能力提升、医疗资源有效下沉、县乡村三级机构分工协作更加有效的作用。跨区域专科联盟以不同的优势专科为纽带的互补形式提升了对危重疑难疾病的救治能力。

服务联动与衔接互补研究：自新医改以来，推动基层首诊、双向转诊，促进疾病健康管理和诊治连续化是我国分级诊疗的重要目标。我国不同层级医疗机构的合作多以慢性病的分级诊疗制度为协同"突破口"。随着对服务连续性的要求，医生的服务提供行为方式也发生了显著性改革，即医生多以团队服务的形式形成了医医互动格局。武汉市组建了以全科医生为主的家庭医生服务团队，纳入了社区护士、公共卫生人员、社区网格员，以团队形式为居民提供连续性的医疗卫生服务（付旻，2018）。2012年，厦门市从糖尿病、高血压入手，开展了"慢病先行、三师（专科医师、全科医师、健康管理师）共管"的慢病分级诊疗制度改革（唐国宝等，2016）。上海市徐汇区长桥社区卫生服务中心设置全专联合诊疗的标化工作量，鼓励家庭医生开展联合诊疗和预约转诊服务（朱碧帆等，2019）。2017年的一项研究表明，加入"三师共管"的居民选择社区医院首诊者占74.4%，而未加入"三师共管"的居民占47.4%（曾雁冰等，2017）。贾艳婷、方鹏骞（2017）的研究发现，医疗联合体显著提升了县域内的整体医疗服务效率和收益，其所调研的三个地区的乡镇卫生院在医疗共同体模式下病床使用率、门诊与住院人次均有所增长，其中2015年湖北省宜城市的基层医疗卫生机构首诊率超过了60%。2017年，国家卫生与计划生育委员会开展的医联体绩效考核表明，全国上转患者达1455万例次，下转患者达483万例次，同比分别增长99.8%和91.2%。在5469家医院中，有6.7%的医院所在医联体制定了上下连接的一体化临床路径（白鸽等，2019）。

信息联动与衔接互补研究。随着医疗卫生信息化和分级诊疗的推进，加强医联体内诊疗信息垂直整合，实现信息共享变得越来越重要（陈渝等，2019）。建立区域化信息平台是满足信息连续性的基础条件和要求（窦蕾等，2019）。安徽省界首市建成以电子病历为核心的城乡一体化数字医院体系，除搭建了医共体内区域健康平台以实现纵向与基层医疗卫生机构互通、横向与公共卫生服务全面融合外，还搭建了一体化村医工作平台（包括慢病管理及随访等技术支持平台和双向转诊平台），也根据大数据等技术搭建了智能机器人系统（包括重大疾病预警机器人、诊疗机器人）、远程门诊系统和双向转诊系统（代涛，2011）。浙江省宁波市整合卫生信息网络资源，建成市县两级区域卫生信息平台、公共卫生数据交换信息平台，实现了居民健康档案和电子病历在全市医疗卫生机构中的资源共享，并运行传染病、慢性病信息报告新系统，实现了诊疗信息、公共卫生信息、居民健康档案信息在医疗卫生机构间的互通和共享（谢明均等，2014）。天津市河北区医联体利用信息化视频系统开展远程会诊服务，目前视频会诊主要包括高血压、糖尿病、消化系统疾病等8个病种。深圳市大鹏新区建立以居民健康服务管理为核心的"互联网＋医疗健康"信息平台，完善居民健康信息数据库，对居民健康进行全流程管理。同时，建立医学检验、医学影像等远程诊断平台，实现集团内各医院、社康中心信息化无缝对接，云享优质医疗资源（张贝贝，2018）。远程医疗协作网为偏远或贫困地区基层医疗卫生机构提供远程技术支持，以及远程教学培训等支援，提高了医疗服务整体水平（黄蔚雯，2019）。

利益联动与衔接互补研究：医联体内建立利益捆绑机制，实行利益共享机制，并且根据利益均衡分配规则才能产出长期稳定的利益。戴悦等（2019）以福建省建阳区"三体一盟"（医疗共同体、公共卫生联合体、卫生综合监督执法联合体和中医专科联盟）为例，通过创新"三体"联动机制，从组织结构、服务模式、管理制度、信息技术和机构管理等方面整合全区医疗卫生服务资源，重视医疗、公共卫生和医疗保障的功能整合，通过协作的方式实现不同子系统的功能互补，建立合作主体之间横纵互动关系，均由预期利益状况的正向变化引致。安徽省天长市实行按人头总额预算付费，医共体内部基金由牵头医院分配，医共体之间经费由管理委员会清算。按人头总额预付方式主要还是在新农合制度中进行（新农合基金占医院收入的65%），超支由牵头医院承担，结余按牵头医院、乡镇卫生院、村卫生室6∶3∶1的比例进行分配，其中50%以上结余用于提高医务人员待遇（朱碧帆，2019）。薄云鹊等（2017）、汪良军等（2015）根据参照点契约理论框架，运用实验经济学的方法初步探讨医疗机构管理者对医疗服务体系纵向整合利益分配的选择和反应。研究发现，整合后医院认为要分流患者和加强对基层医生的培训等活动，理应获得更多整合收益，但同时也要激励社区付出最大努力。而社区机构管理者的努力程度与对医院给出的收益分配比例的心理预期的反应密切相关，社区卫生服务中心在努力程度上存在折减行为。

医患联动与衔接互补研究：患者是医疗服务链条上所有相关环节连接起来的中心，医疗服务的过程既是不断满足患者需求、给患者带来价值的过程，同时也是患者从健康管理到疾病救治整个过程能动的参与者。作为医务人员的合作伙伴，患者参与临床决策有利于提高医疗质量（赵燕等，2018）。医患共同决策也契合了"以患者为中心"的理念（肖霖等，2021）。目前医患关系已经走过了"以患者为中心"（2010～2016年）、"患者参与"（2014～2020年）和"科学预防"（2018～2025年）3个阶段。虽然患者是一个移动的单元，但随着患者对健康质量的高要求、对疾病知识的了解及科学技术进步提供的信息平台增多，患者已从被动接受治疗向主动与医生（或医生团队）探讨问题、共同决策的角色过渡，特别是在个性化健康管理、诊疗决策计划等方面。鉴于患者参与的重要性，"患者参与"被认为是当下医疗变革的一剂"特效药"。胡琳琳等（2019）的研究发现，心律不齐患者在与医生充分讨论治疗方案后，相比那些较少参与讨论的患者，会决定选择更小创伤的治疗方法。

2.1.2 关于上下联动、衔接互补医疗服务体系构建的障碍因素研究

目前，经过分级诊疗制度的推进，我国"基层首诊、双向转诊、急慢分治、上下联动"的分级诊疗框架虽已形成，但就全国而言，具有较高程度的分级诊疗模式一直尚未建立，区域内上下医疗机构间因功能区分与定位权责不清面临多重结构失衡性矛盾并没有被有效解决，"联而不动或联而少动"仍然是医共体和医联体推进过程中存在的普遍现象。

部门联动障碍。我国实行分而治之的卫生管理体制，不同政府职能部门分割导致医疗卫生服务所包含的公共卫生、医疗服务、医疗保障、药品供应之间的彼此分割（蔡立辉，2010）。政府各系统、部门之间的沟通协作机制尚不健全，影响了医共体建设中政策合力的形成和健康服务的有效整合（陈钟鸣等，2019）。各部门责任、权力和手段的不相统一，很多超越现有部门职能领域的边界、职责范围都需要通过谈判协调解决，交易成本比较高（范子田，2016）。由于财政的分权制和行政管理条块关系的复杂性，每一级地方政府都会极其重视自己已有的资源。政府补偿机制不完善，缺乏完善的绩效考核和薪酬机制（庞连智等，2018）。目前医疗服务体系中的公立医院在行政上与政府仍然为隶属关系，尚未建立有效的法人治理结构。医疗卫生机构虽为一级法人，但人事管理上属政府系列，从上到下均采用任命制，内部管理也受制于政府。在探索紧密型县域医共体模式中，虽然对医共体牵头医院赋予人财物等运行管理权限的下放，但又要维持原有财政、财务、人事管理、行政隶属关系等方面的不变，内部管理权限不足，医共体的整体运营管理出现"动弹不得"现象。同时，政府牵头主抓责任落实不到位，医共体成员单位履职不力，基层医疗卫生机构投入不足，多部门合作缺乏合力，在人事编制、医保政策、医疗服务价格等方面缺乏战略性、协同性，也缺乏财政保障、资金支持、监督考核和激励约束机制，分级诊疗配套措施不够细化，影响了各方的积极性，不利于现代卫生治理体系的完善。

医保联动障碍。缺乏有效的筹资和激励机制成为制约整合型服务开展的突出问题和

主要困境（任苒，2018）。目前政府财政对整合医疗卫生服务的投入以项目为主，缺乏常态机制。医保政策主要是通过对参保者的激励和约束机制促进分级诊疗格局的实现，缺乏对大型公立医院、医联体、基层医疗卫生机构长期动力牵引机制及相应的医保支付政策设计（王虎峰等，2015）。医保支付主要对供方采取按项目付费、单病种付费及按疾病诊断相关分组（diagnosis related group，DRG）。特别是单病种对参与治疗的每个医疗机构单独支付，并没有剔除康复期的护理费用，导致医疗服务的碎片化，不利于上级医院下转患者，也未涵盖对患者治疗结果至关重要的支持服务，如患者教育和咨询，行为干预及系统性随访（邓明等，2019）。联体内医保基金不能相互调剂使用、医联体与医保之间缺乏联动、医保支付方式不完善，尚未充分发挥对医疗行为的有效激励约束作用，医联体内总额预付的控费效果不明显，控费任务仍然艰巨。医务人员的激励机制缺乏政府政策支持（朱碧帆等，2019），而且医保对不同等级医院报销差异不明显，对患者的引导不足，转诊导向功能较弱，也无法调动病情好转的患者往下级医院转诊的积极性。

医药联动障碍。长期以来，我国医疗服务定价不合理，调价滞后，未能合理体现医务人员的服务价值，康复护理服务收费偏低（邓明等，2019）。基层医疗服务价格调整更加滞后。目前医疗服务价格机制不健全、医疗技术服务项目价格水平低，大型公立医院出于经济利益考虑，不愿意将医疗风险低的康复患者下转到基层（张新庆，2014）。基层医疗卫生机构药品欠缺。很多慢性病用药不在目录内，慢性病患者用药受到极大限制，导致慢性病分流的效果不佳（李海明等，2018）。我国社区药品种类缺乏，不同级别医疗机构间药品目录的差异导致下转患者用药无法连续，极大地影响了卫生服务连续性的实现（梁思园，2016）。

机构联动障碍。赵俊等（2017）认为部分医共体是政府行政指定，目标不统一，真正合作意愿不高，牵头单位过度"跑马圈地"。方鹏骞等（2014）、李洪涛等（2018）均认为各级医疗机构功能定位不清，功能偏移，职责分工不明造成体系的断裂。吕键（2013）指出医联体结构松散。王文婷（2017）指出医共体联系不紧密，牵头医院要靠做大服务量来弥补补偿不足，缺乏主动分流患者、下沉资源的积极性。张茂发（2016）认为医联体多限于业务往来，如转诊、培训和考核，合作范围较窄，管理体制创新缺乏成为医联体发展的壁垒，转诊缺乏较为明确的标准和界限，患者自行联系转诊医院。大型公立医院吸纳了大部分资金和其他资源，投入到基层机构的资金明显不足，基层医疗卫生机构医疗条件差（翟绍果，2013）。有些地方县级医院能力不足、乡镇卫生院动力不足、村卫生室存在感较低，整个网络体系呈现中心位置弱化、连接处不实、边界处无感的局面，医共体人、财、物仍未实现统一（陶生生等，2018）。陈静等（2018）认为紧密型医联体中还存在人力资源规划未考虑机构功能定位，人员招聘、培训进修与人力资源共享效果均不高，现有的绩效考核方案未将绩效、薪酬与工作负荷统一，薪酬激励与人员劳动价值相背离等问题。李岚兰等（2018）认为医共体促进了双向转诊，但下转阻力仍大，县域检验检查中心及医师多点执业运行不畅、家庭医生签约制度实施难度较大。

服务联动障碍。我国当前分级诊疗改革试点与理论研究中存在目标导向偏差、分工协作机制不健全、双向转诊不畅通、基层服务能力不足、保健机制不完善等问题（姜洁等，2017；杨森等，2018）。上级医院自身学科建设薄弱、人力资源能力不强，而基层机构诊疗能力不足，难当转诊协调服务角色，分工管理模式和协作机制均未建立，导致基层首诊和下转"对接"困境；部分医联体"联体"不"联心"，仅仅挂牌成立，但实质性协作很少开展（叶亦盛等，2018）。不合理流程阻碍了患者在医疗服务链上的顺畅流动，导致过度拥挤、延长候诊时间，甚至降低医疗质量。公共卫生服务和基本医疗服务整合不到位，能够承担起首诊和"守门人"责任的全科医生严重缺乏，基层医疗卫生机构的承接能力和服务水平制约着分级诊疗的实施效果，转诊执行力不足，转诊流程不明晰，多数医生在转诊过程中完全通过自己的主观判断进行转诊（孟娜娜等，2017）。

信息联动障碍。医疗机构间患者的信息不互通共享，患者的检验检查数据不被其他医疗机构承认，从而造成重复检查率高、再入院率高、患者转移成本高等现象（Ahmed et al，2017）。我国医联体信息平台并没有统一的顶层设计，还未统一医疗信息化系统标准，各地多根据政府政策文件进行探索，信息化水平低，海量数据处理难度大，没有一个可以借鉴的成熟完善案例。学者们的研究主要聚焦于医联体内信息共享程度偏弱，各医疗机构缺乏医疗信息对接口（姚银銮等，2019）。医院和社区卫生服务机构之间缺乏患者就诊信息共享平台，医疗数据不共享，诊疗信息不互认，联系方式单一化，信息传递多数依靠患者病历本或转诊单，更多的是依靠患者口述。虽然多数地区已建立电子信息平台，但共享程度弱，利用程度较为低下（许兴龙等，2018）。社区居民电子健康档案的健康管理作用不能有效发挥，且缺乏连续的信息动态记录，与电子病历的连续记录及信息共享缺乏对接障碍。信息联系少、共享度不高、沟通不畅又造成服务合作效果不佳等。

利益联动障碍。利益分配问题是影响医联体可持续发展的关键所在（林伟龙等，2018）。现有分级诊疗政策并没有对医共体、医联体利益的分配有较为明确的指导意见，各相关主体之间缺乏有效的利益导向机制。我国大多数不同形式的医联体内不同医疗机构间尚未形成利益共享机制和利益分配机制。利益协调难导致不同医疗机构间合作缺乏内生性动力。大型公立医院经济收入受诊疗人次和住院天数影响，出现"不愿意放"（于天甲，2018）。林伟龙等（2017）认为医共体利益分配机制不完善，医共体协同性不足。王文婷（2018）认为部分县域医共体缺乏整体性考核，医共体过度追求经济利益，甚至相互争夺患者，竞争无序。

医患联动障碍。宋晨等（2017）认为基层医疗卫生机构存在服务能力弱、软硬件设施不完善、缺少质量合格的全科医生团队等问题。患者自身因对基层医疗卫生机构服务能力的不信任，不愿意下转至社区康复，分级诊疗的知晓率低会影响其基层医疗卫生机构就诊的选择（何世英等，2019）。受传统就医习惯的影响，61.2%的患者不会选择在基层就医（王亚莉，2015）。同时，部分患者以转诊程序过于复杂或不清楚如何转诊为由，直接越过基层医疗卫生机构到大型公立医院就诊（孟娜娜等，2017）。

2.2 国外相关研究的学术史梳理及研究动态

在全球，高成本、低效率、碎片化服务提供及让人无法满意的综合医疗水平等问题一直广泛困扰各国医疗体系的发展（Michael et al，2013）。诺贝尔经济学奖得主保罗·克鲁格曼认为系统分割、层级断裂、竞争无序、缺乏协作不仅是美国医疗服务体系的最主要问题，更是一个世界性难题。欧美发达国家医疗服务体系更多是通过更高组织水平的系统化改进来提升服务体系的整合能力，通过组织合作、协同和整合构建基于服务系统层面上的链接、协作和协调关系，特别强化基层首诊、双向转诊和协调机制，以及医务人员之间的交流互动机制来增进服务体系成为保健连续体。

2.2.1　国外关于上下联动、衔接互补相关的研究

部门联动与衔接互补。20 世纪末系统论的提出，欧美发达国家越来越注重各部门的协同整合。德国更加重视健康服务领域多部门、多层面与多卫生人员的配合（吴悦等，2016）。英国医疗协会和卫生健康行政部门互动参与对服务体系的治理，如开发国家临床指南和质量指标。德国医师学会、行业协会等社会专业性组织负责医师的培养质量、执业许可、执照颁发和吊销。德国医疗联合体内部私人诊所可以共享医院手术室和设备（肖婷等，2018）。国外对医疗服务体系的外部监管多由非政府机构实施，如美国国家质量管理委员会运用统一工具追踪测量标准化指标数据，对各医疗集团内医疗服务质量进行认证评估，评估结果在卫生信息系统平台公布。与此同时，医疗机构分工协作机制与该国的政府重视程度、财政投入密切相关（孙佳等，2018）。

医保联动与衔接互补。国际经验表明，支付方式和经济激励是促进医疗服务系统整合的"引擎"和"扳机"。日本的医疗保险报销政策以点数的形式、差额支付政策向一级医疗圈倾斜。患者除急诊外，均需凭借一级医疗圈中诊所医师的介绍信才能到上一级医疗圈进行治疗。否则，自行前往上级医疗圈就诊，医保不但不予报销，还要缴纳额外的医疗服务费（顾亚明，2015）。在英美等国，医保机构或医保体系对社区医疗机构（即家庭医生执业的初级卫生保健服务）多采用按人头付费方式，这就为社区医疗机构积极参与整合医疗提供了强大激励（郭凤玲等，2015）。按人头付费制度对贫困人群使用初级卫生保健服务有积极的作用（Martin et al，2005），但因此可能会降低服务质量使其成本最小化，降低医疗服务可及性，如匈牙利和克罗地亚，按人头支付的全科医生转诊率要高于那些领固定工资的医生（Barnum et al，1995）。Peter 等（2007）研究发现，按人头支付和按照服务项目支付的联合方式可有效促使预防保健服务的提供。美国和加拿大的社会保险组织及管理保健组织已开始使用按项目与按人头付费相结合的支付方式（Nichols et al，2006；Nora，2006）。荷兰的捆绑支付试图将医疗与康复、随访服务捆绑在一起支付（Slama-chaudhry et al，2008）。Masont 等（2015）从医患的代理关系提出整合型筹资体系的作用机制与潜在影响，认为合理购买、定制社区整合型医疗服务包，与保证服务质量、提高社区医疗保健水平、减少不必要的入院与总费用、提升健康结果的整合医疗总体目标不谋而合。美国以 DRG 为主的医保支付方式使各层级医疗机构诊疗服务的提供规范有序，居民患病后需先到集团内部指定的家庭医生处初步诊疗，DRG 的支付方式严格规范了疾病治疗特征与时间周期，指导医生诊疗与转诊（肖婷等，2018）。鉴于 DRG 对医院医疗服务质量考核和评价不够，美国探索将患者出院后的康复护理服务和医疗服务进行捆绑支付，不但有助于推动各级各类医疗机构形成利益共同体，而且提供了将基本医疗保险和长期护理保险功能进行有效衔接的可行路径（邓明等，2019）。为克服 DRG 的弊端，Hakkinen 等（2011）考察了把服务质量作为参数放进支付契约条

款以提升DRG服务质量的方案。Leatt（1996）总结了若干种消除按人头付费弊端的途径，如给患者提供更多的选择空间、加强外部监督机制、增强全科医生的指导角色等方式。德国疾病基金会采取预算封顶制，在患者病情稳定后，医院会及时把患者下转进行治疗与康复（易云霓，1994）。澳大利亚双向转诊体系的建立就依赖于强有力的医保费用控制——高级别医院迫于预算包干的压力会主动缩减床位数，减少患者平均住院日，千方百计地寻找合作的"下家"或"出口"，使住院治疗患者能够顺利地向基层医疗卫生机构转出（付强，2015）。

机构联动与衔接互补。20世纪90年代末，英国国家医疗服务体系（NHS）进行了以"和谐、合作"为中心的改革，在NHS内部将各机构整合成一个高度集中的医疗服务体系，通过全科医生的守门机制和医院托拉斯的管制，为患者提供无缝隙的健康维护（梦斐，2017）。美国早在20世纪六七十年代就开始了卫生资源整合的探索，迄今已经形成了近500家医院集团。这些集团为实现整体医疗保健预防服务系统创造了条件（赵丹丹，2008）。后期美国通过管理型医疗控制服务体系，强化供方（如责任保健组织）的共同责任，对患者在机构内或机构间的就诊负责。2000年，德国在法律上允许医疗保险机构和提供者可以有选择地签订整合服务合约，经过守门人协议、疾病管理计划与区域医院规划等多举措并行的改革后，建立了独立管理的服务提供者组织，建成了数百个"区域性医院服务体系"（吴悦等，2016），致力于以人群为中心的健康整合服务（Amelung et al，2012）。澳大利亚通过董事会的组织框架协调各医疗机构的纵向联动，纵向整合对整合方式、力度及衔接等要求更高，在成本节约和服务提供上也具有更大的优势与潜力。新加坡通过"区域医疗体系"促进患者获得了整合型医疗服务（Cheah，2001）。韩国通过增强社区保健连续性减少了医院入院率。美国公共卫生服务采用基于绩效的合同（包括质量、数量、及时性等规定）支付卫生服务提供组织后，其免疫接种等公共卫生服务质量得到提高（Chapin et al，2002）。英国和澳大利亚以绩效为基础的经济激励机制被引入到对全科医生支付后，医疗卫生质量获得明显提高（Leese et al，1996）。上下联动给医务人员，尤其是基层医务人员提供了参与培训、跨专业协作的机会，帮助他们积累广泛的临床经验，提升专业技能与工作能力，提高对健康问题的认识和增强对疾病诊断与治疗的信心（Selamu et al，2019；Mutemwa et al，2013）。2016年英国NHS系统中已有152家医疗机构通过评审成为了当地信托基金医疗联合体成员机构，只剩下95个左右的NHS托拉斯（Monitor，2017）。

服务联动与衔接互补。欧美发达国家都有强制的基层首诊和转诊制度，以便提供连续性医疗服务。美国居民要与初级保健医师签约，提供普通疾病治疗、预防保健服务与健康教育，当有转诊需求时，须经过初级保健医师的转诊证明来确定转诊方向（李陈晨等，2014）。英国患者住院需要由已注册的全科医生开具转诊证明（吴涵梅，2010）。英国的全科医师掌握医保基金和专科资源，上转率仅为5%，如果上转的患者需要手术，医院需要征得全科医生同意，否则手术及治疗费用不能报销（Coskeran，2005）。日本首诊制度通过医保报销政策以点数形式向一级医疗圈倾斜，通过差额报销比例引导患者。《医疗法》规定除急诊外，患者前往上级医疗圈就诊均需凭借一级医疗圈诊所医师介绍信，否则不仅需要自行承担全部医疗费用，还需缴纳额外医疗服务费。对于医疗机构，则通过调整收费标准激励其自发进行转诊。《医疗法》还规定一家医院若能达到区域医疗支援医院的14项标准，则每年可以获得来自政府的大量财政专项补助等。（朱碧帆等，2019）。2003年，德国法定医疗保险基金基于临床证据和为多病种慢性病患者需求设计的"疾病规范管理项目"（disease management program，DMP）改变了家庭医生、专科医生和急诊医院之间各自为政、"各挣保险金"的执业传统，建立了类似于慢性病临床路径的服务规范，强调了不同医疗服务提供方之间的信息沟通和服务协调，促进了家庭医生和专科医生的合作、交流和服务协调，为慢性病患者提供了整合型结构化的治疗服务。到2012年时德国已有10 385项DMP，覆盖了716.4万居民（农圣等，2020）。Tourigny等（2004）总结了加拿大魁北克波伊斯法兰克半城市化地区面向老年人进行的一项包括健康教育、预防、诊断、治疗、恢复、长期照护及保守治疗等在内的整合医疗服务网络的试点成果。通过对482名年龄在75岁以上的老年人进行3年期的比较研究发现（即将研究对象分为试点参与组和控制组），相比于没有参加整合医疗试点的控制组，试点参与组老年人虽然在社区服务中心的使用率上没有显著的差异，但降低了其病情恶化的比重及照护人员的负担。

信息联动与衔接互补。信息是连接着卫生服务提供者之间及不同卫生服务事件的共同享有的介质（Haggerty et al，2003）。欧美国家区域信息网络建设依托于政府整体规划，各医院前端工作站通过高速主干网络连接至国家医疗信息中心，实现全面医疗信息资源共享（杜杏利等，2017）。美国信息网络建设遵循《信息公开法》，患者的电子病历信息储存在患者信息数据库，及时更新检查结果，信息使用有法可依。英国的国家医疗服务体系、社会保障信息中心、英格兰公共卫生组织共同执行信息化建设，统一各机构数据元素和应答代码标准，能够对患者的复杂性需求进行一致性评价，以便实现跨机构数据交换与使用。各医疗机构相关人员将患者健康编号输入信息平台，可获得患者的电子病历和服务记录（胡红濮等，2015）。NHS建立了患者安全代理服务处，分析和诊断患者健康情况，产生或危害患者健康的信息通过NHS平台共享（宁艳阳，2018）。

利益联动和衔接互补。美国每年年初，三方共同协商确定年度预算保费并签署"风险分担协议"，依据自身规模与承担风险的能力自主选择结余共享模型，在保证医疗服务质量的前提下建立"总额预付、结余分享、超支共担"的利益分配机制（周毅，2015）。德国黑森林整合式医疗以医疗费用的结余作为其收入与盈利来源，制订了合理的盈余分享计划，AOK和LKK医疗保险基金会及健康管理公司共享盈余，健康管理公司再向医生服务网络分享部分结余。对于参与其他医疗与健康服务提供商，包括医生、治疗师、康复机构等，他们通过为患者或其他参与人提供的治疗、康复、培训、设施使用等服务而获得额外的收入，由整合式医疗管理机构以定期结算或者年度结算的方式进行支付，不直接共享整合式医疗的盈利（叶明华等，2017）。2015年，美国医疗保险和医疗补助服务中心（Centers for Medicare and Medicaid Services，CMS）首次发布了对所有Medicare ACO的全面质量评估，位于纽约州的Pro HEALTH以95.41分（满分100分）的综合质量得分拔得头筹，获得了CMS不菲的经济奖励。Pro HEALTH将33%的奖励用于偿付投资及运营管理费用，33%用于再投资以提高管理水平，余下的34%作为奖金分配给各成员：75.8%分配给家庭医生，13.8%分配给专科医生，7.4%分配给外科亚专科医生，3%分配给儿科医生。利益共享机制促使不同层级医疗机构的上下联动从无序向稳定转变。

医患联动与衔接互补。20世纪70年代，随着整体医学或整体健康研究的兴起，患者从治疗的客体转向治疗的主体而受到研究者的关注，他们认为患者参与和医患互动能够从立体视角，如生理、心理、行为、情感、精神等方面改善个体健康（张亦文，1991）。最早提出"患者参与"的多维度模型是Carman教授，该模型提出了患者参与医生的诊疗决策、作为代表参与医院的管理流程改进和服务培训，以及参与社会或政策制定三种由低到高的参与阶段。Albert Mulley教授认为建立深度整合型医疗卫生体系必须要尊重患者的个体意愿和需求，打破传统卫生体系改革理念，让患者充分参与医疗和临床决策并贯穿于整个服务提供过程（肖月等，2017）。医疗实践证明，患者参与健康管理有利于获得安全、高效、连贯的医疗服务，参与自己的疾病诊疗决策有利于获得更多无缝服务和良好的就医体验，转诊过程重点参与，还可以随时随地获得院内院外的连贯服务。Kaiser Permanente开展的"健康骨骼计划"研究表明，骨质疏松和易骨折患者参与自身骨骼健康的科学管理,5年后骨折高危人群的发病率降低了30%。Stacey等（2017）指出，跨专业共同决策模型很好地识别了共同决策的不同参与者的角色，患者高质量参与医疗决策能够更好地适应多学科合作的临床情境。

2.2.2　国外医疗服务体系在上下联动、衔接互补方面的实践研究

国外在医疗服务体系、医疗保障、医药供应、监管体制等方面的改革深入，资源投入的基层倾斜、医保支付方式的系统化改革、疾病管理计划、临床路径和共享的信息网络建设促进了医疗服务体系的整合改革，配套推进了服务体系的融合。总体来看，加强基本保健系统促进基层首诊与专科保健的服务联动是这些国家的典型特征，而连贯的政策、医保复合支付方式改革、临床路径、机构信任文化、多机构共同责任约束均是促成服务体系上下联动和衔接互补的重要因素。表2-1是美国、英国、澳大利亚和巴西等国家在医疗服务体系上下联动和衔接互补方面的具体实践情况汇总（表2-1）。

2.3　国内外相关研究进展与述评

文献研究是学术创新的基础和前提（李桌鹰，2011）。通过对国内外医疗服务体系上下联动和衔接互补的相关文献梳理，可以发现文献数量在各国医改不断深化的过程中呈现上升趋势，研究角度基于医改的重点、焦点问题从各个方面展开，研究内容也比较丰富。总体来看，主要取得了以下研究成果和进展：第一，研究主题多围绕医疗服务体系的有效协同、协作而展开。各类文献基于各自研究目的，分别对上下联动的管理体制、运行机制及其相关联动元素进行了大量的理论研究，也对衔接互补的结果进行了定量研究，国内外在这两方面都取得了不同程度的经验分享，更高组织水平的系统化政策改进是各国医疗服务体系完善的基本方向。第二，从分工合作、分级诊疗等角度探讨了影响上下联动、衔接互补的问题和障碍因素。基于医改是一个世界性难题的认知，加上医改进入"深水区"，世界各国学者特别是我国学者对影响国内医疗服务体系有效协同、协作，增强服务连续性和协调性的研究进行了大量的研究，着重从政策问题维度和理论阐述角度多方面研究问题分布、问题成因和影响因素等，积聚成影响医疗服务体系良好运行的"问题库"或"因素集"，为问题的进一步梳理及问题之间的关系揭示提供了大

表2-1　典型国家医疗服务体系的上下联动、衔接互补情况表

模式	美国 市场化服务体制	英国 国家卫生服务制度	澳大利亚 全民医疗保障体系	巴西 统一医疗体系
部门联动与衔接互补	联邦和州政府分级对医疗和医疗保险计划进行监督管理，监管机构均独立于政府部门，管理人员是专业人士而非公务员；国家质量保证委员会、第三方评估机构对医院、医疗集团和保险公司董事会数据与质量进行公布	实行分权制衡但集中统一管理的多元治理体制，卫生部为最高决策和管理部门，卫生部门与国家医疗服务体系（NHS）为医疗服务的战略管理者，医疗质量委员会、监督局、NHS信托医院发展局作为医疗服务的监管者，法律为社区首诊提供保障	联邦、州、地方三级政府共同治理，医师协会负责执业医师的管理，联邦和州政府制定相应的考核标准进行统一考评，医师协会负责执业医师的考核和管理，国家健康医疗标准委员会（ACHS）独立行使对医院、社区卫生服务中心的监管职能	联邦、州、市三级政府运作，分级管理，按市进行，州政府在联邦和市之间起到桥梁作用，政府间协定以正式确定的承诺，各地区成立统一医疗体系管委会进行协调，医管局，各级医疗管理委员会及私人保险机构监控医疗质量、规范医疗行为，制订服务标准等
医保联动与衔接互补	市场为主，政府对保险和服务加以必要监控。保险公司、医院集团和医师集团三位一体整合，实行闭环管理的紧密医疗保健体系，医保筹资的支付体系和服务提供体系整合，两者相互制约，医保总额预付，落实疾病诊断相关分组（DRG）。住院费用和住院康复期用由患者自己承担下转，其诊疗费用由患者自己承担	医疗经费80%以上来自政府税收，实施国家预算，限额固定，英国成立购买管理事会，75%的预算资金直接分配给初级保健小组或初级保健信托机构（PCT），资金按人头分配，代理购买全科服务和医院信托机构的按照医疗资源分类法（HRG）按医疗服务。住院主要实行类似DRG的按病种付费，其他在按人头支付方式基础上采取总额预算方式补偿	实施全面医疗照顾制度，实行财政转移支付，州政府战略购买服务，由医保根据临床不同病症的诊疗复杂程度及资源消耗情况确定权重系数，实施总额预算下的澳大利亚精细化疾病诊断相关组（AR-DRG）付费机制；对社区服务机构按总额预付，对全科医生按人头购买服务	SUS基金主要由联邦一级征收税金，并根据管理权限向下转移支付州、市基金，外加州、市部分收入，法律保障最低投入水平，全民免费为主，私人保险为辅，采取类似DRG的临床实践指南等方式确定医院医治疾病的医疗费用，性质、成本及政府承担的医疗费用；医保对自由择医转诊不报销；私人保险机构参与报销
医药联动与衔接互补	实行医药分离制度，医院仅提供住院患者药品，诊所设有药房。执业医师开处方，患者自行到药店买药，患者自行开处方或到医院单独开处方，患者自行到药店购买。药品福利管理公司（PBM）作为专业药品支出管理机构，根据经济、安全、有效原则制定药品报销目录方药物	实行医药分开制度，诊所和医院都不卖药。医生开具处方，患者自行到药店买药，按规定报销。国家健康与临床卓越研究院（NICE）制定NHS的药品报销目录，并对药品安全、临床效果和成本效益进行价值定价评估，几乎涵盖批准上市的处方药	实行药品医疗照顾制度（PBS），对纳入目录的药品实施政府补贴、个人支付较少费用。医药分离管理，患者住院通过住院药房供给和出院带药（慢性病患者可带1个月长处方），用完再由医院协调家庭医生开具处方，完成由患者到社区药店购药并报销	实行医药分离管理，基层卫生机构免费提供一些常备药，但多数药品需要患者自行到私营药店或政府开的低价药房购药，按规定支付比例报销

续表

模式	美国 市场化服务体制	英国 国家卫生服务制度	澳大利亚 全民医疗保障体系	巴西 统一医疗体系
机构联动与衔接互补	医院和社区、康复医院或者护理机构结盟，或以医院联体为载体的医院与医生组织的医疗集团，联盟之间通过高质量的交流共享资源，建立医疗质量指标评价体系，由地方卫生部门或委托第三方专业机构实行评价，并将评价结果与总额预付的结果付费挂钩	政府举办和管理医疗机构，医院组建医疗服务联合体或者托拉斯（Trust），并成立理事会，医院不设门诊，社区组织的初级保健小设门诊。典型的从上到下的垂直服务机构，全科医疗集团通过基金预算协调和整合医院系统的关系。整合向基层延伸，同时重视社会组织的协助联合	在全国范围内建立初级医疗卫生服务的区域卫生实体，通过签订协议组建区域性的初级保健联盟，与地方医院网络进行衔接合作。区域医疗机构之间成立一个法人团体，形成区域网络组织，协调区域居民，负责伙伴关系，共同为辖区居民"一站式"服务	通过服务合同建立基于区域的综合医疗保健网络（IHN），由初级和二级、三级门诊及医院建立统一理事会，以及辅助系统（药品供应、诊断和治疗等），后勤系统（管制出入、保健运输等）及区域政府同委员会。初级保健作为辖区居民、产品和信息流动进行排序，确定应急性事件外的专门保健和医院诊疗
服务联动与衔接互补	家庭医生独立执业、集体执业或联合执业，社区首诊，实施疾病诊疗规范、临床路径，优化服务流程，不同机构和各类服务之间能够协调，合作和信息共享，全科医生和专科医生之间的对接联系融洽，不同专科医生对同一种疾病的协作治疗密切，不同层级医务人员之间的相互就诊期同患者诊疗效率高效。医疗效率高效，辅助配合减少，避免重复检查和治疗，也包括出院后30天内的"再住院率"等指标	全科医生（团队）为患者健康和费用守门人，开设初级卫生保健之家，部分独立开业，以全科医疗为基础的一站式卫生保健服务与公共卫生服务整合，并和社区护理服务体系整合，社区卫生机构与医院托拉斯签订转诊合同，统一转诊标准，优化纵向服务流程，全科医生、专科医生和其他卫生专业人员共同承担医疗质量和健康保障计划，国家健康质量框架注重绩效评审，指标涵盖临床、机构，全科医生规范转诊与其受4个领域，辅助健康服务和患者感薪酬挂钩	根据人口规模和地理分布设置诊所，人口稠密的区域卫生中心、社区组成"合作型"诊所，严格的社区首诊及转诊流程，转诊患者评估与管理计划统一等评估标准，强调守门人制度，对有高了连续性诊疗，对区域患者、专科积极协调顾所在区域所代理购买专科服务，多种需求患者各转诊建立清晰的责任移交，负责为患者各转诊建立清晰的责任移交	实行"分区分级"治疗原则，落实首诊双向转诊制度，设立转诊中心，社区组成家庭医生跨学科团队，通过疾病管理计划提供首诊保健和公共卫生干预措施。患者下转需带评估结果返回基层，各州与联邦政府一起制定规范，协调和评估IHN的实施。通过卫生系统绩效指数（IDSUS）衡量系统有效性和健康水平，包括24项指标，其中14项衡量获得卫生保障的机会，10项衡量系统有效性。通过初级保健评估工具（PCATool），评估连续性、协调性、全面性等指标

续表

模式	美国 市场化服务体制	英国 国家卫生服务制度	澳大利亚 全民医疗保障体系	巴西 统一医疗体系
信息联动与衔接互补	建立区域卫生信息化组织，在线预约，实施电子健康档案管理信息系统和电子病历系统的共享，医生实时查询患者信息，为医疗质量和监控提供数据，避免重复检查，也可对员工进行绩效考核；实施"蓝纽计划"，向居民提供安全可控、动态更新的在线健康档案，确保居民对个人电子健康档案进行动态管理	国民健康医疗记录服务系统包括覆盖全国的电子健康档案系统，载有患者基础信息的共享，载有患者基础信息的国家医疗概要系统，统一的电子病历系统，载有详细临床资料的本地医疗记录系统，尝试实现医体内信息资源的流通共享、数字化，国家医保提供的信息交流平台，于2018年实现了所有患者的电子病历联网	实施国家电子医疗战略（eHealth），兼有全科医生信息系统和电子病历系统，医院之间、医院和患者之间的信息互联。90%的全科医生都能用计算机开展诊疗和疾病预防工作，80%的全科诊所能使用电子处方，全科信息化系统开具电子处方、转诊，全科医生建立个人的电子健康记录，医生建立个人的电子健康记录，诊时负责为患者提供转诊相关信息	建立市、地区、州和联邦四级保健信息系统，所有信息的采集和处理都可以通过HIS系统完成，同时对单病种和手术难度实施有效的临床路径；各级医疗机构医务人员要进行电子卫生记录，市政府通过信息系统和监管机制评估家庭医生绩效
利益联动与衔接互补	将患者和医生经济利益融为一体，结余资金可用于医生收益分配，根据结余结余分享，超支共担，在责任保健组织 Accountable Care Organization（ACO）内分配，奖金分配向全科医生等一线医务人员倾斜	预算金额既定，初级保健小组或集团作为第三方机构每年预算资金收入的盈余部分，盈余资金用于优化设备和提高医疗服务质量，医院信托机构利润按比例分红	对医院实行总额预算，结余归己。社区卫生机构和全科医生通过总额预算分配；对专科保健用全科医生与社区医药局或医院之间没有任何利益关系	基于人头对初级保健和药物进行预算分配；对专科保健和诊疗，根据活动预期付款
医患联动与衔接互补	患者可以在ACO内的医院自愿就诊，也可选择ACO外的其他医院就诊，但遵循首诊和双向转诊下的医患有序就诊	通过法律建立严格的基层首诊即健康"守门人"制度，首诊享受免费医疗服务。全科医生无法处理时则将患者转诊到上级医疗服务机构。患者与全科医生的人际连续性较好	居民对自己信任的全科医生拥有完全的自主选择权，但实行严格的社区首诊制，患者与自己信任的全科医生关系较好	居民看病首诊到社区接受免费诊疗，诊疗效果不好时则根据病情上转，社区对患者实施补充诊疗法需先征得患者知情同意；家庭医生团队提供随访服务，人际连续性较好
案例	山间医疗集团、凯撒医疗集团、倡导医疗集团	阿登布鲁克兹医院联合体	皇家墨尔本医院	基于区域的综合医疗保健网络（IHN）

量的文献基础。第三，从研究方法角度看，国内外对医疗服务体系的研究逐渐深入，从规范研究和判断性文字描述转向实证，从定性转向定量，从宏观系统转向微观具体。一些研究还将定性研究和定量分析相结合，对影响医疗服务系统问题的分析和论证提供了方法学借鉴。显然，国内外关于医疗服务体系上下联动和衔接互补的相关文献研究成果对于正确认清医疗服务体系发展特别是我国在推进分级诊疗制度建设中存在的经验积累、焦点问题提供了有益的参照，但就研究广度、深度和高度而言，现有研究尚存在不少不足或需要改进之处。

2.3.1 关于医疗服务体系的指导理论研究不足

各国医疗服务体系开展上下联动、衔接互补都是以服务体系的重新设计、服务模式改变及其供方激励机制改革为手段，为患者提供连续性和协调性的卫生服务。然而，医疗服务系统因信息不对称和不确定性明显而使得系统之间的分工合作更加复杂。美国卫生改革经验表明了基于牛顿范式思维和确定性的服务理论只能对行为做近似估计，不能作为可靠的政策依据。目前我国医疗服务体系仍面临"地区""结构""上下"等多重结构性失衡矛盾，基于简单化思维的论证研究很难对医疗服务体系进行深入探究，其研究所得出的结论和政策建议也很难对实践具有全面的指导价值。作为一个复杂性系统问题的研究，针对医疗服务体系研究的单一理论指导放在动态复杂环境下也常常显得"力不从心"，遭遇"瓶颈"困扰。因此，必须重视复杂性视角下的理论和实践研究。目前对于上下联动、衔接互补的服务指标评价体系的概念本身就没有深入讨论，其构建内涵背后的理论基础还比较薄弱，现有研究远未达到实践与理论的统一。

2.3.2 对上下联动和衔接互补的内容研究缺乏共识

目前关于体系的上下联动和衔接互补研究散见于研究文献，学界要么总体上讨论"三医联动"不力，要么从上下联动或衔接互补的某一方面或某些方面进行分割探讨，对于两者涉及的具体要素和机制并不清晰，从而对于医疗服务体系上下联动、衔接互补的内容边界难以划分，不能契合医疗服务体系"联动"、"衔接"和"互补"的内涵。国内外针对医疗服务体系衔接的相关研究仍停留在单一案例分析。实际上，体系联动很难用几个联动就能自动完成。同样，"三医联动"也无法涵盖目前医疗服务体系改革涉及的主体边界，更无法包括医改拓展的内涵边界，特别是在现代医疗服务体系的组成元素日益多元，而且其组成元素发挥的作用已经明显不同于传统医疗服务体系的背景下。同样，促进服务体系联动的政策绝不可能是单一政策，而是政策组合拳，单一政策无法推动系统的持续联动与衔接，甚至单一问题的解决会给系统本身带来更大损害。我国目前的医疗卫生体制改革大多属于局部改革和分层体系改革，严格来讲，其都属于局部性改善，而非系统的、根本的改革，缺乏对系统要素结构和运行过程之间整体衔接进行系统性的研究，无法从本质上改变医疗服务体系的低效浪费现象及克服医疗资源不足等问题。基于现代区域医疗服务体系的高质量发展，亟须一套适合时代改革需要、融合"联动"和"衔接"内涵且符合改革目标的评价指标体系。

2.3.3　关于上下联动与衔接互补关系的论证研究不足

上下联动、衔接互补的服务体系本身就是一个整合的供给体系。上下联动制度化是衔接互补的必要条件，衔接互补推动了上下联动机制的可持续性。基于系统层面的差异化竞争是医疗机构间上下联动的前提和基础，上下联动是服务体系衔接互补的应然结果。我国实践中要么关注制度上、结构上的联合，要么关注内部组织之间的协调关系，而对体系内外的联动和衔接研究不足。目前，我国有序竞争和分工合作的制度供给不足，同质化功能竞争降低了机构间的联动合力，必然造成体系无法衔接互补，研究仍鲜有论述。目前关于分级诊疗只是建立基层首诊、双向转诊、急慢分治、上下联动的机制，并没有精细化各机制的具体内涵和边界，而且上述机制并没有与衔接互补的结果有效结合起来，尚未将现代医疗服务体系协同运行置于宏观-中观-微观视角下，基于结构、过程和结果的分析范式进行研究。各种涉及"联动""衔接"的要素及其机制并没有放在统一的框架下进行整体考虑，导致实践服务模式在粗放中运行。事实上，体系的复杂性决定了研究内容的复杂性，如研究影响医疗服务体系现状的障碍因素，必须要基于系统的方法学视角，定性和定量相结合，才能对平面的障碍因素集合进行归纳，对立体的障碍因素之间的关联进行系统诊断，从而穷尽障碍因素的关系逻辑，才能为构建上下联动、衔接互补医疗服务体系政策建议提供循证依据。

2.3.4　政策建议缺少系统性和清晰的患者目标导向

纵观国内外不同医疗机构间的上下联动、衔接互补相关研究成果，不同国家医疗服务体系均存在联动方面特别是衔接研究方面的政策研究不足，亟须加强本研究的理论基础，拓展上下联动、衔接互补医疗服务体系内涵及基于我国医联体、医共体实践的评价研究，从而给出更为系统的政策建议。国内外关于上下联动、衔接互补的医疗服务体系研究表明，加强系统的政策供给是前提，系统的联动机制建设是保证，而对医疗服务体系上下联动的效果即衔接互补结果评价才是目的。衔接互补的目的是满足患者的需求，而不是服务提供者，这是各国服务整合的一般经验，但学界和实践者尚未形成广泛的共识。目前，我国分级诊疗服务体系建设的基本框架是在城市推进医联体建设，在农村推行紧密型县域医共体建设，以期构建中国特色的区域医疗服务体系的新模式。然而，目前关于医疗服务效果的现状评价及影响因素的分析并非完全基于全面的系统视角，也并非在分级诊疗改革背景下基于患者的视角进行上下全面的描述，而是根据自己的研究需要和偏好进行"选择性取舍"，有的甚至过度重视单个医疗机构内部效果的单一评价，重视某个或某些因素的类别分析。这样提供的政策建议多是"菜单式"的政策改进思路和方向，政策"组合拳"效应及其"落地"效应并不明显，政策目标的锁定性并不精准。政策方案缺少因地制宜的先后实施次序及其推进逻辑，也无法精准对接医疗服务体系障碍问题的靶心。事实上，作为一个复杂命题，医疗服务系统问题的矫正必须是体系化的，各类政策建议组合必须是一个结构化、层次化、连续传导的有机系统，环环相扣，协调一致，单一或某些政策供给不能解决庞大的网络体系运转不畅的问题。因此，开展健全上下联动、衔接互补医疗服务体系的系统研究是我国分级诊疗深化发展的客观需要。

| 第3章 | 医疗服务体系上下联动、衔接互补的理论基础研究 |

当今社会，医疗服务体系的调整和发展比以往任何时候都更加频繁，不同医疗机构的合作、整合和协同程度也比以往任何时候的要求都要高。不同层级医疗机构之间沿着医疗服务链，在战略资源和生产环节上进行整合、协同、集成和融合，促进各级医疗机构的差异化资源配置，形成互补性功能，从而保持各自的核心竞争力，以便向公众提供更加可及、及时、有效、经济、安全的整体性、连续性和协调性服务。一般而言，区域医疗服务体系中不同医疗机构的合作和整合程度依赖于其不同合作方式，包括完全所有权的纵向一体化到非完全的部分整合，再到完全分散化（市场化）之间的所有方式，其中非完全的部分整合形式包括兼并、托管、联盟、隐性契约等。国外前沿研究表明，在诸多社会系统中，医疗卫生系统尤其适合于运用复杂系统的视角和相关原理进行分析。

目前，关于医疗机构的合作和整合的研究文献主要来源于企业之间的合作和整合理论。从文献研究上看，研究者从各自理论背景出发，从不同角度对医疗机构之间的分工合作、联动、整合、协同、协调展开了一系列研究，也取得了一些理论成果，研究视角主要聚焦于组织与组织间关系的理论，包括系统整合理论、组织网络理论、协同理论、供应链一体化理论、复杂适应系统理论、交易成本理论、共生理论、社会分工理论、联盟理论、利益相关者理论、流程再造理论、质量链理论等。如李伯阳等（2012）通过质量链理论将医疗卫生服务系统的质量进行链式划分。史卢少博等（2021）基于共生理论，分析当前我国医防融合存在的阻力和困境。黄佳培（2018）以资源配置理论、系统理论及协同理论为理论基础，探析县域医共体建设的现状、成效和问题。上述理论为构建整合型医疗系统提供了较好的理论基础。

现有关于医疗机构协同的文献研究和理论视角为理解医疗机构纵向整合、协同、分工协作提供了较为丰富的见解，但仍存在3个方面的不足。①上述理论基础对于医疗机构的分工合作或整合研究，大多仅提出了理论的指导价值，更多是一般意义上的理论支撑，而对于不同医疗服务体系或医疗机构间协同构建的侧重点并没有非常精当的讨论。现有研究主要从单一视角、单个理论来探讨上下医疗机构的分工合作，将同一层级医疗机构视作一个简单的整体，这显然有悖医疗机构战略合作的本质。事实上，就县域医共体来说，牵头医院也要和数家乡镇卫生院和多家村卫生室合作组成多机构战略联盟，医疗机构上下联动、衔接互补必然受到各方的相互依存度、组织整合成本、伙伴关系互动、互惠程度及由此产生的衔接互补结果的预期等因素的影响。显然，仅仅关注任何某一理论是无法正确解释并预测医疗机构的上下联动、衔接互补。因此，理论指导的价值支撑点和契合度并没有聚焦，理论的指导价值解释也略显粗糙，有必要纳入不同的理论研究视角。②从概念上看，上下联动、衔接互补的医疗服务体系强调了联动和衔接内涵，涵盖了结构-过程-结果的分析范式。那么除上述理论基础外，近年来，随着分级诊疗政策的推进，还有哪些理论视角可以对医疗服务体系的上下联动、衔接互补进行进一步的讨论？这些理论之间又存在哪些区别与联系？能否对构建上下联动、衔接互补的医疗服务体系提供完整的理论分析框架？因此有必要通过不同理论视角对上下联动、衔接互补做进一步的解释、归纳、比较和综合，形成一个更为全面系统的"理论工具箱"，推动分级诊疗理论研究的深度发展。③理论是指导实践的准绳，理论贡献是学术研究的根本目的，起着最为重要的核心作用。同时理论作为探索未知研究的"拐杖"和"雷达"，通过综合医疗服务体系上下联动、衔接互补的"理论工具箱"，掌握不同理论对上下联动、衔接互补解释的具体机制，有助于提高学界对该问题的学科想象力和学术创新力。由于现代医疗服务系统发展的日渐复杂，任何单一的理论指导都只能是窥豹一斑，需要结合多种理论解释医疗服务体系的上下联动行为及其衔接互补结果归宿，构建复杂视角下的医疗服务系统理论框架，才能更加契合上下联动、衔接互补的医疗服务体系的本质内涵。

然而，由于多元、异质的医疗机构在区域医疗市场下受到多重因素的影响，其整体合作服务的提供效能却并不十分理想。同时，随着环境的变化和医疗服务体系的转型，现代医疗服务体系变得日益复杂，构建上下联动、衔接互补的医疗服务体系是实现医疗服务体系理想运行目标的实践要求。上下联动、衔接互补的医疗服务体系实际上是指决策者和学术界人员思考如何提升合作机制以实现医疗服务体系的"联动"和"衔接"效能，真正推动医疗服务体系中各级医疗机构合作和整合程度的加深，实现医疗服务链上的纵向整合关系更为一体、运行机制更为耦合顺畅、系统结果目标如连续性、协调性的实现程度更高。遗憾的是，自"上下联动、衔接互补"机制被提出以来，关于上下联动、衔接互补的医疗服务体系的研究文献却相当散落。从概念上来说，有部分学者对医疗服务体系的上下联动进行了探讨，但研究者并没有对该概念进行明晰的、深入的权威性论证，而与衔接互补概念的研究直接对应的文献更是稀少。从机制上看，目前理论界和实践界对"上下联动、衔接互补"的理论基础的探索更多是对"三医联动"机制进行分析，缺乏完整的、多元的理论探索。例如，如何联、怎样动、衔接度、互补度等还缺乏系统的理论支撑和实现路径。众所周知，鉴于医疗服务市场的信息不对称和不确定性，再加上医疗服务体系本身是一个兼具自然系统和人文社会系统特性的更为复杂、动态的组织网络系统，系统的、多样化的理论和方法研究可以更好地解释组织间协作关系。

目前学术界对于理论基础的学术探讨多遵循从与论述对象相关的不同学科中寻求理论基础，如从论述对象的客观本源出发，依据相关理论与其亲疏远近的关系进行分析，从论述对象的必然性与合理性角度论证其理论基础。关于理论基础的分析范式，一般可从规范分析与经验分析相结合的角度进行论证。所谓规范分析，即从价值目标与原则的角度论证对象的合理性。所谓经验分析，则主要基于实践经验，论证其可行性与有效性。显然，理论只有合乎一定的价值合理性并可操作才具有相应的效用性，才可能被接纳为相关对象的理论基础（肖唐镖等，2017）。关于价值目标和原则，笔者认为是指围绕上下联动、衔接互补所遵循的理论指导价值，可以从多学科视角进行揭示，如从系统科学、分工合作等视角来指导概念的解释。另外，关于实践经验，主要指理论指导下的实践是可以证明其可操作性和有效性的。然而，从医疗服务整合内涵到医疗服务体系的上下联动、衔接互补，直接表明了医疗服务整合的两个坐标，一是上下联动，二是衔接互补，包括了医疗服务体系结构层面、运行机制层面及系统结果层面三大内容。但是关于上下联动、衔接互补研究的理论基础仍比较薄弱，单一理论也无法解释多个方面的复合性问题，因此更加需要富有较强解释力的理论基础组合。

笔者对大量文献基础的查阅，系统梳理了上下联动、衔接互补医疗服务体系构建的理论视角。首先，基于概念层面，对上下联动、衔接互补的医疗服务体系进行概念的分析、探讨，以明确概念的内涵和外延，为探寻理论指导提供更为精准的依据。其次，梳理与上下联动、衔接互补相关的理论基础，归纳和比较核心概念、核心观点及其理论创新脉络，解释上下联动、衔接互补医疗服务体系的研究焦点与适用范围，探讨理论基础与构建上下联动、衔接互补的医疗服务体系的契合度及其指导价值。最后，以此为基础，构建上下联动、衔接互补的医疗服务体系的理论基础框架，寻找上下联动、衔接互补医疗服务体系发展的理论创新，把握各理论的内在运行逻辑，为后续的实证研究和政策建议的提出打下良好的理论基础。

3.1 核心概念界定

3.1.1 区域和区域系统

区域是一个客观上存在又具有抽象的空间概念，一般是指具有一定的地理范围和界限、拥有内聚力和同质性的要素且具有相对位置关系和空间分布形式。区域可大可小，大到一个或几个国家组成的区域，小到一个社区或村庄。从分类来看，区域的界限可以根据单个或几个特征来划定，如行政区域、经济区域、民族区域等。区域不是孤立存在，而是隶属于区域系统。区域系统是指在一定的地域范围内由若干区域组成，按照一定的秩、序、阈、层次等空间和时间排列的有机联系的地域体系或地域综合体。对于高一层次的区域系统，区域是一个组成单元；而对于低层次的单元，区域是一个体系。在现实生活中，有很多这样的区域和区域系统的实例。例如，从行政区域的角度来说，我国的省既是区域，也是区域系统（张学文，2002）。

3.1.2 上下联动

联动，即联合行动，原意是指若干个相关联的事物或要素之间发生互相关联的变化，当一个事物或要素运动或变化时，其他的事物或要素也跟着运动或变化。该概念最早出现在数控机床等物理学领域，后扩大到计算机领域。随着这一概念的发展，后被引入到管理学、社会学领域。人们开始用"上下结合""上下统筹"来表示组织之间的同步互动，后来逐渐用"上下联动"这一术语。目前，学术界对于"上下联动"尚无十分清晰、准确的界定，也就没有给出各方认可的定义，因此尚缺乏必要的竞争性论述，更没有对其概念内涵和外延进行分析。从概念内涵上看，上下联动蕴含以下含义：明显的层级性、组织的关联性、同步的互动性、信息的通畅性、体系的完整性。①明显的层级性：是指组织或机构之间根据不同的职责、权力和制度框架进行设置，各自有明确的资源配置及其功能设置。②组织的关联性：是指两级及以上组织或机构之间在活动过程中具有相关关系，相互依存，相互作用，共同影响相关目标的实现。③同步的互动性：是指同一时空维度的双向互动，立体互动，上下协同，相互配合，相互协调，自上而下与自下而上相统一的上下联动机制。④信息的通畅性：是指组织或机构之间在联动过程中需要不同层面的信息交流、集成和共享，促进联动顺利开展。⑤体系的完整性：是指组织或机构之间的联动属于系统范畴，有明确的结构、制度和机制，分工协作，运行有序。从概念外延上看，上下联动包括多元参与、合作共治、跨界整合、立体联动、多维联动等主体特征，以及制度化、规范化和整体化等体系特质。随着组织和环境互动影响因素的复杂性，组织或机构之间的上下联动复杂性逐渐增强，纳入联动基本要素的多样性增加，既包括人、财、物等物质资源，也包括理念、政策、体制、机制、文化等管理资源。依据上述关于联动的论述，本研究将上下联动定义为具有明确层级之分或所属关系的不同机构或单位之间为某一或某些共同目标的达成和实现而采取的广泛、深入、持续的合作行动、协同行动或联合行动的过程。

国内将"上下联动"运用在卫生管理和服务领域，在2015年印发的《国务院办公厅关于推进分级诊疗制度建设的指导意见》中提到，上下联动是指引导不同级别、不同类别医疗机构建立目标明确、权责清晰的分工协作机制，以促进优质医疗资源下沉为重点，推动医疗资源合理配置和纵向流动。《"十三五"期间深化医药卫生体制改革规划》指出，鼓励各地结合实际推行多种形式的分级诊疗模式，推动形成基层首诊、双向转诊、急慢分治、上下联动的就医新秩序。建立与开展分级诊疗工作相适应、能够满足基层医疗卫生机构实际需要的药品供应保障体系，实现药品使用的上下联动和相互衔接。其实现路径是医联体、医共体和专科联盟。显然，上下联动既是目标，也是手段，是实现分级诊疗的重要途径。高传胜等（2019）在解释分级诊疗核心要义时对上下联动概念进行了微调和延伸，认为上下联动是指大中小不同级别的医疗卫生机构之间形成顺畅的患者转诊流程，且大型公立医院在技术上支持中小医院，以提高其医疗服务能力，进而通过分工协作、功能互补，提供系统性医疗服务。周雅婷等（2021）认为医疗机构的"上下联动"是各级各类医疗机构通过协同合作，形成协同工作机制，放大系统功能，以达到医疗资源纵向流动的过程。作为一个复杂的服务系统，医疗服务体系的上下联动包括医疗机构、资源、政策等的整合、沟通、传递、共享和互认，围绕医疗服务链，完善医疗信息链，多链联动，包括"上下联动""左右联动""内外联动""前后联动"四个分联动网，并不单纯是自上拉动或自下推动的结果，而是上下联动的共同作用，组合成一个相互影响、相互依赖、相互作用、相互促进的医疗服务系统。

3.1.3 衔接互补

衔接一是指事物首尾连接，二是指用某个物体连接两个分开的物体。不同制度环节上的衔接，实现了互动协调、相互配合，形成合力，实现的最高程度就是无缝衔接。互补是指不同系统之间的资源要素互相补充，合适的资源互补使得系统的整体功能放大。如果实现了优势互补，至少能够实现资源配置效率的优化。整体上看，衔接互补是事物或要素之间的逻辑关联、功能和运作方式相互协调地共存，满足社会主体多样化需的程序体系和运作系统。社会组织系统的功效受到系统内外环境的影响，组织系统的外在环境特别是宏观调控影响其功效，社会组织结构和机制的衔接互补决定了社会系统的功效。

目前，学术界并没有完整地将"衔接互补"用到卫生政策和卫生服务领域，而是将"衔接"和"互补"分开使用。"衔接"多指政策或制度衔接，如顾玲巧等（2020）认为政策衔接是指新旧政策的衔接程度，较高的政策衔接要求调整后的新政策与原政策之间是一种延续性、渐进性的政策变动，避免出现新旧政策之间相互脱节、不一致甚至相互矛盾的现象。在卫生管理领域，学者使用本概念最多是医保衔接，如基本医疗保险与商业医疗保险的衔接（王红等，2002；李珍等，2020）、医疗救助与医疗保障的衔接（陈迎春等，2006）、同一医保制度之间的衔接（孙淑云，2013）、医疗与医保的衔接（樊华等，2017）等。同时上述文献都指出政策之间的互补带来政策衔接。"互补"在研究中往往多指卫生资源互补、功能互补，如政府财政投资设立的农村三级卫生体系，在功能定位上没有与私立的卫生机构形成分工与互补，导致农村医疗服务领域竞争激烈（周金玲，2009）。医疗保险机构和医院两个主体具有目标的一致性、功能的统一性、运行机制的依赖性、资源的互补性及趋利性、对立统一的长期性，因此只有紧密配合，互相沟通理解，互惠互利，确立正确的合作伙伴关系才能真正成为矛盾的统一体（高鑫等，2010）。与政策互补相比，政策衔接的内涵更广，它包括政策互补、政策内容递进等多个层面。整体来看，虽然学界对于"上下联动、衔接互补"尚无十分清晰的整体概念界定，但各方仅有的、分散的定义并无太大的分歧。因此，在实际使用中，也经常用"上下联动，协调衔接""上下联动，优势互补""上下联动，前后衔接""上下联动，统筹衔接""上下联动，无缝衔接""部门联动，上下衔接""整体联动，上下衔接"等相近的用语。

目前，对于上下联动的概念内涵仍缺乏系统性和先进性评价，而对于不同医疗机构之间联动的结果更多以传统的"双向转诊"、基层服务能力评价作为效果，无法体现医疗服务体系"衔接互补"的丰富内涵。事实上，"上下联动"与"衔接互补"本身是医疗服务体系的逻辑关联，"上下联动"是因，"衔接互补"是果；"上下联动"是策略，"衔接互补"是目的。"上下联动"的成效需要"衔接互补"来检验，两者共同成为我国分级诊疗深化的主要核心要义。因此，上下联动、衔接互补医疗服务指标评价体系是我国分级诊疗服务体系评价的核心内容。

3.1.4 医疗服务体系

医疗服务体系主要是指由各级各类为社会提供医疗卫生服务职责和任务的专业机构，按照功能定位、层级架构、内部联系和运行管理规则组成的组织系统，以增加广大人民群众的健康福祉为目标（付强等，2019）。而这一医疗服务体系的概念多聚焦于静态的组织结构方面。事实上，随着需求的复杂性变化，以及新技术、互联网、人工智能的应用，现代医疗服务体系日益呈现出"动静结合""虚实相容"等特征，是承担医疗卫生服务提供服务的现实载体，是由一定区域内设置的各种医疗服务机构编制的网状系统，目的是为满足广大人民群众对医疗卫生服务多层次的需求而形成的集门诊、住院、急救、康复等一体化的医疗卫生服务网络（许兴龙，2010）。

研究医疗服务体系必然要落实到一个特定的地理空间，即通常所说的区域，区域医疗服务体系作为一个客观存在的地域单元，是由医疗服务子系统、医保系统、药物系统、卫生行政等因素耦合而成，具有地域特色的区域复杂系统。一般而言，区域医疗服务体系可以根据城乡的层级划分为城市区域和农村区域医疗服务体系，也可以根据行政层级划分为省市级、县级和基层医疗服务体系。从患者的就医流程看，区域医疗服务体系一般是指由三级、二级和一级医疗服务体系所组成的服务系统。因此，一般来说，区域医疗服务体系是指以所辖区域患者的就诊流程为基础，以城乡三级医疗服务体系为载体，包括公私性质在内的三级医疗机构、二级医疗机构和基层医疗卫生机构所组成的服务网络系统。

3.1.5 上下联动、衔接互补的医疗服务体系

2015年10月29日，《中共中央关于制定国民经济和社会发展第十三个五年规划的建议》提出，优化医疗卫生机构布局，健全上下联动、衔接互补的医疗服务体系。这是我国政府相关文件第一次出现上下联动、衔接互补医疗服务体系的提法，但学术界并没有对此概念进行进一步的探究，医改政策文件也没有对此概念给出明确的定义。因此，结合上述对于"上下联动""衔接互补""医疗服务体系"三个概念内涵的解释，本研究对上下联动、衔接互补医疗服务体系给出的定义为以居民健康为中心，在系统整合（部门、医保、医药、价格、人事薪酬）的体制机制环境协同下，建立相容的、有助于体系整合的激励约束机制，使得区域内三级、二级医院和基层医疗卫生机构之间、不同层级医疗机构医务人员之间在管理、资源、服务、信息、责任、文化、利益等方面协同联动，针对所在区域居民/患者，无论其是在健康管理期间还是在诊疗过程中都能提供协调性、连续性乃至无缝服务的纵向医疗服务网络。上下联动、衔接互补的医疗服务体系的形成，不单纯是自上拉动或自下推动的结果，而是上下联动、衔接互补的共同作用，这是"以患者为中心"的集中体现。

3.1.6 上下联动、衔接互补的医疗服务体系与其他相关医疗服务体系的联系与区别

上下联动、衔接互补的医疗服务体系与分级诊疗服务体系、整合型医疗服务体系、优质高效的医疗服务体系有着内在的联系和区别。

分级诊疗服务体系。2015年《国务院办公厅关于推进分级诊疗制度建设的指导意见》提出"基层首诊、双向转诊、急慢分治、上下联动的分级诊疗模式"。分级诊疗模式的构建关键是建立分级诊疗服务体系，它是指在合理定位各级医疗机构功能、合理分类疾病的基础上，以患者为中心，不同级别、不同类型的医疗机构承担不同难易程度的疾病诊疗，且相互配合，患者依据病情能够在合适的机构得到适宜、连续的诊疗，以形成一个布局合理、规模适当、层级优化、职责明晰、功能完善、富有效率的医疗服务体系（林振威，2016）。我国建立分级诊疗的核心是调整资源布局，加强基层医疗卫生机构建设和机制建设，并通过基层医疗卫生机构与医院的合作，以带动服务体系的布局调整改变资源过度集中在急性期诊疗的现状，并通过有序、顺畅的转诊体系的建立，实现群众方便就医和减轻患者疾病负担的目的。因此，从宏观政策上看，分级诊疗意味着通过制度设计、筹资机制和监管措施促进资源的合理使用；从中观机构层面上看，分级诊

疗将不同类型和级别的医疗服务通过技术、管理、筹资和监管手段进行整合，提高服务质量和效率；从微观患者上看，分级诊疗能够改善就医便捷性，提高服务连续性（肖月，2015）。

整合型医疗服务体系。根据人们不同生命阶段的需要，卫生服务体系内不同层级医疗卫生机构基于契约或信任等通过内部不同元素和单元之间的整合为居民提供健康促进、疾病预防、诊断、治疗、康复和管理等全方位、全生命周期的连续、有效、适合、协调、经济的高质量医疗卫生服务网络（钱东福，2014）。整合型医疗服务体系由医疗服务的提供者组成，向特定的人群提供或安排整合的、连续的医疗服务的一种组织网络，结构要素包括政府层面的协调政策和制度框架、基于县域居民需求的资源配置规划、良好的治理结构、综合设计的筹资和支付、多维的监督评价体系、一体化的支持和后勤系统等；过程要素主要包括循证临床路径、疾病和保健管理、转诊管理、信息交流系统、合同管理、患者沟通和健康促进、持续质量改进、执业人员继续教育等。许多国家开展了对医疗卫生服务体系整合的改革，以提高卫生服务的公平性、可及性、质量和卫生资源的利用效率（Huckman RS，2006；代涛等，2008）。吴立红等（2019）认为整合型卫生服务是从疾病的预防到痊愈后恢复，贯穿整个生命进程的医疗服务和管理的整合，目的是以需方健康结果改善为导向。同时，在整合型医疗服务体系中，患者不再被认为是一个独特的、个性化的、被动参与诊疗过程的消费者，而是在健康管理或治疗过程中都是一个积极的参与者。

优质高效的医疗服务体系。党的十九大报告提出，作为健康中国战略的重要组成部分，要建立优质高效的医疗服务体系。这一体系的核心是以人为本、体系完整、服务优质、分工明确、功能互补、密切协作的体系，具有持续提升服务质量和运行效率的相关机制，构建以人民健康为中心的、基于价值的整合型服务体系（梁万年，2019）。优质高效的医疗服务体系包括制度（政策）体系、组织体系、运行体系、监管体系和评估体系等子系统及其相互间的联系，其鲜明特征是借鉴和利用互联网、大数据、人工智能等现代信息技术，提升医疗卫生机构和整个系统的标准化、精细化、信息化的管理水平，包括精细化的管理体制、合理的运行机制、完善的监管机制等。因而具有鲜明的改革属性和时代特征，是高质量发展在医疗服务领域的集中体现（付强等，2019）。2018年8月国家卫生健康委员会与国家中医药管理局联合发布了《关于坚持以人民健康为中心推动医疗服务高质量发展的意见》，提出了科技进步、理念创新、医务人员对建立优质高效的医疗卫生服务体系具有重要的意义。2021年6月，国家卫生健康委员会等发布的《"十四五"优质高效医疗卫生服务体系建设实施方案》提出，2025年基本建成体系完整、布局合理、分工明确、功能互补、密切协作、运行高效、富有韧性的优质高效整合型医疗卫生服务体系。

上下联动、衔接互补的医疗服务体系与上述其他医疗服务体系在内涵上具有高度关联，在外延上也具有较好的契合度，他们具有共同的核心理念——以居民的需求为导向，以共治为基础，多元主体共同参与，都体现了分工合作的服务体系本质，以不断提高医疗资源利用效率和整体效益，为广大公民提供公平可及、系统连续的高质量医疗卫生服务。上下联动、衔接互补医疗服务体系是分级诊疗服务体系的内在特质体现，是整合型医疗服务体系发展的外显特征，分级诊疗服务体系是上下联动、衔接互补的医疗服务体系的服务结果归宿。而整合型医疗服务体系是上下联动、衔接互补医疗服务体系的逻辑基础，优质高效的医疗服务体系是医疗服务体系发展的高级阶段。不过这四种类型体系既有联系，又有区别，每个概念的提出都打上时代的烙印，主要在以下方面存在不同。①范围不同。上下联动、衔接互补的医疗服务体系是指医疗服务体系的过程运行机制和结果质量，强调专业性；分级诊疗服务体系是指通过服务的分级，促进资源的优化配置和合理使用，强调资源利用率；整合型医疗服务体系是指医疗服务的过程整合和患者获得的服务结果，融合医防结合的服务体系强调行业性；优质高效的医疗卫生服务体系是指服务体系建设的结构质量、运行质量方面，融合卫生信息化、数字化水平。②优先级排序不同。上下联动、衔接互补的医疗服务体系体现政策属性，强调的是机制层面、联动程度，提供过程的服务属性是其本质内涵，强调合作和竞争，但目标是衔接互补。分级诊疗服务体系体现的是有序分级诊疗，强调双向转诊机制和合作提供服务；整合型医疗服务体系是指促进不同专科、专业及其他社会资源的合作与共享，强调合作优于竞争，即使竞争也是系统层面的差异化竞争。优质高效是医疗服务体系发展的高级阶段，强调结构优化，提供结果更重视质量层面和更有效率的资源配置，强调医疗机构间的竞争优于合作。③目标侧重点不同。上下联动、衔接互补的医疗服务体系强调组织联动、业务衔接互补，强调的是过程内涵。分级诊疗服务体系强调资源的下沉利用，并为患者提供便捷和连续性服务；整合型医疗服务体系是整合的要素和结构，提供整合、协调、连续、有序的一体化服务，"医"和"防"有效结合，更好地维护和促进健康；优质高效的医疗服务体系强调建立卫生资源配置的优质和运行机制的高效，从而提高健全服务体系运行的质量和效率。不过严格区分它们的差异具有特定的困难，而且四种医疗服务体系内涵各有侧重，具有互补优势。

从实际情况看，医共体、医联体是分级诊疗的"抓手"，我国正在网格化布局医联体和医共体建设，都是以联合治理和共同激励为导向，强化上级医院对基层医疗卫生机构服务能力的提升作用，目的是实现服务利用下沉和更有效率的资源配置（尹述颖等，2020）。虽然这与四种医疗服务体系建设的内涵和目标都有一定的差别，但医共体和医联体建设是当前我国推行分级诊疗，建立优质高效的整合型医疗服务体系，健全上下联动、衔接互补医疗服务体系的基本模式和主要载体。上述不同医疗服务体系只是在建设过程中，根据不同医疗服务体系的目标要求，在结构要素、运行机制、服务提供结果、绩效考核及在行政机制、市场机制乃至社会机制方面的要求和运用策略方面有异，但强调服务体系的整体性运作、服务方式的协同合作、服务结果的患者导向及服务质量的持续改进应该是它们的共同基本目标。不过，具体建设目标是一个动态的概念，每种服务体系的建设都需要放在更多的理论视角下寻找组织整合背后的深层动因，促进从不同理论视角进行相互补充和印证。同样，构建上下联动、衔接互补的医疗服务体系也需要放在更多的理论视角下来寻找"纵向联动""衔接互补"的内在动因，从而理清多组织之间的协同演化机制及效应，使理论或理论组合更好地指导实践，通过实践反过来检验和修正理论。

3.2 上下联动、衔接互补医疗服务体系的"理论工具箱"

在文献研究中，文献回顾方法包括了结构性文献回顾（structured literature review，SLR）、文献计量分析和元分析等3种方法，其中结构性文献回顾在学术界是运用最为广泛的方法。本研究根据结构性文献回顾的操作步骤，回顾1990～2019年的学术文献，借鉴"理论工具箱"的"前因-行为-理论-结果"的研究思路（Connelly BL，2011），先对文献样本中的基本信息和理论视角的核心内容（即构念、构念间关系及其因果机制）进行编码，发现在理论构成方面，用于解释上下联动、衔接互补的理论文献主要有6种，其中用于上下联动的研究包括资源依赖理论、共生理论、交易成本理论、活动理论、价值理论，而用于衔接互补的研究包括复杂适应系统理论和无缝隙组织理论（图3-1）。随着研究情境的复杂性，医疗服务体系构建需要结合多种理论解释医疗机构间的上下联动行为过程及衔接互补结果。

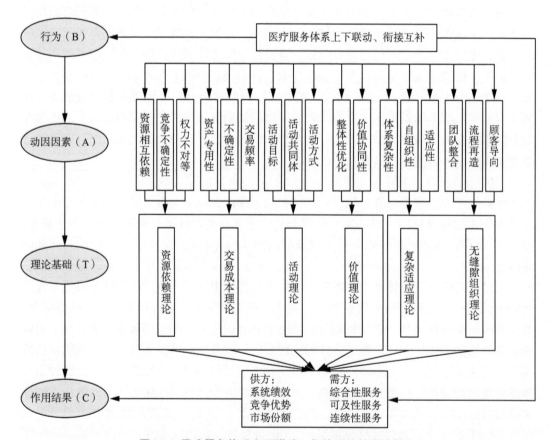

图3-1 医疗服务体系上下联动、衔接互补的理论框架

3.2.1 资源依赖理论

组织的本质是进行基于系统视角下的分工协作活动。鉴于组织专业分工的发展，任何单个组织不可能拥有所有的资源，组织必须与其所处的社会环境相互作用，从而对

环境产生了不同程度的依赖性。资源依赖理论起源于20世纪40年代，是组织行为学的重要理论流派。20世纪70年代，美国学者Pfeffer和Salancik（1978）提出了资源依赖理论。该理论认为组织为了生存和发展，必须从组织外部（环境）获得一定的资源。在资源交换过程中，组织要与其他组织建立一定的关系，这样其他组织就会影响该组织的行为。从这个意义上讲，组织是由外部环境所控制。他们在著作《组织的外部控制：对组织资源依赖的分析》中提出了资源依赖理论的4个基本假设：①组织最关心的是生存；②为了生存，组织需要资源；③组织通常不能生产这些资源；④组织必须与其所依赖的环境进行互动，其他组织正是环境的一部分。组织所需资源包括人员、资金、社会合法性、顾客、技术和物资等，但由于该理论把"相互依赖"（interdependence）定义为一个组织对另一个组织的依赖，没有明确区分"A依赖B"与"B依赖A"之间的不同。Casciaro和Piskorski（2005）把企业对环境的依赖分为"共同依赖"（mutual dependence）和"权力失衡"（power imbalance），并且分别精确地定义为"双方相互依赖程度之和"与"双方相互依赖程度之差"。Gulati和Sytch（2007）认为，应该从能力视角（power perspective）来解释权力失衡的作用机制，从嵌入视角（embeddedness perspective）来解释共同依赖的作用机制。至此，资源依赖理论渐渐成熟。资源依赖理论从资源相互依赖、竞争的不确定性和权力不对等3个方面解释了组织间联动的动因。

（1）资源相互依赖：没有一个组织是完全自给自足的或能完全控制它自身生存所需的全部资源条件，组织的发展依赖于它们所处的环境，需要从环境中获取它们所需的资源。当组织无法完全控制实施某种行为或取得某个结果的条件时，就会对外部环境产生依赖。组织依赖有两种方式：一是环境依赖，二是伙伴依赖。环境依赖和伙伴依赖之间呈此消彼长的负相关关系，即一个组织能够成功地管理环境类型的依赖，但仍不可避免地产生对特定合作伙伴的依赖，两种依赖可能存在交互作用（Das & Teng，2000）。依赖包括共生依赖和竞争依赖，也可分为结果依赖和行为依赖。在行为依赖的情景中，行为主体的行为依赖于另一个社会主体的行为，组织通过互依行为获得它期望结果的能力。显然，组织同外部环境的关系始终以资源为焦点进行互动，资源的异质性、稀缺性和重要性，以及要素的结构差异决定了对外部组织的依赖程度。

（2）竞争的不确定性：组织降低对环境的依赖程度必须与环境、与控制资源的行动者进行互动，具有满足所依赖的外部实体需求的能力。Peffer等（1978）认为，一个组织对另一个组织的依赖程度取决于3个因素：寻求的资源对组织生存的重要性；组织内部或外部是否存在一个特定群体能获得或处理的资源；是否存在替代性资源。这3个因素决定了组织在选择资源的过程中，在某种程度上受到资源"依赖"模式和来自社会环境影响的约束，存在一些无法找到成功适应资源替代的不确定性风险，如依赖的类型、是否多重依赖、采取何种关系形态及行为调适变化的影响。市场及伙伴行为的不确定性对组织合作价值产生影响，这些互动程度和能力及其影响因素决定了竞争的不确定性，进而影响组织的生存机会及可持续性。组织对资源及其竞争造成的不确定性做出预期反应，必然尝试用各种策略重组其依赖关系。Hillman等（2009）总结了企业在减少其对环境的依赖方面存在5个策略：并购，合资和其他组织内部化关系，董事会，公司治理，高管继任。当竞争不确定性成为最重要的问题时，较大规模的组织期望通过并购带来稳定性优势，小规模组织只有与关键性资源控制的大规模组织进行互补合作，采取合适的战略来稳定组织之间的关系，以获得组织成长能力，减少环境不确定性。

（3）权力不对等：任何组织都有着自主发展的动力，但基于自身的能力和资源都是有限的。组织作为环境中的一种要素，资源依赖产生了组织间资源交换、吸收的必要性，通过与环境的互动来做出适合组织自身的资源选择，以适应环境的策略行动。但外部限制条件对组织的利益和决策自主权产生影响，组织通过对依赖关系的了解来设法寻求替代性的依赖资源时，会产生组织之间的权力控制问题。埃摩森指出，一个组织在资源上过分依赖其他组织就会生成权力，即过分依赖会丧失权力（刘露等，2020）。当一个组织对另一个组织的依赖程度大于另一个组织对本组织的依赖程度时，就会产生权力失衡（周伟等，2016）。权力失衡取决于组织自身的选择能力，大组织拥有更多的权力和影响作用于环境，更好地应对资源环境，从而减少"唯一性依赖"，小规模的组织增长提高了组织对关键活动的控制力，减少了问题性依赖（胡重明等，2014）。人们之间的合作、个体之间的行动机制是相同的；集体行动机制要求权力平衡，防范垄断者的出现。

作为研究组织与环境关系的主导理论，资源依赖理论很好地诠释了组织和环境的一体性关系及组织间行动的运作逻辑。与其他社会子系统相比，医疗服务系统具有较强的整体性、层次性、分工性和地域性等所有系统应该具备的特征，上下级医疗机构及其组成要素作为系统资源的"一份子"，只能独自完成系统的一部分功能，而患者需要的是医疗服务体系整体功能的产出。因此，资源依赖理论与上下联动、衔接互补的医疗服务体系具有良好的契合度。

在医疗机构间依赖关系的控制路径上，政府与医疗机构间是共生性相依关系，各医疗机构间是竞争性依赖关系。针对医疗机构与政府间的共生性相依关系采取了最典型的路径，就是在医联体内部或县域（区域层面）组建或调整董事会。医联体理事会的理事长一般由牵头医院的院长或党委书记担任，县域（区域）层面的理事会理事长一般由主管医疗卫生的副县（市）长担任。政府相关主管领导进入理事会，能够帮助医联体争取更多的关键外部资源和关键信息（王虎峰，2018；郭冰清等，2019）。根据竞争性相依，我国构建上下联动、衔接互补医疗服务体系的主流方式是采取了行政继任，如上级医院副职到下级医院担任院长、上级医院科室主任到下级医院担任常务副院长等职，形成了利益上的中度关联，缓和组织间不平等依赖关系，为开展核心资源整合和信息共享提供了基础。在医疗服务体系中，各级医疗机构本身的布局是按照分层分级的体系思路进行资源要素配置，不同医疗机构之间的资源禀赋差异构成了组织间的资源依赖，即互补性资源依赖及其差异性功能定位。同样，医联体、医共体的形成是在原有医疗机构资源配置的基础上充分遵循了劳动分工和体系合作的逻辑，资源依赖和互补实际上可以作为两种驱动力同时存在，作用于医联体或医共体网络，促进了上下医疗机构之间的人、财、物、信息等资源的互动、整合和共享。一般情况下，减少资源依赖，进行资源交换行为需要组织双方的参与互动才能完成，这使得不同层级医疗机构上下联动结为利益共同体的可能性增加。但进行资源互换行为在一个有区域规划的医疗卫生服务市场中，一般在不确定性的竞争中，上下医疗机构的合作多是基于区域内的上下医疗机构之间的合作，合作主体的边界范围相对比较明晰，如在一个县域中，乡镇卫生院一般是与县级医院合作，但合作的方式、模式可以是多样化的，因而产生了多样化的联动模式，如紧密型医联体与松散型医联体，前者采取所有权、合并、托管等方式，后者采取协议合作等方式。合作的医疗机构也是多种多样，如基层医疗卫生机构与专科医院合作，也可以与综合性医院合作。为减少竞争的不确定性，医疗机构应充分了解本地其他医院的竞争优势，取长补短，明确自身的竞争优势，根据差异化资源配置，形成一种竞争性依赖。

从资源禀赋看，大型公立医院的资源禀赋更强，这决定了病源资源的可替代性强，存在着"大小通吃"的现象。因此，上下级医疗机构间互补的病源诉求形成了竞争性相依关系。同时，基层医疗卫生机构由于资源有限，能力薄弱，提高其服务能力产生更强互补的技术诉求，在大型公立医院医生的知识转移和分享过程中，对上级医院形成了单一依赖的关系，促使上下级医疗机构走向联合。这样，在整合过程中容易产生自身的权力失衡和受控问题。为降低权力的控制问题，政府可以通过利益关系的调整，如医保通过总额付费的形式和其他规则设计，如临床路径，促进上下医疗机构在基于各自资源优势和规则的基础上结成利益共同体，进行共生性互动。同时，通过基层医疗卫生机构的身份、产权、隶属关系相互独立，支持基层医疗卫生机构享有医共体内平等的参与权和决策权，或赋予基层医疗卫生机构拥有医保基金购买专科服务的权力来减少权力控制和失衡问题。

3.2.2 交易成本理论

交易成本理论最早是由Coase于1937年在其《企业的性质》一文中首先提出，是研究组织边界决策最为重要的理论。以奥利弗·威廉姆森为代表的一大批经济学家系统地发展和完善了交易成本经济学。该理论的核心观点是强调越低交易成本使得经济组织可以越好地生存。当交易成本较高时，经济组织的交易将无法进行，甚至引致组织衰败。新制度经济学家通常将交易成本理解为制度的"运行成本"。随着知识化、信息化、竞争性加剧，组织内部的资源配置和内部协调获得的经济效益远远小于其用于管理资源配置的成本时，这时的组织需通过与外界的战略联盟来实现交易成本的下降，维持组织的持续存在（蒋兴华等，2012）。企业是否纵向整合或多大程度上进行纵向整合取决于交易费用多少。Williamson（1985）通过资产专用性、不确定性和交易频率3个维度来解释纵向整合如纵向一体化、战略联盟、上下联动的原因。其中，资产专用性是最重要的标志。

（1）资产专用性

资产专用性是指一项用于支持某些特定交易的持久性投资时，就会锁定在一种特定形态上，若资产挪作他用就会大大贬值，甚至毫无价值（冯丹等，2013）。不同主体间资源的异质化配置决定了各自组织的专用性资产及其功能范围。资产的专用性由4种类型构成：场地专用性、物质资产专用性、人力资产专用性及专项资产（Cart et al，1999）。由于资产专用性投资，交易双方主体至少在一定程度上互相锁定，也发挥了"套牢"效应，促成了主体间具有较强的相互依赖，使得交易双方主体各自放弃了某些独自行动的自由。资产专用性程度越高，交易产生的锁定效应越大。有研究表明，资产专用性程度与纵向整合程度成正相关，但并未有实证研究表明两者的因果关系（Argyres et al，2012）。资产专用性使组织更容易受其他组织机会主义行为的影响，交易另一方也可能利用合约中的缺陷或漏洞进行"敲竹杠"。因此，任何资产交易的实施都不能仅靠单一的实施机制，而是需要混合实施降低交易成本，通过签订更加明确的契约内容和非契约（如长期关系、声誉等机制）的实施来降低交易成本，以避免交易对方违约给另一方造成的巨大损失。

（2）不确定性

不确定性指的是交易环境所发生的不可预期的变化（Grover et al，2003）。它包括环境的不确定性和行为的不确定性，前者是指环境的不可预测和复杂易变，从而导致事前的契约协商和适应环境的成本提高；后者是指来自监督对方执行交易的困难，因而产生绩效评估成本（李晓明，2013）。由于资产专用性的存在及外在环境如消费者需求偏好、竞争对手行为的变化，组织需要突破其现有的边界限制，进行地理、技术、团队边界等的跨越，寻求和发现技术知识及市场知识的行为。环境的不确定性加剧了供应链内部的协调难度，行为的不确定性也增大了整体供应链的治理成本，两者均增加了供应链内外部的交易成本。为降低不确定性，减少组织间的信息不对称，交易双方均将未来的不确定性及复杂性纳入契约中，进行网络结构层面的供应链管理、战略联盟、网络战略层面的产业组织和产业集群及网络动态/进化层面的虚拟网络和开放式创新等持续性的产业链合作方式的纵向整合战略，实行外部企业组织内部化（如垂直一体化），节约交易成本，增强供应链内部的可操作性（Rong et al，2010）。

（3）交易频率

Williamson研究表明，对于不断重复的巨额交易，弥补为重构治理结构和实施治理手段的成本相对容易，交易频率和纵向整合程度成正相关，不断扩大交易频率，可以加强纵向整合的程度。不过交易成本本身是一个很难具体量化的变量，但又不能被视为一种"噪声"在企业整合过程中被假设掉。因此，只有通过一体化、外包或结盟等方式形成纵向一体化，对其与上下游企业之间的交易关系进行调整，重构一体化的产业链条结构，通过努力减少变化，可以减少交易成本，也可以通过合约的清晰界定、合约争议的公正裁决来降低交易成本。激励实施合约的努力有两种极端形式：固定价格和成本加成，并建立监管保护约束机制，在不断交易中增强相互信息的沟通、彼此关系的信任，从而降低不确定性，节约交易费用，最终实现产业创新和价值创造的总体目标。

交易成本理论与上下联动、衔接互补的医疗服务体系具有较好的契合度。不确定性的存在、信息不对称及资源的控制都将增加交易成本。上下联动首先需要整合医疗服务链上的不同层级医疗机构，重新优化资源配置，落实功能定位，加强不同层次医师之间建立良好的团队关系。团队医生参与来自外部的学习，通过跨界合作建立与外部相关方的各种联系，这些联系会使得原有团队能够准确、及时地获取新的医学知识。如果能通过良好的信息沟通平台克服双方因信息不对称造成的沟通壁垒，进一步交换彼此的资源，就能持续不断获取新的医学知识。同时，不同医疗机构间要以明确的、连贯的制度规范确定合作方式、合作内容及其利益分配关系，如在双向转诊上确立转诊标准、转诊病种、临床路径规范，增强确定性，减少各医疗机构受自身利益的驱使而利用资产专用性进行不断的谈判，从而增加交易成本。因此，医联体或医共体的建设，除了在利益分配上形成均衡机制外，重要的是建立信息共享性系统，加强信息的集中度，扩大共享渠道，减少医联体或医共体成员单位之间因信息不对称增加的额外交易成本，一方面扩大医务人员的知识分享交流，另一方面可以避免针对多机构就诊患者的重复检查检验，促进降低内部之间运作的交易费用（陈凡等，2019）。同时，不同层级医疗机构的延伸式跨界竞争与合作还发挥了各自的专业化优势，有利于节约交易成本，发挥规模经济效应。不过，医疗服务市场存在多次交易，如不同患者的就医、同一个人在不同时间的就医、同一疾病周期（30天）内的两次就医都具有明显的不完全重复交易特点。因此，降低医疗服务领域的交易成本，除了明晰的合约约束、规范的临床过程和路径、互联互通的信息系统外，还要建立医疗机构之间的伙伴关系，增强两级机构的信任和互惠链接，从而在不确定性和信息不完全的环境下，优化就诊流程，创造上下医疗机构的同频共振，减少提供无效的、不必要的服务。

3.2.3　活动理论

活动理论（activity theory）的思想起源于19世纪黑格尔和康德的古典哲学。自20世纪20年代开始先后经历了苏联心理学家维果斯基的奠基、列昂捷夫和鲁利亚的完善，逐渐成为一个研究不同形式人类活动的哲学和跨学科的理论框架（吕巾娇等，2007）。起初的活动理论框架突出中介的概念，指出主体、客体和中介（工具）是构成活动的核心要素。20世纪70年代后期，荷兰学者恩格斯托姆从生物遗传角度分析人类活动的演进过程，提出人类活动的理论模型，即"三角模型"，并进行了公式化的表述，主要由三个核心要素（主体、客体、共同体）、三个次要要素（工具、规则、分工）这6个活动要素和生产、分配、消耗与交流这4个子系统构成，使得该理论从一种理论框架发展成一种方法论（Liu et al，2011）。各个要素的内涵都有其完整性且次要要素构成了核心要素之间的联系和相互作用（董晓辉等，2021）。该理论揭示了活动系统由活动的结构、构成要素及各种要素之间的相互关系组成，以此来考察学习活动、商业活动、医疗活动等各类具体的实践活动（吴刚，2016）。活动理论于20世纪80年代传入我国，其核心运转机制是建立有效协调的机制，实现服务的标准化与细致化。因此，活动理论主要是从活动结果（目标）、组织共同体（主体、客体）、活动方式3个方面解释医疗机构上下联动、衔接互补的原因和动力。

（1）活动结果

活动理论以"活动"作为逻辑起点和分析单元。该理论认为，人类的任何活动都是由目标驱动为前提，活动的发起者借助物质或心理工具作用于客体，以实现活动目标。活动目标是活动要达到的预期要求或实现的目的。同样，组织活动的目标是促进组织价值的实现，而组织目标的实现是依据功能决定。组织目标价值的实现既离不开主体，也离不开客体，是主客体相互作用的产物。为了实现组织目标（预期结果），主体、客体、工具、规则和劳动分工等活动构成要素需要持续互动。一般来说，由共同目标支持的活动分三层目标结构，最底层是对单个组织功能的需求，中层是组织之间的人、财、物、信息等整合、流动和利用，是体现活动价值的主要方式；顶层的核心竞争力是愿景和理想（王红君等，2021）。

（2）组织共同体

人类活动既包括主体，也包括客体，是一个庞大的工程。主体是实施活动的能动者，客体是主体活动的对象，是主体追求的物质或精神产品。通过机构合作和人员合作，形成了众多利益相关者的共同参与，核心是"主体多元化"和"去中心化"，聚合了不同责任主体，承担了不同层面的任务和职责，在活动过程中形成的共同体形成合力，共同推动活动任务的落实。并通过价值共创等建立长期伙伴关系，强调在活动中调动多元利益相关者共同参与和对话协商，互相为对方创造价值，实现共同发展。

（3）活动方式

活动理论是分析普遍存在于人类社会的各种活动的描述性理论，强调中介调节思维，工具在主体和客体之间发挥中介作用。人类活动是主体与客体之间的动态逻辑关系，受多因素影响共同发生作用。治理方式主要表现为工具、规则和分工。其中，工具是客体转化为结果过程中所用到的事物。分工是活动系统中地位和权利的分配，既是对多元利益主体的任务分配，又是对其权利和地位的设定，通常以组织架构的形式体现。组织架构的实质就是为实现组织战略目标而采取的一种分工协作体系（董晓辉，2021）。只有在内外部人员和机构劳动分工的基础上，依据规则开展活动，赢得竞争优势。工具是主体与共同体进行互动的中介，主客体在实现目标中凭借和使用。规则是对活动的规范，通常表现为一系列的行为规范和行动准则（政策、战略及质量控制等），用来规范主体、共同体和客体的行为及相互之间的关系，促进有序开展（万力勇等，2019）。多元利益主体之间的活动容易造成利益冲突，这就需要制定一定的规则（一套激励和约束措施）进行限制与约束，在利益与冲突之间寻找平衡。其中，政策起着引领与协调作用，战略发挥着行动指南作用，完善的协作与监督反馈机制保障组织活动不偏离目标，而监督规则是借助客观的评价体系，发挥引导、诊断、改进和激励的导向功能，对活动利益相关方的行为具有重要的牵引和传递。

医疗服务体系本身就是一个由多层级、多机构、多功能的医疗机构组成的组织系统，而上下联动、衔接互补医疗服务体系直接明确了医疗服务体系的活动目标是上下联动及其衔接互补，通过资源、管理与服务的良性互动，推动医疗服务供给侧内部要素的互动。因此，活动理论与上下联动、衔接互补的医疗服务体系具有较高的契合度。医疗服务体系的活动是一项复杂的系统性活动，具有多重活动目标。为使得医疗服务体系的活动实现上下联动、衔接互补，必须将患者的健康需求置于核心目标地位，以需求为导向提升服务效率、服务质量与患者满意度。医疗服务的主体，各级医疗机构及其医务人员都要围绕这一目标的实现分工合作。在医疗服务体系中，医疗机构及其医务人员是活动主体，活动对象是患者的疾病和健康。由于慢性病时代疾病诊治的连续性需求，加上医疗机构之间的差异化功能定位和系统结构，服务体系中不同医疗机构通过整合和合作形成共同体是组织成长的必然逻辑。从闭合管理的系统考虑，医疗机构之间及其医务人员都是内部共同体。从治理的角度看，医保机构、卫生健康行政部门及其他政府主体，如财政部门、人力资源社会保障部门、行业协会等社会组织都是外部共同体，与之相关的还有药品销售企业和医疗器械企业等，他们与医疗机构也是共同体，形成了多个利益相关者的合作治理活动，只有形成合力，才能够共同推动任务的完成。而医疗服务筹资和支付也是以医疗活动为基础，在医疗活动过程中，不仅需要对医疗服务进行分类定价，对临床数据进行收集，还要对服务成本进行核算（申鑫等，2021），以此作为激励规则和工具，促进多个利益主体共同致力于患者的连续性保健需求和其他相关需求的实现。需要说明的是，过去把服务对象作为客体，随着信息化发展及个体参与社会事务能力的增强，医疗机构的服务对象，如患者或居民越来越主动地参与到治疗方案决策、健康管理等健康维护活动中，促成了医疗机构、医生和患者结成新的共同体三角关系。患者参与揭示了现代医疗服务体系的新动能。因为现代医疗服务体系的核心过程离不开患者的主动参与，和谐的医患关系才能更好地回应患者的诉求，为其提供人性化的、精准的服务，实现患者的健康价值。而且患者的参与不仅减少了医疗服务过程的不确定性，还为参与医疗服务体系的监督和治理提供了更加现实的路径。同时，鉴于卫生服务具有天然的信息不对称和不确定性，共同体的活动同样需要有效的分工、工具和规则。就医疗服务分工来讲，需要基于区域卫生规划下的不同医疗机构的功能定位和分工，同时需要医保、卫生健康行政部门等的权力、职责定位与分工；就医疗服务工具来讲，良好的专业技术和知识、有效的信息交流技术平台和电子病历系统、健康管理信息系统平台都是活动必不可少的条件要素；就医疗服务规则来讲，健康管理、首诊和双向转诊、急慢分治的临床路径等都是保持服务协同的基本规则。只有坚持明确的活动目标，多个医疗利益主体形成有效的生态共同体，加上一系列科学的分工、系列工具和整合的规则体系，才能促进医疗服务系统的上下联动和衔接互补。

3.2.4　价值链理论

波特认为，价值链是由制造厂、外部供应商及运输公司、零售商和用户这些自主的或者说半自主的企业实体构成的一种包括产品流、知识流和资源流的网络，它包括五个要素，时间、地点、物料、数量及交易的对象，整个业务过程始于原材料的供应商终止于最终用户。经过高度结构化的协调整合，根据顾客自定义所下的订单，按照链的特性管理业务流程，使得资金流、信息流和物流各环节相互关联的价值活动真正具有自组织和自适应能力，最终在实现客户价值为目标的综合过程中共同为企业集团创造利润、创造价值，从而形成一个综合复杂的价值链系统。企业培育核心竞争力的关键是价值链管理。价值链理论通过服务提供的整体性和价值协同性来解释医疗服务体系的上下联动、衔接互补动因。

（1）服务整体性优化

不同的能力、资源及优势有着明显的差异，决定了财产、资源或不同功能的整合。在内部整合阶段，组织内部的不同职能部门、不同业务科室进行集成优化，重组业务流程。当服务或生产超越单个组织时，就进入到外部整合阶段，组织之间需要建立供应链伙伴关系，实现集成和合作，降低交易成本，共同根据客户需求提供相互协作的服务或产品，采取合作行动追求更多的价值，以实现客户的价值为中心，共同为顾客群创造价值。为促进价值链活动的交易成本最小化，需要促进服务流程的整体性优化。而这最主要是通过制度及组织优化创新实现的，而不单单是由于互联网信息技术发展导致的。所有权、使用权分离的产权制度保证使得组织能分享闲置资源使用权，从而为交换的实现提供了有力的产权制度保证，促进了上下联动。而基于互联网信息技术的大数据共享平台保证了交换的实现，既通过数据共享使整个价值链各个环节实现增值，也使得信息相对来说较为对称，降低了搜寻、信息、议价、决策等交易成本，从而为创造基本价值活动提供了可能（周然，2020）。

（2）价值协同性

基于资源的稀缺性和系统要素的关联，一个组织并不能够全部拥有所有环节的生产要素，价值链依托业务链，每个组织只有在价值链上的一个或几个环节上拥有价值优势，提高市场上的竞争力要素是与价值链的不同活动对应。每一个能创造价值的活动都被称为价值活动，但价值链活动的侧重点是不同的，产品或服务的价值其实是由价值网络中的所有成员一起努力，采用业务流程管理等方式对各个重要价值链节点进行优化，这样将处于价值链不同节点的组织及其利益相关者联系起来组合合作系统，并通过信息化形成价值网络链。创造价值包括一系列相互关联但又不完全相同的增值活动，总和称为价值系统。根据价值的分类，可以分为关键价值链、次要价值链、价值增值环节和非价值增值环节，或者内部价值链、外部价值链，这些价值组合以实现顾客价值主张为目标。随着产品服务链的延伸，客户服务的整体性需要整个价值链系统的协同合作，因此只有各个组织在服务链的不同环节发挥各自优势，实现互补，实现整个价值链系统的有效运行，才能实现整体效益最大化，共享增值收益。

价值链作为一种比较直观和清晰的分析工具，其可以很好地解释和分析商业模式及企业的演进机制。同样，作为区域卫生规划下的医疗服务体系更具有组织协同的内在逻辑，因而其对上下联动、衔接互补医疗服务体系的构建具有更强的指导价值。2015年9月第65届WHO欧洲区域委员会的会议指出要加强价值导向的卫生服务体系建设，以人为中心，促进卫生资源的有效利用与整合（WHO，2015）。作为一个有管理的服务市场，提高医疗服务体系的价值必须让渡更多的顾客价值，关注患者个性化需求，确立以患者为中心的价值链管理。由于疾病的复杂性及疾病过程存在各阶段性特征，多机构就诊患者的数量日渐庞大，单一医疗机构无法完成复杂服务的供给。随着信息化的发展，不同医疗机构的跨界协作愿望更为强烈，加上医保控费的倒逼压力，促成区域不同医疗机构被赋予不同的功能定位，呈现复杂且具有层级的网状结构形态。只有畅通不同医疗机构的网络节点，实现整体功能配合，并互补衔接，才能使得患者能在正确的时间、正确的地点接受正确的服务，才能创造更多的价值增值。因此，医疗服务链体现了服务链上下医疗机构之间的纵向关系，上级医院通过下级医院获取订单并为下级医院提供需求等输入信息，以便作为上级医院进行需求决策的依据。医疗价值链依附于各就诊流程，包括关键价值链、次要价值链、价值增值环节和非价值增值环节。关键价值链包括服务态度、等待时间、价格、医疗技术；次要价值链包括医疗环境、指示标引、医院口碑、地理位置；价值增值环节包括治疗效果好、技术先进、服务态度好、医疗环境良好、医院口碑良好、便捷的交通、指示标引明确及价格公道；非价值增值环节主要在于治疗效果不理想、价格高昂、服务质量差（韩雪，2013）。但是由于专科医院和基层医疗卫生机构在行政上彼此独立，容易存在服务流程的断点（钱珍光，2019）。同时，由于整个医疗服务系统需求信息难于共享，每个医院所拥有信息的不完全性，再加上患者对各级医院的就诊存在个体选择偏好，医疗机构的需求预测往往不够准确（失真），造成相关信息在逐级传播过程中要么被放大，要么被缩小，产生了牛鞭（bullwhip）效应，即信息的失真与放大。因此，需要缩短服务链上服务提供者与患者之间的距离，提升不同层级医疗机构之间的疾病信息传播效率和效果，降低传统服务链上的牛鞭效应。

为此，医疗服务提供过程必须进行各种资源的整合、系统化、集成和融合，促进就诊流程的管理优化，畅通服务链上的节点链接。但是由于医生看病具有较高的专业自主权，他们可以通过缩短或延长看病时间来进行临床决策，造成看病时间的长短不一。因此，为促进医疗服务链的优化，寻求患者与医师之间的契合点，需要进行管理上的协调、服务上的规范、信息上的共享，形成以医疗服务链为载体，促进医疗机构之间及医疗机构内部的精细化管理，基于临床证据的服务规范遵守及对不同机构患者疾病和治疗信息的共享利用，通过医防融合链（管理链、综合服务链、公共卫生服务、常见病多发病诊疗服务）、连续性医疗服务链（基于信息服务连续性的转诊而非治不好就转诊的双向转诊）的优化获得价值增值，不断创造价值链、信息链和技术链的集成融合，以保健连续体应对患者整体的健康需求。这样不同层级医疗机构的价值链和患者就诊的价值链相互融合，实现了医疗卫生服务提供的连续性与协调性，促进了居民享有便捷、高效与优质的医疗卫生服务，实现了区域内医疗卫生服务质量与安全的稳步提升（吴悦等，2017）。这样通过不同医疗机构之间的协同进化和与顾客之间的价值共创，实现了帕累托改进，降低了交易成本，创造了更好的共享经济价值。

3.2.5　复杂适应系统理论

复杂适应系统（complex adaptive system，CAS）理论是1994年由霍兰德教授为解释子系统、系统和更大系统之间互为依存、相互影响和制约的复杂关系而提出。复杂适应系统理论是指整体中大量个体之间按照一定规则或模式进行非线性相互作用所组成的复杂动态系统（Stacey，1995）。复杂适应系统理论表现为微观和宏观两个方面，前者是具有主动适应环境能力的主体，在与环境的交互作用中遵循一般刺激-反应模型，能够根据行为的效果修改自己的行为规则；后者是由适应性主体组成的系统，在主体之间、主体与环境相互作用中发展，表现出宏观系统分化、涌现等种种复杂演化过程（洪增林，2008）。复杂适应系统理论从多元复杂性、自组织性和适应性等3个方面解释了组织间联动的动因。

（1）复杂性

复杂系统是具有多层次、多功能且开放的结构系统，这一系统是各类相关主体、各要素组成的多元主体集合，系统各单元、各主体之间的联系广泛而紧密，系统发挥整体功能易受环境影响。多元主体基于资源要素的相互依赖和交换必然产生聚集性特征，这种聚集不是各个主体之间简单的合并，而是通过某种方式的联合和紧密协作，形成更大的聚集体或聚集群。

（2）自组织性

自组织是指系统在没有外部指令的条件下，其内部子系统之间能够按照某种规则自动形成一定的结构或功能，具有内在性和自生性特点（程述，2008）。根据哈肯的协同论（synergetic），一个由大量子系统构成的"自组织"体系是一个有机系统，存在多个关键环节，系统内部的每一个要素都分属于不同的系统关联环节，在一定的条件下，子系统之间通过非线性的相互作用就能产生协同现象和相干现象，系统内部各子系统间相互关联的"协同作用"表现为大系统的协同集成，在宏观上产生特定的时间和空间结构，形成具有一定功能的自组织结构，展现一种新的有序状态。各子系统保持着变化、成长、愈合、调整、更新和有机发展的趋势，每个系统各自的特点不断地进行调整，同时也随着其他系统的调整而调整，以便与外部环境交换能量，这样就出现功能互补和优势互补，以竞争或合作的方式"分享"共同利益，在系统涨落力情况下有序度不断提高，达到新的耦合状态。两者通过合理分工和合作竞争的原则使得联动发展后的利益大于联动发展之前的利益，出现共同进化、协同演化的过程。

（3）适应性

适应是指把系统中成员称为具有适应性的主体。复杂的、具有自组织的系统为适应环境变化，各个子系统能够与环境及其他主体进行交互作用，根据环境变化，不断积极地积累经验，调整和改变自身结构和行为方式，将环境中所发生的事件转化为有利方面的自我调整，并对其层次结构和功能结构进行重组及完善，促使系统从微观个体到宏观层面的全面演化（John et al，2011），以便持续调整适应环境变化并形成整体有机体的协调发展，涌现出更强的适应能力，以便更好地在客观环境中生存。其核心思想即适应性造就了复杂性（张永安等，2011）。

复杂适应系统理论给了我们一个更科学地认识系统复杂演化的工具，为复杂系统问题的解决提供了一种非线性方法，也为医疗服务系统研究提供了一种观察问题的新视角和分析问题的新思维（彭苏勉，2007）。复杂系统理论思想运用于医疗服务上下联动、衔接互补问题的研究，是对医疗卫生复杂系统理论的重要研究推进。转型时期环境对医疗服务系统结构和系统功能产生重要影响，上下联动、衔接互补的医疗服务体系以分级诊疗为思路，具有系统应有的属性。复杂适应系统以疾病的发病率和人群"金字塔形"的医疗需求结构为基础，实际上属于不同属性的子系统相互交织、相互作用、相互渗透而构成的具有特定结构和功能的、开放的复杂巨系统。系统的复杂性表现为功能可分为总体功能和分部功能，分别指系统作为一个整体存在的功能和各部分之间相互独立的功能。医疗服务体系中各医疗机构之间的业务深度整合和合作，存在紧密性和非紧密性，且存在多种联动方式，不同医疗机构之间的分散性、差异性及规模的巨量性、竞争性和动态性等带来了服务体系内部联动的不确定性和复杂性。上下联动、衔接互补的医疗服务体系是一个具有耗散结构的系统自组织形式，联动发展是一种自组织现象，必须通过与外部环境进行能量、物质和信息的交换来维持内部稳定的自组织结构，呈现稳定或者发展两种状态。当医疗服务体系中成员之间由于管理方式、制度和文化的不同，合作目标不相容，信任缺失，彼此为了利益产生恶性竞争等原因引发冲突，形成了高"熵"环境，导致合作效率低下或无序竞争。为了从无序走向有序，卫生政策、制度、管理策略等作为有效的负"熵"流形式，如医疗服务政策调整，形成一套促进合作的行为规则和制度，创造结构化、系统化的区域协同发展组织架构，创造彼此可接受的持续合作的可能，以减少合作中的熵增。这样可以促进自组织系统从一种状态（稳定）转化为另一种状态（发展），通过发展来维持系统的有序结构。

系统内多目标融合程度越高，系统越趋于稳定，有序实现目的。举例来说，患者就诊在该系统，系统能为居民提供连续的、经济的服务，资源也得到有效利用，实现系统学中"1＋1＞2"的整体效应。但由于主体间关系复杂，特别是利益主体的不同利益诉求及特定环境的变化约束，政治、经济、社会、文化等宏观因素及由此涉及的密切相关的可细化的政府卫生政策、医疗保险的支付方式及患者的就医行为都对双向转诊产生影响，所以开展过程并非一蹴而就，需要加强对主体的整体管理，促成协同，保持开放性和自我调整适应性，要与外部环境相互适应成为系统高效运转的前提和保证。开放式系统在复杂多变的环境中总是以不断"试错"的方式来适应环境，但"试错"存在风险和成本，管理者的任务在于在改革转型期采取一定的措施确保组织有序地适应环境变化，降低"试错"成本。因此要用系统整体的方法，强调综合、整体、系统地考虑经济、政治、社会、文化和技术环境，以及医疗服务系统与医保系统、医药系统、卫生行政系统多方面的相互关系和协调发展，使得各个主体结合起来，相互满足对方需要，包括通过协议签订合作需求，还有隐性需求，如对于技术知识共享的期望都要明确，以组成一个结构合理、良性循环的医疗服务系统，表现出总体功能大于部分功能之和的特征。

3.2.6　无缝隙组织理论

无缝隙组织理论最初是由通用电气公司执行总裁杰克·韦尔奇（1990）在20世纪90年代以来伴随顾客社会来临和新技术发展而在"无界限组织"基础上提出来的组织整合理论。时隔几年，美国学者拉塞尔·M·林登的著作《无缝隙政府：公共部门再造指南》（1994）正式提出了一个核心概念——无缝隙组织（Seamless Organization）。无缝隙组织理论表明，传统的科层制强调职能专业化，形成了以隔离为特征的高度分散的组织，工作人员只具有狭隘的部门职能观，不清楚自己在组织系统中的角色定位和应承担的工作结果，同时对整个组织可以发挥哪些作用也知之甚少，因而无法发挥整合作用，不能有效应对顾客多样化、及时、周到、个性化的服务需求。随着网络技术的发展和应用，原来联系松散甚至互不相连的机构有机连接，推动了组织结构的扁平化，不同机构和人员之间的沟通、信息传递及时快捷，使得无缝隙组织实现成为可能。同时，各机构与顾客之间的平等互动交流日益增多，增加了顾客从机构中获得无缝隙服务的需求越发高涨，推动了供给驱动转向以顾客为导向的服务模式。因此，无缝隙组织理论从团队整合、流程再造和顾客导向三个逻辑构念解释了医疗服务体系上下联动、衔接互补的动因。

（1）团队整合

无缝隙组织是指可以用流动的、灵活的、弹性的、透明的、连贯的等词语来形容的组织形态，具体是指无论在组织之间还是在组织内部，都是以一个完整统一的整体存在，对职员还是对最终用户而言，都传递着持续一致的信息。在无缝隙组织中，组织任务主要由具有职能交叉的团队组成，组织成员以通才代替专才，组织成员的角色明确性和清晰度降低。在组织内部角色区分上，摒弃了组织内容严格的角色、职能区分，专家成为一线工作人员，团队自我管理，在工作中不存在条块分割，强调工作内容的广泛性，实现了机构和人员协调合作的无缝隙。

（2）流程再造

创造无缝隙组织需要根据顾客需要进行组织流程再造，业务流程再造是20世纪90年初迈克尔·哈默和托马斯·H·达文波特等在其发表论文和专著里提到的一个核心理念，是指重新设计一套适合新环境的流程体系，达到成本、质量、服务、效率同时满足的平衡点（周静，2014）。该理论的核心观点是，依赖信息技术支持，企业要以流程为中心来组织工作，流程应该指向顾客的需求。因此，整合是任何再造过程中的一个基本要求。再造包括了对业务流程进行重新设计和之后的体制整合两方面内容。整合的组织能摒弃职能分工，以工作流程为核心，由职能导向转向过程导向，把体制、结构和文化等进行有效整合，建立直接面向顾客的全程链式服务流程，使职能永远处于流动状态，以柔性服务随时应对顾客不断变化的需要，实现服务需求和服务提供的最佳动态平衡。

（3）顾客导向

在组织服务方式上提供标准化和非标准化相互结合的产品与服务，具有高度的顾客导向性，致力于以灵活多样的方式和高价值的服务满足顾客需求。同时对组织中的授权问题给予充分注意，具有较高的时间灵敏度、迅速的行为反应能力、快捷及时的服务提供能力，实现服务过程与目标的无缝隙。不同机构之间的协调配合，打通快速简洁的服务递送过程，不存在繁文缛节、相互推诿，顾客与服务提供者直接接触，大幅缩短等候时间，同时注重发挥顾客的参与作用。正因为如此，无缝隙组织提供的服务是以一种整体的而不是各自为政的方式实现了各个环节与顾客接触的无缝隙。因此，无缝隙组织以结果为导向，对工作的评价建立在顾客满意的基础上并以顾客为中心的评估机制，坚定地为客户创造价值，注重顾客结果和反馈，以此改进服务质量，实现服务循环之间的无缝隙。

随着疾病谱的转变、慢性病时代的到来及伤残人员的增多，越来越多的患者患有一种以上疾病，需要接受不同组织提供的卫生服务。无缝隙组织理论重点在于通过组织再造创造服务流程的无缝链接，根据不同的患者或群体提供量身定制的服务产品，在服务理念上与上下联动、衔接互补的医疗服务体系具有内在一致性。上下联动、衔接互补是一种组织过程，无缝隙医疗服务组织正是为服务对象提供无缝隙服务作为基本目标，以这种无缝隙组织为基本单元进行垂直纵深整合，建立以患者为导向的医疗机构体系或网络，以信息技术改造传统医疗服务机构的层级化结构，把按职能划分的部门和按产品（如病种）服务划分的部门组成一个矩阵，建立综合性的卫生服务协调部门。这样医务人员既能与原来机构保持业务上的联系，又能参与产品或服务项目（团队）小组的工作。这样的医疗服务提供行为具有无缝隙组织的特点，纵横联系，流程优化，适应性强，机动灵活，既实行分权，又相互合作、相互服务、密切配合，优化服务流程，并对患者服务进行评价，从而持续为患者提供以"服务链"为纽带的一站式服务，使得患者在任何时间和地点都能获得无缝隙的服务。同时无缝隙组织理论强调了基于信息技术条件下不同组织机构基于服务链为基础的无缝链接，需要对服务提供的产品可以量度，因而必须基于服务规范要求，依据医疗服务市场对于技术质量和医疗费用控制两个方面的要求，在提供服务的过程中基于医疗服务规范，特别是临床路径进行运作。因为临床路径是根据大量临床证据集合的指南，是维护医疗质量的重要保证。同时基本医疗服务是以资源有限购买原则为基础的。因此，必须在有效的约束条件下，不同层级的医生根据一定的规范和规则提供适宜的服务，防止医生滥用强大的处方权提供不恰当的医疗服务，从而符合服务整合理念。只是在个体差异出现变异时，可以根据相关要求提供符合患者要求的服务，但必须做出合适的变异说明。这样，医疗机构之间在标准化服务提供下结合个性化服务需求，打通了服务流通道，根据患者的整体需求提供相互连贯的服务。

3.3　分析与讨论

3.3.1　上下联动、衔接互补医疗服务体系体现了医疗服务体系内在的系统属性

从系统论的视角出发，不同层级医疗机构是基于区域卫生规划而设立的，因而具有系统的基本属性。医疗服务体系由于具有天然的信息不对称和不确定性，因而又是一个复杂的大系统。随着患者和居民疾病谱的变化，医疗服务体系也经历了不同时期的发展

演化，但医疗服务体系的建设和完善始终是卫生政策领域永恒的主题。作为组织体系的类别之一，服务体系中不同医疗机构之间的分工合作历来是医疗服务体系建设和完善的目标之一。由于卫生服务的特殊性，对于医疗服务体系的分工合作的价值追求就成为不同时期政府追求的目标之一。随着慢性病时代的到来、组织的变革及信息化技术的广泛应用，对医疗服务体系分工合作的价值追求也在不断拔高，对医疗服务体系上下联动、衔接互补的追求也就成为现代医疗服务体系建设的主要目标之一。从以上概念的内涵和外延研究看，上下联动一般是建立在分工合作基础上或者是分级基础上的医疗服务体系内部和系统之间一系列系统化的运行机制安排，它需要不同层级组织或机构具有共同的目标锁定性，促进系统上下同步的互联、互动、整合、合作、协调、协同、互补、互益。上下联动是组织或机构之间运作的内在逻辑，即为实现系统的某一或某些目标，上下联动是手段、是机制，也是前提和基础；而衔接互补是在上下联动的基础上服务体系运转的自然归宿，是结果和产出。两者之间互为依赖、互相促进。上下联动意味着不同主体之间在功能互补、资源共享下形成的优势互补，在共同目标的驱动下达成的合作共识和协同合力，通过相互沟通，相互支持，信息共享，共同决策，共同行动，共享收益谋求共同发展。上下联动、衔接互补医疗服务体系的目标导向蕴含着以患者为中心，是医疗服务体系中不同医疗机构分工合作机制的升华过程，也是医疗服务供给侧和需求侧不断平衡、稳定发展的前提，体现了医疗服务体系运转效果提升的价值导向。因此，构建上下联动、衔接互补医疗服务体系与构建整合型医疗服务体系和构建优质高效的医疗服务体系具有内在相似的构建理念，尽管这三种服务体系体现构建的思路和目标有差别，但他们之间的内涵融合趋势远远大于他们之间的差别。不过，影响医疗服务体系的因素高度复杂，这种复杂性也体现在不同层级下医疗服务体系的构建范围，如国家医疗服务体系、省级医疗服务体系、市域医疗服务体系、基层医疗服务体系等。鉴于大众患者就医涉及三级、二级和基层医疗卫生机构。因此，健全上下联动、衔接互补医疗服务体系的研究可以放在区域层面上。同时，这种复杂的相互嵌入关系必然会影响医疗服务体系中不同医疗机构之间的上下联动及其衔接互补程度。

3.3.2　不同理论视角对上下联动、衔接互补医疗服务体系形成动因的解释

从本质上来讲，理论基础是寻求现象背后的因果机制（Shepherd et al，2017）。构建上下联动、衔接互补的医疗服务体系是医疗服务体系发展的必然要求。随着疾病谱的改变、医疗费用的不断增长、患者整体性服务需求的增多，以及在一体化环境下，服务体系中不同医疗机构的差异化功能定位及其服务边界受限，需要不断进行"归核化"（refocusing）进程。医疗服务体系本身面临着诸多合作和协同的压力与挑战，促使不同层级机构之间的人、财、物、信息等资源上下联动和衔接互补的驱动因素不断聚集，医疗机构以合并、托管、协议等多样化合作方式反映出各医疗机构联动目的和动机的多样性。不过，对于医疗服务体系上下联动、衔接互补的形成动因的解释，理论界始终未能找到一种比较全面、合理的解释框架，但通过上述理论梳理，目前学术界关于其形成机制可以通过资源依赖理论、交易成本理论、活动理论、价值观理论、复杂适应系统理论和无缝隙组织理论来解释。一般来说，因果机制包括了"2W1H"问题，即"why、what、how"问题，"why"主要涉及变量间存在因果机制的原因，"what"是指因果机

制中涉及的变量，而"how"主要涉及变量间的正负向关系。"2W1H"常常被学者认为是理论构成的3个部分。上述6个理论的内容构成比较归纳见表3-1。

表3-1 不同理论视角对上下联动、衔接互补医疗服务体系形成动因的解释

理论基础	核心构念	构念间关系	因果机制	驱动因素	代表文献
资源依赖理论	资源相互依赖	正向	提高核心能力，减少外部依赖	医联体各机构追求权力和控制，促进上下联动	郭冰清等，2019；许诗瑶等，2018；陈渝等2019
	竞争不确定性	负向			
	权力不对等	负向			
交易成本理论	资产专用性	正向	制度建设，克服机会主义和不确定性	医联体以合约约束，降低成本，提高效率	李岳峰2016；黄婷等，2019；周小梅，2010
	交易不确定性	负向			
	交易频率	负向			
活动理论	活动目标	正向	完善活动规则，实现活动目标	主体和客体以共同体形式并基于规则、分工和工具实现组织目标	吴刚，2016；郑荣等，2021
	组织共同体	正向			
	活动方式	正向			
价值链理论	服务整体性优化	正向	共享信息，减少价值流失	医联体通过价值共创、共享结余分配	王雾淞，2006；叶清等，2008；王诺贝，2021；刘穗，2011；从紫薇，2018
	价值协同性	正向			
复杂适应理论	复杂性	正向	减少复杂性，增强适应性	医联体根据环境进行自组织变化，增强应对环境能力	张鹭鹭等，2005；田婷婷，2017；王怡凡等，2021
	自组织性	正向			
	适应性	正向			
无缝隙组织理论	团队整合	正向	克服服务提供分散，增强整体性	医联体坚持患者至上价值观，通过团队整合、流程再造与患者需求无缝链接	刘滨，2015；高婷，2012
	流程再造	正向			
	顾客导向	正向			

显然，通过以上的比较分析看出，可以从环境变化、行为背后的经济和管理3个维度对医疗机构上下联动、衔接互补的动因做出全面而动态的诠释：一是环境变化使然；二是经济学动因；三是组织管理动因。首先，需求方的变化促进了区域医疗服务体系的适应性调适，而卫生信息化技术的发展为医疗服务体系的上下联动、衔接互补提供了坚实的物质基础和技术手段。交易成本理论的兴起，使得交易真正成为经济分析的基本单位，成为组织整合相关理论的基石和核心范畴，不同医疗机构进行上下联动、衔接互补可以减少资源的相互依赖，通过价值链整合增加共享价值，从而减少各种不确定性，降低交易成本。同时，各种管理制度、机制的建立和完善，不断克服行为主体的机会主义倾向，大大降低了不确定性，为降低交易成本提供了规范的保障机制。同时，医疗服务体系自身也要进行团队整合、流程再造等适应性调整，创造无缝隙系统。随着技术革命和管理变革，医疗机构通过上下联动、衔接互补，追求规模经济效益，形成各自的技术创新能力，在全域范围内优化资源配置。这些动因学说更能揭示医疗机构上下联动和衔接互补具有的复杂性和多因果的特征，因此必须基于医疗服务体系讨论上下联动、衔

接互补的理论因果机制，总结把握医疗服务体系的理论基础和运作规律，从而对医疗服务体系的上下联动、衔接互补活动的本质进行更深入的理解。

3.3.3　不同指导理论基础之间的融合与互补

上下联动、衔接互补医疗服务体系是对一个复杂医疗服务系统运转协调的"高质量"要求，单一理论无法解释复杂的医疗服务系统，需要结合多种理论才能解释医疗服务体系中不同医疗机构之间的上下联动行为和衔接互补结果。从理论发展的角度看，由单一理论研究转向组合理论研究是网络时代系统研究理论的发展趋势。事实上，不同理论之间的融合与互补是理论创新的一个重要途径，也是增加相关理论解释力和预测力的一种有效方式（张光曦，2013）。一般来说，较为复杂的系统组合包含构材件和连接件（组织件）两类，后者的功能是把前一类组分连接、整合起来（苗东升，2010）。人、财、物、信息、管理等资产要素是医疗服务系统运转的"构材件"，而制度要素则是"连接件"，是将上述"构材件"连接、整合起来的"黏合剂"。交易的本质在于资产权利的让渡行为，而制度则是完成产品的生产和交易过程的规则，是保障产权拥有者之间形成共同信息和合作的基础，否则资源不可能得到有效配置（杨青龙，2013）。因此，制度是克服环境和竞争不确定性，解决权力不对等等问题的"钥匙"。然而，每种理论的构建理念和因果机制都是基于特定的因素关系，因此单一理论的解释都存在一定的适用边界。资源依赖理论是解释医疗机构上下联动、衔接互补理论基础的前提条件，但需要与其他主要理论进行整合，将资源依赖理论与企业的资源基础观[①]（resource-based view，RBV）整合，可以给研究者提供分析组织资源禀赋的新视角，解释组织怎样从外部环境中通过获取有价值的、少有的、不可替代的和难以模仿的资源来获得竞争优势，也能给研究者提供新的视角来分析组织及其环境之间的关系。因为资源基础观以资源互补为中心，通过资源获取能力，本着互惠互利的原则，利用资源互补来追求共同利益的行为。交易成本理论作为"真实世界的经济学"，成为了资源依赖理论的"最佳搭档"。在董事会研究中，委托代理理论是资源依赖理论最主要的"合作伙伴"。新制度经济学则主张从"正交易成本"视角研究降低交易成本，减少博弈消耗成本，成为资源依赖理论、交易成本理论和委托代理理论共同的"座上宾"。活动理论则在主体、客体和共同体中创造一套激励和约束规则以进行限制与约束，促进人类活动在利益与冲突之间寻找平衡。此外，Ulrich 和 Barney（1984）也曾结合种群生态理论、交易成本理论和资源依赖理论形成了组织研究的多元理论视角。他们认为，组织选择和生存从种群生态理论的视角可以被解释为当企业获得了超过其他竞争对手的权力时，企业就有能力减少对环境的依赖，形成新的生态共生结构（周伟，2016）。而复杂适应系统理论解释了由于社会分工导致的组织分化和合作的理论本质，现代组织发展的复杂性需要组织之间的整合，而自组织是具有耗散结构的开放系统，因而这个原理又充分吸收了耗散结构的理论精髓。自组织系统内部物质、能量和信息的交流与碰撞必然产生熵增，导致系统无序。同时，由大量子系统组成的系统及其能量交换，其中必定存在一些涨落。这时，区

---

① 20世纪90年代起，管理学领域中资源基础观影响甚广，核心思想是企业依赖于拥有的内部独特性资源来阐述战略市场上的可持续竞争性优势。

域输入物力、资金、劳动力、技术和信息等负熵流，向外排出正熵流的方式，来抵消熵增，使医疗服务合作系统保持一个低"熵"的结构，从无序转为有序，维持其有序结构的稳定与发展两种生存状态，增加组织的适应力。不同组织之间在适应过程中必将进行组织和团队的整合，重视合作和协同，重新优化面向客户（客体）的服务流程，各个主体必然通过各自独特的资源禀赋和技术手段实现优势互补、资源、信息共享、要素多向流动，专注具有比较优势的环节，使得依附在产品的生产链条或服务的提供链条的价值链链条在满足客户价值的同时实现价值共创，各方实现利益共享、风险共担，最终形成了主体、客体、共同体和环境之间动态的平衡，共同维持医疗服务系统内部结构的均衡稳定。

3.3.4 不同指导理论的共同精髓与上下联动、衔接互补医疗服务体系综合模型构建

从以上各种理论基础分析和讨论可以看出，资源依赖理论、交易成本理论、活动理论、价值链理论为医疗服务体系中上下联动动因给出了清晰的理论解释，有效解释了医疗机构开展上下联动的"结构性"动因；而复杂适应理论和无缝隙组织理论则为医疗服务体系的衔接互补提供更加精准的理论诠释，有效揭示医疗机构衔接互补的"功能性"动因。从整个医疗服务系统来看，资源联动、功能衔接作用于服务衔接互补，共同助推上下联动、衔接互补医疗服务体系形成。上述系列理论为构建上下联动、衔接互补医疗服务体系提供了十分适宜且有益的理论指导，让我们窥见不同理论视角具有指导医疗服务体系中医疗机构分工合作的优秀品质，这些理论内涵同时解释了医疗服务体系的运作规律。医疗服务供给系统通过体系性的合作方式进行资源整合、管理规则、资源协同，促进技术流、信息流、人才流、药品流和资金流的相互流动，从而推动服务的协同提供，再加上患者的参与和环境系统的改变，促进各类医疗服务主体基于价值链的合作协同，最终促进供给端和需求端的平衡，实现以需求为中心的组织活动目的。在现代组织环境下，供给端形成共同体，与需求端进行良好的互动，最终形成共生共同体，成为医疗服务体系可持续发展的动力和规律，见图3-2。

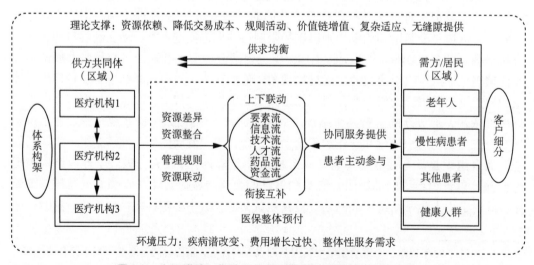

图3-2 上下联动、衔接互补医疗服务体系的基本运转规律

　　不同相关理论基础之间的融合和汇聚丰富了医疗机构上下联动、衔接互补的理论解释力，为理论界和实践界构建上下联动、衔接互补医疗服务体系提供了更宽视角、更深层次的理论支撑路径，也为从复杂性视角洞察上下联动的医疗服务体系构建的科学逻辑把脉衔接互补医疗服务体系生成的创新实践提供更多"理论密码"。因此，上述理论的选择与上下联动、衔接互补医疗服务体系构建高度契合。医疗服务体系本身的复杂性必须要求理论研究者和实践开拓者致力于用"理论武器"寻求组织运转的"实践效果"。上下联动、衔接互补医疗服务体系的形成即是综合的最佳效果，而这种"效果"越来越集中在组织结构要素的整合和运行机制的耦合上。不同医疗机构之间结构要素的整合是医疗服务体系开展上下联动的逻辑起点，不同医疗机构之间运行机制的耦合是医疗服务体系衔接互补的"制高点"，上下联动和衔接互补互为影响、互为促进，不断实现更加完善的医疗服务体系愿景。显然，上下联动、衔接互补的医疗服务体系的构建必须建立在坚实可靠的制度基础上，融入大量契合所在地理区域居民期望的元素，即真正建立以人的需求为中心的医疗服务体系目标，这样医疗服务体系的发展才有更强的可持续性。而这是以优质医疗卫生资源的配置实力为后盾，以医疗服务体系的运转机制协调为基础，以医疗服务体系的系统、整体的政策协同为保障，共同作用于医疗服务体系链，再造一体化的管理链、服务链和价值链流程，创造无缝隙组织，服务可及性、连续性、协调性等的系统目标不断实现，最终形成医疗服务体系的综合理论模型，促进我国医疗服务体系运转的韧性（图3-3）。

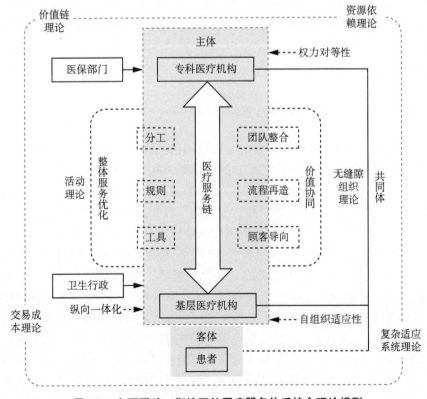

图3-3　上下联动、衔接互补医疗服务体系综合理论模型

第4章　现代医疗服务系统的复杂特征研究

医疗卫生服务系统是一个国家或地区为保障社会公众医疗健康而设置的一项庞杂而重要的公共制度，而且是个典型的复杂系统，具有结构性和整体功能性等特质（Edgren L，2008）。随着现代经济的快速增长、技术的发展、信息化的应用、服务需求的多样化、组织行为的博弈、组织利益的复杂性变化，现代医疗服务系统变得更加复杂。作为一个有机关联、变化发展的复杂动态系统，其网络结构的形成是复杂环境条件下多主体互动的结果，梳理和总结现代医疗服务系统的复杂特征，揭示各主体相互联系的基本模式、联结关系及网络结构形态，有助于认识和掌握这个庞杂服务系统当中蕴含的一般规律，以期更加有效整合分散于各服务主体的相关要素及其关联，重塑或设计一体化的医疗服务系统，形成整体的复杂网状要素结构及其链接机制，适应医学模式转变下不断变化的公众需求。张鹭鹭团队（2010）指出卫生服务系统是外部开放、内部耦合的非线性反馈系统，表现出环境的多层次性、多目标的开放性和内部强耦合的复杂系统特征。然而，由于融入了现代科学技术、信息化等要素，以及服务模式的转变如基于团队服务的工作开展逐渐加强，再加上患者疾病谱变化和对整体性需求的增加，以及不断增长的医疗费用给政府财政带来的压力，现代医疗服务系统往往更加复杂，在时代的变迁中已经发生较大的变化。

4.1　现代医疗服务系统规则的变化趋势

系统论认为，系统是由若干要素以一定结构形式联结构成的具有某种功能的有机整体，整体性、关联性、等级结构性、动态平衡性、时序性等是所有系统共有的基本特征（魏宏森，2009；彭晨曦，2008）。医疗服务系统作为不断调整和变化的大系统，显然也不例外。然而，随着医学目的、疾病谱变化、患者需求的调整，以及由于信息化所带来的组织形式、服务提供方式改变等深度影响，医疗服务体系的结构和运行方式已经发生明显的变化。21世纪之初，美国医学科学院根据医疗服务体系内外环境的变化，系统地总结了现代医疗服务提供系统的10个简单规则（National Academies of Sciences, Engineering, and Medicine，2001）（表4-1）。从新旧规则对比来看，现代医疗服务系统已经呈现七大变化趋势：一是改变过去医生的单打独斗和信息的被动记录，转向注重医生之间的互动合作及知识共享下的循证决策，特别是医生团队行医时代的到来。二是从资源利用情况看，资源配置不仅是服务提供者不断地降低成本，还是患者主动参与控费过程，两者共同协调，以减少不必要的浪费，特别是资源的整合集约使用，从而最大化利用资源的价值。三是改变过去医疗服务提供的目的是给患者看病，患者是被动的消

表 4-1　现代医疗服务提供系统的 10 个简单规则

序号	目前的方法	新规则
规则 1	医疗服务主要是基于患者就医	医疗服务是基于连续愈合的关系
规则 2	医疗服务依靠专业自治权驱动变化	注意根据患者的需要和价值观定制
规则 3	专业人员控制医疗服务	患者也是医疗服务的控制者
规则 4	信息仅是一个记录	知识共享和信息自由流动
规则 5	基于培训和经验进行临床决策	基于证据进行决策制定
规则 6	无伤害是个人的责任	医疗安全是一个系统属性
规则 7	信息保密是必要的	信息透明度是必要的
规则 8	该系统对需求做出反应	对患者需求进行预期
规则 9	寻求降低成本	持续减少浪费
规则 10	优先考虑专业角色而不是系统	优先考虑临床医生之间的合作

费者，转向医疗服务是在以患者为中心下的连续愈合关系，包括患者的当前需求、未来需求、价值观及患者的主动参与。四是改变过去将医疗完全作为单个医疗机构的职责，转变为将医疗安全作为一个系统属性，需要强化各个服务提供者对患者安全集体负责的系统和连带责任。五是将信息透明度置于更加突出的位置，目的是在维护患者隐私权的前提下让信息作为医疗决策和共享的有效资源。过去医疗服务系统存在严重的信息不对称，这种信息不对称既存在于单个专业机构，也存在于多个专业机构。由于组织间分割和沟通交流的障碍，信息不对称在机构之间往往更加严重。而现代医疗服务递送系统却要把大量的密集型信息，以电子病历和健康档案为基础建立信息库，将知识转化为实践，将信息转化为可利用的资源，实现知识和信息共享，提供一种透明保健（transparent care），以消除信息不对称，减少供给诱导需求和不必要的重复服务。信息平台还可以帮助服务提供者和消费者获得可靠的临床证据，从而能够对慢性病患者进行有效的管理，以改善服务的协调。再者，通过服务规范的标准化和信息化，也能协助医生识别可能的错误，如药物潜在的不良相互作用，以做到防患于未然，减少错误。同时还有助于增强患者和临床医生的沟通，以更多的响应和更低的成本满足患者的健康需要。六是从服务竞争转向合作。疾病模式的转变增加了患者对多机构服务利用的期望，由此也造成医疗机构单纯通过增加资源投入、提高医生技能、利用新技术提高个体预期健康产出的效果大打折扣。因此现代医疗服务提供系统需要进行必要的合作，尤其建立初级保健系统和专科服务系统伙伴关系。初级保健系统解决大量的患者基本需求问题，没有初级保健系统的医疗服务递送系统是不完整的，但患者的整个服务流程也要依赖初级保健与专科医疗服务的合作。加里·S.卡普兰对 Virginia Mason 医疗中心（Virginia Mason Medical Center，VMMC）的研究表明，协调的服务递送系统可以显著地降低成本，也可以解决其他质量问题，如患者的满意度与有效的健康服务改善。七是增加规制。慢性病时代的医疗服务系统是多机构组成的复杂网络系统，其所提供的有序、连续、协调的服务不可能在自由就医、不加约束的环境下自动形成。因此，政府必须对医

疗服务递送系统进行更多的干预。特别是区域卫生规划、资源配置及医疗机构的监督评估。从医疗服务递送系统看，政府更多采用规制手段整合初级保健系统，而对于专科服务系统，政府在发挥市场机制如激励性机制的前提下，增加了对专科机构的监管考核。这种干预一直希望在政府机制和市场机制的运用上寻找某种均衡，以增加服务提供系统的协调性、应变性和系统安全性，从而更好满足患者期望。

这种改变意味着，医疗服务提供体系将不是简单的患者就医和医生救治的传统关系，而要涉及整个医疗服务体系的结构优化、服务提供模式变革、协同服务的灵活机制及患者健康服务的规范有序。同时，这种医疗服务提供体系还要与医疗保障、医药供应体系、卫生行政监管相互支撑，因此要将其放在一个更大的环境下，重新认识现代医疗服务系统复杂的结构、过程和结果特征，从而为促进医疗服务体系的上下联动和衔接互补提供某种符合逻辑及规律的认识，这对于我国医疗服务体系的重塑将具有重大的指导价值。

现代医疗服务系统的复杂特征

4.2.1 复杂的结构特征

（1）多系统下的整体性

复合系统是由不同属性的子系统相互关联、相互作用、相互渗透而构成的具有结构与功能统一的、开放的复杂动态大系统（王振宇等，2003）。大系统下分成很多小系统，同一系统下有很多平行的分系统，这些子系统、各要素和各单元组成了完整的系统整体。现代医疗服务系统作为一个复杂的组织网络系统，本身就是一个复杂的大系统。从医疗服务系统的层级分类来看，处于最高位置的是卫生系统，然后是医疗卫生服务系统，以及根据不同的功能或类别进行的分类，如公共卫生服务系统、医疗服务系统、康复服务系统；农村医疗服务系统、城市医疗服务系统；专科医疗服务系统、社区医疗服务系统等。从投资主体来看，可以分为公立医疗服务系统、民营医疗服务系统和混合医疗服务系统等。各个子系统各自独立，而在实际工作中又相互关联、相互交叉。医疗服务系统就是由各医疗机构组成的子系统，具体是由医院和基层医疗卫生机构组成，卫生人力、信息、技术、设备、管理等则是该系统内的核心组成要素单元（余红星，2015）。各个子系统和子系统之间相互关联，相互作用，通过信息流、知识流等将不同系统连接起来。同时，医疗服务系统本身还和相关系统如政府卫生行政系统、医疗保险系统、医药供应系统、卫生信息系统、综合监管系统、医学教育系统等进行密切的物质、信息、资金、技术等交换，这些系统自身又是一个由若干个系统组成的高阶系统。这些高阶系统作为社会大系统的有机组成部分，又与宏观的政治、经济、社会和文化技术环境相联系，形成复杂的宏观－中观－微观卫生大系统。

因此，医疗服务系统的总体结构设计、布局和规模选择首先要考虑到子系统内部的整体性闭环规划，在子系统层次下考虑到人、财、物、信息、技术等资源的内部协调和统一管理，考虑到系统内部技术联系、经济联系和管理联系的有机统一，保持整体性，促进子系统功能目标的实现。同时医疗服务系统又是一个开放和复杂系统，放在现代更大的卫生系统下，医保、医药、信息等要素系统被深度嵌入医疗服务体系，任何要素及其系统的结构性调整都会影响医疗服务系统的运行，可以说"牵一发而动全身"。因此要考虑到不同子系统之间的资源配置互补和协调，促进各子系统之间的复杂联系以及人力、财力、物力和信息等的交换，在更高程度上进行系统优化和耦合，形成更大系统内各子系统之间的协调。这样各个子系统的目标就会与医疗服务系统的总体目标相切合，他们之间相互协调，促进各种医疗卫生资源发挥最大的社会效益和经济效益（柴正宫，1985）。

（2）服务共同体下的半自治组织

医疗服务系统是多功能、多层级医疗机构组成的复合系统，系统化的资源配置决定了任何一家医疗机构都不能独立运转，而是在满足一定区域居民需求下的级差资源的配置。同时，由于医学具有信息不对称，医生具有较大的处方权，这就决定了单个医疗机构都具有专业自主权的性质。由于各医疗机构的经营目标、医院文化、市场地位等要素的不同，每家医疗机构的行为也必然各不相同，这些医疗组织都具有自组织特性，医疗服务的技术特征决定了它的自治性。例如，医疗机构依靠强大的自由裁量权和处方权诊疗疾病。自组织特性使得许多医疗机构作为独立的因子相互作用，进行自然演化。但是医疗服务系统配置遵从有管制的规划安排，这样不同医疗机构根据资源布局具有不同的功能，这种差异具有互补性。当患者在医疗服务系统中就诊或转诊，就需要形成良好的协调机制，促进各相关医疗机构结合成服务共同体属性，从而由不同医疗机构的资源要素所构成的各类服务主体形成相互依赖，这样，各个医疗机构在服务共同体下面既要保持各自的自主性，又要根据系统属性要求与其他医疗机构相互配合，以实现服务的协同和互补。

但是，由于医疗服务机构的功能差异化是可变的，当外界环境变化，或是不同利益主体处于自我利益的实现需要，医疗机构的自组织性不断放大，就会突破原有的功能边界，和其他医疗机构形成功能趋同，这样可能会产生过度竞争，甚至是恶性竞争，从而造成医疗服务市场的分散。因此，政府等管理主体必然强化政策，加强对不同医疗机构的约束和监管，根据患者和居民健康及其医疗需求的变化，对每个医疗机构的自组织功能进行规则引导和规制。这样每个医疗机构就会根据行为规则采取行动，同时根据其他主体的行为和环境的变化不断进行行为调适，形成服务体系的自组织现象。自组织现象是一种能够提高服务产品有序度的过程，它将每个医疗机构置于协同视角下的自组织演变，产生某种协同行为。不过由于各自的诊疗文化差异，政府还要引导各医疗机构进行组织文化上的融合，包括共享文化、落实以健康为中心的服务理念、协同文化、临床诊疗指南等。各组织在合作中明确合作目标，共享技术资源，无论是显性还是隐性的合作目标都要以协议规范进行明确。

（3）多层次下的功能互补性

在现代组织系统，任何组织资源的配置都是置于一定的层次下面，系统的要素、结构、环境三者共同决定系统功能的实现程度。组织功能的实现包括两个部分，即作为单个组织的主体功能职责和作为系统有机组成部分的协同功能职责。作为单个组织，每个组织的功能次系统将会以履行各自特有的主体功能为中心，开展属于自身职责范围内的功能。然而，组织是系统的组成部分，由于各组织资源的差异性相互依赖推动了组织功能之间的互补性，因此必须要承担组织体系赋予的部分"体系功能"，即体系协作功能。一个组织体系通过一定的方式整合系统中各组织的要素，系统的整体功能就会放大或者倍增，实现1＋1＞2的协同功能（潘开灵等，2006；白烈湖，2007）。医疗服务系统是由层级性、系统性和互补性等特征组成的功能整体，区域内的三级医疗机构、二级医疗机构和基层卫生机构是在静态的资源规划配置下设置不同的层级功能。不同层级医疗机构的功能具有互补性，大型公立医院强调技术的先进性和疑难杂症的诊治，更强调专科功能的发挥，而基层医疗卫生机构具有综合性、全面性的健康管理功能及医疗、预防、保健、康复等一体的复合服务功能。因此，如果资源的配置及其功能相互依赖、彼此之间没有任何或者基本没有重叠的空间，功能上的互补作用更加强大。如果管理的协同度越高，上下联动度越深，系统功能之间的衔接更加紧密，系统整体功能的发挥远远大于各子系统功能的总和。但是在资源的动态流动及各自组织利益的复杂性等因素的影响下，大型组织可能会突破原有的系统功能定位边界，不同层级间的功能定位必然变得模糊，如导致大型公立医院看小病、基层医疗卫生机构治大病等现象产生。

因此，医疗卫生系统作为相互联系、相互作用的诸元素组成的综合体，是一个结构、功能十分复杂的系统。系统中单个机构的功能覆盖范围及所有医疗机构组成的系统功能定位既要考虑到区域资源的科学规划和配置，也要考虑到资源要素流动下动态的功能拓展边界。从前者的角度看，区域医疗资源应该基于多层次、多模式、以需求为导向的服务功能设计，既要把握医院在系统行为和功能实现方面的中心地位，也要维护好基层医疗卫生机构综合行为和综合功能的基础地位，避免医疗机构功能定位偏差；从后者的角度看，在不同层级医疗机构的上下联动过程中，注重提升人、财、物等资源的交流与合作频率，促进系统中各医疗机构的人、财、物、技术和管理要素的协调与耦合，防止互动性和协调性功能失灵，降低基层医疗的功能异化程度，减少内耗成本，控制功能外溢，增强功能互补协同，促进服务结果衔接。在实现系统的整体功能中，注意资源要素的流动始终符合动态系统的功能互补配置，从而不断提高和放大医疗服务体系的协作效能。从更大的系统视角下看，政府财政投入、医保支付方式、医疗服务价格改革等资源、费用、管理改革都要以促进功能互补性的结果实现，并且适应居民健康需求的改变，否则都会引起资源结构上的重排和功能的重新定位。

（4）复杂要素下的关系多维性

在复杂性系统中，各要素之间存在着非线性的相互作用。医疗服务体系下医院之间的关系、医院与医生的关系、不同医疗机构之间的关系及医疗机构与医疗保险的关系等，都是重要的联动参与主体关系，他们具备各自的特性和功能优势。不同医疗机构之间的连接更多地涉及竞争、合作、博弈等双向甚至多向的互动方式，因此主体之间的交互关系错综复杂。不同系统之间，同一系统的上下医疗机构之间，影响医疗机构上下联动、衔接互补的因素之间的相互关联性不断增强，自然带来复杂性。同时，不同要素节点间的连接只可能是相对稳定的，也可能只是一次性的合作。医疗服务系统主体在活动过程中不可避免与环境产生紧密联系，政策法规、突发事件等也对主体之间的关系产生影响。因此，不同主体之间的相互作用、相互依赖受环境的影响很大。如果不能从系统层面解决问题，将有可能在某一或某些方面形成"短板效应"。

为维持好医疗机构的合作伙伴关系，必须建立在信任基础上，否则合作成员都有各自的目的而缺少基于患者价值的利益共识，在信息不对称情况下，竞争将伴随医疗机构之间的关系存在。基于利益竞争的排他性，医疗机构之间的合作往往难以一帆风顺，从而导致合作冲突。同时医疗服务系统与其他系统的关联比较密切，如医疗保险系统。医疗保险在确保医疗卫生资源的合理利用方面一直发挥着"杠杆"作用，直接对医疗服务的供方和需方的行为进行激励与控制。然而，这种规制和激励不可避免涉及医疗保险服务系统的管理问题，乃至这种管理还受到一个国家的经济发展、政治价值观及庞杂因素的干扰。围绕着医疗服务的需求与供给，以及医疗费用的筹集、支付过程形成了各个方面、各种因素的相互作用和相互依存。医疗保险基金的支付将医疗保险的提供者（保险方）与医疗服务的提供者（服务方）联接起来，成为二者直接发生经济关系的纽带。这一特点使医疗费用的支付与享受医疗服务的对象相分离，使医患之间的经济关系退到次要地位。但是患者对不同医疗机构就医的选择却决定了医疗服务体系中资源的流向。同时医疗保险体系、医疗服务体系及患者群体不但具有各主体目标的差异，而且在单个体系内及体系之间同样有不同的利益和目标差异，这种差异往往难以调适，从而导致多重博弈过程，由此带来了医疗服务体系中各医疗机构合作关系发展的多维复杂性（梁君林，2002）。

（5）多主体下的利益均沾性

由于医疗服务系统是由多层次、多类型的医疗机构所组成的整体，每个医疗机构实质就是一个利益相关者。由于医疗服务系统是由人组织的社会系统的子系统，各主体具有不同的资源、能力和权力条件，其利益诉求天然具有差异性和多样性。这些利益主体在系统内和系统之间的互动过程就是一个复杂利益的协调过程。系统中的各主体始终处于不断适应结果、自我进化的过程，从而实现主体多样化、发展范围广、层级多、涉及主体杂等特点（王露，2020）。由于复杂的利益交错，如何促成不同医疗机构相互协作并促进协作程度的提高，就取决于不同医疗机构的功能定位、权责划分及利益分配等。

利益主体的多样性要求各元素互利共生，必然带来利益的冲突性，所以必须设置利益相关者的利益分配、利益调整规则和机制。例如，医疗资源拥有量的不同使得各层次医院表现出不同行为特征和发展趋势。同时如果各主体的责权不清晰，资源浪费，患者就医无序，就会导致恶性的利益竞争，各医疗机构必然基于患者的经济价值进行不当利益争夺，既可能造成卫生资源的闲置、浪费，又可能提供不必要的服务，包括过度服务、诱导服务。因此，政府必须通过宏观调控的目标体系和政策体系进行系统配套，保持多目标下主要目标的一致性，如患者的健康目标。这就要促进不同医疗机构在建立协作模式下进行利益分享。在医疗服务领域，协作服务具有显著的规模经济和范围经济特征（李玲，2018）。一个科学测算的适度规模的医疗联盟实际上在某种程度上建立了适宜的激励约束机制和利益平衡机制，能够创造价值链网络，促进联盟成员之间的信息、资源、技术及市场整合，有利于控制服务成本增加，更好地服务患者，同时达到规模经济合约的边际成本为零或者边际收益大于边际成本，从而获得规模经营下的成本效益最大化。如果同一层级医疗机构进行横向的整合，则整体扩大了医疗机构集群的经济边界，有利于追求范围经济（economy of scope）。但非适度的规模扩大不仅会增加医疗成本，还会增加医保基金的支出和浪费，同时还有可能形成垄断，助长公立医院规模的非理性拓展，不利于提高医疗服务的质量。

4.2.2 现代医疗服务系统的复杂过程特征

（1）协同复杂性

现代医疗服务系统是由各医疗子系统相互交织、相互作用而组成的输入和输出均极为复杂的复合系统，他们既存在相互依赖、相互制约的对应关系，又存在着相互适应的患者流、物流、能量流、信息流、技术流的对应关系。在这一系统中，急诊患者虽然可以在最短时间内得到救治，但是在医患沟通中，却需要较长的时间进行疾病信息交流。上下级医疗机构之间并不总会形成结构紧密、关系密切的聚集体，主要原因在于上下级医疗机构之间存在着利益分配与责权划分不清的问题（成秋娴等，2015），直接导致现代医疗服务系统中不同主体之间的互动关系并非简单的线性关系，大多呈现非线性特征，而非线性是复杂性的根源。这样医疗服务体系运行的整体效果并不等于各部分医疗机构功能独立运行的简单加和，不同层级医疗机构资源整合的聚集反应也难以通过系数求和或求平均的方法获取。这就导致医疗服务市场存在着"悖逆现象"，即使某一主体提高了自身效率，但它并不一定会带来整体效率的提高，甚至会降低整体效率。如果机构间的关系是合作和竞争并存，往往利益的达成又是通过多次的重复或不重复博弈获得，主体间虽有利益的相互让渡，但也存在大量的交易成本。

因此，现代医疗服务体系同时面临着医疗机构内部的协同复杂性和不同医疗机构之间的协同复杂性。当患者罹患多种疾病于一身时，越来越需要复杂的服务产品消费，这时候越来越需要多个医疗机构协同提供服务。当不同医疗机构以不同的合作方式形成联盟时，既可以形成紧密型的医联体，也可能形成松散型的医联体。前者往往在利益一致的情况下，如医保打包付费给县域医共体，医共体内实行统一的法人治理体制，往往会促进医共体不同医疗机构开展更紧密的协同合作；后者如果没有实行合适的利益均衡，如医保没有对医联体打包支付，同时，医联体仍然实行的是各个医疗机构的法人独立，就会使得不同医疗机构的协同服务提供分散且往往难以持久和稳定。因此，如果缺少交叉利益和长效的利益平衡机制，缺乏统一的法人治理结构，不同医疗机构的合作则会缺乏内在的协同动力，导致协同发展缓慢甚至难以为继（杨妍伟，2015；芦苇等，2013）。长效的利益平衡机制是主导不同层级医疗机构从无序走向有序，从有序走向稳定的关键所在，是区域医疗机构协同发展的序参量（吕剑楠等，2017）。因此，要克服服务过程的协同复杂性，必须要健全统一的法人治理结构，构建完善的医疗服务流程，尽可能制定科学规范的服务步骤和次序、基于服务规则和各主体的价值贡献为基础上的利益分配机制。同时，也要考虑到现代医疗服务系统的"歧异性"（divergence）特征，考虑到患者诊疗的个体差异，这样在执行范围、步骤或次序上允许一定的变异性，以无缝服务组织或服务团队形式增加诊疗操作的灵活性，适应诊疗服务协同提供的可变性（左仁淑等，2009）。

（2）时空关联性

医疗服务体系是由多个不同医疗机构功能组成的复杂系统。从单个医疗机构看，如离居民最近的医疗诊所，可能为同一患者多次提供服务，尽管其空间范围不大，但经历的时间跨度却很长（高涤陈等，1990）。对于这类长期的"固定"患者，必须提供物有所值的精准综合服务，以赢得这些患者的青睐和信任。而有些疾病服务，如危、急、重症患者的服务，可能在一次服务中涉及不同医疗机构的多学科协同服务，尽管时间跨度可能不大，但其服务过程需要更大的空间范围，甚至需要省级乃至国家医疗中心进行救治，因而更加需要协同化、专业化和标准化的服务。这些过程又是通过人的就医行为和不同医疗机构及其患者服务提供行为的配合，在一定维度和范围的经济空间实现服务价值的过程。这种服务过程具有供需同时性的特征，也即医疗服务产品的生产和消费具有同时性，这样对服务提供的要求比较高，服务提供者能够根据患者需求提供所需要的服务。由于健康和疾病是一个连续谱，而人的一生经历不同的生命周期，甚至在同一疾病周期都要经历多次的、由不同功能医疗机构提供的就医服务。因此，需要区域不同医疗机构形成一个联动的整体。同时，医疗服务还具有费用迟滞性，且费用往往是医保预支付和自付费的结合，即不但包括医保费用的支付和补偿，还包括患者个人费用的自付。因此，医疗服务系统、医保系统等系统之间的关联日益紧密，任何一个系统的改动或升级都会对其他系统产生影响。

随着互联网、信息技术、人工智能、5G技术的发展，互联网＋医疗健康的发展突破了时空限制，网络医疗、在线诊疗、在线咨询等多维诊疗模式出现，改变了传统的医疗模式，打破了时间、地域、空间的限制。随着不同系统复杂程度的提高，患者就医的选择也呈现复杂性。为促进医疗服务系统的有序运转，一个国家或地区都将现代医疗服务系统作为一个有管理的服务市场，通过宏观政策、卫生资源配置、医保和医疗等的结合及新技术的应用来促进系统整体功能的实现。同时，政府等管理机构也会加强医疗服务流程化的再造，以便患者根据健康状况加强平时的健康管理、生病首诊于全科医师，并在全科医生处获得一站式综合服务；当需要转诊时，能够获得由不同医疗机构之间协同提供的协调性和连续性医疗服务且所提供的服务符合成本效益或成本效果的价值理念，并根据患者的需求变化进行适应性调整。

（3）信息共享性

由于医疗行业的特殊性及疾病诊治影响因素的多维性和个体差异，医疗卫生服务既存在不确定性，同时也存在信息不对称。医疗服务市场的信息不对称和不确定性也需要不同医疗机构的结构连接，从原有科层制的刚性结构转型为以动态分工和知识共享为特征的网络结构。为了避免交易各方的机会主义行为，交易双方签订的合同条款越来越细，导致交易费用随之增加。随着医疗卫生业务范围的逐步扩大，计算机和信息技术的逐步发展促进了现代医疗服务系统和大数据、互联网不断进行深度融合，医疗数据信息共享就成为现代医疗服务体系的关键性要素之一，并通过信息化和智能化升级实现传统医疗服务模式的更迭。只有建成信息共享系统，并使系统发挥整体功能而采取有效的交流和沟通方式，系统内各子系统或要素才能更好地进行协同。有效的信息沟通能够促进系统内各子系统或要素实现协同作用。

然而，医疗服务共享性信息系统的建设是一个复杂的过程，既涉及复杂的技术问题，又涉及有效的管理问题，其背后更是一个巨大的利益博弈问题。目前信息共享系统建设缺乏整体的国家或区域设计，也缺少一致的技术标准和服务规范。而且不断变化的医改政策推进也对信息系统的建设提出了更高的要求。同时信息共享和利用涉及医疗机构的信息利益，也包括患者信息安全。现代医疗服务系统一方面因信息化建设增强服务提供确定性的同时，另一方面也因信息技术、人工智能的发展带来了更大的不确定性。因此，要建成适应现代医疗服务体系的信息化技术体系，需要在国家、省域至少是市域层面上进行整体性顶层设计，制定一套促进不同医疗机构间人、财、物和信息等共享的集管理、业务、评估和监督于一体的信息技术标准和规范，政府和医疗机构都要加大医疗信息化的技术研发、资金投入、人才培养，促进以医疗服务流程链为主线的整合型信息传递、共享和利用系统，将患者健康管理信息、电子病历信息、体检信息、远程诊疗信息等信息源进行有效的整合和联通，打破不同医疗机构间存在的"信息围墙"，实现区域医疗资源共享和业务协同，在保障患者隐私等信息安全下为居民提供更加个性化、差异化、全周期的医疗服务。

（4）医患交互性

复杂服务过程的内在规律性突出地体现在组织、服务员工、顾客及三者之间的行为互动上。由于疾病诊治的选择性所带来的不同主体之间相互作用或相互依赖特征大大增加了医患互动的不确定性，再加上信息的不对称和疾病本身诊疗的不确定性，更增加了医患交互的不确定性。因此，医务人员在诊疗过程中往往具有较强的专业自主权，使得其在交互过程中处于有利地位，可能会存在利用信息优势进行机会主义诊疗。再加上慢病时代，疾病及其并发症相互叠加，病因影响因素的复杂性促发了患者需要跨学科诊疗。这样，为增加医患交互的确定性，医疗服务过程必须尽可能基于一套规则体系，服务提供方必须进行有效的跨界整合，通过服务团队开展诊疗服务，通过信息共享实现业务协同，服务过程还要进行一套操作性强的首诊标准、转诊标准、临床路径等标准化作业。但是，由于不同层级医生的认知水平各异，基层医生与专科医院的专家对同一疾病认识水平和诊疗存在差异性，在治疗上很难进行一致的协同方案。因此，必须打破不同层级医生之间的信息鸿沟，促进他们之间的医疗知识转移，共享一致的诊疗文化。

在医疗服务市场中，由于服务提供过程与消费过程是同时发生的，服务提供与消费的不可分离性是产品生产和服务生产的根本差异。因此在服务过程中，患者的参与和配合至关重要，而且涉及基本健康权。因此，在医疗服务提供的整个过程都离不开患者的参与和配合。甚至可以说，作为整合服务提供的服务模式创新，并不是供给侧的主动推动，更多是由患者疾病谱的需求变化和日益个性化的需求推动。患者只有参与到服务提供过程与信息传递过程，与医疗机构及其医务人员进行合作生产，才能真正践行以患者为中心的服务价值理念的实现。以患者为中心并不仅仅为患者创造价值，也为医疗服务体系中的各医疗机构带来价值链的增值。因此，患者也是多方合作中的一方，在整合服务过程中承担着价值共创、医患协同、卫生资源利用和评价等多重角色。但是，患者作为服务参与和被服务对象的双重体，由于信息的不对称和受医学知识的约束，很难把患者参与服务过程的复杂性置于可控范围内。因此，在现代医疗服务系统中，必须加强服务流程系统化和规则化的制定，扩大患者参与的规则，明确服务信息和服务内容，以减少甚至克服患者参与医疗服务诊疗和管理过程中的随意性和不确定性，真正让医患交互更加良性发展。而且，由于患者的医疗需求日渐多样化和差异化，不同医疗机构在提供标准化服务的同时，必须考虑到患者的个性化需求，通过医护之间的良好互动和患者的积极参与，可以让患者的服务化被动为主动，服务种类也由单一化向多元化转变，最终在实现患者的共性需求和个性化需求相互统一的交互过程中，获得更高程度的满足，也使得医疗服务系统资源的配置更加精准有效。

（5）远离平衡态

从经济学意义上来讲，资源供给和市场需求一致时，才能达到均衡状态，实现真正意义上的理想状态。现代医疗服务系统作为资源供给的一种集约配置，在其建设与发展过程中具有系统自组织演化的条件，其演化过程表现出复杂性和多样性。随着时间的推移，在与外部环境信息、物质发生持续的能量交换，在非线性机制的作用下，现代医疗服务系统的结构、状态、特征、行为、功能都会发生相应的转换与升级，但系统内各子系统之间以复杂的非线性机制保持能量、物质和信息的交换时，可能会打破原有状态下的均衡配置状态，从而发生不同程度的偏离。因此，和大多数服务系统一样，现代医疗服务系统在客观上是非均衡的，均衡只是一种"偶然巧合"。因此，现代医疗服务系统具有远离平衡态的特征。一般在一定时期内和一定的技术条件下，医疗服务系统的负荷受到阈值区间的限制，可以通过复杂适应回到均衡状态。即当医疗服务系统偏离稳定发展状态时，如果系统建立了反馈机制，它可以作为调控点，通过正反馈机制促使其返回原来的状态，从而产生时间和空间上相对有序的平衡态结构，即"耗散结构"。但一旦超过这一区间，负反馈将加速系统的分割，这表现为传统的医疗服务体系结构与变迁的社会制度之间存在断层。譬如，如果医疗服务信息化没有与医疗服务系统进行深度融合，实现互通共享，必然导致现代信息系统在医疗服务提供过程中难有"用武之地"或"有效作为"。因此，现代医疗服务系统要达到并保持有序而稳定的结构，就要通过结构整合和运行机制的优化实现系统的不断"升级"，从而形成新的远离平衡态。

由于政府承担了国民健康的重要责任和使命，现代医疗服务系统发展过程实质上是应对患者需求动态变化的一个自组织/组织合作的过程，政府往往会通过政策干预促进医疗服务系统不断进行新的动态平衡。因此，基本医疗服务交易行为和交易市场具有很强的行政性。政策干预的目的并不仅仅是促使系统的各个组成要素形成有比例的组合，而是要在综合平衡的基础上达到一种理想的优化组合状态，使得系统某项指标达到最优或多个指标实现共同择优。现代医疗服务系统由于负熵流的存在，如技术进步、政策干预、观念更新等都能使系统远离平衡态，保持一种非平衡态（王欣，1999）。在这一过程中，直接的负熵流如信息化技术使得医疗服务系统更具有整体性特征，各种卫生经济政策、措施、法令可以作为一种间接的负熵流调节医疗服务的供需行为，如约束机制，可以对服务提供过程进行不同程度的制约。其他负熵流如以健康为中心的服务价值观，追求的是整体效益，都会对医疗服务系统的稳态产生影响，在非平衡状态的演进中形成新的有序结构。

（6）交易不完全重复

任何服务方式的提供都是有成本的，付出的成本被产生的收益补偿的程度取决于该产业链或服务链中发生的交易频率。在完全契约环境下经常发生的交易或多次发生的交易，比一次性发生的交易更容易补偿成本，因为重复的交易能够增加各交易主体之间的信任，有利于降低单位交易成本（吕荣胜等，2012）。但在不完全契约和非完全对称信息环境下，由于服务产品的提供存在不确定性，服务主体只有通过调整产品或服务的交易频率来降低契约方的交易费用，但重复契约的履约效率受到环境变化带来的不确定性影响（郑晓书等，2021）。在医疗服务市场，由于疾病个体的差异性和可变性特征，医疗机构和患者的每一次服务提供都存在服务提供的不完全重复，这样就会大大增加供需双方的交易成本。由于医保制度的诞生，医疗机构甚至不需要通过患者的费用给付提供服务产品，而由医保机构根据患者的就医服务种类向医疗机构支付费用，在大大增加医保机构关于医疗费用价格谈判优势的同时，患者可能利用相对便宜的医疗服务，这样将会增加医疗服务的需求，甚至会过度利用不当的卫生服务，而不同医疗机构基于利益最大化也可能提供不当的服务，甚至为多提供服务展开医疗机构之间的恶性竞争。

因此，为应对医疗服务提供交易的不完全重复特征所带来的交易复杂性，需要对不同层级医疗机构进行合理科学的功能定位，同时尽可能通过不同激励约束（经济显性激励、声誉隐性激励、规则和监督约束）机制的设计促成区域中不同医疗机构结成伙伴关系，制定服务诊疗的规范（临床指南和临床路径）、服务转诊的规则和程序。同时通过对患者群体在健康管理、就医机构诊疗过程选择的引导，从供需两方面促进医方服务提供行为和需方就医行为的调适。同时，医保基金作为调整就医和服务提供行为的杠杆，可以通过战略性购买服务将交易的不完全重复可能带来的风险转嫁给医疗服务体系，并通过多样化规则消除交易不完全重复所带来的负面影响，如基于循证证据建立病种的临床路径，基于标准化的服务操作，并且可以在遵守临床合理施治原则下允许一定的变异或退出等柔性条款。对于其他不能够明确的疾病，通过对医疗服务体系或单个医疗机构的总额预算或预付，或加上按服务单元收费、按床日收费、按服务项目收费等多种付费组合，在医疗机构成本控制的压力下，尽可能不降低服务质量。同时，增加医疗服务体系中的信息化融入，减少在不完全信息下的重复博弈。通过医保、卫生行政及其他主体，包括患者在内的多主体监督评估机制、声誉、经济处罚等问责机制，使得不同医疗机构基于制度规则、功能与患者进行多次的不重复交易中开展合作，增加信任，积累声誉，提升不完全契约的履约效率，也使得患者根据自身在健康和疾病的不同阶段理性选择不同医疗机构以进行预防、诊疗、保健等服务消费，促成交易双方实现合作均衡。

（7）边界趋向混沌

现代医疗服务系统的发展在信息技术革命背景下，促进了医疗服务资源配置、服务提供及组织体系自身的变革，越来越使得医务人员的主体性、资源集成性、优势互补性、功能虚拟性、服务全程性、服务提供敏捷性、结构灵活性及组织时效性等特点更加突出，从而打破了区域内不同层级医疗机构之间及医疗机构与市场之间传统的固定边界，并逐渐向模糊、虚拟化的边界转变。再加上由于服务产品提供的复杂性及患者疾病的不确定性等复杂性诊疗，医疗服务系统及其组成要素在运行过程中都不会单一地按某一精确轨迹运动，这就导致医疗服务过程具有很大的随机性、模糊性。同时，系统结构和要素之间的关系也具有灰色性，其结构信息、层次信息、关系信息不可能完全确知。因此，医疗服务的边界很难明确，服务界限是经常变动的，只能划分大致的范围，畅通一体化服务流程，打破机构间的组织边界和服务围墙，向着服务流程再造和优化的方向不断升级。

因此，现代医疗服务系统在强调医疗服务市场中各医疗机构功能定位的同时，必须通过信息技术的变革和组织结构的本身优化创造扁平化的服务递送体系，同时基于患者诊疗服务流程的全面整合，特别注重不同医疗机构之间的"功能无缝衔接"。一般情况下，基层医疗卫生机构承担基本医疗和基本公共卫生服务，在健康中国视角下，建立强大的基本保健系统，致力于建立疾病预防、保健、康复、"治未病"的预防保健体系和"治已病"的基本医疗服务体系，作为区域所辖居民的健康"守门人"和费用"守门人"，尽可能将患者的健康保健在基层得到解决；对于基层医疗卫生机构不能救治的疾病，通过专科医院得到及时诊疗；对于疑难重症的诊疗要交给区域医疗中心专科医院负责；在康复期要及时下转，基层医疗卫生机构乃至家庭和养老机构就是最大的健康管理基地。在这一过程中，必然要求不同医疗机构的医务人员组合成矩阵式的跨学科团队，以柔性互动、跨界交叉随时应对不同患者的健康需求，提供更具针对性、个性化的服务供给。这种供给过程必须依赖组织结构的深刻调整、运行机制的协调优化、激励机制的相容约束、信息机制的互通共享及利益分配机制的动态调适。

4.2.3　现代医疗服务系统复杂的结果特征

在以人为中心的服务理念下，现代医疗服务系统已经进入到价值医疗时代，致力于全面为患者提供安全、有效、及时、效率、公平、可及的全方位、全生命周期的服务，使得医疗服务体系具有明显的多维结果特征。

（1）可及性和综合性的统一

现代医疗服务系统尽可能具有地理上的可及性，尽可能方便患者，以开展医疗、预防、保健、康复和计划生育等在内的六位一体的全科服务，尽可能在社区提供"一站式"服务，这种服务具有综合性，往往跨越多个学科。随着老龄化、疾病模式的改变和慢性病的到来，医疗服务领域的前端已经延伸到社会生活领域，如医养结合服务，使得医疗服务与养老服务紧密结合，成为社会保健的组成部分。总之，现代医疗服务系统注重在基层开展以健康管理为主导的综合性保健，在临床多机构专科开展以医疗诊治为主要服务内容的全方位综合服务。随着远程医疗服务的发展，患者专科服务可以在就近配置有远程医疗服务的医疗机构接受上一级医院医生专家的诊疗服务，大大增加专科服务的可及性，较好地解决边远地区、农村患者的"看病难、看大病更难"问题。同时这种可及性服务也有经济可及性特征，尽可能降低患者的疾病负担。随着相关信息技术的进一步发展，现代医疗服务体系将扩展到新的维度（网络空间），患者/居民可以和服务体系中的医生通过网络平台直接交流，很多服务可以通过在线诊疗或在线咨询的方式开展，而且有些服务并不需要供需服务的同时性，这进一步缩短了卫生服务的物理距离和空间距离。

（2）协调性和连续性的互促

随着人口老龄化和慢性病发病率的不断攀升，居民对医疗服务的需求不局限在单一医疗机构内，而是更多地需要医疗机构之间的分工与合作，现代医疗服务递送系统是基于患者的需求提供服务，医疗服务系统的多样化增加了服务提供的复杂性，因此医疗服务提供系统必须采取更为复杂和精心设计的服务流程，增加有管理的服务连续性，提升医疗服务流程的有序和顺畅。当患者进入医疗服务系统后，医疗服务体系中各医疗机构根据患者病情设计的医疗服务流程，遵从由低到高的理性就医顺序，使得患者无论在单机构还是多机构就诊都能获得不折腾的服务体验，能为居民提供连续的、经济的、无缝的服务，使资源得到有效利用，实现系统学中"1＋1＞2"的整体效应（陈爱云等，2014）。社区首诊是患者进入医疗服务系统的首要服务节点，尽可能让患者在全科医生那里获得良好的"一站式"服务，不断增强其连续性服务的获得，从而带来人际连续性和医患关系的和谐。当患者因病需要跨机构服务时，现代医疗服务系统的管理机构将根据患者的病情选择合适的医疗机构就诊，协调性的服务安排有利于医疗服务体系作为一个整体根据患者疾病的专业性需求提供更加精准的诊疗服务安排，基层医疗卫生机构与医院能够根据各自的职责优化服务流程，安排医师团队促进更加有效的服务对接，给予尽可能短的就诊、候诊时间。同时信息化的发展也促进了信息的连续性，检查、诊断等各级医疗信息能得到充分的交互共享使用，大大促进了服务的连续性。这样通过不同操作过程的精细协调和整合，如供应链上不同医疗机构的信息交互、技术共享、质量互认、统一价格，特别是建立共享的保健指南等措施，促进患者流、信息流、资金流和物流的良性循环，卫生资源的利用与卫生服务水平能够相互匹配，卫生保健供应链不断优化，从而达到减少交易成本，通过管理的协调性促进服务的连续性，显著提高卫生系统的绩效。

（3）标准化和个性化的兼容

现代医疗服务系统的服务提供结果往往是基于患者的需求和健康价值观定制。一方面，为了防止某些管理措施的过度使用、使用不足或误用，消除研究与实践的裂痕或最佳实践与常规实践的差异，循证医学受到空前的重视，其强调医疗决策的科学化和成本效益的最优化，是医学领域的思维创新和模式创新（文进等，2019；许锐等，2019）。循证医疗注重疾病诊疗的规范化，遵循临床路径安排，医疗机构的功能布局和服务流程更加符合人的整体疾病医疗需求，如就诊流程便捷，通过疾病管理促进患者健康，实现医疗机构的使命。然而，由于个体需求的特异性和不确定性，循证医疗也要慎重、准确和明智地应用当前所能获得的最好的研究依据，同时结合临床医生的个人专业技能和多年临床经验，并考虑患者的价值和愿望，将三者完美结合而制定的治疗措施（李琰等，2019）。因此，循证医疗以"不伤害"原则为底线，以患者安全与疗效为基石，建立证据评价和指南提供，尊重和整合患者价值的医学实践。这样医疗服务体系基于服务规范、临床路径在为患者提供标准化医疗服务的同时，需要尽量使医疗机构和服务系统提供的服务符合个性化特征，提高服务提供的瞄准度和精准度，从而增加患者在多机构医疗服务中获得物有所值服务的可能性。

（4）获得感和满意度的并包

现代医疗服务系统的复杂性体现在于平衡利益相关者利益的前提下实现患者的健康价值，这是服务的本质价值所在。然而，现代医疗服务系统提供的服务，不仅仅是技术价值的服务，也有非技术价值的服务，对医疗服务质量的高要求必须要探索"以患者为中心"服务理念的实践途径，尝试回答"以患者为中心"的4个问题：患者需要什么？患者的价值体现是什么？患者及其家属最关心的问题是什么？患者参与健康管理的影响因素是什么？（田常俊等，2013）。因此，现代医疗服务系统蕴含着技术价值的服务及其他有质量的"溢出"服务。医疗服务体系中各医疗机构作为一个整体，在和患者的价值共创中，尊重患者的价值观，注重服务的细节，基于患者健康收益最大化下的服务改善，降低不必要的医疗费用负担，为患者提供优质的医疗服务环境、设施设备、良好的服务态度、必要的情感支持、充分的医患沟通和精湛的医疗技术等一系列主客观就医条件，创造能被患者感知的健康结果改善、患者尊重、患者安全、患者参与，尽可能提供的是一站式服务，减少服务的折腾体验。在服务提供的过程中不断满足患者对于医疗质量的期望，也要满足患者对非医疗质量的期望，不断增强患者的健康感、需求感、价值感等实际感受。就医获得感能精准反映患者实实在在获得服务的主观客观情况，也易于被患者及社会所理解和诠释（谭天林等，2014）。因此，现代医疗服务系统在为患者提供物有所值服务的同时，需要对患者的需求具有较高的系统反应性。而健康和反应性的增加反过来又带来患者和社会更高的获得感和满意度。随着互联网＋医疗技术的发展，现代医疗服务体系还要创建一体化的医生和数字化医疗平台，尽可能为患者（包括行动不便的老年人、残疾人和儿童等）提供健康和疾病管理、用药指导、在线问诊和咨询、出院指导等丰富多样、体验良好的移动医疗服务，注重专业性、功能性的服务体验。只有真正为患者考虑，打造患者满意的医疗服务流程，最终在各方面提高患者和社会的满意度，才能得到更多青睐。

现代医疗服务系统复杂性特征与上下联动、衔接互补医疗服务体系特征的关联

4.3.1 现代医疗服务系统复杂性特征深刻诠释了上下联动、衔接互补医疗服务体系建设及其运行特征的复杂性

根据现代医疗服务递送系统演进的新规则，现代医疗服务系统具有鲜明的复杂性特征。系统的复杂性决定了我国在建设上下联动、衔接互补的医疗服务体系推进过程中不会一蹴而就，甚至医疗机构在合作过程中具有很多不确定性的、多样化的建设和运行轨迹。在医疗服务体系建设过程中，区域中不同医疗机构的存在既是长期医疗服务体系自然演化的结果，也是一个国家、地区进行医疗服务体系长期规划和功能布局调适的过程，两者的相互作用外加不同政治、经济、社会和技术环境的变化造就了现代医疗服务系统的多样化、多层次、多功能和不同所有制并存的医疗机构群格局。在这样一个复杂的医疗服务体系中，不同医疗机构的合作分工本身就具有较强的复杂性，外加体制机制设计的多样化，更加决定了合作的医疗机构之间上下联动的模式多样性及其结构的复杂性。从过程来看，由于不同层级医疗机构本身的差异化、合作方式的多样化及其利益博弈的多重性，现代医疗服务体系中各医疗机构上下联动的方式、紧密度、波动性出现了复杂的动态变化，与其对应的衔接互补的结果也就出现复杂性和不确定性，各种要素之间的联系紧密程度、不同机制之间的协同程度出现松紧不一、层次不一和协作质量不一等情况，从而导致现代医疗服务系统运转结果也出现复杂的结果特征，分化和整合并存，联动和衔接互补多样，导致现代医疗服务系统的运行效果，如可及性和综合性服务、协调和连续性服务、专业性和个性化服务，以及获得感和满足感呈现千差万别的复杂动态变化。现代医疗服务系统作为具有人文科学属性和自然科学属性的双重复合体，其结构、过程和结果变化更加复杂。在自然科学演进过程中，结果决定了功能，但在复

杂的社会组织网络中，结构只是在很大程度上决定了主要功能，因为主体利益调整的复杂性，组织规则、政策执行过程往往具有强烈运行偏差的潜在冲动，导致现代医疗服务系统的运行更加复杂。

4.3.2 上下联动、衔接互补医疗服务体系是现代医疗服务系统复杂性特征的理想化外显展示

现代医疗服务系统的复杂性特征揭示了服务系统的复杂性，甚至是不确定性的运行轨迹，清楚表明了健全上下联动、衔接互补医疗服务体系受到多种影响因素的干扰和阻碍，说明了健全上下联动、衔接互补医疗服务的必要性、重要性及存在的难度。而上下联动、衔接互补医疗服务体系一旦建成，将是现代医疗服务系统运转的理性化状态和外显展示。因为上下联动是现代医疗服务系统良好运行的动态机制展现，衔接互补是现代医疗服务系统良好功能运转的结果表达，两者都具有明晰的体系目的性和以人为中心的价值诉求，非常典型地体现了复杂体系的治理必须具备可行的基础条件和动态的适应性条件。从结构上看，健全上下联动、衔接互补医疗服务体系首先需要从宏观视角考虑，在管理要素组合中，对于要素结构的科学合理配置和系统的结构整合，实现人、财、物和信息等医疗资源的整合结构和互通互联，建立整合型医疗服务作为基础的构架。从服务体系环境看，需要将医疗保障制度、医药服务的供应保障深度融入医疗服务体系的有机体中。从过程上看，则需要优化纵向服务流程，促进服务的无缝连接，以更加整合的方式运行，能够形成机构功能互补、管理联动、服务联动与衔接、医师团队联动、信息联动与衔接，服务流向和信息共享，最终走向服务整合的回归，而良好的医患联动和以患者为中心的服务理念的遵从则为合理利用医疗服务提供了重要微观互动基础，这已经成为现代医疗服务系统发展的基础条件。系统结构决定系统行为，上下联动、衔接互补的医疗服务体系形成依赖良好的激励和约束机制，这样才能促进供方整合行为提供和患者理性就医行为的协调配合。从服务结果上看，实现医疗服务体系可及性和综合性、协调性和连续性、专业化和个性化及获得感和满意度的集体呈现，正是纵向服务整合绩效更佳的表现，是实现供给侧和需求侧平衡发展的理想结果，更是健全上下联动、衔接互补医疗服务体系的价值所在。

新医改以来，我国区域医疗机构的分工合作步伐逐步加快，在农村主要开展了以紧密型县域医共体、在城市主要开展了以医疗集团、在城乡主要以医联体为主要模式的分级诊疗服务体系轮廓逐渐成形，奠定了中国特色区域医疗服务体系的新框架和新模式。不难看出，从政策推进脉络来看，我国构建上下联动、衔接互补的医疗服务体系是以分级诊疗制度及其县域医共体、城乡医联体等整合模式作为服务体系改革的蓝本。虽然不同医疗服务体系改革的侧重点有所差异，但在世界各国进行整合型医疗服务体系建设的大趋势下，都不同程度触及到医疗服务体系的上下联动、衔接互补。因此，我国构建上下联动、衔接互补的医疗服务体系必然是以县域医共体为主，兼顾医联体组织形式，以区域医疗服务体系作为整体的体系改革，形成区域内医疗资源有效流动和共享，医疗卫生服务整合和协同提供的新模式。数据是政策的重要指向标，区域医疗服务体系的运行效果是医改成败的重要指征，科学合理的服务评价是衡量政策目标实现的重要环节，我国构建上下联动、衔接互补医疗服务体系的实施效果同样需要通过调查数据予以表达和展示。

5.1　数据来源

本研究选取我国东部、中部、西部地区县域医疗服务体系改革创新突出的浙江省 D 县、安徽省 F 县和贵州省 Y 县。利用2016 ～ 2018年三个县的县域医共体调查数据，对样本地区县域医疗服务体系的运行效果进行系统描述；对于与县级医院开展合作的省市大型医疗机构组成的城乡医联体运行效果，利用县级医院的统计资料数据进行描述。全面展现样本地区区域医疗服务体系运行效果的概貌，并进行横向比较，探讨三个样本地区区域医疗服务体系可能存在的效果差异。

5.2　运行效果评价框架

目前，由于评价对象政策目标的多样性和多角度，国内外学者对医疗服务体系的实施效果评价没有统一的标准。不同学者对指标体系的选择既有共性，又有差异。鉴于分级诊疗政策试点和以医共体、医联体建设为主要模式的区域医疗服务体系改革路径，学者们多从上述政策和模式的不同角度选择重点指标集，或构建指标体系。从指标选择来看，苏岱等（2017）通过患者就诊率、不同医疗机构就诊流向、不同级别医疗机构费用、医保基金流向、不同医疗机构就诊费用和基金补偿及不同医疗机构患者转诊情况等揭示了安徽省F县县域医共体模式下的分级诊疗效果。刘雪薇等（2021）在查阅相关政策文件及文献的基础上，从住院总费用、住院补偿支出、住院补偿人次、新农合实际报销比、城乡居民实际住院补偿比、患者负担比等指标对安徽省F县县域医共体建设成效进行分析。从指标体系构建来看，龙俊睿等（2016）借鉴经典的"结构—过程—结果"模型，在文献阅读和分析的基础之上，从治理结构、卫生资源投入等方面，包括人员协作机制、资源共享机制等要素初步形成医联体绩效评估的理论框架。汪彬等（2017）基于分级诊疗制度背景下从硬件设备、管理与合作、影响环境、医疗服务、分级诊疗、人才培养和科研合作等7个维度初步构建了医联体绩效评价指标体系。江蒙喜（2018）从体系建设、机构发展和社会责任3个维度构建了县域医共体改革发展效果的评价指标体系。鉴于构建上下联动、衔接互补的医疗服务评价指标体系在第6章呈现，本章结合以上文献和研究主题，拟选择具有联动要素的指标维度及其指标集合，构建区域医疗服务体系运行效果的评价框架及指标集（表5-1）。

表5-1　区域医疗服务体系运行效果评价框架及指标集

维度	指标集
基层慢病管理	家庭医生签约情况、健康档案管理情况、健康档案建档和使用
分级诊疗	患者门诊流向、患者住院流向、上转患者、下转患者
资金流向	门诊费用分布、住院费用分布、医保基金分布、财政投入流向
对口支援和帮扶	人员下派、业务帮扶、专科建设、远程医疗
县域医疗服务能力	全科医生数量、手术例数及比例
运行效率	医师服务效率、床位使用率、平均住院天数、次均住院费用、门急诊次均费用、百元医疗收入消耗卫生材料费用

5.3　运行效果研究

5.3.1　基层慢病管理情况

（1）县域人群签约情况

2016～2018年，从家庭医生签约率变化情况看，Y县、D县两县家庭医生签约率逐年增长，F县家庭医生签约率在2017年下降了30.93%，但2018年增长了94.35%。整体上看，F县、D县的家庭医生签约率都呈逐年增加趋势。从重点人群家庭医生签约率看，Y县和F县重点人群家庭医生签约率在2017年出现下降，但2018年快速上升，重点人群家庭医生签约率均超过2016年。从整体上看，这两县的重点人群家庭医生签约率呈现上升趋势，但D县的重点人群家庭医生签约率逐年下降，2018年其重点人群家庭医生签约率比2017年下降了15.32%。2018年，从家庭医生签约率看，Y县最高，达61.17%，F县和D县相差无几；从重点人群家庭医生签约率看，F县最高，达86.07%，Y县次之，D县最低（表5-2）。

表5-2 2016 ~ 2018年样本点家庭医生签约情况（%）

指标	样本县	2016年	2017年	2018年	2017年增长率	2018年增长率
家庭医生签约率	Y县	41.90	46.24	61.17	10.36	32.29
	F县	37.15	25.66	49.87	−30.93	94.35
	D县	20.50	35.56	50.37	73.46	41.65
重点人群家庭医生签约率	Y县	71.33	67.20	77.53	−5.79	15.37
	F县	77.52	60.41	86.07	−22.07	42.48
	D县	78.50	70.56	59.82	−10.11	−15.32

（2）健康档案管理情况

2016 ~ 2018年，从老年人健康档案管理来看，Y县管理率处于90%以上水平。具体来看，Y县老年人健康档案管理率逐年上升，2018年达到96.86%；F县稍有波动，2018年也达到74.50%；D县也在逐年提高，但相比前两县，管理率在2018年才达到67.06%。从高血压规范管理率看，F县和D县逐年提升，2018年达到77.48%和67.49%，Y县则呈现下降趋势，2018年为77.75%。从高血压控制率看，F县、D县呈逐年提升，2018年占比分别为77.30%和68.31%，Y县呈下降态势，2018年为88.44%，但高于其他两县。从糖尿病患者规范管理率看，Y县呈下降态势，2018年为73.10%，F县、D县相对稳定，2018年分别为82.30%和66.17%；从糖尿病患者血糖控制率看，Y县2017年有所上升，但2018年降到86.73%，与2016年大体持平；D县2017年上升后保持基本稳定，2018年为58.45%；F县逐年上升，但幅度较缓（表5-3）。

表5-3 2016 ~ 2018年样本点健康档案管理情况（%）

指标	样本县	2016年	2017年	2018年	2017年增长率	2018年增长率
老年人健康档案管理率	Y县	93.54	94.04	96.86	0.53	3.00
	F县	73.00	75.30	74.50	3.15	−1.06
	D县	64.56	65.01	67.06	0.70	3.15
高血压患者规范管理率	Y县	88.06	85.06	77.75	−3.41	−8.59
	F县	75.00	76.33	77.48	1.77	1.51
	D县	60.90	65.98	67.49	8.34	2.29
高血压患者血压控制率	Y县	89.86	93.04	88.44	3.54	−4.94
	F县	72.30	74.90	77.30	3.60	3.20
	D县	48.27	56.90	68.31	17.88	20.05
糖尿病患者规范管理率	Y县	86.30	78.30	73.10	−9.27	−6.64
	F县	80.00	82.50	82.30	3.13	−0.24
	D县	59.96	66.17	66.17	10.36	0.00
糖尿病患者血糖控制率	Y县	86.69	90.50	86.73	4.39	−4.17
	F县	74.00	78.70	79.15	6.35	0.57
	D县	42.86	58.45	58.45	36.37	0.00

（3）健康档案建档率和使用率

2016～2018年，从电子健康档案建档率看，三县电子健康档案建档率都维持在高位水平，Y县增长最快。2018年，Y县、F县和D县分别是99.82%、98.58%和94.53%。从电子健康档案使用率看，同期，三县均呈现逐年增长态势，Y县和D县因基础数据不高，年增长率较快。2018年，Y县、F县和D县电子健康档案中有动态记录的比例分别为40.42%、94.60%和72.43%，显然F县使用率最高，D县次之（表5-4）。

表5-4　2016～2018年样本点电子健康档案建档情况（%）

指标	样本县	2016年	2017年	2018年	2017年增长率	2018年增长率
电子健康档案建档率	Y县	90.82	93.30	99.82	2.73	6.99
	F县	95.00	98.60	98.58	3.79	-0.02
	D县	95.97	93.40	94.53	-2.68	1.21
电子健康档案使用率	Y县	28.25	34.36	40.42	21.63	17.64
	F县	91.30	93.50	94.60	2.41	1.18
	D县	54.63	59.47	72.43	8.86	21.79

5.3.2　分级诊疗

（1）患者门诊流向

2016～2018年，从县外医院门急诊人次数看，F县和D县县外门急诊人次数均呈现稳中有升态势。从县内医疗机构门急诊人次数看，除D县外，Y县和F县均呈上升趋势；分类来看，从县级医院门急诊人次数观察，三县中Y县县级医院门急诊人次数逐年上升，但增幅收窄；F县呈现先降后升趋势，而D县呈现先升后降趋势；从基层医疗机构门急诊人次数观察，Y县和F县都呈现逐年递增趋势，虽然增长幅度不一，而D县呈现先增后降趋势。从县级医院门急诊人次数占县内医疗机构门急诊人次数比例看，同期，Y县分别为37.29%、39.02%、38.54%，F县分别为43.64%、31.06%、32.14%，D县分别为48.54%、44.82%、39.72%；从基层医疗卫生机构门急诊人次数占县内医疗机构门急诊人次数比例看，Y县为62.71%、60.98%、61.46%，F县为56.36%、68.94%、67.86%，D县为51.46%、47.32%、51.75%（表5-5）。

（2）患者住院流向

2016～2018年，从县外医院住院人数看，除Y县在2017年与2016年相比减幅在-5.91%外，2018年相比2017年增幅在13.48%，而F县、D县两县2017～2018年均出现增幅，且F县增幅较大。从县外住院人数占全县总住院人数比例看，Y县2016～2018年分别是15.09%、14.83%和13.93%，F县分别是23.01%、24.29%和23.91%，D县分别是22.04%、24.09%、25.14%。显然，只有Y县外流呈现下降趋势，F县外流呈现先增后减趋势，D县甚至出现外流持续增加趋势。同期，从县内医疗机构总住院人数看，三县变化呈现较大差异，其中Y县先降后增，F县出现连续两年增幅，且增幅比例逐年增加，D县出现连续两年减幅，且减幅有所收窄。可能表明，F县县域医疗机构整体诊治能力

表5-5　2016～2018年样本点医疗机构城乡居民（新农合）门急诊人次数变化情况

指标	样本县	2016年	2017年	2018年	2017年增长率（%）	2018增长率（%）
县外医院门急诊人次数	Y县	–	–	–	–	–
	F县	0.38	0.43	0.64	13.16	48.83
	D县	5.84	5.92	8.58	1.37	44.93
县级医院门急诊人次数	Y县	22.16	28.19	31.21	27.21	10.71
	F县	78.70	56.27	79.94	−28.50	42.01
	D县	204.44	209.33	164.98	2.39	−21.19
基层医疗卫生机构门急诊人次数	Y县	37.26	44.06	49.77	18.25	12.96
	F县	101.64	124.91	168.76	22.89	35.11
	D县	216.75	221.01	214.93	1.97	−2.75
县内民营医疗机构就诊人次数	Y县	–	–	–	–	–
	F县	–	–	–	–	–
	D县	–	36.70	35.43	–	−3.47
县内医疗机构门急诊人次数	Y县	59.42	72.25	80.98	21.57	12.08
	F县	180.34	181.19	248.70	0.47	37.26
	D县	421.19	467.04	415.34	2.17	−11.72
全县门急诊总人次数	Y县	–	–	–	–	–
	F县	180.72	181.62	249.34	0.50	37.29
	D县	427.03	472.96	423.92	10.76	−10.37

备注：Y县县外就诊不予报销，县外门急诊人次数无法统计；F县县外普通门诊医保不报销，县外门急诊人次数主要为大额门诊，以上两县均未统计民营医疗机构和私人诊所门诊人次数；D县如果包括门诊挂号，到药店购药人次数，则2016～2018年的县外门急诊人次数分别为18.71万、17.77万和19.19万。该县2016年末统计县内民营医疗机构门急诊人次数。以上三县县内医疗机构门急诊人次数和全县门急诊总人次数均没有包括相应未统计的人次数。

不断提升，D县县域医疗机构整体诊治能力逐渐下降，而Y县则在波动中有所提升。从县级医院住院人数看，F县逐年增长，D县逐年下降，而Y县则呈先降后升趋势。从县级医院占全县总住院人数比例看，同期，Y县的占比分别是42.93%、40.02%和38.21%，F县分别为46.30%、43.49%、50.03%，D县分别为71.10%、68.96%和66.12%。从基层医疗卫生机构住院人数看，除F县在2018年出现减幅外，其他两县均呈现上升趋势。从基层医疗卫生机构住院人数占全县总住院人数比例看，同期，Y县占比分别是39.57%、42.77%、46.08%、F县分别是30.69%、32.21%和26.06%，D县分别是5.58%、6.05%和7.68%。从县乡住院人数占全县总住院人数比例比较来看，三县县乡占比均大体呈现此消彼长趋势，其中Y县和D县大体呈现县降乡升趋势，F县有一定波动性。且Y县乡镇占比在2017～2018年已经超过县级占比，显示该县基层医疗卫生机构在分级诊疗下有较好的住院能力基础且能力在持续提升。从县内民营医疗机构住院人数及其所占全县总住院人数比例看，除F县没有统计外，Y县和D县所占比例均不高。从县内医院占全县总住院人数比例看，同期，Y县的占比84.91%、85.17%、86.07%，F县分别为76.99%、

75.71%、76.09%，D县分别为77.96%、75.91%、74.86%。这显示Y县县域内住院率最高，且有增长趋势，F县次之，相对较稳定，D县最末，且有下降趋势（表5-6）。

表5-6 2016～2018年样本点医疗机构城乡居民（新农合）住院人数变化情况

指标	样本县	2016年	2017年	2018年	2017年增长率（%）	2018增长率（%）
县外医院住院人数	Y县	8 026	7 552	8 570	−5.91	13.48
	F县	41 049	46 732	52 925	13.84	13.25
	D县	5 586	6 037	6 319	8.07	4.67
县级医院住院人数	Y县	22 826	20 384	23 507	−10.70	15.32
	F县	82 594	83 676	110 756	1.31	32.36
	D县	18 020	17 284	16 617	−4.08	−3.86
基层医疗卫生机构住院人数	Y县	21 038	21 785	28 353	3.55	30.15
	F县	54 737	61 974	57 703	13.22	−6.89
	D县	1 413	1 517	1 931	7.36	27.29
县内民营医疗机构住院人数	Y县	1 282	1 210	1 097	−5.62	−9.34
	F县	−	−	−	−	−
	D县	324	227	265	−29.94	16.74
县内医疗机构总住院人数	Y县	45 146	43 379	52 957	−3.91	22.08
	F县	137 331	145 650	168 459	6.06	15.66
	D县	19 757	19 028	18 813	−3.69	−1.13
全县总住院人数	Y县	53 172	50 931	61 527	−4.21	20.80
	F县	178 380	192 382	221 384	7.85	15.08
	D县	25 343	25 065	25 132	−1.10	0.27

备注：F县民营医疗机构未统计人数。

（3）上转数量及上转率

2016～2018年，从县级医院上转例数情况看，F县呈现增长趋势，2018年增长幅度较大，Y县和D县在2018年上转数量下降。从上转率看，Y县2016～2018年县级医院上转率分别为2.09%、2.60%和2.23%，F县的相应比例分别为3.74%、4.12%和5.61%，D县的相应比例分别为3.65%、5.08%、4.27%。从乡镇卫生院上转例数情况看，同期，三县均出现较大幅度增长，2018年除Y县外，其他两县2018年增幅都有所收窄。从上转率看，Y县乡镇卫生院上转率分别为0.73%、1.04%、2.88%，F县的相应比例分别为12.86%、30.70%、37.98%，D县的相应比例分别为22.02%、66.20%、74.58%（表5-7、表5-8）。显然，三县上转比例逐年增加。相比于Y县，其他两县上转比例更高。

（4）下转数量及下转率

2016～2018年，从三级医疗机构下转县级医院情况看，三县波动较大，Y县和D县下转呈现增长趋势，但前者数量较少，F县呈现先升后降趋势。从三级医院下转率看，Y县的县级医院接纳为0.00%、0.02%和0.04%，F县的相应比例分别为0.05%、0.07%

表5-7 2016～2018年样本点城乡居民（新农合）患者双向转诊情况

指标	样本县	2016年	2017年	2018年	2017年增长率（%）	2018年增长率（%）
县级医院上转例数	Y县	577	733	700	27.04	-4.50
	F县	3091	3445	6211	11.45	80.29
	D县	657	878	711	33.64	-19.02
县级医院接纳上级医院下转例数	Y县	1	6	12	500.0	100.0
	F县	41	56	44	36.59	-22.43
	D县	35	68	70	94.29	2.94
乡镇卫生院向县级医院上转例数	Y县	142	290	831	104.23	186.55
	F县	6795	18 630	21 522	174.17	15.52
	D县	507	4545	5701	796.45	25.43
乡镇卫生院接纳上级医院下转例数	Y县	464	206	823	-55.60	299.51
	F县	3107	5676	6490	82.68	14.34
	D县	165	491	1472	197.58	199.80

注：F县第一医共体2016年、2017年承办7家乡镇卫生院县外转诊，2018年承办全县29家乡镇卫生院县外转诊，2016年承办辖区内7家乡镇卫生院上下转诊，2017年和2018年分别固定承办辖区内14家乡镇卫生院上下转诊；第三医共体2016年承办3家乡镇卫生院上下转诊，2017年和2018年分别固定承办5家乡镇卫生院上下转诊。

和0.04%，D县的相应比例分别为0.19%、0.39%和0.42%。从县级医院下转乡镇卫生院情况看，F县和D县均出现上升趋势，Y县则在2017年出现下降后，2018年出现大幅回升。整体上看，F县和D县乡镇卫生院接纳下转人数呈递增趋势。从下转率看，Y县乡镇卫生院接纳率分别为1.68%、0.95%、2.62%，F县的相应比例分别为10.31%、15.46%、14.04%；D县的相应比例分别为10.45%、24.45%和43.25%（表5-7、表5-8）。

表5-8 2016～2018年样本点城乡居民（新农合）患者双向转诊比例情况（%）

指标	贵州省Y县			安徽省F县			浙江省D县		
	2016年	2017年	2018年	2016年	2017年	2018年	2016年	2017年	2018年
县级医院上转到三级医院患者的比例	2.09	2.60	2.23	3.74	4.12	5.61	3.65	5.08	4.27
县级医院接纳三级医院下转患者的比例	0.00	0.02	0.04	0.05	0.07	0.04	0.19	0.39	0.42
乡镇卫生院上转县级医院患者的比例	0.73	1.04	2.88	12.86	30.70	37.98	22.02	66.20	74.58
乡镇卫生院接纳县级医院下转患者的比例	1.68	0.95	2.62	10.31	15.46	14.04	10.45	24.45	43.25

注：因D县乡镇卫生院上转和接纳县级医院下转人数均未统计在乡镇卫生院住院出院数和入院数里面，本表在统计乡镇卫生院上转和接纳比例时将D县乡镇上转人数和接纳人数分别纳入出院数和入院数进行计算，计算公式为：上转比例=（上转人数/出院人数+上转人数）×100%，接纳比例=（下转人数/入院数+下转人数）×100%，而其他两县计算时则不需要，即分母不需加上上转人数或下转人数，特此说明。

5.3.3 资金流向

（1）门诊费用分布

2016～2018年，三县县级医院和基层医疗卫生机构门诊费用除Y县县级医院2016年至2017呈现下降趋势外，其余县内各级医疗机构均呈现递增趋势，其中F县县级医院和基层医疗卫生机构门诊费用变化比例最大，具体表现为县级医院门诊费用由10 300.89万元升至20 345.65万元，基层医疗卫生机构由7710.48万元升至16 134.00万元。从县级医疗机构门诊费用占比来看，Y县县级医院占县域内医疗机构总门诊费用的比例分别为69.35%、62.18%和66.83%，同理，F县为57.19%、53.00%和55.77%，D县为72.98%、72.41%和69.35%；基层医疗卫生机构门诊费用占县域内医疗机构总门诊费用的比例来看，Y县分别为30.65%、37.82%和33.17%，F县分别为42.81%、47.00%和44.23%，D县分别为27.02%、27.59%和30.65%。从县内医疗机构门诊费用分布来看，县级医院所占比例最大的是D县，占比达69%以上，Y县县级医院所占比例次之，F县最低，占比低于58%（表5-9）。

表5-9　2016～2018年样本点各级医疗机构门诊费用变化情况

指标	样本县	2016年	2017年	2018年	2017年增长率（%）	2018年增长率（%）
县级医院门诊费用（万元）	Y县	3997.35	3837.25	5171.50	-4.01	34.77
	F县	10 300.89	13 373.76	20 345.65	29.83	52.13
	D县	35 172.47	37 196.98	38 969.23	5.76	4.76
基层医疗卫生机构门诊费用（万元）	Y县	1766.97	2333.97	2567.01	32.09	9.98
	F县	7710.48	11 858.94	16 134.00	53.80	36.05
	D县	13 021.27	14 176.20	17 225.66	8.87	21.51

（2）住院费用分布

2016～2018年，Y县县级医院住院费用由2016年至2017年4.72%的增长率上升到2017年至2018年11.36%的增长率，F县由1.49%上升至38.29%，D县由3.96%上升至10.41%，三县均呈现递增趋势，其中F县2018年增长率最大。从县级医院住院费用占县域内医疗机构总住院费用的比例看，同期，Y县的比例分别是78.98%、74.67%和76.05%，F县的比例分别是87.02%、84.20%、89.28%；D县的比例分别是98.92%、98.64%和98.77%。从基层医疗卫生机构住院费用看，同期Y县由2016年至2017年33.47%的增长率下降到2017年至2018年3.63%的增长率，F县由27.72%下降至-11.55%，D县由30.56%下降至零；从基层医疗卫生机构住院费用占县域内医疗机构总住院费用的比例看，同期，Y县的比例分别是21.02%、25.33%和23.95%，F县的比例分别是12.98%、15.80%和10.72%，而D县的比例分别是1.08%、1.36%和1.23%（表5-10）。可以看出，三县县级医院住院费用增长较快，基层医疗卫生机构住院费用的变化却呈现一定的不确定性。从县乡住院费用分布看，县级医院占有很高比例，其中D县县级医院占比更高，该县基层医疗卫生机构住院费用与之相比，简直微不足道。

表5-10　2016～2018年样本点各级医疗机构住院费用变化情况

指标	样本县	2016年	2017年	2018年	2017年增长率（%）	2018年增长率（%）
县级医院住院费用（万元）	Y县	9326.54	9768.91	10 882.99	4.72	11.36
	F县	45 015.82	45 679.03	63 173.62	1.49	38.29
	D县	33 079.44	34 390.76	37 973.52	3.96	10.41
基层医疗卫生机构住院费用（万元）	Y县	2481.64	3313.42	3427.92	33.47	3.63
	F县	6714.69	8573.16	7584.64	27.72	−11.55
	D县	362.22	473.50	473.60	30.56	0.00

（3）医保基金分布

2016～2018年，从医保基金总支出看，F县、D县两县2017年分别环比降低了2.68%、1.97%，但在2018年分别增长了19.73%、6.94%，而Y县2017年、2018年则分别增长了11.52%、6.45%，涨势略有放缓，总体显示医保基金支出总额有所增加。从县外医保基金支出看，三县均与医保基金支出总额同步变化，从占医保基金总支出的比例来看，2016～2018年，Y县分别为31.06%、31.24%、33.00%，F县分别为37.23%、36.27%、36.54%，D县分别为29.33%、28.97%、29.73%，显示县外医保基金的回流效应不明显，甚至2018年三县县外占比与2017年相比还略有增加。从县级基金支出看，Y县先升后降，F县、D县先降后升，且F县2018年增长幅度较大。从县级基金支出占比看，Y县分别为48.61%、47.14%、35.68%，F县分别为47.76%、42.88%、45.08%，D县分别为54.45%、53.61%、52.68%。从基层基金支出看，三县均呈增长态势，其中Y县以20.53%、55.38%的增幅占居首位，F县、D县2018年的增幅均低于2017年。从基层基金支出占比看，2016～2018年，Y县分别为19.36%、20.92%、30.52%，F县分别为15.00%、20.84%、18.38%，D县分别为12.04%、14.07%、13.52%（表5-11）。从整体上看，在县域内，除F县外，县级医院医保基金占比有所下降；Y区乡镇卫生院占比有所上升，但F县和D县呈现先升后降。从民营基金支出看，Y县、D县均在2017年有所下降，但在2018年迎来了更大的反弹。从药店基金支出看，D县三年间持续降低。

表5-11　2016～2018年样本点城乡居民（新农合）医保基金流向

指标	样本县	2016年	2017年	2018年	2017年增长率（%）	2018年增长率（%）
医保基金总支出（万元）	Y县	13 220.54	14 743.92	15 695.61	11.52	6.45
	F县	93 278.58	90 779.81	108 691.39	−2.68	19.73
	D县	22 275.15	21 837.33	23 353.54	−1.97	6.94
县外医保基金支出（万元）	Y县	4105.66	4606	5179.47	12.19	12.45
	F县	34 730.16	32 932.77	39 719.23	−5.18	20.61
	D县	6533.30	6327.26	6942.21	−3.15	9.72

指标	样本县	2016年	2017年	2018年	2017年增长率（%）	2018年增长率（%）
县内医保基金支出（万元）	Y县	9114.88	10 137.92	10 516.14	11.22	3.73
	F县	58 548.42	57 847.04	68 972.16	−1.20	19.23
	D县	15 741.84	15 510.07	16 411.33	−1.47	5.81
县级基金支出（万元）	Y县	6427.12	6949.71	5600.09	8.13	−19.42
	F县	44 554.39	38 924.05	48 993.42	−12.64	25.87
	D县	12 129.84	11 707.06	12 302.33	−3.49	5.08
基层基金支出（万元）	Y县	2559.52	3085	4790.28	20.53	55.38
	F县	13 994.03	18 922.99	19 978.74	35.32	5.58
	D县	2681.14	3072.48	3156.37	14.60	2.73
民营基金支出（万元）	Y县	128.24	103.21	152.77	−19.52	48.02
	F县	−	−	−	−	−
	D县	517.71	437.06	710.47	−15.58	62.56
药店基金支出（万元）	Y县	0	0	0	0	0
	F县	0	0	0	0	0
	D县	413.15	293.47	242.17	−28.97	−17.48

从门诊医保基金流向看，除Y县不对县外门诊进行报销外，2016～2018年，F县县外医保基金支出在2017年降低近半后，2018年在2017年的基础上增长近30%，不过仍低于2016年的初始水平，而D县则在2017年、2018年分别增长了0.68%、17.56%。从县外医保基金占比看，2016～2018年，F县占比分别为37.44%、28.00%、26.80%，远高于D县的6.55%、6.68%、7.53%。显示F县县外门诊医保支出占比呈下降趋势，有向县内回流态势，但占比仍然相对较高，D县虽然占比较低，但却呈缓慢增长趋势。从县内医保基金支出情况看，Y县在2017年略有增长，而在2018年降低了11.86%，F县在2017年降低了20.79%后反弹，2018年基金支出超过了原有水平，D县先降后升，但变化幅度较小。从县级基金支出情况看，Y县2018年骤降了66.64%；F县2017年同样大幅下降了61.91%，虽然2018年增长88.23%，但其数量仍未超过2016年水平；D县则呈低速持续增长态势。从县级基金支出占比看，2016～2018年Y县占比分别为66.20%、69.01%、26.12%；F县占比分别为39.12%、21.65%、30.47%；D县占比分别为41.53%、42.97%、43.55%。从基层基金支出情况看，2016～2018年Y县先略微下降后大幅上升，F县持续上升但涨幅有所下降，D县呈先降后升变化，但涨幅不大。从基层基金支出占比看，同期，Y县占比分别为33.80%、30.99%、74.80%；F县分别为23.44%、50.34%、42.73%；D县分别为46.06%、45.07%、43.98%。显示门诊基金支出中，县乡医保基金支出占比存在一定的此消彼长态势，具体来看，Y县和F县大体呈现县降乡升趋势，而D县则呈现县升乡降趋势。这表明，Y县和F县的门诊基金有向基层回流态势，而D县则出现缓慢向县级医院上流的趋势。2016～2018年，仅有D县对民营医院、药店购药进

行报销，两者三年间呈下降趋势，民营医院医保基金支出占比分别为 5.34%、4.81% 和 4.55%，药店医保基金支出占比分别为 0.51%、0.47% 和 0.38%（表 5-12）。从医保基金总支出情况看，Y 县先升后降，F 县、D 县先降后升，其中以 F 县波动幅度最大。

表 5-12　2016 ～ 2018 年样本点城乡居民（新农合）门诊医保基金流向

指标	样本县	2016年	2017年	2018年	2017年增长率（%）	2018年增长率（%）
医保基金总支出（万元）	Y县	3195.97	3318.17	2924.49	3.82	-11.86
	F县	35 479.04	24 421.94	32 657.82	-31.17	33.72
	D县	5481.99	5406.48	5642.54	-1.38	4.37
县外医保基金支出（万元）	Y县	0	0	0	0	0
	F县	13 282.08	6839.68	8752.59	-48.50	27.97
	D县	359.02	361.44	424.91	0.68	17.56
县内医保基金支出（万元）	Y县	3195.97	3318.17	2924.49	3.82	-11.86
	F县	22 196.96	17 582.26	23 905.33	-20.79	35.96
	D县	5122.97	5045.04	5217.63	-1.52	3.42
县级基金支出（万元）	Y县	2115.83	2289.95	763.99	8.23	-66.64
	F县	13 879.9	5287.36	9952.16	-61.91	88.23
	D县	2276.91	2323.24	2457.43	2.03	5.78
基层基金支出（万元）	Y县	1080.14	1028.22	2187.50	-4.81	112.75
	F县	8317.06	12 294.9	13 953.07	47.83	13.49
	D县	2525.37	2436.44	2481.67	-3.52	1.86
民营基金支出（万元）	Y县	-	-	-	-	-
	F县	-	-	-	-	-
	D县	292.71	260.10	256.88	-11.14	-1.24
药店基金支出（万元）	Y县	0	0	0	0	0
	F县	0	0	0	0	0
	D县	28.080	25.36	21.66	-10.03	-14.27

从住院医保基金流向看，2016 ～ 2018 年，Y 县、F 县医保基金总支出稳定增长，且增长幅度大于 10%，D 县先降后升，增长幅度最小，2018 年增长幅度为 7.79%。从县外医保基金支出情况看，Y 县、F 县持续增长，其中 F 县增长幅度最大，D 县先降后升，增长幅度最小。从县外医保基金占住院医保基金总支出的比例看，2016 ～ 2018 年 Y 县分别为 40.96%、40.31%、40.56%，F 县分别为 37.11%、39.32%、40.73%，D 县分别为 36.77%、36.31%、36.80%，显示从住院医保基金占比看，三县县域医共体牵头医院可能在引导县域外住院医保基金回流方面还比较乏力。从县内医保基金支出情况看，除 2017 年 D 县降低 1.45% 外，其余均为增长。从县级基金支出情况看，Y 县略有增长，F 县增长幅度最大，D 县先降后升，相对稳定。从县级基金支出占比看，Y 县分别为 43.01%、

40.78%、37.87%，F县分别为53.07%、50.69%、51.35%，D县分别为58.67%、57.11%、55.59%。从乡镇基金支出情况看，Y县稳步增长，F县先升后降，D县2017年增长超过3倍，但建立在小基数的基础上，且2018年增长幅度较小，为6.08%。从乡镇基金支出占比情况看，2016~2018年Y县分别为14.76%、18.00%、20.38%，F县分别为9.82%、9.99%、7.92%，D县分别为0.93%、3.87%、3.81%。这里同样显示出住院医保基金支出占比在县乡仍然存在此消彼长的趋势。同时也可以看出，Y县乡镇卫生院吸纳医保基金比例高于F县，更超过D县，可能表明Y县在"强基层"住院能力方面逐渐加大工作力度。从民营基金支出情况看，除F县不对民营进行医保报销外，其余两者均为先降后升，其中以D县2018年增长幅度最为显著。仅有D县针对特殊患者在药店购药进行医保报销，3年间持续降低，占比分别为2.29%、1.63%、1.25%（表5-13）。

表5-13　2016~2018年样本县城乡居民（新农合）住院医保基金流向

指标	样本县	2016年	2017年	2018年	2017年增长率（%）	2018年增长率（%）
医保基金总支出（万元）	Y县	10 024.57	11 425.75	12 771.12	13.98	11.77
	F县	57 799.54	66 357.87	76 033.57	14.81	14.58
	D县	16 793.16	16 430.85	17 711.00	-2.16	7.79
县外医保基金支出（万元）	Y县	4105.66	4606	5179.47	12.19	12.45
	F县	21 448.08	26 093.09	30 966.64	21.66	18.68
	D县	6174.29	5965.82	6517.29	-3.38	9.24
县内医保基金支出（万元）	Y县	5918.91	6819.75	7591.65	15.32	11.32
	F县	36 351.46	40 264.78	45 066.93	10.77	11.93
	D县	10 618.87	10 465.03	11 193.7	-1.45	6.96
县级基金支出（万元）	Y县	4311.29	4659.76	4836.10	8.08	3.78
	F县	30 674.49	33 636.69	39 041.26	9.66	16.07
	D县	9852.93	9383.82	9844.89	-4.76	4.91
乡镇基金支出（万元）	Y县	1479.38	2056.78	2602.78	39.03	26.55
	F县	5676.97	6628.09	6025.67	16.75	-9.09
	D县	155.87	636.05	674.70	308.07	6.08
民营基金支出（万元）	Y县	128.24	103.21	152.77	-19.52	48.02
	F县	-	-	-	-	-
	D县	225.01	176.96	453.60	-21.36	156.33
药店基金支出（万元）	Y县	0	0	0	0	0
	F县	0	0	0	0	0
	D县	385.07	268.21	220.51	-30.35	-17.78

注：D县住院患者有药店基金支出，是指特殊患者在药店购药。

（4）财政投入流向

2016～2018年，从财政补助收入占各级医疗机构总收入的比重看，Y县和D县在2017年都有一定增幅，但2018年财政补助占比下降，而F县占比逐年下降。分类比较看，Y县政府财政投入到县级医院所占比重最大，D县次之，F县最小，三县中Y县县级医院财政补助收入占总收入的比重远超其他两县。这说明Y县财政投入对县级医院的支持较大。当然财政投入在县级医院占比缩小，也说明县级业务收入增长的速度明显快于财政投入的增加速度。从基层医疗卫生机构财政补助收入占比情况看，Y县和D县在2017年都有一定增幅，但2018年财政补助占比下降，而F县占比逐年下降。分类比较看，除2016年外，Y县财政投入在基层医疗卫生机构收入占比均高于F县和D县。整体来看，三县财政投入在基层医疗卫生机构的比重都较高，显示财政投入由向基层医疗卫生机构倾斜的迹象（表5-14）。

表5-14　2016～2018年样本县财政补助收入占医疗机构总收入比重情况（%）

指标	样本县	2016年	2017年	2018年	2017年增长率	2018年增长率
县级医院财政补助收入占总收入比	Y县	22.12	25.57	22.33	15.60	-12.67
	F县	6.38	2.82	1.21	-55.80	-57.09
	D县	6.46	7.80	6.72	20.74	-13.85
基层医疗卫生机构财政补助收入占总收入比	Y县	28.00	48.41	45.37	72.89	-6.28
	F县	43.68	41.20	36.80	-5.68	-10.68
	D县	34.64	36.33	36.13	4.88	-0.55

5.3.4　对口支援和帮扶

（1）人员下派

2016～2018年，Y县下派临床医师相对比较稳定，而F县呈增长趋势，D县先升后降；2016年下派临床护士中，Y县和F县均显示先增长后保持稳定，而D县稳中有降。从慢性病管理团队来看，Y县和D县没有下派，而F县均呈现稳中有升态势，F县2018年与2017年相比，增长4倍多；从管理人员下派情况看，同期，Y县相对较少，仅在2018年派了两名，F县呈现先降后升，D县呈现先升后降（表5-15）。但从所在县医共体成员单位数量看，D县相对派出管理人员最多。

表5-15　2016～2018年样本县人员下派情况

指标	样本县	2016年	2017年	2018年	2017年增长率（%）	2018年增长率（%）
临床医师（人数）	Y县	7	6	6	-14.29	0.00
	F县	13	22	26	69.23	18.18
	D县	40	59	52	47.50	-11.86

指标	样本县	2016年	2017年	2018年	2017年增长率（%）	2018年增长率（%）
临床护士（人数）	Y县	1	4	4	300.00	0
	F县	30	60	60	100.00	0.00
	D县	9	9	4	0.00	−55.56
慢性病团队（人数）	Y县	0	0	0	0	0
	F县	30	30	194	0.00	546.67
	D县	0	0	0	0	0
管理人员（人数）	Y县	0	0	2	/	0
	F县	8	3	4	−62.5	33.3
	D县	7	8	5	14.29	−37.50

注：Y县和D县虽然没有组建慢性病团队，但都组建相关团队和机制开展慢性病工作。Y县为促进分级诊疗，于2018年5月分别组建家庭医生签约服务技术指导团队（包括县人民医院团队、县中医院团队和县妇幼保健院团队）和公共卫生技术指导团队（包括县疾控中心团队、县中医院团队和县妇幼保健院团队），前者与乡镇卫生院家庭医生团队有效衔接，主要为基层预留部分专家号源，开启绿色通道，对签约患者上转安排住院治疗，及时将诊疗情况与家庭医生及时有效反馈，对下转患者需要巩固治疗或病情有变化的签约居民，经与家庭医生联系后开展查床、会诊活动；后者对国家开展的相应的公共卫生服务项目内容开展技术指导、督导考核和相关培训工作。后期，Y县中医院针对开展医共体合作的4家乡镇卫生院，各组建一个家庭医师签约团队。D县开设全专联合门诊和专科医生工作室。前者专科团队由专科医生和专科护士组成，他们和全科医生共同坐诊，主动深入基层开展个体化健康教育活动，主动介入慢性病自我健康管理小组，强化慢性病患者健康管理。后者专科医生除提供诊疗服务外，还提供咨询、会诊和专科技术指导，参与所在村全科医生服务团队和居民健康管理，参与开展健康教育和疾病预防工作。

在与县域外省市医院合作中，Y县人民医院通过遵沪合作关系，以心内科、外科、妇科、眼科为重点，每个学科专业请1名高级职称医生不间断驻点帮扶半年以上。Y县中医院2017年开展了与省外1家医院（温州中西医结合医院）以针灸康复科、外科、妇科为重点，邀请专家开展帮扶；2018年与县外省内1家中医院开展了下派人员合作。两家医院在2017～2018年总共分别派出3名和6名临床医师到中医院帮扶。F县仅县人民医院2016～2018年分别与4家、1家和1家县外省内医院开展了合作，2017年还与省外1家医院开展了合作，这些医院在2016～2018年分别派出了6名、9名、8名临床医师到县级医院帮扶。阜阳市医学会派2名专业主委支援县医院，每名支援人员带教受援医院2名医生，指导每名受援医生学会2种常见病的诊疗方法。县乡按照"2-2-40"模式，即每名支援队队员带教受援医院2名医生，指导每名医生学会2种该院转出患者较多病种的诊疗方法，每种常见病诊治40例患者。D县人民医院（WK健保集团）分别与2家县外省内（包括浙江大学医学院附属邵逸夫医院，以下简称邵逸夫医院）和1家县外省外医院开展了合作，2016～2018年分别派出临床专家为56人、95人和98人，其中2018年还分别派出1名管理人员和1名护理人员，这些专家分布在心内科、普外科、放射科、皮肤门诊、麻醉科、呼吸科、超声科、病理科等科室，其中聘请邵逸夫医院4名专家连续2年分别做心内科、内分泌科、普外科和放射科特聘主任。成立邵逸夫医院

D县院区后，邵逸夫医院还选派管理人员担任D县人民医院常务副院长。D县DQ医院（XS健保集团）和2家县外省内医院开展了合作，2016～2018年共派出临床专家43人、86人和92人，同期每年派出2名护理人员，2018年还派出2名管理人员。在多点执业活动开展中，仅F县要求县级医院争取上级医院定期对医联体和有转诊协议的医疗机构进行巡诊，有条件的可探索医师多点执业，指导疑难病诊治、医疗技术开展、学科建设和教育培训工作，但实际工作尚未开展。

（2）业务帮扶

2016～2018年，Y县下派临床医生门诊坐诊先降后增，表现一定波动性，但业务量相对稳定；F县下派人员门诊坐诊人次先高速增长后有所下降，保持小幅波动；而D县门诊坐诊人次快速增长，2018年增长2倍多。在诊疗规范培训、带教查房、手术示教、护理指导、慢性病指导、乡镇进修人员等方面也呈一定的波动性，但从变化情况看，各有差别（表5-16）。

表5-16　2016～2018年样本点下派人员业务工作开展情况

指标	样本县	2016年	2017年	2018年	2017年增长率（%）	2018年增长率（%）
门诊坐诊（次数）	Y县	1266	1124	1261	−11.22	12.19
	F县	2818	4273	4015	51.63	−6.04
	D县	290	620	2230	113.79	259.68
诊疗规范培训（次数）	Y县	142	48	23	−66.20	−52.08
	F县	111	252	223	127.03	−11.51
	D县	42	63	183	50.00	190.48
带教查房（次数）	Y县	161	184	214	14.29	16.30
	F县	499	825	795	65.33	−3.64
	D县	21	48	283	128.57	489.58
手术示教（次数）	Y县	16	20	25	25.00	25.00
	F县	109	246	200	125.69	−18.70
	D县	3	14	0	366.67	−100.00
院感指导（次数）	Y县	0	26	0	/	−100.00
	F县	25	56	70	124.00	25.00
	D县	1	1	1	0.00	0.00
护理指导（次数）	Y县	35	182	207	420.00	13.74
	F县	31	71	97	129.03	36.62
	D县	144	288	72	100.00	−75.00
慢性病指导（次数）	Y县	−	−	−	−	−
	F县	316	452	1092	43.04	141.59
	D县	−	−	−	−	−

续表

指标	样本县	2016年	2017年	2018年	2017年增长率（%）	2018年增长率（%）
乡镇进修人员（人数）	Y县	13	15	32	15.38	113.33
	F县	43	102	101	137.21	-0.98
	D县	15	12	12	-20.00	0.00

注：F县仅统计第一医共体和第二医共体数据。D县2016年除上述数据外，还包括完善制度111项，疑难病例讨论96次；2017年，除上述数据外，还包括完善制度47项，疑难病例讨论40次；2018年完善制度132项，讨论疑难病例103次。Y县和D县均未对慢性病指导情况进行统计。

在与县域外省市医院合作中，1家县域外医院为Y县中医院在2017年开展了门诊坐诊100次，2017～2018年分别开展了诊疗规范培训150次和120次；2018年开展带教查房30次，2017～2018年免费接收县级进修人员5人和2人。7家县域外医院为F县人民医院在2016～2018年分别开展了门诊坐诊2688次、2330次和2635次，诊疗规范培训分别为31次、53次和71次，带教查房96次、154次和170次，手术示教28次、86次和137次，2017～2018年免费接收县级进修人员各6人，2016～2018年帮助其开展新技术、新项目数量分别为6个、10个、9个。3家县域外医院为D县人民医院2016～2018年开展的门诊坐诊次数分别为5421次、12 347次和20 141次，2018年开展诊疗规范培训25次，带教查房54次，护理指导12次。2016～2018年免费接收县级进修人员分别是14人、22人和28人。2家县域外医院与D县DQ医院（XS健保集团）在2016～2018年开展门诊坐诊次数分别为6793次、13 478次和14 976次，诊疗规范培训分别是19次、38次和43次，带教查房分别是71次、140次和156次，院感指导和护理指导分别均是24次、49次和54次，免费接收县级进修人员分别是5人、4人和9人。

F县人民医院与县域外的解放军总医院（以下简称301医院）、天津市环湖医院等医院合作，可独立操作肝动脉化疗栓塞术、食管支架植入术、静脉溶栓技术、介入治疗中的数字减影血管造影技术、下肢血管造影术、逆行胰胆管造影术、脑血管造影术、心脏冠状动脉造影术、心脏起搏器植入术等新技术。县域内，县级医院与乡镇卫生院共建科室，鼓励和扶持中心卫生院发展特色专科，鼓励县级医院专家及团队领办基层医疗卫生机构或具体科室。D县WK健保集团在县域外，由三级医院派驻省级专家帮扶心内科、骨科、神经外科等多个重点学科，提升县域专科、大病和急诊救治水平。县域内，该集团专家在基层坐诊指导、开设全科-专科联合门诊、专科工作室、康复联合病房；D县XS健保集团实施医共体临床科室垂直化管理，到2019年底，集团建立8个以上全专科联合门诊和专科医生工作室，设立慢性病、中医等专科，组织医疗急救技能演练，实施新技术和新项目准入制度。

（3）专科建设

2016年，在帮扶基层新建科室、联合病房及开展新技术，新项目方面，各地差别较大，数量也各有差别，Y县新建科室1个，联合病房0个。同期，F县新建科室9个，联合病房3个，D县新建科室12个，联合病房0个。2016～2018年，F县、D县开展的新建科室和联合病房呈现增长趋势。从新技术、新项目帮扶数量，Y县、F县和D县相对较好，Y县、F县逐年增长，D县在较高水平波动（表5-17）。另外，D县设置了全专联合门诊和专科医生工作室，前者在 2017 ～ 2018 年分别设置 4 个和 8 个，合计为 12 个，后者在 2018 年设置 9 个。

表5-17　2016 ～ 2018年样本县专科建设工作开展情况

指标	样本县	2016年	2017年	2018年	2017年增长率（%）	2018年增长率（%）
新建科室	Y县	1	0	0	−100.00	/
	F县	9	17	23	88.89	35.39
	D县	12	12	13	0	9.33
联合病房	Y县	0	0	0	/	/
	F县	3	11	18	266.67	63.64
	D县	0	4	5	/	25.00
新技术、新项目	Y县	6	11	12	83.33	9.09
	F县	14	27	30	92.86	11.11
	D县	40	23	30	−42.50	30.43

2016 ～ 2018 年，在与县域外省市医院合作中，和 Y 县中医院开展合作的 1 家县域外医院仅在 2018 年为该院新建了 2 个特色科室；同期，和 F 县人民医院开展合作的县域外医院为该院开展过新技术、新项目数分别是 6 个、10 个和 9 个；同期，和 D 县人民医院开展合作的 3 家县域外医院帮助该医院开展的新技术、新项目数分别为 2 个、10 个和 15 个；2 家县域外医院为 D 县 DQ 医院开展的新技术、新项目数分别是 3 个、7 个和 11 个。

（4）远程医疗

2016 ～ 2018 年，远程会诊、远程心电诊断和远程影像诊断开展数量差异较大，F 县和 D 县远程会诊呈现逐年增长趋势，D 县远程会诊增长较快且数量最大；远程影像诊断方面，F 县和 D 县均呈增长趋势；远程心电诊断方面，Y 县和 F 县仅在 2018 年开展，而 D 县在 2017 年就已开展，2018 年开展的数量增长了 12.86%。同期三县均没有开展远程临检项目和远程病理检查项目（表5-18）。

表5-18　2016 ～ 2018年远程医疗运转情况

指标	样本县	2016年	2017年	2018年	2017年增长率（%）	2018年增长率（%）
远程会诊	Y县	0	0	19	/	/
	F县	14	91	157	550	72.53
	D县	0	5447	16 369	/	200.51
远程影像诊断	Y县	0	0	585	/	/
	F县	0	5973	16 278	/	172.53
	D县	0	15 818	39 453	/	149.42

指标	样本县	2016年	2017年	2018年	2017年增长率（%）	2018年增长率（%）
远程心电诊断	Y县	0	0	1156	/	/
	F县	0	0	7545	/	/
	D县	0	1656	1869	/	12.86
远程临床检验	Y县	0	0	0	/	/
	F县	0	0	0	/	/
	D县	0	0	0	/	/
远程病理诊断	Y县	0	0	0	/	/
	F县	0	0	0	/	/
	D县	0	0	0	/	/

注：Y县2018年5月建成远程医疗，五大共享中心才建设完善；F县2016年6月至2017年间县人民医院实现与第一医共体中CJ镇、ZZ镇等6家乡镇卫生院的远程医疗连接工作；2017年6月22日县人民医院首次完成分院，即ZZ镇卫生院上传的CR影像；远程心电是2017年12月19日县人民医院首次完成审核报告工作；2019年6月第二医共体开始铺设远程心电设备；2017年开设远程影像与乡镇联网，开展远程读片业务。D县于2016年底建立远程医疗中心。2017年12月成立WK健保集团远程会诊中心，先期开通县人民医院、县中医院与LS镇卫生院、LD镇卫生院、FX街道社区卫生服务中心等成员单位，实施点对点、分时段等多种形式的远程会诊服务。

在与县域外省市医院合作中，Y县人民医院和1家县外省内医院开展了远程医疗工作，2016～2018年开展的远程会诊数量分别是10例、13例和2例，开展远程影像诊断分别是90例、225例和174例，开展的远程心电分别是1例、416例和400例。2017年开展远程教育活动13次，2018年开展远程病理诊断1356例。D县人民医院（WK健保集团）和2家县外省内及1家省外医院建立了远程医疗业务，开展远程会诊服务，省县乡一体，承担了全县基层医疗单位的放射诊断业务。2017～2018年分别开展了10例和5例远程会诊，2018年开展了远程影像诊断54例；D县DQ医院（XS健保集团）和2家县外省内医院开展合作，2016～2018年开展的远程影像诊断分别是56例、83例和112例。

5.3.5 县域医疗服务能力

（1）全科医生数量

从区域内年末全科医生数看，三县中，除Y县区域内年末全科医生数2016～2017年下降，而2017～2018年上升外，其余两县均呈上升趋势。从区域内年末每万人口全科医生数看，三县均呈现增长态势，其中Y县增长速度最快，D县次之，而F县最弱。从2018年每万人口全科医生数看，Y县和F县相等，而D县是前两县的2倍（表5-19）。

（2）手术例数及比例

从县级医院出院患者开展手术，特别是三、四级手术例数来看，三县均呈增长趋势；其中三、四级手术例数也同样呈现这种趋势，虽然增长比例大小不一。从所占比例看，2016～2018年Y县所占比例分别为11.01%、15.70%、22.18%，同期F县所占相应的比例分别为36.52%、41.19%、44.28%，D县所占相应的比例分别为10.21%、10.20%、

表5-19　2016～2018年样本县区域内年末全科医生数

指标	样本县	2016年	2017年	2018年	2017年增长率（％）	2018年增长率（％）
基层医疗卫生机构全科医生数	Y县	19	15	18	−21.05	20.00
	F县	94	106	114	12.77	7.55
	D县	85	90	93	5.88	3.33
每万人口全科医生数	Y县	0.4	0.9	1.4	125.00	55.56
	F县	1.3	1.35	1.4	3.85	3.70
	D县	1.8	2.1	2.8	16.67	33.33

12.41%。其中，F县和D县均开展了日间手术，D县的日间手术呈现增长趋势。

从乡镇卫生院开展的手术台次数来看，特别是一、二级手术例数及级别来看，2016～2018年，三县手术均大体呈现逐年增长趋势，D县均为一、二级手术，Y县和F县部分乡镇还开展了三、四级手术，其中2017～2018年Y县分别开展了三级手术61例和74例，四级手术分别为9例和8例。2016～2018年F县开展了三、四级手术分别2例、17例和266例。从乡镇卫生院手术台次数的比例看，2016～2018年Y县乡镇卫生院三、四级手术所占比例分别为0、5.62%、5.50%、F县相应的比例为0.11%、0.49%和7.43%，而D县相应比例均为零。Y县和F县虽然比例不高，但也说明通过县域医共体建设，部分乡镇卫生院的技术（手术）服务能力有所增强（表5-20）。

表5-20　2016～2018年样本县各类手术例数及比例情况

指标	样本县	2016年	2017年	2018年	2017年增长率	2018年增长率
县级医院手术台次数	Y县	6021	6382	7779	6.00	21.89
	F县	19 461	22 607	22 755	16.17	0.65
	D县	9405	10 936	13 905	16.28	27.15
三、四级手术台次数	Y县	663	1002	1725	51.13	72.16
	F县	7108	9311	10 075	30.99	8.21
	D县	960	1116	1726	16.25	54.66
县级医院日间手术次数	Y县	0	0	0	0	0
	F县	850	825	670	−2.94	−18.79
	D县	1062	1235	1893	16.29	53.28
乡镇卫生院手术台次数	Y县	1045	1246	1492	19.23	19.74
	F县	1757	3483	3581	98.24	2.81
	D县	107	132	154	23.36	16.67
一、二级手术台次数	Y县	1045	1176	1410	12.54	19.90
	F县	1755	3466	3315	97.49	−4.36
	D县	107	132	154	23.36	16.67

注：2016年Y县人民医院成员单位仅统计AX镇中心卫生院。2017年和2018年，与县人民医院合作的成员单位仅统计AX镇中心卫生院和SY镇中心卫生院。乡镇卫生院三、四级手术例数为乡镇卫生院手术台次数减去一、二级手术台次数。

5.3.6 运行效率

（1）医师服务效率

2016～2018年，从县级医院医师每日平均门急诊人次看，三县中，除了Y县在2017～2018年均有增长外，F县是先降后增，D县是先增后降；从基层医疗卫生机构医师每日平均门急诊人次看，Y县和F县在2016～2018年均有增长，D县逐年小幅下降。从具体数值来看，县级医院医师每日门急诊人次数远低于基层医疗卫生机构医师每日门急诊人次数。以2018年为例，县级医院医师每日平均门急诊人次数为4～6，D县最低；基层医疗卫生机构医师每日平均门急诊人次数为13～14，各样本县相差不明显。可以看出基层医疗卫生机构门可罗雀的现象有所改观，但D县出现连续小幅下降的现象值得重视（表5-21）。

表5-21 2016～2018年样本县各级医疗机构医师日均诊疗人次数变化情况

指标	样本县	2016年	2017年	2018年	2017年增长率（%）	2018年增长率（%）
县级医院医师每日平均门急诊人次数	Y县	4.31	5.42	5.49	25.84	3.57
	F县	5.08	4.41	5.06	-13.19	14.74
	D县	4.81	6.21	3.68	29.11	-40.74
基层医疗卫生机构医师每日平均门急诊人次数	Y县	11.40	12.58	13.93	10.35	10.73
	F县	9.5	11.7	13.5	23.16	15.38
	D县	15.33	15.12	14.10	-1.37	-6.75

（2）床位使用率

2016～2018年，从县级医疗机构病床使用率看，Y县县级医疗机构病床使用率由2016年的99.57%下降至2018年的89.30%，基层医疗卫生机构病床使用率由2016年的77.99%下降至2018年70.79%；F县县级医疗机构病床使用率由100%下降至96.93%，基层医疗卫生机构由65.93%下降至2018年的65.71%；D县县级医疗机构病床使用率由2016年的108.14%下降至2018年的96.35%，基层医疗卫生机构由19.17%上升至2018年24.32%，由此可以看出，三县县级医院的病床使用率均呈现下降趋势，基层医疗卫生机构除了D县呈现上升趋势，其余的县也均呈下降趋势。从具体数值看，Y县和F县基层医疗卫生机构病床使用率相对较高，而D县虽然呈逐年增长，但病床使用率仍然较低，显示D县有很大的患者下沉空间（表5-22）。

表5-22 2016～2018年样本县医疗机构病床使用率情况（%）

指标	样本县	2016年	2017年	2018年	2017年增长率	2018年增长率
县级医院病床使用率	Y县	99.57	102.23	89.30	2.67	-12.65
	F县	100.00	94.83	96.93	-5.17	2.21
	D县	108.14	106.08	96.35	-1.90	-9.17

续表

指标	样本县	2016年	2017年	2018年	2017年增长率	2018年增长率
基层医疗卫生机构病床使用率	Y县	77.99	62.60	70.79	-19.73	13.08
	F县	65.93	69.54	65.71	5.48	-5.51
	D县	19.17	22.20	24.32	15.81	9.55

（3）平均住院天数

2016～2018年，从县级医院患者平均住院天数看，三县中除Y县每年均有小幅增长外，F县稳中有升，D县先升后降，但大体保持相对稳定。从基层医疗卫生机构患者平均住院天数看，Y县逐年下降，F县逐年上升，D县先升后降，呈现一定的波动（表5-23）。

表5-23　2016～2018年样本县医疗机构住院患者平均住院天数变化情况

指标	样本县	2016年	2017年	2018年	2017年增长率（%）	2018年增长率（%）
县级医院患者平均住院天数	Y县	7.28	7.54	7.77	3.57	3.05
	F县	6.72	6.72	6.94	0.00	3.27
	D县	7.42	7.49	7.47	0.94	-0.27
基层医疗卫生机构患者平均住院天数	Y县	5.70	5.37	5.18	-5.79	-3.54
	F县	6.48	6.72	6.74	3.70	0.30
	D县	6.98	7.55	6.62	8.17	-12.32

（4）次均住院费用

2016～2018年，从县级次均住院费用情况看，三县增幅均呈上升趋势。从具体数值看，D县次均住院费用最高，F县次之，Y县最低；同期，从基层医疗卫生机构次均住院费用情况看，三县均呈先升后降趋势，从具体数值看，D县最高，F县次之，Y县最低，但F县和Y县相差不大，这可能跟经济发展程度有关（表5-24）。

表5-24　2016～2018年样本县次均住院费用情况

指标	样本县	2016年	2017年	2018年	2017年增长率（%）	2018年增长率（%）
县级医院次均住院费用（元）	Y县	3112.13	3408.08	3459.05	9.51	1.50
	F县	5452.54	5474.45	5590.24	0.40	2.12
	D县	6748.00	6907.35	7480.16	2.36	8.29
基层医疗卫生机构次均住院费用（元）	Y县	1101.87	1196.92	1181.56	8.63	-1.28
	F县	1170.35	1361.40	1241.10	16.32	-8.84
	D县	2402.59	3003.39	2373.20	25.01	-20.98

（5）门急诊次均费用

2016～2018年，从县级医院次均门急诊费用看，三县中，除Y县呈现先降后升外，F县和D县均呈逐渐上升趋势。从具体数值看，2018年，F县次均门急诊费用最高，D县次之，Y县最低；从基层医疗卫生机构次均门急诊费用看，除Y县呈现先升后降外，F县和D县均呈逐渐上升趋势（表5-25）。

表5-25　2016～2018年样本县次均门急诊费用情况

指标	样本县	2016年	2017年	2018年	2017年增长率（%）	2018年增长率（%）
县级医院次均门急诊费用（元）	Y县	180.36	158.72	165.70	-12.00	4.40
	F县	130.88	237.66	254.51	81.59	7.09
	D县	172.04	177.70	236.21	3.29	32.93
基层医疗卫生机构次均门急诊费用（元）	Y县	47.42	52.97	51.58	11.70	-2.62
	F县	75.86	94.94	95.61	25.15	0.71
	D县	60.08	64.14	80.14	6.76	24.95

（6）百元固定资产医疗收入（不含药品收入）

2016～2018年，从百元固定资产医疗收入情况看，Y县和F县的百元固定资产医疗收入（不含药品收入）中县级医院大致呈下降趋势，基层医疗卫生机构呈增长趋势，而D县的县级医院和基层医疗卫生机构均呈递增趋势（表5-26）。

表5-26　2016～2018年样本县百元固定资产医疗收入（不含药品收入）情况

指标	样本县	2016年	2017年	2018年	2017年增长率（%）	2018年增长率（%）
县级医院百元固定资产医疗收入（元）	Y县	61.09	52.47	39.58	-14.11	-24.57
	F县	140.71	128.06	129.42	-8.99	1.06
	D县	76.71	79.15	88.07	3.18	11.27
基层医疗卫生机构百元固定资产医疗收入（元）	Y县	47.94	60.03	52.59	25.32	-12.39
	F县	88.80	114.37	112.15	28.80	-1.94
	D县	69.29	73.54	94.43	6.13	28.41

（7）百元医疗收入消耗卫生材料（不含药品收入）

2016～2018年，三县中F县和D县的县级医院和基层医疗卫生机构的百元医疗收入消耗卫生材料（不含药品收入）均呈缓慢增长趋势，而Y县呈现出相反趋势（表5-27）。

表5-27 2016～2018年样本县百元医疗收入消耗卫生材料

指标	样本县	2016年	2017年	2018年	2017年增长率（%）	2018年增长率（%）
县级医院百元医疗收入消耗卫生材料费用（元）	Y县	24.96	19.55	17.44	-21.67	-10.79
	F县	18.98	20.90	24.12	10.12	15.41
	D县	21.41	22.34	24.09	4.34	7.83
基层医疗卫生机构百元医疗收入消耗卫生材料费用（元）	Y县	19.74	15.85	15.62	-19.71	-1.45
	F县	17.99	21.66	21.90	20.40	1.11
	D县	21.49	23.61	24.81	9.87	5.08

5.4 分析与讨论

5.4.1 签约服务和健康管理效果初显，但尚有较大的增长空间

家庭医生签约服务是强化基层医疗卫生服务网络功能，落实分级诊疗的基础性任务，对社区首诊、定点就诊、分级诊疗等政策目标的实现具有重要的促进作用（佟欢，2013）。从签约服务情况看，无论是整体签约率，还是重点人群签约率，三个样本县大体呈现增长趋势。其中，重点人群的签约率均显著高于家庭医生签约率。这说明强化对于重点人群的签约服务工作取得了较大的成绩。不过，分县域比较，D县的重点人群签约率2016年处于高位，为78.50%，此后两年逐年下降，可能表明该县履约服务质量并没有得到服务对象的认可，从而导致数据的波动。这提示提高居民签约服务的获得感可能是基层医疗卫生机构服务的综合改革方向，而促进县级临床医师参与基层签约服务团队并根据团队分工落实签约服务质量保证非常重要。从当年效果看，以2018年为例，Y县家庭医生签约率最高，而F县重点人群签约率最高，这表明两县在提高家庭签约服务对象上的工作侧重点不同。

家庭医生签约服务状况与实现健康管理的连续性和有效性相关联，也与县乡两级医疗机构医师对这项工作的支持密切相关。2016～2018年除D县在高血压患者血压控制率、糖尿病患者血糖控制率上增幅较大外，三县在老年人健康档案管理率、高血压患者规范管理率和糖尿病患者规范管理率上呈现相对稳定水平，增减幅度大多不超过10%，但Y县高血压患者规范管理率和糖尿病患者规范管理率呈现逐年下降态势必引起重视。不过从当年效果看，以2018年为例，Y县老年人健康档案管理率、高血压患者规范管理率、血压控制率和糖尿病患者血糖控制率最高，F县仅糖尿病患者规范管理率最高，而D县在上述所有指标上的比例均最低，这与家庭签约服务状况呈现一定相关关系。从健康档案建档率看，三县电子健康档案建档率都维持在高位水平，这提示电子健康档案的应用已经达到较高水平。不过从健康档案使用率看，同期，三县虽然呈现逐年增长态势，但相比而言，F县健康档案使用率最高，其电子健康档案中有动态记录的比例一直维持最高水平。从当年实施效果看，以2018年为例，F县电子健康档案使用率最高，Y

县最低。这说明F县在保持电子健康档案的适时更新方面做了大量的工作，有利于通过信息化落实健康管理，做实健康评估工作。

5.4.2 分级诊疗取得了积极成效，但离目标实现仍任重道远

分级诊疗制度的核心要义可以概括为基层首诊、双向转诊、急慢分治、上下联动，并不是对医疗机构的简单分级。因此有学者认为，分级诊疗并不是一项制度，而是医疗卫生体系合理有效运行的结果（高传胜等，2019）。基层首诊是分级诊疗的第一步，患者的门诊及住院流向基本体现了患者选择就诊机构的偏好，可以间接体现基层就诊建设情况。数据显示，三个样本县的基层就诊量大体呈增长态势，虽然F县2018年基层住院人数稍有下降，但仍高于2016年水平，这些变化趋势与分级诊疗的政策目标相符。分析基层服务量增加的原因，可能是县级医院下派人员进行门诊坐诊、带教查房等业务帮扶，提升了乡镇卫生院的某项专科医疗能力。既往相关研究中提示此种方式可能带来的隐患，即医共体通过对基层医疗卫生机构的管辖扩张实现垄断，县级医院提供的专科服务帮扶逐步促使乡镇卫生院转型为其下属的专科分院，从而限制乡镇卫生院的全面发展（赵敏捷，2019）。D县基层住院人数2016～2018年持续增长，可能说明医共体的实施促进了住院患者的乡镇分流。但由于基础数据很低，即使获得较大比例的增长，但其占据总住院量的相对比例仍然很低，可见政策干预虽然对基层医疗卫生机构产生了一定效果，但尚未扭转基层医疗卫生机构服务能力薄弱的局面。总体来看，距离2015年《国务院办公厅关于推进分级诊疗制度建设的指导意见》中提出的到2017年，试点基层医疗卫生机构诊疗量占总诊疗量比例≥65%这一目标仍有一定差距。从县级医院就诊量看，无论是门急诊量还是住院量，2018年Y县、F县均有较高增幅，D县三年间虽略有减幅，但其门急诊量和住院量占比始终为三个样本县中的最高者。这说明县级医院在落实县域外患者回流等方面的作用明显。不过从县乡相对增幅情况看，县级医院增长速度明显高于基层医疗卫生机构的增长速度。这表明在"总额预算""分灶吃饭"的形势下，县级医院在床位使用率和门诊服务饱和前，仍然有意愿不断"循环扩大"服务数量，重走单体资源扩张和规模扩张的老路。

从县内双向转诊情况看，三个样本县的政策运行均逐渐显效，县乡医疗机构间的转诊大体呈增长态势，虽然Y县乡镇卫生院在接纳上级医院下转例数在2017年大幅下降，但在2018年迅速回升反超前期数据，可能与相关制度及政策的完善与落实有关。从三级医疗机构与县级医院之间的双向转诊情况看，相较逐步增长的上转量，三级医院下转比例有所放大，但始终在极低水平上徘徊。从区域角度看，转上容易转下难的困境仍未得到明显改变，主要原因包括患者对基层医疗卫生机构不信任、过度依赖并滥用大型公立医院的医疗资源、转诊医院对核心利益流失的担忧等。分县域进行比较，各县域转诊比例差异悬殊，无论是县乡医疗机构间还是县外转诊，D县上、下转比例在三县中持续居于首位，然而其极高的县乡间转诊比例是建立在极低的基层医疗卫生机构住院人数的基础之上，这表明其基层医疗卫生资源仍然被大量浪费，需要进一步整合及利用。

5.4.3 就诊费用流向和医保基金流向局部趋于合理，但基金外流的趋势尚未根本扭转

从门诊费用总额分布看，除Y县县级医院在2016～2017年有所下降外，三个样本

县各级医疗机构收入呈现增长趋势。从所占比例看，各县县级医院收入增长比例总体呈现下降趋势，基层医疗卫生机构总体呈现增长趋势，但年度增长不够稳定。整体来看，门诊收入结构出现向基层流动的变化。从住院费用总额分布看，三个样本县的县级医院和基层医疗卫生机构住院收入均以较快速度增长。从所占比例看，县级医院均占有主要比例，Y县县级医院增长比例呈现下降态势，而基层医疗卫生机构所占比例呈现缓慢增长趋势；F县县级医院所占比例呈现增长趋势，而基层医疗卫生机构呈下降态势；D县县级医院住院费用总额占绝对比例，基层医疗卫生机构住院费用所占比例虽有增长，但以较慢的速度递增，这提示在加强乡镇卫生院服务能建设的同时也要注意如何降低县级医院对基层患者的虹吸作用。

医保经济杠杆作用在我国各地推进县域医共体建设过程中均起到重要作用，期望通过结余留存、合理分配的医保基金支付方式，激励医共体内部协作共赢，促进优质医疗资源下沉，标准化和优化县域整体医疗卫生服务水平（刘昭等，2021）。医保基金支出可在一定程度上反映医共体建设效果。总体来看，三县医保基金总支出稳定增长，主要在于住院部分支出涨势不减。同时，县外医保基金支出稳中有升，主要也是因为住院医保基金占比高且持续增长，可以认为目前的医共体建设尚未起到将病源和资金留在县内、沉到基层的效果。通过实地调研总结原因：一是县内外报销比例差距小，医保杠杆力度不足；二是地理交通因素，患者就医选择多；三是患者医疗服务需求期望提升，不满足于县级医院水平。县外医保基金的流失将会制约医共体医疗业务和新技术、新业务的发展。

从各级医疗机构基金支出看，虽然县级基金支出有上涨，但从占比来看，三个样本县均得到或多或少的控制，主要在于门诊医保基金流向的改变，尤其以2018年Y县县级医保基金支出降低和基层医疗卫生机构基金支出的增长最为显著，然而基层医疗卫生机构门急诊人次数增幅与之不匹配，可以认为基层医疗卫生机构医保基金支出的增长不仅源于服务量的增加，还可能因为疾病诊治难度提升、基层检验检查服务种类增加等。分县域进行比较，各样本县基金流向成效不一，其中以Y县改变最为显著。然而，总体来看，医保基金仍然是以县级支出为主，存在高比例的县域外流，要打破当前的格局，需要多管齐下改变医保基金流向，利用医保杠杆等手段控制医疗成本，提升县域医疗服务能力，提高资金使用效益及医疗服务质量，助推县域医共体建设（刘桔铭等，2021）。

5.4.4　对口支援和业务帮扶不同程度取得进展，但存在明显的地区、层级差异

三个样本县均开展了对口支援和业务帮扶以提升基层医疗服务水平，与县域外省市医院结成医联体对县级医院进行帮扶，但力度、侧重点不同，变化情况也各有差别。相比较而言，F县和D县选派临床医师、护士和管理人员均多于Y县，而D县相对好于F县。从开展业务类别上看，各县开展的门诊坐诊、带教查房、乡镇人员进修培训等数量不同程度增长，在诊疗规范培训、院感指导、护理指导等方面出现分化，如在诊疗规范培训方面，F县稳中有降，D县持续增长，Y县持续减少，这说明业务帮扶工作整体上取得进展，但个别县也出现增长乏力乃至负增长，业务发展的可持续性不强。这一现象在新建科室和设置联合病房方面也呈现较大的差异，其中，F县在这两项内容上均显

示较强的增长势头，D县缓慢增长，而Y县仅在2016年开展了此项工作，2017～2018年却没有开展，工作不持续。在开展的新技术、新项目上，三县均有所增长，有利于发挥带动提升基层能力的作用。2018年，以Y县人民医院帮扶的SY镇卫生院和LX镇卫生院为例，在长期驻扎帮扶及组团帮扶、指导下，该院外科能力建设得到很大提高，能独立开展腹腔镜下胆囊切除术、腹腔镜下阑尾切除术、下肢大隐静脉高位结扎术、腹股沟疝无张力疝修补术、浅表静脉剥脱术、锁骨骨折内固定切开复位、跟腱断裂吻合术等，LX镇卫生院在内分泌患者的诊疗能力、影像学诊断方面得到较大提高。

在县外合作方面，虽然Y县仅与2家省外医院进行合作，但三年间开展工作较为稳定。F县对口支援以下派临床护士和慢性病团队为主，重点提升基层慢性病、老年病和康复期的健康管理能力；在业务帮扶方面广泛开展，且力度较大，目前未见明显减少趋势；与县外医院的合作也呈稳步增长态势，但主要在业务帮扶方面，没有为县级医院开展专科建设工作。D县稳步开展县内帮扶，自从2017年正式开展医共体建设以来，临床医师、临床护士等人员下派成倍增加，门诊坐诊、诊疗规范培训及带教查房也在快速增长，同时着力于与县外省内医院进行合作，推动力度大，涉及专业广泛。对口支援和业务帮扶能在短时间内显著提升基层医疗服务水平。以D县为例，2018年1～11月医共体成员单位开设床位140张，同比增长32个百分点，基层手术量同比增长61%（贾梦等，2020）。同时，发挥第三方机构诊断作用，建立影像、心电、检验、消毒供应等区域中心，开展"基层检查、上级诊断"的有效模式，提高优质医疗资源的可及性和医疗服务整体效率，远程医疗对解决基层偏远地区人民群众看病就医难问题发挥重要作用。虽然三个样本县远程医疗各项目开展数量差异较大，但还是呈增长趋势。值得注意的是，同期三县均未开展远程临检诊断和远程病理检查项目。研究表明，检验、运标成本高，难以突破物理距离，因此各地开展均存在较大障碍。在与县域外省市医院远程医疗合作中，三县中以Y县开展的工作最为丰富，可能与Y县地处偏远、远程医疗应用价值高有关；D县虽开展工作，但例数少。目前，与西方发达国家相比，我国远程医疗起步较晚，远程医疗开展的限制因素仍然较多，除法规与制度的空缺外，对基础设施与技术的要求也较高，在以市场为导向的背景下如何为远程医疗提供广泛应用的支撑动力也是一大问题（徐健，2021）。

5.4.5 县域医疗服务能力均得到提升，但县乡能力增长差距仍然较大

提高基层医疗卫生服务能力是分级诊疗是否能落实家庭医生签约服务，贯彻落实以基层为重点的新时期卫生与健康工作方针的关键之一。区域内年末全科医生数除Y县略呈下降之外，其余均呈上升趋势。从每万人拥有的全科医生数看，除D县外，Y县和F县的比例仍未达到国家2020年乡镇卫生院每万人有2名及以上全科医生执业的标准。这说明尽管医共体工作整体上取得了积极进展，但基层全科医生的短缺效应仍然比较明显，这将制约基层服务能力的提升，需要进一步加大全科医生的培养力度，并提高上级医院对基层医疗卫生服务能力的帮扶力度。

从三、四级手术看，三县县级医院此类手术例数及比例呈现增长趋势，且基层医疗卫生机构对一、二级甚至三级手术的开展足以证明其医疗服务能力的增强。这说明无论是县域总体服务能力，还是结构性服务能力，如县级医院三、四级手术比例等都得到提

升，改变了县乡医疗机构由原来的抢患者向两级机构阶梯型差异化的功能转变。但目前三县县级医院仍然均以一、二级手术为主，说明试点县整体服务能力还不高，部分县级医院技术服务功能转型尚未开启，进一步纵向整合医疗服务资源、降低医疗拥挤成本已成当务之急。县域医疗机构之间的功能转换，特别是技术功能的优化还需要加强。这种情况说明，支持县域医共体改革，必须同步提升县级医院大病救治能力和基层医疗卫生机构基本诊疗能力，巩强项、补短板、强弱项，逐步夯实实施医共体的基础条件。县级医院自身也要主动出击，借力打力，对外切实与区域上级优质医疗机构开展合作，对内切实要加强内涵建设，优化服务功能结构。基层医疗卫生机构的服务能力要错位发展，进一步加大财政投入力度，从硬件（基础设施、设备）达标、软件（主要是全科医生等人力资源供给和使用）"造血"、帮扶激励等多个路径同频共振，提高常见病、多发病的诊疗能力，夯实完善医防融合模式，不断创新服务方式，协同县域内各方卫生资源夯实健康阵地，筑牢新时期紧密型县域医共体发展的基石。

5.4.6 运行效率不同程度取得了改善，但尚未形成稳定、优质的正面循环

建立医疗资源纵向整合和分工协作机制，目的在于解决卫生服务供给侧结构性矛盾，提升区域内医疗资源配置和使用效率（袁波英等，2020）。评价医共体建设过程中运行指标的变化，研究发现，总体而言，基层医疗卫生机构医师每日平均门急诊人次维持在13～14人次，基层医疗资源使用率有所提升，而县级医院医师每日平均门急诊人次相对不高。病床使用率的变化趋势表明县级医院过饱和的状况有所改善，而Y县和F县基层医疗卫生机构病床使用率大体在62%～77%波动，D县基层医疗卫生机构病床使用率虽然仅占住院率的两成左右，但趋势是使用率在逐渐增加，说明D县基层住院服务能力也在增长，呈现积极变化。平均住院天数起落不大，可以认为与近年来各样本点对平均住院日的控制成效有关，而县级次均住院费用的适度增加可能也显示与县级医院收治的住院病种的难度系数有关，部分原来需由县级医院诊治的较轻微常见病、慢性病和多发病患者通过医共体建设分流至基层。从基层医疗卫生机构次均住院费用增速看，三县均呈现先增后降现象，可能也显示基层诊疗服务能力有所增强，但费用并没有出现持续增加的现象。可见目前各地取得了初步成效，这种良好的趋势为整合医疗服务体系和分级诊疗的进一步深入建设提供期望和动力。从费用控制角度来看，三个样本县中，Y县有效控制了医疗成本的不合理增长，调查的三年间百元医疗收入消耗卫生材料持续下降，而其余两县则呈现出相反的趋势。反映居民疾病经济负担并没有减轻，医保基金使用结构和效率均不合理。同期Y县百元固定资产医疗收入有所下降，可能与基础建设的大力投入有关。这一现象提示，在进行卫生规划时，应当因地制宜地分析居民对各级医疗机构的可及性和倾向，减少投入冗余，以期提高卫生资源的配置效率。

总体而言，从不同指标表达信息的差异化可以看出，三个样本县的整合医疗服务体系建设虽然取得了一定成效，但都尚未步入稳定、优质的正向循环路径，如何巩固现有成效，弥补漏缺，需要分析各地人口、地理、经济等环境因素，以及具体的服务利用情况，以便采取更加精准的服务供给政策策略。

| 第6章 | 上下联动、衔接互补的医疗服务评价指标体系构建研究 |

健全上下联动、衔接互补的医疗服务体系是衡量我国医疗服务体系建设的关键环节。分级诊疗服务体系建设的目标是建立"基层首诊、双向转诊、急慢分治、上下联动"的新机制，这也成为我国医改的重点发展方向。评价指标体系作为服务体系建设和评价的前提和基础，也成为学界研究的热点。随着分级诊疗政策的推进，分级诊疗模式深入发展，我国医疗服务体系建设不但需要建立上下联动机制，更需要在衔接互补指标上寻求过程和结果的突破，因此亟须在指标内涵、发展方向上明确更加科学的目标指向和内容边界。但目前学界并没有建立一套上下联动、衔接互补的医疗服务指标评价体系，只有少数研究文献触及上下联动指标，更少的文献涉及衔接互补指标，极大地影响了对分级诊疗服务体系进行客观、科学和系统的综合评价与全面监管。因此，本研究综合学术文献，在回顾我国区域医疗服务体系发展及其评价历史的基础上，利用德尔菲法、层次分析法等，构建一套上下联动、衔接互补的医疗服务评价指标体系，为进一步科学分析和评价县域医共体、区域医联体的合作状态和效果，指导新医改的发展提供更加精准有效的评估工具。

6.1 我国区域医疗服务体系建设及其评价的历史回顾

医疗服务提供系统一向被临床专家和卫生管理学者视为一个十分复杂、需要不断调整的大系统，每个阶段医疗卫生服务体系的发展也打上了鲜明的时代烙印（Richard B et al，2006）。从历史演进的视角观察，我国医疗服务体系不同医疗机构的合作发展先后经历了计划经济时期三级医疗预防保健网络的建立、市场机制介入初期不同医疗机构联合发展的探索以及新医改实施后政府主导逐步推动的一体化发展等多个阶段。特别是随着整合医疗在我国的兴起，碎片化、分散式的医疗服务体系逐步经过调整和转型，最初不同医疗机构进入分工协作连接发展，再很快转到上下医疗机构的协调联动发展，最近几年已转向体系融合的整合发展时代。与此相应，对医疗服务体系的评价也随着发展阶段的不同体现不同建设目标下的政策价值观导向差异。

6.1.1 第一阶段（新中国成立至20世纪80年代初），纵向医疗机构分工合作的早期尝试——农村三级医疗预防保健网络

20世纪50年代，在"面向工农兵、预防为主、团结中西医、卫生工作与群众运动相结合"的卫生工作方针指导下，建立了城乡三级预防保健网，以把卫生工作的重点放在预防和消除传染病上，同时兼顾基本的医疗救治功能。1950年，第一届全国卫生工作

会议下发了《关于健全和发展全国基层卫生组织的决定》，政府分别设置县、区医疗卫生机构。在城市医务人员上山下乡开展巡回医疗的过程中，一大批农村私人医生得到培训和指导，为建立农村基层医疗服务网络打下了较好的基础。随着 20 世纪 50 年代中期农业合作化运动的发展，大部分个体开业医生和半农半医人员进入由农业社社员和农村卫生人员共同集资成立的农业生产合作社保健站。1958 年随着人民公社的建立，依托农村集体经济组织，政府将公营的区卫生所和乡办的保健站进行整合，合并为公社医院，将联合诊所和村保健站变成生产大队卫生室，形成了以人民公社为中心的农村基层卫生组织网。1965 年 6 月 26 日，毛泽东提出的"把卫生工作的重点放到农村去"的号召进一步促进政府的卫生财政支出向农村倾斜。1969 年，全国农村广泛推行的合作医疗制度为农村居民提供了最基本的医疗保障。由于合作医疗采取社区筹资方式，生产大队本着以收定支的原则，将患者的基本医疗补偿重点和公共卫生服务提供均定位在乡村两级医疗卫生机构，只有大病患者需要通过协作转到县级以上医院，更严重的疾病和疑难杂症被转往城市大医院。这样大队卫生室提供更多的是预防保健和少部分医疗服务。"赤脚医生"通过分片负责所属村民的预防保健和医疗工作，采取走乡串户的服务模式，与当地居民建立了良好的信息沟通机制和充分的信任关系，起到了基层首诊服务的"守门人"作用和患者转诊的引导角色。当时我国计划经济色彩鲜明，三级医疗机构功能分工、上下协调和相互支援职责明确，各级政府间的配合与协作比较默契，政府通过严格的价格管制及对三级医疗机构的补助，基本不存在供给诱导需求的土壤（魏来，2014）。这样以县为基本单位，县、乡、村三级卫生机构为功能连贯、人才接续的节点，构成了底座庞大、顶尖窄小、中间枢纽贯通型的、具有中国特色以预防为主的农村三级医疗卫生服务保健网络（张勇等，2004），促成了"小病不出村，中病不出社，大病不出县"的无病预防、疾病分治的分工分级与转诊诊疗的有序就医格局。

计划经济时期形成的农村三级医疗预防保健网络因其低廉的价格、遍布农村各地的"赤脚医生"及传统的合作医疗这种低筹资的社区保障制度的有机结合基本解决了广大农村缺医少药的服务难题，受到广泛的社会好评。但可能由于农村三级医疗预防保健网络正处于构建阶段，再加上当时我国统计评估制度不健全和学术数据库的缺失，现存的评价文献非常稀少，仅有的评价也只是散见于相关文献当中，且更多是一些定性评价甚至是评论。最典型的评价就是将三级医疗预防保健网络、合作医疗制度和"赤脚医生"看作是当时我国农村卫生工作的"三大法宝"。其中合作医疗曾被世界银行和世界卫生组织称为"发展中国家解决卫生经费的唯一范例"。少数的定量评价仅触及医疗服务利用相关指标统计数据的变化描述。如 1956 年，国家卫生部将药品加成费减少 30%，手术费减少 60%，接生费和普通挂号费分别减少 50% 和 30%。1958 年和 1966 年，医疗价格又进一步降低。

从公共服务提供的角度看，第一阶段我国正处于非常典型的计划经济时期，在当时财力比较薄弱及较强的预算财政约束下，政府作为社会公正的代表，中央政府的卫生政策秉持"公平公正"的价值观，以"低水平、广覆盖"的公共服务提供理念开启了新中国成立后的全国医疗卫生资源配置和医疗机构设置规划，以尽可能为国民提供最低程度的基本医疗卫生服务，政策的主要目标导向关注公共价值和公共利益的改善。由此，公平公正成为这一时期卫生服务体系评价的重要维度和价值导向。具体来讲，对农村三级医疗预防保健网络的评价研究更多考虑到服务提供的可及性、公平性和医疗保障的覆盖率、医疗费用降低等，同时在此基础上，考虑一定的效率指标，如投入产出比等，从成本控制的角度看，就是关注如何以较低成本提供更高效益的产出水平。这在当时低筹资水平下，医疗服务体系的目标功能与"无病早防，有病早治，逐级转诊"等疾病计划管理是高度一致，也是坚决贯彻当时国家卫生工作方针的结果。不过由于缺乏严格意义上的系统评价框架，尽管建立了较为完整的农村三级医疗预防保健网络，学术界却并没有对医疗机构的分工合作进行过系统的指标评价，有限的评价指标也多局限于财政投入、医疗成本降低等少数政策实施效果上，难有现代意义上完善的医疗卫生服务评价指标体系的研究结果证据。

6.1.2 第二阶段（20世纪80年代中期至21世纪10年代中期），分级诊疗服务体系的初期孕育——医联体模式的兴起和发展

1978年改革开放之后，我国医疗服务体系的市场化改革导致农村三级医疗预防保健网络断裂，自由择医政策出台（计光跃，2016）。随着医疗市场的分化，公立医院和基层医疗卫生机构的能力差距不断加大。20世纪80年代中期，在经济体制"改革、创新、开放、搞活和打开门户、打破封锁"的基本方针影响下，出于自愿互利的原则，在政府行政部门的引导下，辽宁省沈阳市铁西区于1984年探索成立了第一医疗协作联合体。1985年哈尔滨医科大学附属第一医院也成立了医疗联合体，涵盖从市、区到街道卫生院等数十个单位。这些医联体打破了部门行政隶属关系和地区条块分割的所有制界限，开创了我国医联体自发探索的先河。在连锁经营和集团化的理念下，20世纪末和21世纪初，我国很多城市的大医院开始组建"医疗集团"或"医院联合体"。1999年上海瑞金医院与5家医疗机构进行了跨地区、跨级别、跨部门的医疗资源重组，成立上海瑞金医院集团。2000年北京朝阳医院和朝阳区第二医院、中医医院、急救站、第三医院等以合作的形式共同组建合作型医疗联合体，成立了北京朝阳医院集团。不过由于政策不配套，目的不明确，医联体实施效果和进展很不明朗，甚至在实践中出于利益最大化考虑而寻求"强强联合"占领市场，造成突出的医疗垄断现象。2000年国务院经济体制改革办公室等部门发布的《关于城镇医药卫生体制改革的指导意见》首次提出促进医疗机构之间合理分工（王海旭等，2017）。2006年《国务院关于发展城市社区卫生服务的指导意见》明确指出"实行社区卫生服务机构与大中型医院多种形式的联合与合作"。这是自2003年严重急性呼吸综合征（SARS）暴发后，为应对卫生服务体系治理挑战，我国在医药卫生体制综合改革上作出战略调整，以改变传统的政出多门、多头管理现状，通过鼓励三级医疗卫生机构协作的价值引导实现传统生物医学模式向现代三维健康模式转变（刘继同，2013）。2009年4月，中共中央、国务院出台的《关于深化医药卫生体制改革的意见》（即"新医改"方案）明确提出"建立城市医院与社区卫生服务机构的分工协作机制"，再次强调三级医疗机构间加强协作的重要性，并正式将"分工协作"提到建立机制层面。之后，才真正出现谋求资源的共享利用，以提高医疗卫生服务效率为目的的协作模式。但因我国对分级诊疗探索起步较晚，医保支付方式改革滞后及利益分配机制迟迟未能建立，长期以来公立医院与基层医疗卫生机构之间职责分工不明，导致协作不力，甚至将合作演变成竞争的状态几乎没有显著改变（雷光和等，2013）。处于体系上、中、下端的医疗机构实力与地位悬殊，注定促成合作是较为复杂的系统工程。

这一阶段我国推动医疗机构之间的分工协作一开始主要是在卫生资源配置失衡、大型公立医院与下级医疗机构争抢患者及患者就医趋高等多重背景下，政府希望通过市场的自发力量开展以技术帮扶为主的分工协作，同时理顺双向转诊秩序，但因此却带来了市场力量的更大垄断。随着2009年新医改方案的出台，政府主要通过行政力量进一步推动医疗机构之间的分工协作，改革的主要内容集中在技术（技术、人才、设备、信息等）、管理方面的帮扶指导及双向转诊等医疗服务方面的协作，旨在提高资源利用效率，扩大服务供给范围，规范患者就医秩序等。2009～2015年，医联体模式以更加显性化的组织形式被赋予推动深化分级诊疗的使命加以推进。北京、上海率先试点，接着全国多地纷纷组建各种形式的区域医联体。学者们对医疗机构之间的评价也逐渐增加，评价视角更多集中于托管、院办院管、医疗集团等合作模式、紧密程度及其优劣上。定量评价更多聚焦对口帮扶的内容、数量、双向转诊及患者分流、等待时间、医疗费用等有限指标集合的数据变化上。陆琳等（2011）研究武汉市5家医院与23家社区卫生服务机构的协作效果，发现2007～2009年，社区卫生服务机构门诊人次提高，门诊次均费用下降，双向转诊上转、下转人次均上升。李明（2011）以北京大学人民医院医疗共同体为对象，研究发现共同体内患者就诊等候时间低于其他三甲医院等候时间，门诊处方费用也有所降低。赵丹丹（2008）对上海瑞金医院和原卢湾区中心医院的整合个案实施效果评估，发现被支援医院市场占有率提高，患者危重程度下降。在此期间，万晓文等（2012）立足行业领域，从联盟外部环境、联盟成员自身特性、关系特征和信息传递4个角度，拟定13个二级假设命题，构建了医院战略联盟绩效评价的理论模型。显然，这一阶段医疗机构之间正处于分工协作的试点阶段，评价多以实施效果为主，构建指标体系尚在少数，尚未真正触及比较系统的分工协作评价指标体系构建和实际运行效果评判。

总结来看，从公共服务的角度，这一阶段的前期服务体系在整合中主要依赖市场的力量走向分工协作，后期也通过了一定的行政化干预手段。20世纪80年代，为了克服当时行政效率低下，在市场经济的影响下，政府的卫生政策目标在于如何以更高的效率、较低的成本实现基本医疗卫生服务的提供。由于市场化改革的思路不断锁定公共政策的评价空间，医疗服务体系开启了以效率为中心的核心评价指标构建进程。不过，此时政府的卫生政策评价已由过去重视单个医疗机构的市场效率开始转重视医疗机构之间的"合作效率"。因为多年来的实践反复证明，单纯增加资源投入未必能达到提高居民预期健康产出的效果，究其原因，即在于高度割裂的医疗服务系统造成了资源的浪费。因此，这一阶段，政府对医疗服务体系的评价导向逐渐从以效率为主的市场价值导向转向以行政干预促进服务提供者合作的模式，"效率和公平"相关指标都被纳入指标设计的框架之中，但"效率崇拜"的市场势力仍然很强。不过，社会开始更多关注医疗服务体系提供的公益性问题，医疗服务市场也从供给主导向基于患者需求的方向转变，以患者为中心的理念开始慢慢渗透到指标体系的设置议程中，医疗服务体系政策的公益属性受到了决策者的关注。显然，这一时期的改革为后期推进分级诊疗的评价奠定了基础，构筑了根基。

6.1.3　第三阶段（21世纪10年代中期至今）紧密型医联医共模式的推进——区域分级诊疗服务体系的建设与深化

2015年3月《全国医疗卫生服务体系规划纲要（2015—2020年）》明确指出建立

"基层首诊、双向转诊、急慢分治、上下联动"的分级诊疗服务体系。同年4月，《关于推进分级诊疗制度建设的指导意见》提出以"强基层"为重点健全分级诊疗保障机制。2015年10月29日，《中共中央关于制定国民经济和社会发展第十三个五年规划的建议》提出要"优化医疗卫生机构布局，健全上下联动、衔接互补的医疗服务体系"。2016年7月，世界卫生组织和世界银行发布《深化中国医药卫生体制改革》的报告提出构建"以人为本的一体化服务（people-centered integrated care，PCIC）"，以明确我国医疗卫生服务供给链的价值导向。2016年10月，《"健康中国2030"规划纲要》提出构建整合型医疗卫生服务体系。2016年12月《"十三五"深化医药卫生体制改革规划》鼓励各地结合实际推行多种形式的分级诊疗模式。2017年4月《关于推进医疗联合体建设和发展的指导意见》提出"要以治病为中心向以健康为中心转变"。政策的变化体现了医疗卫生服务体系的建设目标已经不仅仅局限于纵向医疗机构之间的"上下联动"，还要促进这些"联动"能否真正为患者提供连续性、全方位、全周期的优质医疗卫生服务。在上下联动方面，根据资源整合模式的不同，出现了水平整合方向上的专科医院联盟、垂直整合方向上的医疗集团等变体；从实施效果和成员单位产权关系的紧密度来区分，还出现了紧密型、半紧密型和松散型的分类（孙涛等，2019；吴明等，2018）。由医联体发展而来的多种联动合作方式顺应了构建整合型医疗服务体系的国际趋势，但长期以来行政体制的束缚、医保激励作用缺失、协作机制的匮乏等多个因素导致纵向协作"联而不通"和"整而不合"的问题仍未有效解决。因此，自2015年以后的分级诊疗探索中，快速提升县域医疗卫生服务能力的整合模式——医共体模式呼之欲出。县域医共体建设"起源于安徽、拓展于山西、升级于浙江"（郁建兴等，2020），最终在全国呈现燎原之势。

这一阶段，出于对医疗服务体系建设的关注以及前期医疗机构开展分工协作带来的正向效果显现，我国医疗服务体系建设第一次从全国规划的顶层设计角度对分级诊疗制度做了比较详细的规定，明确了城市以医疗集团为主要模式、县域以医共体为主要模式向前推进。学者们开始用比较系统的评价方法对分级诊疗服务进行绩效评价。龙俊睿等（2016）在进行利益相关者分析的基础上，结合"结构-过程-结果"模型建立了医联体绩效评估的理论框架。后期他们将德尔菲法和层次分析法相结合，构建了治理结构、卫生资源投入、人员协作机制、资源共享等7项一级指标，以区别于传统的单个医疗机构绩效评估忽略了相关成本、费用及人群健康结果指标。汪彬等（2017）参考相关医院管理绩效考核体系的建立方法和卫生服务质量评估模型，以分级诊疗制度为背景，静态指标和动态指标两个层面，从硬件设备、管理与合作、影响环境、医疗服务、分级诊疗、人才培养和科研合作等7个维度建立了医联体绩效评价指标体系。江蒙喜（2018）从体系-机构-社会价值等维度构建了县域医共体改革效果的评价指标体系。

不过，由于在本阶段期初我国医联体的发展更多是响应政治任务而搭起"架子"，尚未在机制设计上建立包括医保支付方式改革和经济激励等导向性的利益分配支持政策在内的政策组合，再加上缺乏与医联体发展相配套的财政、价格等保障政策，医联体效果显现及其可持续性都面临挑战。鉴于此，紧密型县域医共体模式受到了广泛青睐。2019年，为切实加强县域医共体的持续发展，国家卫生健康委员会、国家医疗保障局等部门大力推进紧密型县域医共体政策试点，鼓励采取医保打包支付，实行总额预算、结余留用、超支不补或合理补偿的激励策略，以促进医共体从单纯的组织整合紧密转向利益共享紧密和组织整合紧密并存，以真正通过利益共同体来促进服务体系的整合协同。如今的紧密型县域医共体模式建设已渐渐趋于成熟，上下级医疗机构间协作关系更加密切。紧密型县域医共体的实践为构建整合型医疗服务体系积累了有益的经验。

刘雪薇等（2021）收集了安徽省阜南县历年的住院总费用、县域内外住院分布、住院补偿支出、新农合实际报销比、城乡居民实际住院补偿比等数据及相关政策文件，并进行描述性统计分析，发现县域医共体在改革初期，整体运行状况良好，住院费用增长得到有效控制，患者住院负担减轻，居民"看病贵"得到有力缓解，但持续性不强，后期出现回跌趋势。林建潮（2020）评价浙江省县域医共体建设某试点医院的综合改革实施效果，发现2018年医共体分院的门急诊人次及其总收入、出院人次及其总收入增长率均高于医共体总院，而门诊和住院次均费用增长率均低于总院，得出了县域医共体的建设提升了乡镇卫生院整体服务能力，推动了医疗卫生工作重心下移、关口前移的结论。彭博等（2022）从国家紧密型县域医共体绩效评价监测系统调取的2021年某省数据并选择5个指标作为条件变量，发现医保基金、全科医生和县域医共体建设的主导作用影响医共体的分级诊疗效果。

总结来看，从公共服务的角度，这一阶段我国加大了卫生资源的整合力度，特别是组织整合力度的加大，"合作"成为医疗服务体系建设的高频词。随着分级诊疗政策的推进，通过合作提高资源的使用效率，特别是管理统一、资源下沉、双向转诊和预防前移等重要分级诊疗目标进入到医联体和医共体的评价指标体系当中。同时围绕"三医联动""医防融合"等改革热点，治理、政策、资源等的上下联动改革逐渐进入决策议程。随着以诊疗为中心向健康为中心的理念转变，医疗服务体系的指标考核体系也呈现多元化和丰富化特点，"服务能力提升""管理效率改进""双向转诊有序""健康价值提升和良好体验"等改革目标在服务评价体系设计中被体现出来，评价体系涵盖了结构、过程和结果等一体化相关指标体系。"人民至上、生命至上"的卫生服务价值理念也在不断嵌入医疗服务体系，为保障公立医院的公益性实现提供了有效的价值方向引领。

从我国现有的改革实践来看，紧密型县域医共体、城乡医联体是我国尝试构建整合型医疗服务体系的具体实践，目前的医联体发展已进入"深水区"（袁浩文等，2020）。随着整合程度的加深、"三医联动"的加强、信息化共享程度的提升等多重因素配套，纵向联动机制运转顺畅，医疗卫生服务体系中不同层级医疗机构基于机构间的利益共享开展纵向协作和协同服务，以患者为中心的服务理念逐渐深度融入医疗服务体系评价的"血液"中，向优质高效的整合型医疗服务体系迈进。事实上，整合医疗更多是针对某种或某些疾病管护和诊疗，通过整合和协调不同部门和专业人员参与协同或协调服务，向患者或目标人群提供以人为本、量体裁衣、系统连续的医疗卫生服务，这也是分级诊疗的核心策略设计，是深化医改、实现健康中国战略目标的终极导向（钟小红等，2019）。目前，上下联动已逐渐成形，不过更多是基于"三医联动"的机械表达，关于上下联动的概念内涵仍缺乏系统性和先进性的评价。而关于不同医疗机构之间联动的结果更多以传统的双向转诊、基层服务能力提升等作为评价依据，无法体现医疗服务体系"衔接互补"的丰富内涵。事实上，"上下联动"与"衔接互补"本身都是医疗服务体系的逻辑关联，"上下联动"是因，"衔接互补"是果；"上下联动"是策略，"衔接互补"是目的；"上下联动"的成效需要"衔接互补"来检验，"衔接互补"的成效需要"上下联动"来助推。因此健全上下联动、衔接互补的医疗服务指标评价体系成为我国分级诊疗服务体系构建的核心内容。

事实上，自世界卫生组织发布"Integrated health services-what and why"（2008）报告以后，我国学者对整合型医疗服务体系的鲜明服务特质——连续性和协调性服务的评价研究逐渐增加。李伯阳（2012）探讨对于医疗机构与机构服务的整合在常规临床质量上的指标非常关注服务衔接的整体性、连续性、经济性等指标，比如多机构就诊连续（及时出院、及时转院）和不连续（出院延误、转诊不及时）等指标。张研（2015）则从临床整合度、行为整合度、可优化的整合度进行测量。从国内来看，以分级诊疗作为主题的评价研究更加丰富，多数聚集在医保支付方式改革、治理模式、改革效果等指标层面。何蓓蓓等（2021）在全国范围内筛选出33个县域医共体，以是否实施医保打包支付为标准对资源下沉、辐射带动、服务能力、经济负担、收支结构的影响进行分析，研究发现医保打包支付推动了医共体牵头医院专家和技术资源下沉，有效发挥了对基层医疗卫生机构的辐射带动作用，促进了县域内医疗机构服务能力的提升，对减轻患者的经济负担和调节医疗机构的收支结构作用有效。钟正东等（2022）以尤溪县总医院为例，系统梳理三明市医共体支付方式改革协同治理模式的效果，研究发现支付方式改革的多元治理主体间与改革政策间存在协同机制，尤溪县医保基金结余率提高，医共体牵头医院的门急诊、住院和手术人次上升趋势明显减缓，基层医疗卫生机构的诊疗人次数占比提升较快，高血压、糖尿病、重性精神障碍的公共卫生管理指标均呈上升趋势，而同时，参保患者的出院次均自付费用降幅达20.1%。

显然在这一阶段，我国医疗服务体系建设及其评价指标都是以分级诊疗服务体系和整合型服务体系作为评价对象展开。整合型服务体系的评价主要是从连续性和协调性的服务提供过程指标展开，这些服务提供与医疗服务体系的衔接互补存在高度关联。分级诊疗服务的评价更多从结构和结果展开，结构方面的指标主要包括组织和资源要素等整合内容。鉴于分级诊疗服务的实现对政府体制机制调适的要求及激励机制系统化的设计要求，触及治理结构问题的指标也受到较多关注。结果方面的指标主要是从有序就医形成、服务能力提升、资源有效利用、医保使用效能提升四个方面展开。显然，这一时期医疗服务体系的评价研究仍然较多关注组织和资源的上下联动，且关注的内容相对较广，不仅考虑到服务体系中组织和资源的联动，也应考虑到涉及嵌入服务体系的整合要素如医保支付方式改革、医疗服务价格调整、药品供应保障配套或支撑服务体系的联动，特别是对激励结构指标的关注，如利益共同体。而对于服务结果的关注更多考虑到公平、效率、效果和效益等方面，具体指标设计多根据分级诊疗的建设目标，部分指标遴选还涉及患者健康水平提升和就医体验，如平均预期寿命提高、人均自付医疗费用增减等。

纵观我国医疗服务体系演变及其评价的发展历程，区域医疗服务体系中不同医疗机构之间的分工协作，先后经历了高度计划下的医疗卫生服务网络、市场前期的业务协作网络及分级诊疗时代的整体性网络。政府试图通过政策整体性、系统性和协同性的政策发力，小心翼翼地矫正医疗服务体系的分割与患者潜在或现实的一体化需求相互冲突的矛盾，以期通过区域医疗服务机构的联动和衔接来改进和完善现有医疗服务体系。与此相应，对服务体系的评价也从最初的对服务网络的个别或少数几个指标的零星评价转到集中于机构合作上的协作业务指标评价，现在越来越趋向医疗机构之间的无缝隙服务提供的效果和质量评价。鉴于政府在不同时期对于医疗服务体系建设的认知和价值观，尽管具体的指标设计存在差异，但多数评价研究进展还是遵循了一般公共服务绩效评估的基本思路和发展路径，这对于构建我国上下联动、衔接互补的医疗服务评价指标体系提供了重要参考价值。

回顾上述历程也不难发现，区域医疗服务体系的指标设计与不同时期国家公共政策调适及政府绩效的价值理念和内涵密切相关。新中国成立70多年来，经历了从计划经济向中国特色社会主义市场经济的发展转型，我国政府公共服务绩效也经历了从"公平"到"效率"再到"公平和效率"兼顾"质量"的不断演进过程。围绕公共政策评价的"4E"原则［经济性（economy）、效率性（efficiency）、有效性（effectiveness）、公平性（equity）］既是政府绩效认知不断深化的结果，也是医疗服务体系绩效设计和指标选择的基本依据和基本价值取向。从内容维度看，医疗服务体系绩效评价大都包括了"投入、产出、效果、效率以及成本效益"的评价模型。在思路框架设计中，基本融合了结构-过程-结果的研究框架。鉴于服务指标体系的丰富性以及处于服务整合时代的现实背景，我国医疗服务体系的具体指标设计和选择需要注重定量指标和定性指标的有机结合、客观指标和主观指标的系统兼顾、单机构指标和体系化指标的内在统一，以及即时性指标和创新性指标的综合权衡。总之，作为比较复杂的医疗服务系统，构建上下联动、衔接互补的医疗服务评价指标体系，必须在遵循卫生政策的价值理念基础上，立足现实情境，系统总结和借鉴国内外相关指标体系设计的思想和方法，重视评价指标体系构建的系统性和逻辑框架搭建的严密性，然后根据指标构建的基本原则，加强指标评价维度及具体指标的遴选和创新，并科学合理确定指标权重，以开发适用于我国区域医疗服务体系评价的指标维度、具体指标及其评价方法，这些都是上下联动、衔接互补医疗服务指标体系研究的重要内容。

6.2 上下联动、衔接互补的医疗服务评价指标体系的构建

6.2.1 评价指标体系的构建思路

国际上关于医疗服务体系的评价有明确的目标定位，应用较广的主要有卫生系统绩效评估框架、OECD经济合作与发展组织（Organization for Economic Co-operation and Development）国家评估框架、英国、澳大利亚等卫生系统绩效评估框架关键指标体系等。2015年，国务院颁布了分级诊疗试点地区工作实施的考核评价标准。自我国提出分级诊疗以来，学者们（贾艳婷等，2017；杨兴怡等，2017；王清波，2016；杨耀宇等，2019；陈柯羽等，2019）开始基于分级医疗效果初步构建了分级诊疗实施效果评价的理论框架。2018年，国家卫生健康委员会和国家中医药管理局联合印发《关于印发医疗联合体综合绩效考核工作方案（试行）的通知》，对行政部门及医联体分别建立了综合绩效考评指标体系。学者们从医联体（龙俊睿等，2016）或医共体（汪彬等，2017；高强等，2021；高启胜等，2021；陈昕等，2020；戴悦等，2021）的实施绩效或效果构建绩效评价体系。总结来看，国外学者对分级诊疗效果评价的研究主要集中于患者分流系统构建、纵向医疗服务或资源整合及对转诊制度、医疗服务利用、质量评估等方面，国内学者在结构上大

多从现状、机制、资源配置、运行围绕双向转诊、学科建设、人才培养、结果围绕医疗质量、服务效率等角度分析研究区域之间卫生资源的配置和利用效率，其中医保支付方式改革和激励机制、基层服务能力建设是近几年研究的热点（陈志仙等，2017）。

然而上述关于评价研究文献虽为本研究构建上下联动、衔接互补医疗服务体系提供了借鉴思路，但他们存在的主要问题是局限于科学研究本身产生的局部、短期影响，其中某些指标虽然反映了医疗服务体系运转的逻辑和效果，但在整体上并没有考虑到在长时间序列中促进我国上下联动、衔接互补医疗服务体系的形成和发展，我国目前没有一套系统的、针对医疗服务体系上下联动、衔接互补构建的评价指标体系。

从构建范式来看，国际上卫生服务体系整合常用的评价框架有Devers等（1994）提出的"结构-过程-结果"模型、Minkman等（2016）提出的整合保健发展模型DMIC模型等。国内学者同样常用结构-过程-结果框架构建紧密型县域医共体实施效果评价指标体系或基于卫生系统宏观模型构建适应我国整合医疗服务体系探索实践的评价标准；或从宏观-中观-微观层面并与结构-过程-结果框架相结合构建医共体指标体系；还有从其他维度提出评价模式（表6-1）。

表6-1　国内外学者构建整合型医疗服务系统的评价框架

区域	学者	构建模式	构建对象	指标维度
国际	Devers等（1994）	结构-过程-结果	实施有组织的服务提供系统：集成记分卡	目标愿景、内在认同、治理结构、业务规范
	Minkman等（2016）	DMIC模型（整合保健发展模型）	整合保健发展模型：经过验证的评估和发展工具	优质护理、绩效管理、跨专业团队合作、支付系统、角色与任务、以患者为中心、承诺、透明业务及以结果为导向的交流
国内	龙俊睿等（2016）	结构-过程-结果	医联体实施效果评价指标体系	治理结构、卫生资源投入、人员协作、资源共享等
	汪彬等（2017）	结构-过程-结果	分级诊疗实施效果评价指标体系	硬件设备、管理与合作、影响环境、医疗服务、分级诊疗、人才培养等
	陈志柔等（2018）	彩虹模型	一体化医疗卫生服务体系评价框架	制度一体化、组织一体化、专业一体化、服务一体化、核心功能一体化、价值规范一体化
	吴立红等（2019）	卫生系统宏观模型	我国整合型卫生服务评价体系	制度、组织、专业和服务
	戴悦等（2021）	结构-过程-结果	福建省紧密型县域医共体绩效评价指标体系	治理结构、分级诊疗、分工合作、人群健康、技术水平、中医药、社会办医等
	江蒙喜（2018）	体系-机构-社会价值	医共体改革发展效果的评价指标体系	体系建设维度、机构发展维度、社会价值维度；加分项如重点学科；减分项如医疗事故
	高启胜等（2021）	人事、财政、医保和价格	医共体政策协同性评价指标体系	医保支付、人事薪酬、价格改革、财政财务

在对比相关模型后，选用Valentin（2016）提出的彩虹模型作为本研究的理论指导，以结构-过程-结果作为分析范式。彩虹模型将医疗卫生服务体系从宏观、中观、微观视角予以解析，将体系整合的系统、组织、专业、服务要素分别纳入三个层面，并运用功能整合与规范整合两个支持要素实现三个层面的链接与融合。本研究首先需要确定上下联动、衔接互补的医疗服务体系形成所必需的联动和衔接维度，在有关文献与理论指导下从系统层次、组织层次、个体层次提出八个联动及其衔接互补维度的模型建构，扩展了宏观系统要素中只是各机构开展技术、服务协作的制度规范的内涵，将在政府多主体部门协作引领下，实施以医保、医药、机构联动与衔接互补为基础放在系统层面审视，而将信息、服务、利益联动与衔接互补置于中观组织层面审查，将医患联动与衔接互补划归为个体层面要素，形成了上下联动、衔接互补的医疗服务体系各维度及其互动关系（图6-1）。整体指标体系在此概念框架下构成，初步设计了以"三医联动"为基础、以医疗服务链为主线的医疗服务体系上下联动、衔接互补的适宜结构要素及组成构架思路。

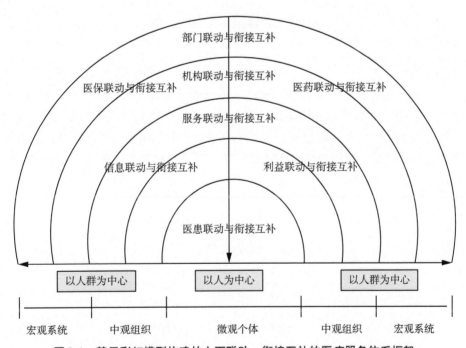

图6-1 基于彩虹模型构建的上下联动、衔接互补的医疗服务体系框架

以以上思路为指导，本指标体系的每个维度主要从对应的政策制度、联动过程和衔接结果三个方面构建指标，基于联动和衔接两个主轴的协调统一建立评价指标体系，能够体现上下联动、衔接互补的医疗服务体系的本质内涵，再根据彩虹模型进行细化，形成了八个"上下联动与衔接互补"指标维度，形成了相互促进、相互配合的上下联动、衔接互补的医疗服务评价指标体系，从而可以衡量本指标体系在这两个方面的实现程度，指标体系两个主轴的配合关系如图6-2。

从三个维度对上下联动、衔接互补的医疗服务评价指标体系进行解析，可以立体化

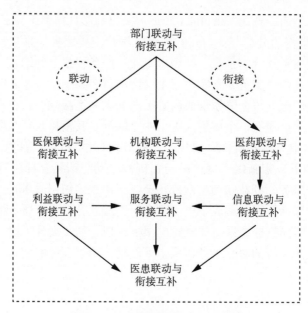

图6-2　评价指标体系的两个主轴

洞察指标体系所涵盖的内容。三个维度分别是目标维度、要素维度和功能维度。从目标维度看，包括"综合性、可及性、协调性、连续性"的四个过程目标和"安全、通畅、共享和满意"四个结果目标。从要素维度看，本指标体系包括八个评价要素，即部门、医保、医药、机构、服务、信息、利益和医患方面的上下联动与衔接互补。从功能维度看，本指标体系包括三级医疗机构组成的服务体系。只有三个维度相互融合，才能促进上下联动、衔接互补的医疗服务体系的形成和发展，指标体系的三个维度见图6-3。

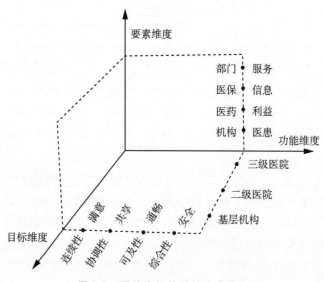

图6-3　评价指标体系的三个维度

6.2.2 评价指标体系的构建原则

（1）系统性和完整性原则

医疗服务评价指标体系是一个复杂的系统，包括政策、制度的评价、机制的评价、结果的评价，综合考虑到宏观、中观和微观层面的指标，既考虑到静态指标，也考虑到动态指标。因此，评价指标体系要具有多维的系统组合，是一个具有较强的系统性、逻辑性和层次性的框架。构建指标体系要结合卫生系统绩效评价理论框架的逻辑层次，在评价指标体系中既要有反映医疗、医保、医药等子系统状态和发展的指标，还要有反映以上各子系统相互协调的指标及衔接互补的指标，促进指标是按照一定的逻辑结构结合而成的一个有机整体，使上下联动、衔接互补的评价指标体系更为完善。

（2）科学性和代表性原则

科学性即符合客观实际，最大限度地反映当前医疗服务体系的建设现状，指标来源应当基于循证证据，符合现行技术指南和规范要求，客观衡量医疗服务体系的上下联动衔接互补结果，能够反映事物的本质特征及其内在规律。指标设计要经过科学评估，相互关联的各指标之间相对客观、相互独立，又要相互联系、相互制约和控制，不重叠，针对性强，共同构成一个有机整体。医疗服务体系的上下联动衔接互补涉及多方面指标，需要多角度反映系统的属性，但由于成本和时间的限制，不可能穷尽所有指标，所以应当选取重要且具有代表性的指标，指标有明确的内涵和外延，良好反映代表的意义，便于以尽量精简的指标有效、准确地反映医改动态，体现上下联动、衔接互补的目标和内涵，能对医疗服务体系的发展具有引导、促进作用。此外，评价指标还必须注意实际操作的稳妥性和阶段性，并根据医疗服务体系的发展水平变化，进行不断的更新。

（3）可操作性和可比性原则

由于我国的分级诊疗制度评价缺乏理论研究和参考标准，加之制度本身的复杂性和系统性，决定了建立评价体系的挑战性（杨兴怡等，2017）。在保证数据可得和评价体系框架整体完整性的前提下，尽量选择指标含义清晰明确、便于操作的管理标准，指标的各个参数能够获得，剔除数据不可得的相关指标，确保数据来源可靠，以及是否适应实际研究，并且是可行的相对指标，能够保证指标获取所需要的人力、财力、物力和时间等。一般来说，指标越容易获取或者获得的成本越低其可操作性就越强（刘世洪，2008）。由于评价方案的真正价值通过实证研究体现，需要指标体系具有可比性原则，指标获取和计算有统一的标准和口径，无论是在纵向上，还是在横向上都应保持可比性，尽可能对不同的合作模式普遍适用，可以在不同医疗机构间进行比较。

（4）客观和主观相结合的原则

上下联动、衔接互补的医疗服务评价指标体系既涉及结果指标，又涉及制度、政策、机制等，需要坚持客观指标和主观指标的结合。统计数据的指标比较客观准确，便于比较，说服力强。为了能综合评判设置指标体系，应尽可能采用定量指标。但并不是所有的指标都能够量化，特别是涉及管理、政策决策指标的时候，很难通过单一的指标衡量，这时人的主观经验和判断力往往更为重要，设定主观指标或定性指标往往可以弥补定量指标的不足，更能反映实际需要。同时，医疗服务体系及其提供的复杂性和难以量化性，需要设置必要的定性指标，因为任何公共服务的提供都要考虑服务对象的满意度和体验，体现价值理性，而这需要通过服务对象的主观感受做出判断。何况任何单一的客观指标都有其局限性，无法反映医疗服务体系上下联动、衔接互补的丰富内涵，需要坚持客观指标和主观指标的统一，定量和定性判断的有机结合，以便对预选指标进行筛选。事实上，主观指标的评价也是基于量化数值测评之上的，只要具有足够的代表性，也能为主观评价提供客观基础。

6.2.3 评价指标体系的构建过程

（1）成立研究小组

在相关文献及现有政策分析基础上，通过选题小组多次讨论形成评价指标集，确定了主要评估维度及相应细化指标。在课题开展之初成立了共6人的研究小组，其中包括1名教授、2名副教授，3名公共管理专业的在读硕士研究生。研究小组负责课题研究的全部工作，包括课题实施计划、专家咨询问卷、调查问卷、访谈提纲、调研计划等的设计与拟定；负责完成课题实地调研、两轮专家咨询问卷的发放与回收、数据统计、指标调整的讨论，完成课题研究需要的相关工作。

（2）指标编制及初步拟定

由于医疗卫生服务体系的研究与医改动向密不可分，掌握和了解中央政府层面对于医改的顶层设计显得十分必要。因此，研究小组对中国政府网、国家卫生健康委员会、国家发展和改革委员会、人力资源和社会保障部等相关网站进行了有关制度文件的检索与搜集，共获得国家层面制度文件36项，并挑选与本研究最密切的3项文件作为重点参考范本（表6-2）。

（3）文献检索

中文以"医疗服务体系""医疗卫生服务""分级诊疗""医联体""医共体""分工协作""整合医疗""三医联动""上下联动""衔接互补""连续性""指标体系"为主题检索词，英文以"medical service system""health service system"为主题检索词追溯检索中英文数据库，检索时间为1990年1月～2019年6月。根据检索策略，共检索文献6531篇，其中中文文献2520篇，英文文献4011篇。剔重后根据以下标准进行文献排除：①新闻报道、转载或其他评述类的非研究性文献；②与"医疗服务体系"非密切相关的文献；③与医疗机构间纵向协作相关度不大的文献。经过全文阅读排除43篇，最终筛选纳入116篇文献（中文110篇，英文6篇）作为指标体系框架的理论依据。具体文献筛选流程及结果见图6-4。

通过以上文献评阅和资料分析，课题组采用系统分析法、主题分析法、文献分析方法，将有关的指标集按属性或类别进行划分，参照紧密型医联体标准绩效筛选出医疗服务体系中影响多主体上下联动要素（包括资源、医保、医药、医患、服务、利益等）和衔接互补要素（包括机构功能、服务流程、临床路径和规范、远程医疗、检查检验及互认等），分别从宏观系统层面、中观机构层面以及微观个人层面获得75项内容，初步确立上下联动、衔接互补的医疗服务评价指标体系，由此得出的指标体系的构成要素基本框架，主要包括一级指标8个、二级指标24个、三级指标75个。

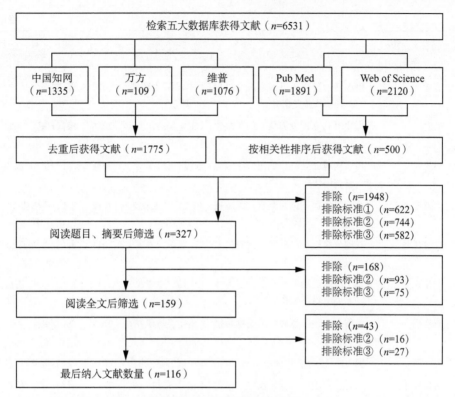

图6-4 文献筛选流程及结果

表6-2 构建指标维度政策/文献列表（部分）

类型	发文单位（作者）	标题	来源	年份	提取维度
Z	人力资源和社会保障部	《关于积极推动医疗、医保、医药联动改革的指导意见》	政府网站	2016	三医联动
Z	国务院办公厅	《国务院办公厅关于推进医疗联合体建设和发展的指导意见》	政府网站	2017	机构/服务/医保/信息
Z	国务院办公厅	《关于完善国家基本药物制度的意见》	政府网站	2018	医药/服务/机构
Z	国家卫生健康委员会/中医药管理局	《医疗联合体综合绩效考核工作方案（试行）》	政府网站	2018	机构/服务/信息/利益/医患
J	陈至柔等	一体化医疗卫生服务体系评价框架研究	《中国卫生政策研究》	2018	机构/服务/信息/利益/医保/医药
J	钟小红等	城市公立医院改革背景下整合型医疗服务理论框架研究	《中国卫生经济》	2019	部门/机构/服务/信息/利益/医患
J	吴明等	我国医疗联合体联动机制研究	《医学与哲学》	2018	医保/服务/利益
J	魏来	整合医疗服务系统构建研究	《中国卫生政策研究》	2018	部门/医保/医药/机构/服务/信息/利益/医患

类型	发文单位（作者）	标题	来源	年份	提取维度
J	魏来	整体性治理视角下区域医疗机构纵向协作优化研究	《中国卫生政策研究》	2019	部门/医保/机构/信息
J	王成	构建以制度建设为核心的医联体管理体系	《卫生经济研究》	2016	医保/医药/利益/信息
J	刘艺等	初步构建公立医疗集团医疗资源整合评估框架	《中国医院》	2018	部门/机构/服务/信息
J	代涛等	医疗卫生服务体系整合：国际视角与中国实践	《中国卫生政策研究》	2012	部门/机构/医保/服务/信息/医患
J	方鹏骞等	我国分级医疗服务体系建设的关键问题	《中国医院管理》	2014	部门/机构/医保/服务/医患
J	李芬等	基于国际经验的整合卫生服务体系关键路径探索	《中国卫生资源》	2018	部门/机构/医保/信息
J	李芬等	对整合卫生服务内涵与关键举措的思考	《卫生经济研究》	2019	部门/机构/医保/服务/医患
J	王欣等	国内外卫生服务整合评价方法概述	《中国公共卫生》	2016	机构/服务/信息/医患
J	周绿林等	农村医疗卫生服务体系协同机制构建研究	《中国农村卫生事业管理》	2017	机构/服务/信息
J	陈柯羽等	我国分级诊疗理论架构、实现路径及评价体系	《中国公共卫生》	2019	部门/机构/服务/信息/利益
J	郑蕾	分级诊疗制度建设的影响因素剖析及建议	《中国卫生经济》	2019	机构/服务/医保
J	陈凡等	构建整合型卫生服务体系的边界和关键措施探讨	《卫生经济研究》	2019	部门/机构/医保/信息
J	魏明杰等	农村慢性病卫生服务纵向整合的理论分析框架与机制研究	《中国卫生事业管理》	2016	机构/医保/信息/利益
J	吴立红等	我国整合型卫生服务评价体系研究	《中国卫生经济》	2019	机构/服务/医保/医药/信息
J	雷祎等	医联体模式下慢性疾病药品对接现况分析	《中国医院管理》	2017	医药/机构/服务
D	王碧艳	县域医疗服务体系多元组织协同机制研究	华中科技大学	2013	部门/机构/医保/信息/利益
D	王清波	分级诊疗制度的运行机制分析——基于厦门市的案例研究	北京协和医院	2016	机构/服务/医保/医药/信息/利益
M	方鹏骞	我国县域医疗服务体系管理体制及运行机制研究	科学出版社	2016	部门/医保/医药/机构/服务/信息/利益/医患
M	钱东福	城市医疗服务体系整合的理论与实践研究	科学出版社	2014	部门/医保/医药/机构/服务/信息/利益/医患

6.2.4 评价指标体系的筛选

（1）遴选专家

选择专家是开展专家咨询成败的关键。一般而言，专家咨询人数在15～50人为宜，专家人数过多或过少都可能影响预测的结果。本研究根据实际需要，遴选20位专家参与两轮专家咨询。专家遴选标准如下：①从事医学与卫生事业实践、科研、教学、管理相关工作5年以上；②了解医改动向，掌握医改相关政策，熟悉医疗卫生服务体系建设，在医学相关领域具有较高的专业技术水平与影响力，具有中级及以上技术职称；③对研究课题感兴趣，能够积极参与课题研究。

（2）专家基本情况（第一/二轮）

本次研究咨询专家的基本情况见表6-3。20位专家年龄主要集中在40～49岁，占总数的60%；以博士研究生为主，占总数的60%；硕士研究生、本科、大专或高中学历分别占比20%、15%、5%；咨询专家主要为来自高校的教研人员，占总数的70%；来自卫生健康行政部门的管理者、医疗机构的医务人员分别占比25%、5%；拥有正高级、副高级、中级职称者占比分别为70%、10%、20%；工作年限在20～29年者占比50%，专业领域以卫生政策与管理为主，占比60%；现所在岗位工龄10～19年者占比45%。

表6-3 专家基本情况表（N=20）

项目	分类	人数	构成比（%）
年龄（岁）	30～39	1	5.0
	40～49	12	60.0
	50～59	7	35.0
学历	大专或高中	1	5.0
	本科	3	15.0
	硕士研究生	4	20.0
	博士研究生	12	60.0
职业	大学教研人员	14	70.0
	行政管理者	5	25.0
	医务人员	1	5.0
工作单位	高校	14	70.0
	医疗机构	1	5.0
	卫生健康行政部门	5	25.0
专业技术职称	正高级	14	70.0
	副高级	2	10.0
	中级	4	20.0
工作年限（年）	<10	1	5.0
	10～19	3	15.0

续表

项目	分类	人数	构成比（%）
工作年限（年）	20～29	10	50.0
	30～39	6	30.0
专业领域	卫生政策与管理	12	60.0
	卫生经济与政策	2	10.0
	卫生行政管理	3	15.0
	医院管理	3	15.0
现岗位工龄（年）	＜10	4	20.0
	10～19	9	45.0
	20～29	5	25.0
	30～39	2	10.0

（3）咨询结果的可靠性分析

1）专家积极程度（第一/二轮）

专家对咨询问卷的及时反馈可以用来表明专家对于课题研究的积极性。本次研究第一轮发出问卷20份，有效回收20份，有效回收率达到100%，专家积极系数为1；第二轮发出问卷20份，有效回收19份，有效回收率达到95%，专家积极系数为0.95。从两轮问卷有效回收率来看，专家参与本次咨询的积极性较高（表6-4）。

表6-4　专家积极系数

咨询轮数	发出份数	有效回收份数	回收率（%）	有效回收率（%）	积极系数
第一轮	20	20	100	100	1
第二轮	20	19	95	95	0.95

2）专家权威程度（第一/二轮）

专家权威系数（Cr）通常被用来表示专家的权威程度。专家的权威程度与两个因素相关，即专家的判断依据与专家的熟悉程度，分别用判断系数（Ca）和熟悉系数（Cs）表示。计算公式为：$Cr＝（Ca＋Cs）/2$。本研究中，专家对指标的判断依据从理论分析、实践经验、参考国内文献、参考国外文献、对同类活动的了解、直觉判断共6个方面设置。专家的熟悉程度设为"非常熟悉""比较熟悉""一般""较不熟悉""非常不熟悉"5个选项。根据专家自评情况量化取值（表6-5、表6-6）计算权威系数。经统计，第一轮、第二轮的专家判断系数（Ca）分别为0.93、0.90；专家熟悉系数（Cs）分别为0.82、0.91；专家权威系数分别为0.875、0.905（表6-7）。两轮咨询专家权威系数均大于0.70，表明专家咨询结果权威可信。

表6-5　专家判断依据影响程度量化表

判断依据	影响程度		
	大	中	小
理论分析	0.3	0.2	0.1
实践经验	0.5	0.4	0.3
参考国内文献	0.05	0.05	0.05
参考国外文献	0.05	0.05	0.05
同类活动的了解	0.05	0.05	0.05
直觉判断	0.05	0.05	0.05
合计	1.0	0.8	0.6

表6-6　专家熟悉程度量化表

熟悉程度	非常熟悉	比较熟悉	一般	较不熟悉	非常不熟悉
量化值	1	0.8	0.6	0.4	0.2

表6-7　专家权威系数

咨询轮数	判断系数（Ca）	熟悉系数（Cs）	权威系数（Cr）
第一轮	0.93	0.82	0.875
第二轮	0.90	0.91	0.905

3）专家协调程度（第一/二轮）

专家的协调程度表明参与研究的专家对评价指标的意见达成一致的程度，常用协调系数来反映。协调系数反映所有专家对全部指标意见的协调程度，用肯德尔（Kendall）协调系数 W 表示，取值为 $0 \sim 1$，协调系数越趋近于1，表明协调程度越好；越趋近于0，表明专家对指标意见的分歧越大。本研究中第一轮咨询，只有三级指标的专家协调系数 W 值小于0.2，一、二级指标的 W 值均大于0.3，指标总体 W 值大于0.2，经过 χ 检验，χ^2 为886.831，P 值小于0.001，表明专家第一轮咨询意见总体协调性较好。第二轮咨询中，一、三级及总体指标的 W 值比第一轮咨询均有所增加，经过 χ 检验，χ^2 为735.542，P 值小于0.001，说明专家协调程度进一步增加，协调性趋于一致，结果可取（表6-8）。

表6-8　专家协调系数

维度	第一轮（$n=20$）				第二轮（$n=19$）			
	W	χ^2	df	P	W	χ^2	df	P
一级指标	0.323	96.816	15	<0.001	0.400	113.862	15	<0.001
二级指标	0.304	285.754	47	<0.001	0.276	214.718	41	<0.001

维度	第一轮（$n=20$）				第二轮（$n=19$）			
	W	χ^2	df	P	W	χ^2	df	P
三级指标	0.189	535.349	149	<0.001	0.216	413.599	101	<0.001
总体	0.219	886.831	213	<0.001	0.243	735.542	159	<0.001

6.2.5 第一轮咨询专家咨询过程及结果

（1）各级指标咨询结果

经过第一轮专家咨询，获得一级、二级和三级指标的结果见表6-9～表6-11。从各级指标的重要性和可操作性均值观察，仅有少数指标得分在7分以下。从变异系数看，第一轮咨询结果显示一级指标变异系数均小于0.2，二级指标中79.2%的变异系数小于0.2，三级指标中58.7%的变异系数小于0.2，说明专家对大部分指标的意见趋于一致。

表6-9　一级指标专家咨询统计结果（第一轮）

一级指标	重要性			满分比（K）	可操作性		
	均值（M）	标准差（σ）	变异系数（CV）		均值（M）	标准差（σ）	变异系数（CV）
X1 部门联动与衔接互补	9.15	1.040	0.11	0.45	8.15	0.933	0.11
X2 医保联动与衔接互补	9.15	1.599	0.17	0.55	8.45	1.276	0.15
X3 医药联动与衔接互补	8.55	1.638	0.19	0.35	8.20	1.281	0.16
X4 机构联动与衔接互补	8.80	1.240	0.14	0.40	8.35	1.089	0.13
X5 服务联动与衔接互补	9.20	1.281	0.14	0.65	8.15	1.182	0.15
X6 信息联动与衔接互补	9.20	1.005	0.11	0.50	8.60	0.995	0.12
X7 利益联动与衔接互补	9.30	0.865	0.09	0.50	7.75	1.118	0.14
X8 医患联动与衔接互补	8.25	1.333	0.16	0.25	7.50	1.051	0.14

表6-10　二级指标专家咨询统计结果（第一轮）

二级指标	重要性			满分比（K）	可操作性		
	均值（M）	标准差（σ）	变异系数（CV）		均值（M）	标准差（σ）	变异系数（CV）
X1.1 主体协同	9.25	0.910	0.10	0.55	7.85	1.424	0.18
X1.2 资源投入	8.95	0.887	0.10	0.35	8.15	1.387	0.17
X1.3 服务价格	8.15	1.872	0.23	0.25	8.10	1.553	0.19
X1.4 人才保障	8.85	1.268	0.14	0.45	7.65	1.663	0.22

续表

二级指标	重要性			满分比（K）	可操作性		
	均值（M）	标准差（σ）	变异系数（CV）		均值（M）	标准差（σ）	变异系数（CV）
X2.1 复合筹资和支付制度	8.60	1.698	0.20	0.40	8.00	1.487	0.19
X2.2 医保补偿机制	8.60	1.569	0.18	0.25	8.80	1.399	0.16
X2.3 医保衔接	8.70	1.976	0.23	0.50	7.85	1.565	0.20
X3.1 药品供应制度	8.30	1.949	0.23	0.50	8.30	1.525	0.18
X3.2 药品衔接	7.90	2.125	0.27*	0.15*	8.05	1.356	0.17
X4.1 协作制度	8.70	1.342	0.15	0.30	7.85	1.531	0.20
X4.2 资源联动	8.75	1.293	0.15	0.35	7.95	1.432	0.18
X4.3 机构衔接互补	8.60	1.142	0.13	0.20	7.60	1.046	0.14
X5.1 服务制度	8.50	1.504	0.18	0.30	8.05	0.999	0.12
X5.2 服务联动	8.95	1.050	0.12	0.40	7.40	1.095	0.15
X5.3 服务衔接互补	8.70	1.218	0.14	0.40	7.50	1.192	0.16
X6.1 信息制度	9.25	0.910	0.10	0.55	8.75	1.410	0.16
X6.2 信息联动	9.50	0.761	0.08	0.65	8.55	1.276	0.15
X6.3 信息衔接	9.05	0.999	0.11	0.40	8.40	1.231	0.15
X7.1 分配制度	9.05	1.050	0.12	0.45	7.55	1.761	0.23
X7.2 分配机制	8.90	1.210	0.14	0.35	7.60	1.635	0.22
X7.3 利益均衡	8.65	1.348	0.16	0.35	7.60	1.603	0.21
X8.1 医患互动制度	8.20	1.473	0.18	0.30	6.90	1.165	0.17
X8.2 医患互动	7.60	1.046	0.14	0.00*	6.75	1.251	0.19
X8.3 患者获得感	8.55	1.356	0.16	0.25	6.95	1.432	0.21

备注："*"表示不符合筛选标准，下同。

表6-11　三级指标专家咨询统计结果（第一轮）

三级指标	重要性			满分比（K）	可操作性		
	均值（M）	标准差（σ）	变异系数（CV）		均值（M）	标准差（σ）	变异系数（CV）
X1.1.1 主体协同制度	8.70	1.922	0.22	0.50	7.85	1.785	0.23
X1.1.2 主体协同机制	9.10	0.912	0.10	0.40	7.70	1.302	0.17
X1.2.1 财政投入	8.75	1.803	0.21	0.35	8.20	1.005	0.12
X1.2.2 设备投入	8.05	1.849	0.23	0.25	8.60	0.995	0.12
X1.3.1 医疗服务价格政策	8.40	1.667	0.20	0.30	8.50	1.235	0.15
X1.3.2 医生劳务定价机制	8.45	1.638	0.19	0.25	8.10	1.294	0.16

续表

三级指标	重要性			满分比（K）	可操作性		
	均值（M）	标准差（σ）	变异系数（CV）		均值（M）	标准差（σ）	变异系数（CV）
X1.4.1 人力资源规划和人事薪酬制度	8.80	1.105	0.13	0.25	7.45	1.276	0.17
X1.4.2 人才流动保障机制	8.55	1.050	0.12	0.20	7.25	1.118	0.15
X2.1.1 公共卫生筹资和医保筹资整合	8.65	0.988	0.11	0.20	7.75	1.410	0.18
X2.1.2 复合支付改革制度	8.85	1.268	0.14	0.40	8.00	1.170	0.15
X2.1.3 纵向机构与人员激励约束机制	8.75	1.209	0.14	0.45	7.80	0.951	0.12
X2.1.4 监督评估的制度规范	8.35	1.424	0.17	0.30	7.65	1.565	0.20
X2.2.1 纵向三级机构的报销制度	8.20	1.936	0.24	0.30	8.50	1.100	0.13
X2.2.2 对多机构就诊患者的激励约束机制	8.35	1.461	0.17	0.20	7.95	1.317	0.17
X2.3.1 公共卫生筹资和医保筹资整合度	8.60	1.569	0.18	0.40	8.10	1.651	0.20
X2.3.2 复合支付改革情况	8.15	1.694	0.21	0.30	8.00	1.376	0.17
X2.3.3 对多机构医务人员整合行为激励效果	8.65	1.348	0.16	0.40	7.25	1.251	0.17
X2.3.4 对患者遵从行为激励效果	8.40	1.635	0.19	0.35	7.65	1.424	0.19
X2.3.5 重复检查和重复检验费用比	7.90	1.683	0.21	0.20	7.10	2.075	0.29
X2.3.6 医保基金合理流向比	8.10	1.744	0.22	0.25	8.30	1.593	0.19
X3.1.1 药品供应管理制度	8.00	2.000	0.25	0.30	8.26	1.661	0.20
X3.1.2 基本药物配备调拨制度	7.68	1.797	0.23	0.15*	7.84	1.803	0.23
X3.2.1 药品对接率	8.05	1.747	0.22	0.20	7.84	1.537	0.20
X4.1.1 纵向组织合作方式	8.84	1.167	0.13	0.35	7.89	1.560	0.20
X4.1.2 统一治理机构	8.32	1.529	0.18	0.30	7.84	1.463	0.19
X4.1.3 纵向组织间协作机制	8.58	1.305	0.15	0.30	7.74	1.284	0.17
X4.1.4 绩效考核机制	9.11	1.286	0.14	0.50	7.68	1.493	0.19
X4.2.1 上级医院和基层机构领导每月会议次数	7.25*	1.618	0.22	0.15*	7.90	1.553	0.20
X4.2.2 纵横向医师团队协作	8.50	1.235	0.15	0.30	7.70	1.490	0.19
X4.2.3 多点执业制度	8.00	1.376	0.17	0.15*	7.80	1.673	0.21
X4.2.4 下派技术人员/管理人员	8.00	1.654	0.21	0.20	8.05	1.468	0.18
X4.2.5 学习培训情况	8.10	1.334	0.16	0.20	8.05	1.538	0.19
X4.2.6 检查检验中心的设立	7.40*	1.789	0.24	0.10	7.80	1.795	0.23

续表

三级指标	重要性			满分比（K）	可操作性		
	均值（M）	标准差（σ）	变异系数（CV）		均值（M）	标准差（σ）	变异系数（CV）
X4.2.7 远程医疗中心的设立	7.80	1.795	0.23	0.20	7.85	1.694	0.22
X4.3.1 机构协作数量	7.25*	2.359	0.33*	0.20	8.45	1.701	0.20
X4.3.2 医联体文化认同度	8.25	1.552	0.19	0.25	6.85	1.268	0.19
X4.3.3 多点执业开展量	7.50	1.701	0.23	0.15*	7.85	1.496	0.19
X4.3.4 下派基层机构人次数	7.90	1.889	0.24	0.15*	8.35	1.268	0.15
X4.3.5 检测中心运用情况	7.00*	1.919	0.27*	0.10*	8.30	1.490	0.18
X4.3.6 远程中心运用情况	7.20*	2.167	0.30*	0.10*	8.35	1.461	0.17
X4.3.7 基层医疗服务能力提升情况	8.00	2.224	0.28*	0.25	7.60	1.314	0.17
X5.1.1 健康管理制度	8.00	1.864	0.23	0.20	7.65	0.988	0.13
X5.1.2 首诊制度	9.05	1.099	0.12	0.45	8.00	1.124	0.14
X5.1.3 双向转诊制度	9.15	0.933	0.10	0.45	8.65	1.089	0.13
X5.1.4 转诊前评估制度	8.35	1.348	0.16	0.25	7.85	1.182	0.15
X5.1.5 交流沟通制度	8.70	1.261	0.14	0.35	7.85	1.599	0.20
X5.2.1 经基层预约的挂号数	8.15	1.496	0.18	0.25	8.15	1.348	0.17
X5.2.2 人际连续性	8.40	1.429	0.17	0.35	7.60	1.392	0.18
X5.2.3 服务连续性	8.90	1.294	0.15	0.45	7.45	1.234	0.17
X5.2.4 管理连续性	8.80	1.105	0.13	0.35	7.55	1.572	0.21
X5.2.5 多机构就医安全	8.05	1.572	0.20	0.30	7.15	1.496	0.21
X5.3.1 签约率	7.45*	2.188	0.29*	0.25	8.55	1.395	0.16
X5.3.2 慢病规范管理率	8.25	2.149	0.26*	0.40	8.80	1.056	0.12
X5.3.3 首诊率	8.50	1.100	0.13	0.30	7.80	1.881	0.24
X5.3.4 上转患者转诊率	7.60	1.984	0.26*	0.20	8.05	1.234	0.15
X5.3.5 下转患者转诊率	8.60	1.273	0.15	0.25	8.10	1.252	0.15
X5.3.6 转诊等待时间	7.70	1.922	0.25	0.25	7.60	1.231	0.16
X5.3.7 上下转诊比	7.20*	1.881	0.26*	0.15*	7.70	1.342	0.17
X5.3.8 沟通交流	7.95	1.572	0.20	0.25	7.35	1.663	0.23
X5.3.9 住院患者临床路径管理率	7.70	1.922	0.25	0.20	7.80	1.399	0.18
X5.3.10 就诊人次结构分布比	8.20	1.735	0.21	0.30	8.70	1.218	0.14
X6.1.1 信息标准规范和制度	8.80	1.196	0.14	0.40	8.55	1.146	0.13
X6.1.2 信息平台	9.05	1.050	0.12	0.40	8.60	1.095	0.13
X6.2.1 与上级信息互通的基层机构比	8.80	1.281	0.15	0.35	8.50	1.051	0.12
X6.2.2 检查互认制度运行情况	9.15	0.875	0.10	0.40	7.80	1.361	0.17

三级指标	重要性			满分比（K）	可操作性		
	均值（M）	标准差（σ）	变异系数（CV）		均值（M）	标准差（σ）	变异系数（CV）
X6.3.1 检查互认率	8.45	1.146	0.14	0.30	7.65	1.631	0.21
X6.3.2 信息使用连续性	8.45	1.099	0.13	0.25	7.55	1.395	0.18
X7.1.1 利益均衡分配制度	8.95	1.234	0.14	0.40	7.55	1.761	0.23
X7.1.2 利益均衡分配机制	8.95	1.605	0.18	0.45	7.30	1.720	0.24
X7.1.3 利益分配满意度	8.70	1.081	0.12	0.30	7.40	1.501	0.20
X8.1.1 医患互动制度	8.00	1.124	0.14	0.15*	7.15	1.226	0.17
X8.2.1 患者参与度	7.75	1.293	0.17	0.05*	7.00	1.026	0.15
X8.2.2 患者遵从度	7.95	1.638	0.21	0.25	6.70	1.081	0.16
X8.3.1 患者就医体验	8.50	1.277	0.15	0.30	7.40	1.142	0.15
X8.3.2 患者满意度	8.60	1.188	0.14	0.20	7.45	1.191	0.16

（2）筛选标准

本次咨询主要从指标重要性与可操作性两方面予以评价，因重要性侧重于单个指标对整个指标体系构建的价值大小考察，而可操作性侧重于单个指标获取的难易程度的考察。对单个指标而言，只有重要性评价获得认同才考虑是否易于测量。因此本研究根据刘畅畅等（2021）拟定的指标重要性按平均评分≥3.5（5分制）、满分比≥20%、变异系数≤25%进行指标筛选，制定的指标筛选标准如下：①重要性均值≥7.5，变异系数≤0.25，满分比≥0.20的指标予以保留；②重要性均值<7.5且变异系数>0.25，满分比<0.20的指标予以删除；③重要性均值、变异系数与满分比的纳入标准不能全部满足时，参考专家提出的修改意见，结合小组讨论和指标的可操作性等进行指标的修改、合并与调整，以体现指标的典型性和代表性，进一步简化指标体系的构成。

第一轮咨询结束，由课题组专人负责指标评分统计，20位专家共有7名针对具体指标提出修改建议。经指标筛选，结合专家意见，第一轮咨询对指标作出的调整如下：

●删除指标

二级指标：X7.2 分配机制、X8.2 医患互动。

删除原因：对于"X7.1 分配制度"和"X7.2 分配机制"，1名专家指出"设计机制不易"，另1名专家指出"制度中涵盖机制"。小组讨论认为，当前分配机制运行不畅，因此将两者合并为"X7.1 分配机制"。对于"X8.2 医患互动"，重要性满分比为零，同时考虑到目前的患者在纵向医疗服务链就医存在医患互动制度不健全，而"X8.1 医患互动制度"保留，小组讨论后予以删除。

三级指标：X2.1.3 纵向机构与人员激励约束机制、X2.3.5 重复检查和重复检验费用比、X4.1.4 绩效考核机制、X4.2.1 上级医院和基层机构领导每月会议次数、X4.2.6 检查检验中心的设立、X4.3.1 机构协作数量、X4.3.3 多点执业开展量、X4.3.4 下派基层医疗机构人次数、X4.3.5 检测中心运用情况、X4.3.6 远程中心运用情况、X4.3.7 基层医疗服务能力提升情况、X5.1.1健康管理制度、X5.1.4转诊前评估制度、X5.2.1经基层预约的挂号数、X5.2.5多机构就医安全、X5.3.1签约率、X5.3.2慢病规范管理率、X5.3.6转诊等待时间、X5.3.7上下转诊比、X5.3.9住院患者临床路径管理率、X6.2.2检查互认制度运行情况。

删除原因：对于"X2.1.3纵向机构与人员激励约束机制"，1名专家认为它是医保制度杠杆作用的体现，指标内涵可以通过"X2.1.2复合支付改革制度"予以表达，小组讨论后予以删除。对于"X2.3.5重复检查和重复检验费用比"，1名专家认为该指标依赖临床医生的经验判断；1名专家认为很难判断认定，因为疾病是变化的，多机构就诊会有时滞性，可能有再次检查的必要。考虑到可操作性的均值和变异系数也未达标准，小组讨论后予以删除。对于"X4.1.4绩效考核机制"，1名专家认为"考核较为困难"。小组讨论认为该指标内涵可以通过"X4.1.3纵向组织间协作机制"表达，予以删除。对于"X4.2.1上级医院和基层机构领导每月会议数""X4.2.6检查检验中心的设立"，两项指标在重要性和满分比均未达到标准，小组讨论从精简的原则考虑，予以删除。对于"X4.3.1机构协作数量"在重要性均值和变异系数均未达到标准，予以删除；"X4.3.3多点执业开展量"在重要性和满分比未达标准，在均值上刚达临界点，且1名专家认为与"X4.2.3多点执业制度"重复，小组综合考虑，本着指标精简的原则，予以删除。对于"X4.3.4下派基层医疗机构人次数"，2名专家认为该指标内涵与"X4.2.4下派技术人员/管理人员"相似。考虑到该指标在满分比上未达标准，而"X4.2.4下派技术人员/管理人员"保留，本着指标精简的原则，小组讨论后予以删除。"X4.3.5检测中心运用情况"和"X4.3.6远程中心运用情况""X5.3.7上下转诊比"三项指标在重要性均值、变异系数、满分比同时不符合指标纳入标准，予以删除。对于"X4.3.7基层医疗服务能力提升情况"，1位专家提出该指标模糊。小组讨论认为该指标非单一指标，变异系数未达标准，且可以通过"X5.2.2人际连续性""X5.3.3首诊率"等指标衡量，本着指标精简的原则，小组讨论后予以删除。对于"X5.1.1健康管理制度""X5.3.1签约率""X5.3.2慢病规范管理率"，1名专家提出指标涉及的是预防融合，非医疗服务提供本身。本着指标精简原则，小组讨论后予以删除。对于"X5.1.4转诊前评估制度"，1名专家认为该指标属于双向转诊具体内容，建议合并在"X5.1.3双向转诊制度"中。小组讨论后予以删除。对于"X5.2.1经基层预约的挂号数"，小组讨论后认为，该指标可以通过"X5.2.4管理连续性"指标内涵表达，本着精简指标的原则，予以删除。"X5.2.5多机构就医安全"，1名专家指出多机构诊疗过程中的安全衔接和协调，目前没有相应统计数据，可操作性不强。小组讨论后予以删除。对于"X5.3.6转诊等待时间""X5.3.9住院患者临床路径管理率"，因个别指标均值接近临界标准，满分比也不高，1名专家指出目前的体系路径尚未确定，本着指标精简的原则，小组讨论予以删除。"X6.2.2检查互认制度运行情况"，1名专家指出上级医疗机构很难认可下级医疗机构出具的检查报告，建议修改。小组讨论后将此内涵纳入"X6.1.1信息标准规范和制度"中，所以删除该指标。

●修改指标

二级指标：修改"X2.1复合筹资和支付制度"为"X2.1筹资整合和复合支付制度"；修改"X3.1药品供应制度"为"X3.1药品配备调拨制度"；合并"X6.1信息制度""X6.2信息联动"为"X6.1信息联动制度"；修改"X7.3利益均衡"为"X7.2利益

均衡"。

修改原因：对于"X2.1 复合筹资和支付制度"，1名专家认为"这是两个问题，建议分开"。小组讨论认为筹资和支付关系紧密，且相互影响，本着精简原则，将指标修改为"筹资整合和复合支付制度"更为准确。对于"X3.1 药品供应制度"，专家认为不能准确反映多机构间用药互给的制度设计，小组讨论后将此修改为"X3.1 药品配备调拨制度"。对于"X6.1 信息制度""X6.2 信息联动"，小组讨论认为两者内涵趋同，且当前信息标准和制度建设更为重要，本着精简指标原则，将两者合并为"X6.1 信息联动制度"。对于"X7.3 利益均衡"，因已删除"X7.2 分配机制"，所以需要调整编号，更改为"X7.2 利益均衡"。此外，对于"X3.2 药品衔接"的变异系数和满分比不符合筛选标准，小组讨论后认为，药品衔接是重要的结果指标，反映了"三医联动"中的医药是否衔接到位，因此决定予以保留。

三级指标：将"X3.1.1 药品供应管理制度"修改为"X3.1.2 药物供应保障机制"，将"X3.1.2 基本药物配备调拨制度"修改为"X3.1.1 药物配备调拨管理制度"；修改"X4.2.7 远程医疗中心的设立"为"X4.2.6 远程中心运用情况"；将"X5.3.3 首诊率""X5.3.4 上转患者转诊率""X5.3.5 下转患者转诊率""X5.3.8 沟通交流"纳入二级指标"X5.2 服务联动"；将"X5.2.2 人际连续性""X5.2.3 服务连续性""X5.2.4 管理连续性"纳入二级指标"X5.3 服务衔接"；将"X6.2.1 与上级信息互通的基层机构比"纳入二级指标"X6.1 信息联动制度"；修改"X7.1.1 利益均衡分配制度"为"X7.1.1 利益分配制度"修改"X7.1.2 利益均衡分配机制"为"X7.1.2 利益调整机制"。

修改原因：对于"X3.1.1 药品供应管理制度"，1名专家指出机构间"用药不衔接不仅局限于药品管理问题"，建议修改此项指标，小组讨论认为该指标主要考察的是各级医疗机构间药品的供应共享，应放在"制度"之后，因此决定将该指标修改为"X3.1.2 药品供应保障机制"；对于"X3.1.2 基本药物配备调拨制度"，小组讨论认为用基本药物存在范围局限，应该体现基层医疗机构一定的非基本药物，且应放在"机制"之前，因此修改为"X3.1.1 药物配备调拨管理制度"。对于"X4.2.6 远程医疗中心的设立"，考虑到多机构间的联动程度更侧重于资源的运用，因此修改为"远程中心运用情况"。删除"X7.1.1 利益均衡分配制度"中的"均衡"两字，主要考虑制度不能带有主观判断，用"利益分配制度"表达更加客观。对于"X7.1.2 利益均衡分配机制"，因已删除"X7.2 分配机制"，小组考虑利益分配制度建立后的利益协调机制建立更为重要，因此将该项指标调整为"X7.1.2 利益调整机制"。

●增加指标

增加三级指标："X3.2.2 用药连续度""X4.2.4 开展新技术/新项目增长比""X4.3.1 功能衔接互补""X4.3.3 流程优化度""X7.2.1 利益协调运转情况"。

增加原因：对于"X3.2.2 用药连续度"，小组讨论认为，高血压、糖尿病等慢性病患者是否能从当地基层医疗机构获得1～2个月的长处方，直接关系他们的用药体验，更好体现"X3.2 药品衔接"二级指标，因此增加。对于"X4.2.4 开展新技术/新项目增长比"，小组主要考虑到《医疗联合体综合绩效考核工作方案（试行）》中对医疗资源上下贯通有量化考核，上级医疗机构对于下级医疗机构开展的新技术、新项目是资源下沉的重要指标，因此增加。对于"X4.3.1 功能衔接互补""X4.3.3 流程优化度"，1名专家建议增加"适宜的分流""流畅的转诊帮助"相关指标，小组讨论认为机构联动的结果就是功能一体化和流程再造后的流程优化，这样有助于分流和转诊流程顺畅，因此增加。对于"X7.2.1利益协调运转情况"，小组讨论认为利益分配满意度是各级医疗机构及其医务人员间开展协作的重要动力源，现有利益格局需要通过对利益分配下的协调运转情况来了解，因此增加。

最终，第一轮咨询后调整的上下联动、衔接互补医疗卫生服务指标体系为一级指标8个，二级指标21个，三级指标57个。

6.2.6　第二轮专家咨询过程及结果

（1）各级指标咨询结果

将指标体系修改调整的详细情况反馈给参与第一轮咨询的专家，请专家对各级指标再次从指标的重要性、可操作性等方面予以评价，回收第二轮咨询问卷，并由专人对第二轮评分进行统计，统计结果见表6-12～表6-14。观察各级指标的重要性和可操作性均值可知，得分均在7分以上。

表6-12　一级指标专家咨询统计结果（第二轮）

一级指标	重要性			满分比（K）	可操作性		
	均值（M）	标准差（σ）	变异系数（CV）		均值（M）	标准差（σ）	变异系数（CV）
X1 部门联动与衔接互补	9.21	1.084	0.12	0.53	8.16	0.958	0.12
X2 医保联动与衔接互补	9.42	1.427	0.15	0.74	8.21	1.182	0.14
X3 医药联动与衔接互补	9.11	0.937	0.10	0.42	8.32	1.336	0.16
X4 机构联动与衔接互补	9.16	0.834	0.09	0.42	8.63	0.955	0.11
X5 服务联动与衔接互补	9.26	0.933	0.10	0.53	8.26	1.195	0.14
X6 信息联动与衔接互补	9.05	1.026	0.11	0.42	8.58	0.902	0.11
X7 利益联动与衔接互补	9.58	0.769	0.08	0.68	7.58	1.216	0.16
X8 医患联动与衔接互补	8.47	1.219	0.14	0.26	7.53	1.349	0.18

表6-13　二级指标专家咨询统计结果（第二轮）

二级指标	重要性			满分比（K）	可操作性		
	均值（M）	标准差（σ）	变异系数（CV）		均值（M）	标准差（σ）	变异系数（CV）
X1.1 主体协同	9.63	0.684	0.07	0.74	8.32	1.25	0.15
X1.2 资源投入	8.79	0.855	0.10	0.26	8.42	1.31	0.15
X1.3 服务价格	8.47	1.389	0.16	0.32	8.05	1.47	0.18
X1.4 人才保障	8.74	1.240	0.14	0.37	7.84	1.30	0.17

续表

二级指标	重要性			满分比（K）	可操作性		
	均值（M）	标准差（σ）	变异系数（CV）		均值（M）	标准差（σ）	变异系数（CV）
X2.1 筹资整合和复合支付制度	9.26	0.933	0.10	0.53	7.89	1.41	0.18
X2.2 医保补偿制度	8.68	1.157	0.13	0.32	8.79	1.32	0.15
X2.3 医保衔接	8.84	1.214	0.14	0.42	8.00	1.45	0.18
X3.1 药品配备调拨制度	8.79	1.032	0.12	0.26	8.53	1.31	0.15
X3.2 药品衔接	8.89	1.100	0.12	0.37	8.42	1.35	0.16
X4.1 协作制度	9.11	0.875	0.10	0.42	8.11	1.37	0.17
X4.2 资源联动	9.05	0.911	0.10	0.37	8.26	1.10	0.13
X4.3 机构衔接	8.74	1.284	0.15	0.37	7.79	1.27	0.16
X5.1 服务制度	8.95	0.970	0.11	0.37	7.95	1.65	0.21
X5.2 服务联动	9.11	1.049	0.12	0.47	7.79	1.36	0.17
X5.3 服务衔接	8.74	1.284	0.15	0.42	7.63	1.30	0.17
X6.1 信息联动制度	9.11	1.100	0.12	0.47	8.26	1.45	0.18
X6.2 信息衔接	9.00	1.054	0.12	0.42	7.79	1.23	0.16
X7.1 分配制度	9.32	0.820	0.09	0.53	7.79	1.62	0.21
X7.2 利益均衡	9.05	1.026	0.11	0.42	7.74	1.52	0.20
X8.1 医患互动制度	8.21	1.182	0.14	0.21	7.05	1.51	0.21
X8.2 患者获得感	8.63	1.257	0.15	0.37	7.63	1.38	0.18

表6-14　三级指标专家咨询统计结果（第二轮）

三级指标	重要性			满分比（K）	可操作性		
	均值（M）	标准差（σ）	变异系数（CV）		均值（M）	标准差（σ）	变异系数（CV）
X1.1.1 主体协同制度	9.63	0.684	0.07	0.74	8.05	1.810	0.22
X1.1.2 主体协同机制	9.11	0.937	0.10	0.42	7.68	1.336	0.17
X1.2.1 财政投入	9.05	1.026	0.11	0.47	8.11	1.595	0.20
X1.2.2 设备投入	8.58	1.261	0.15	0.32	8.47	1.577	0.19
X1.3.1 医疗服务价格政策	8.47	1.349	0.16	0.32	8.37	1.422	0.17
X1.3.2 医生劳务定价机制	8.74	1.284	0.15	0.42	7.63	1.422	0.19
X1.4.1 人力资源规划和人事薪酬制度	8.95	1.177	0.13	0.42	8.05	1.311	0.16
X1.4.2 人才流动保障机制	9.00	0.882	0.10	0.32	7.84	1.119	0.14

三级指标	重要性			满分比（K）	可操作性		
	均值（M）	标准差（σ）	变异系数（CV）		均值（M）	标准差（σ）	变异系数（CV）
X2.1.1公共卫生筹资和医保筹资整合	9.16	1.068	0.12	0.47	8.21	1.398	0.17
X2.1.2复合支付改革制度	9.26	0.872	0.09	0.53	7.95	1.224	0.15
X2.1.3监督评估制度规范	8.79	1.182	0.13	0.37	7.89	1.197	0.15
X2.2.1纵向三级机构的报销制度	8.79	1.134	0.13	0.37	8.63	1.212	0.14
X2.2.2对多机构就诊患者的激励约束机制	8.32	1.493	0.18	0.21	7.95	1.353	0.17
X2.3.1医保对多机构医生整合行为的激励效果	8.95	1.129	0.13	0.47	7.74	1.522	0.20
X2.3.2医保对患者遵从行为的激励效果	8.53	1.389	0.16	0.37	7.79	1.782	0.23
X2.3.3医保基金合理流向比	8.79	1.228	0.14	0.37	8.74	1.098	0.13
X3.1.1药物配备调拨管理制度	8.63	0.955	0.11	0.26	8.16	1.302	0.16
X3.1.2药物供应保障机制	7.68	1.797	0.23	0.16	7.84	1.803	0.23
X3.2.1药品对接率	8.74	1.098	0.13	0.32	8.32	1.529	0.18
X3.2.2用药连续度	8.05	1.747	0.22	0.16	7.68	1.455	0.21
X4.1.1纵向组织合作方式	8.74	1.195	0.14	0.42	8.37	1.342	0.16
X4.1.2统一治理机构	8.68	1.108	0.13	0.32	8.26	1.447	0.18
X4.1.3纵向组织间协作机制	8.89	1.197	0.13	0.42	8.21	1.398	0.17
X4.2.1纵横向医师团队协作制度	8.74	1.240	0.14	0.32	8.42	1.305	0.15
X4.2.2多点执业制度	8.11	1.329	0.16	0.21	8.32	1.157	0.14
X4.2.3下派技术人员/管理人员	8.37	1.461	0.17	0.26	8.47	0.905	0.11
X4.2.4开展新技术/新项目增长比	8.21	1.475	0.18	0.26	8.58	0.902	0.11
X4.2.5学习培训情况	8.37	0.955	0.11	0.16	8.63	1.012	0.12
X4.2.6远程中心运用情况	8.74	0.991	0.11	0.21	8.79	0.855	0.10
X4.3.1功能衔接互补	8.79	1.032	0.12	0.32	8.16	1.385	0.17
X4.3.2医联体文化认同度	8.32	1.376	0.17	0.32	7.58	1.216	0.16
X4.3.3流程优化度	8.53	1.264	0.15	0.32	7.16	1.463	0.20
X5.1.1首诊制度	9.37	0.831	0.09	0.53	7.89	1.629	0.21
X5.1.2双向转诊制度	9.21	0.855	0.09	0.47	8.32	1.565	0.19

续表

三级指标	重要性			满分比（K）	可操作性		
	均值（M）	标准差（σ）	变异系数（CV）		均值（M）	标准差（σ）	变异系数（CV）
X5.1.3 交流沟通制度	8.68	1.157	0.13	0.32	7.79	1.751	0.22
X5.2.1 首诊率	8.95	0.970	0.11	0.37	7.95	1.471	0.19
X5.2.2 上转患者转诊率	8.00	1.667	0.21	0.37	8.53	1.219	0.14
X5.2.3 下转患者转诊率	8.84	1.259	0.14	0.42	8.26	1.447	0.18
X5.2.4 沟通交流	8.79	1.134	0.18	0.13	7.53	1.611	0.21
X5.3.1 人际连续性	8.42	1.610	0.19	0.37	8.11	1.197	0.15
X5.3.2 服务连续性	8.79	1.357	0.15	0.47	7.53	1.645	0.22
X5.3.3 管理连续性	8.58	1.071	0.12	0.26	7.79	1.273	0.16
X5.3.4 就诊人次结构分布合理性	8.58	1.170	0.14	0.26	8.53	1.429	0.17
X6.1.1 信息标准规范和制度	8.84	1.068	0.12	0.37	8.26	1.408	0.17
X6.1.2 信息平台	9.00	1.106	0.12	0.37	8.26	1.408	0.17
X6.1.3 与上级信息互通的基层机构比	9.11	0.994	0.11	0.47	8.37	1.300	0.16
X6.2.1 检查互认率	8.89	1.197	0.13	0.42	8.32	1.293	0.16
X6.2.2 信息使用连续性	8.42	1.216	0.14	0.26	7.47	1.307	0.17
X7.1.1 利益分配制度	9.42	0.769	0.08	0.58	7.63	1.342	0.18
X7.1.2 利益调整机制	8.95	1.649	0.18	0.47	7.26	1.759	0.24
X7.2.1 利益协调运转情况	8.74	1.098	0.13	0.32	7.32	1.493	0.20
X7.2.2 利益分配满意度	8.74	0.991	0.11	0.26	7.63	1.257	0.16
X8.1.1 医患互动制度	8.16	1.167	0.14	0.21	7.05	1.779	0.25
X8.1.2 患者参与度	8.00	1.333	0.17	0.21	7.16	1.608	0.22
X8.1.3 患者遵从度	8.16	1.167	0.14	0.16	7.32	1.565	0.21
X8.2.1 患者就医体验	8.63	1.300	0.15	0.37	8.00	1.333	0.17
X8.2.2 患者满意度	8.79	1.273	0.14	0.42	7.95	1.353	0.17

（2）指标体系的确定

第二轮咨询结果显示，并没有不符合筛选标准的指标。本次共咨询3名专家，专家提出的修改意见主要是完善指标内涵的意见，并未提出增删或修改指标的建议。从专家协调程度来看，可判定第二轮咨询后专家一致性增加，最终精细化构建服务体系上下联动、衔接互补的关键指标集（表6-15）。

表6-15　上下联动、衔接互补的医疗服务评价指标体系

一级指标	二级指标	三级指标
X1部门联动与衔接互补	X1.1主体协同	X1.1.1主体协同制度
		X1.1.2主体协同机制
	X1.2资源投入	X1.2.1财政投入
		X1.2.2设备投入
	X1.3服务价格	X1.3.1医疗服务价格政策
		X1.3.2医生劳务定价机制
	X1.4人才保障	X1.4.1人力资源规划和人事薪酬制度
		X1.4.2人才流动保障机制
X2医保联动与衔接互补	X2.1筹资整合和复合支付制度	X2.1.1公共卫生筹资和医保筹资整合
		X2.1.2复合支付改革制度
		X2.1.3监督评估制度规范
	X2.2医保补偿机制	X2.2.1纵向三级机构的报销制度
		X2.2.2对多机构就诊患者的激励约束机制
	X2.3医保衔接	X2.3.1医保对多机构医生整合行为的激励效果
		X2.3.2医保对患者遵从行为的激励效果
		X2.3.3医保基金合理流向比
X3医药联动与衔接互补	X3.1药品配备调拨制度	X3.1.1药物配备调拨管理制度
		X3.1.2药物供应保障机制
	X3.2药品衔接	X3.2.1药品对接率
		X3.2.2用药连续度
X4机构联动与衔接互补	X4.1协作制度	X4.1.1纵向组织合作方式
		X4.1.2统一治理机构
		X4.1.3纵向组织间协作机制
	X4.2资源联动	X4.2.1纵横向医师团队协作制度
		X4.2.2多点执业制度
		X4.2.3下派技术人员/管理人员
		X4.2.4开展新技术/新项目增长比
		X4.2.5学习培训情况
		X4.2.6远程中心运用情况
	X4.3机构衔接	X4.3.1功能衔接互补
		X4.3.2医联体文化认同度
		X4.3.3流程优化度

一级指标	二级指标	三级指标
X5服务联动与衔接互补	X5.1服务制度	X5.1.1首诊制度
		X5.1.2双向转诊制度
		X5.1.3交流沟通制度
	X5.2服务联动	X5.2.1首诊率
		X5.2.2上转患者转诊率
		X5.2.3下转患者转诊率
		X5.2.4沟通交流
	X5.3服务衔接	X5.3.1人际连续性
		X5.3.2服务连续性
		X5.3.3管理连续性
		X5.3.4就诊人次结构分布合理性
X6信息联动与衔接互补	X6.1信息联动制度	X6.1.1信息标准规范和制度
		X6.1.2信息平台
		X6.1.3与上级信息互通的基层机构比
	X6.2信息衔接	X6.2.1检查互认率
		X6.2.2信息使用连续性
X7利益联动与衔接互补	X7.1分配制度	X7.1.1利益分配制度
		X7.1.2利益调整机制
	X7.2利益均衡	X7.2.1利益协调运转情况
		X7.2.2利益分配满意度
X8医患联动与衔接互补	X8.1医患互动制度	X8.1.1医患互动制度
		X8.1.2患者参与度
		X8.1.3患者遵从度
	X8.2患者获得感	X8.2.1患者就医体验
		X8.2.2患者满意度

6.3 上下联动、衔接互补的医疗服务评价指标体系的权重确定

建立指标体系之后，需要确定指标权重，运用层次分析法构建层次结构模型，邀请专家对各层指标的相对重要性进行两两比较，构造判断矩阵，汇总数据，计算各指标组合权重。

6.3.1　层次分析法

层次分析法（AHP）由美国数学家萨蒂（T.L.Saaty）教授于20世纪70年代提出，它与多属性效用决策法、优劣系数法、模糊决策法等同属于多目标决策、多准则的科学方法。它首先将所要进行的决策问题置于一个复杂系统中，这个系统中存在互相影响的多种因素，再将各因素构造成相关联的有序层次模型，使之条理化，并将一定的数理计算方法与定性分析相结合，通过层层排序，获得关于多影响因素在整体项目中的量化数据，最终根据各方案计算出所占的权重，便于在多目标方案决策中做出最优选择与比较。层次分析法的计算过程较为烦琐，迈实层次分析法（MeshAHP）数据准确，操作方便，功能全面，包含层次分析法快速建模和排版、专家打分数据的Excel导出和导入、专家矩阵一致性检验、专家矩阵一致性修正和补全、敏感度分析以及详细过程数据等AHP各种所需功能和数据，已广泛应用于各类的科研和学术研究。本研究借助MeshAHP计算相应数值。

6.3.2　研究步骤

（1）构建层次分析结构模型

根据研究对象构造一个包含若干层次的评价结构是AHP的第一步。这个结构应该由一个总目标而来，即研究需要解决的最终目标，通常称为目标层。在目标层下包含若干为达成总目标而分配的任务或衡量是否达到目标的准则，称为准则层。准则层可以根据实际需要再划分子准则层。在结构模型的最底层是具体的若干个行动方案，称为方案层，由此构造出一个逻辑关系清晰的具有若干层次的树形结构模型（图6-5）。本研究中，上下联动的医疗服务评价是目标层，八大联动机制构成准则层，为实现联动的各具体方面构成子准则层，底层是实现子准则层的具体策略，由此构造出完整的上下联动、衔接互补的医疗服务评价结构模型。

（2）构造判断矩阵

判断矩阵，又称为比较矩阵。构造判断矩阵可以对同一层的各因素之间的重要程度作出比较，同时比较同一层次元素与上一层相关因素的重要性强弱关系。通常构造的判断矩阵如下所示：

$$A = \begin{bmatrix} a_{11} & a_{12} & \cdots & a_{1n} \\ a_{21} & a_{22} & \cdots & a_{2n} \\ \vdots & \vdots & & \vdots \\ a_{n1} & a_{n2} & \cdots & a_{nn} \end{bmatrix}$$

经两轮专家咨询，已获得各指标重要性评分，计算各指标重要性评分均值，依据Saaty标度法（表6-16）可获得均数差值所在区间，并据此获得各层次元素间的重要性标度，构造不同层级指标的判断矩阵。以一级指标为例，根据各级指标重要性评分均数差值列出影响程度，如表6-17～表6-18所示。

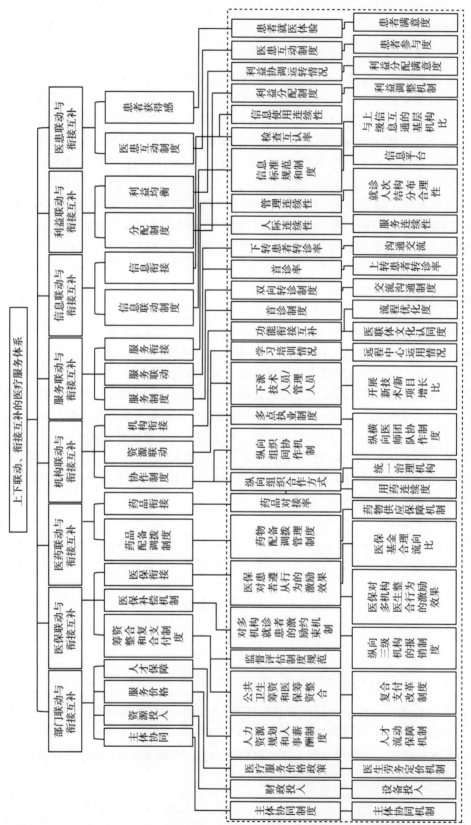

图6-5 上下联动、衔接互补的医疗服务评价结构模型

表6-16 Saaty重要性标度表

重要性比较	重要性标度	含义
$a_{ij}-a_{ji}=0$	1	表示两个元素相比，具有同等重要性
$0.25 < a_{ij}-a_{ji} \leqslant 0.5$	3	表示两个元素相比，前者比后者稍重要
$0.75 < a_{ij}-a_{ji} \leqslant 1.0$	5	表示两个元素相比，前者比后者明显重要
$1.25 < a_{ij}-a_j \leqslant 1.5$	7	表示两个元素相比，前者比后者强烈重要
$1.75 < a_{ij}-a_{ji}$	9	表示两个元素相比，前者比后者极端重要
上述比较值的中间值	2，4，6，8	表示上述判断的中间值
倒数	若元素i与元素j的重要性之比为b_{ij}，则元素j与元素i的重要性之比为$b_{ji}=\dfrac{1}{b_{ij}}$	

表6-17 一级指标对整体指标体系的影响程度比较

指标	X1	X2	X3	X4	X5	X6	X7	X8
X1 部门联动与衔接互补	1	1/2	2	2	1/2	2	1/3	4
X2 医保联动与衔接互补	2	1	3	3	2	3	1/2	5
X3 医药联动与衔接互补	1/2	1/3	1	1/2	1/2	2	1/3	4
X4 机构联动与衔接互补	1/2	1/3	2	1	1/2	2	1/3	4
X5 服务联动与衔接互补	2	1/2	2	2	1	2	1/3	5
X6 信息联动与衔接互补	1/2	1/3	1/2	1/2	1/2	1	1/4	4
X7 利益联动与衔接互补	3	2	3	3	3	4	1	6
X8 医患联动与衔接互补	1/4	1/5	1/4	1/4	1/5	1/4	1/6	1

再将此构造两两比较判断矩阵，表6-18为一级指标判断矩阵X。

表6-18 一级指标判断矩阵X

	X1	X2	X3	X4	X5	X6	X7	X8
X1	1	1/2	2	2	1/2	2	1/3	4
X2	2	1	3	3	2	3	1/2	5
X3	1/2	1/3	1	1/2	1/2	2	1/3	4
X4	1/2	1/3	2	1	1/2	2	1/3	4
X5	2	1/2	2	2	1	2	1/3	5
X6	1/2	1/3	1/2	1/2	1/2	1	1/4	4
X7	3	2	3	3	3	4	1	6
X8	1/4	1/5	1/4	1/4	1/5	1/4	1/6	1

（3）计算指标权重

将表6-18转换成数学矩阵形式如下：

$$
矩阵X_i =
\begin{vmatrix}
1 & 1/2 & 2 & 2 & 1/2 & 2 & 1/3 & 4 \\
2 & 1 & 3 & 3 & 2 & 3 & 1/2 & 5 \\
1/2 & 1/3 & 1 & 1/2 & 1/2 & 2 & 1/3 & 4 \\
1/2 & 1/3 & 2 & 1 & 1/2 & 2 & 1/3 & 4 \\
2 & 1/2 & 2 & 2 & 1 & 2 & 1/3 & 5 \\
1/2 & 1/3 & 1/2 & 1/2 & 1/2 & 1 & 1/4 & 4 \\
3 & 2 & 3 & 3 & 3 & 4 & 1 & 6 \\
1/4 & 1/5 & 1/4 & 1/4 & 1/5 & 1/4 & 1/6 & 1
\end{vmatrix}
$$

计算矩阵X_i每行元素的乘积P_i（$i=1, 2, 3, \cdots, 8$），$P_i = \prod\limits_{j=1}^{n} a_{ij}$（$i=1, 2, \cdots, 8$），其中，$a_{ij}$为矩阵$X$中的元素。

$$
P_1 = 1 \times 1/2 \times 2 \times 2 \times 1/2 \times 2 \times 1/3 \times 4 = 8/3
$$

同理可得$P_2 = 270$，$P_3 = 1/9$，$P_4 = 4/9$，$P_5 = 40/3$，$P_6 = 1/48$，$P_7 = 3888$，$P_8 = 1/38\,400$，计算P_i的n次方根，设方根为$\overline{W}_i$，则（$i=1, 2, 3, \cdots, 8$）

$$
\overline{W}_i = \sqrt[n]{a_{i1} a_{i2} \cdots a_{in}} \quad (i=1, 2, 3, \cdots, n)
$$

$\overline{W}_1 = \sqrt[8]{8/3} = 1.1304$；同理可得：$\overline{W}_2 = \sqrt[8]{270} = 2.0134$；$\overline{W}_3 = \sqrt[8]{1/9} = 0.7598$；$\overline{W}_4 = \sqrt[8]{4/9} = 0.9036$；$\overline{W}_5 = \sqrt[8]{40/3} = 1.3823$；$\overline{W}_6 = \sqrt[8]{1/48} = 0.6164$；$\overline{W}_7 = \sqrt[8]{3888} = 2.8101$；$\overline{W}_8 = \sqrt[8]{1/38\,400} = 0.2670$

（4）将$\overline{W}_i$进行归一化处理，所得值即为权重

$$
W_i = \overline{W}_i \Big/ \sum_{i=1}^{n} \overline{W}_i
$$

结果W_i即为所求的一级指标的权重。

计算得$W_1 = 0.1144$，$W_2 = 0.2037$，$W_3 = 0.0769$，$W_4 = 0.0914$，$W_5 = 0.1399$，$W_6 = 0.0624$，$W_7 = 0.2843$，$W_8 = 0.0270$。

（5）计算判断矩阵X的最大特征值$\lambda_{\max}$，

$$
\lambda_{\max} = \sum_{i=1}^{n} \frac{(aW)_j}{nW_i}
$$

$$
(aW)_1 = \sum_{j=1}^{n} a_{1j} W_j = 1 \times 0.1144 + 1/2 \times 0.2037 + 2 \times 0.0769 + 2 \times 0.0914 + 1/2 \times 0.1399
$$

$+ 2 \times 0.0624 + 1/3 \times 0.2843 + 4 \times 0.0270 = 2.227$

同理得$(aW)_2 = 1.826$，$(aW)_3 = 1.192$，$(aW)_4 = 0.617$，$(aW)_5 = 0.801$，$(aW)_6 = 0.498$，$(aW)_7 = 0.392$，$(aW)_8 = 0.392$

$$
\lambda_{\max} = \sum_{i=1}^{8} \frac{(aW)_j}{8W_i} = 8.3546
$$

（6）一致性检验

$$CI = \frac{\lambda_{\max} - n}{n-1} = \frac{8.3546 - 8}{8-1} = 0.0507$$

查取随机一致性指标 RI（见表6-19），利用公式 $CR = \dfrac{CI}{RI}$ 计算一致性比率 CR。

$$CR = \frac{CI}{RI} = \frac{0.0507}{1.41} = 0.0359 < 0.1$$

表6-19　RI系数表

N（阶数）	1	2	3	4	5	6	7	8	9
RI	0	0	0.52	0.89	1.12	1.26	1.36	1.41	1.46

当判断矩阵 P 的 CR < 0.1 时或 $\lambda_{\max} = n$，CI = 0 时，认为 P 具有满意的一致性，否则需调整 P 中的元素以使其具有满意的一致性。

据上述结果可知，一级指标判断矩阵具有满意的一致性。按照上述同样的方法，计算出本指标体系中各指标的权重。

6.3.3　权重结果

（1）$\lambda_{\max}$ 及一致性检验

经 MeshAHP 软件分析结果显示（见表6-20），目标层、准则层、子准则层所有判断矩阵的 CR 值均小于0.1，说明矩阵具有较好的一致性，权重值可予以采信。

表6-20　$\lambda_{\max}$ 值及一致性检验结果

目标层	$\lambda_{\max}$	CR	CI	准则层	$\lambda_{\max}$	CR	CI	子准则层	$\lambda_{\max}$	CR	CI
X	8.3546	0.0359	0.0507	X1	4.105	0.0393	0.035	X1.1	2.000	0	0
								X1.2	2.000	0	0
								X1.3	2.000	0	0
								X1.4	2.000	0	0
				X2	3.0183	0.0176	0.0091	X2.1	3.0536	0.0516	0.0268
								X2.2	2	0	0
								X2.3	3.0536	0.0516	0.0268
				X3	2	0	0	X3.1	2	0	0
								X3.2	2	0	0
				X4	3.0536	0.0516	0.0268	X4.1	3.0536	0.0516	0.0268
								X4.2	6.1236	0.0196	0.0247
								X4.3	3.0536	0.0516	0.0268
				X5	3.0092	0.0088	0.0046	X5.1	3.0536	0.0516	0.0268
								X5.3	4.1579	0.0591	0.0526
								X5.3	4.0104	0.0039	0.0035

目标层	λ_{max}	CR	CI	准则层	λ_{max}	CR	CI	子准则层	λ_{max}	CR	CI
X	8.3546	0.0359	0.0507	X6	2	0	0	X6.1	3.0092	0.0088	0.0046
								X6.2	2	0	0
				X7	2	0	0	X7.1	2	0	0
								X7.2	2	0	0
				X8	2	0	0	X8.1	3	0	0
								X8.2	2	0	0

（2）层次总排序检验

层次分析法总排序是为了获得层次结构中某一层元素对于总体目标组合权重和它们与上层元素的相互影响，需要利用该层所有层次单排序的结果，然后计算出该层元素的组合权重，此过程即被称为层次总排序。层次总排序这一步，需要从上到下逐层排序进行，最终计算得到最底层元素，即要决策方案优先次序的相对权重。层次总排序是基于层次分析法中层次单排序的基础上给出的。层次总排序的过程与层次单排序的过程大致相同。

$$CR = \frac{\sum_{i=1}^{n} W_i CI_i}{\sum_{i=1}^{n} W_i RI_i} \quad (i = 1, 2, 3, \cdots, 8)$$

W_i 为一级指标的权重 m 的取值，直接取值8，即 $m = 8$。

同样，若总排序一致性 $CR < 0.1$，则表示通过总排序一致性检验，否则需要重新考虑模型或重新构造那些一致性比率 CR 较大的判断矩阵。

经MeshAHP软件分析结果显示（表6-21），目标层、准则层所有判断矩阵的总排序CR值均小于0.1，说明矩阵通过总排序一致性检验，权重值可予以采信。

表6-21　总排序的一致性

指标	一致性
上下联动、衔接互补的医疗服务指标体系	0.0273
X1 部门联动与衔接互补	0
X2 医保联动与衔接互补	0.0516
X3 医药联动与衔接互补	0
X4 机构联动与衔接互补	0.0341
X5 服务联动与衔接互补	0.0473
X6 信息联动与衔接互补	0.0088
X7 利益联动与衔接互补	0
X8 医患联动与衔接互补	0

（3）各级指标权重

通过软件操作以上步骤，统计分析结果显示，无论是单层次排序一致性还是层次总排序一致性的CR均小于0.1，说明层次分析无论是单排序还是总排序都通过了一致性检验。说明据此计算的指标权重具有合理性，可以按照结果中的权重进行相关计算，最终构建的各级指标权重和组合权重见表6-22。

表6-22　上下联动、衔接互补的医疗服务指标体系及其权重系数

一级指标	权重	二级指标	权重	组合权重	三级指标	权重	组合权重
部门联动与衔接互补	0.1144	主体协同	0.6224	0.0712	主体协同制度	0.8	0.0569
					主体协同机制	0.2	0.0142
		资源投入	0.1861	0.0213	财政投入	0.75	0.0160
					设备投入	0.25	0.0053
		服务价格	0.0726	0.0083	医疗服务价格政策	0.25	0.0021
					医生劳务定价机制	0.75	0.0062
		人才保障	0.1189	0.0136	人力资源规划和人事薪酬制度	0.3333	0.0045
					人才流动保障机制	0.6667	0.0091
医保联动与衔接互补	0.2037	筹资整合与复合支付制度	0.625	0.1273	公共卫生筹资和医保筹资整合	0.3325	0.0423
					复合支付改革制度	0.5278	0.0672
					监督评估制度规范	0.1396	0.0178
		医保补偿机制	0.1365	0.0278	纵向三级机构的报销制度	0.75	0.0209
					对多机构就诊患者的激励约束机制	0.25	0.0070
		医保衔接	0.2385	0.0486	医保对多机构医生整合行为的激励效果	0.5278	0.0256
					医保对患者遵从行为的激励效果	0.1396	0.0068
					医保基金合理流向比	0.3325	0.0162
医药联动与衔接互补	0.0769	药品配备调拨制度	0.3333	0.0256	药物配备调拨管理制度	0.8	0.0205
					药物供应保障机制	0.2	0.0051
		药品衔接	0.6667	0.0513	药品对接率	0.8	0.0410
					用药连续度	0.2	0.0103

续表

一级指标	权重	二级指标	权重	组合权重	三级指标	权重	组合权重
机构联动与衔接互补	0.0914	协作制度	0.5278	0.0483	纵向组织合作方式	0.3108	0.0150
					统一治理机构	0.1958	0.0094
					纵向组织间协作机制	0.4934	0.0238
		资源联动	0.3325	0.0304	纵横向医师团队协作制度	0.3094	0.0094
					多点执业制度	0.0526	0.0016
					下派技术人员和管理人员	0.1263	0.0038
					开展新技术/新项目增长比	0.0759	0.0023
					学习培训情况	0.1263	0.0038
					远程中心运用情况	0.3094	0.0094
		机构衔接	0.1396	0.0128	功能衔接互补	0.5936	0.0076
					医联体文化认同度	0.1571	0.0020
					流程优化度	0.2493	0.0032
服务联动与衔接互补	0.1399	服务制度	0.297	0.0415	首诊制度	0.5469	0.0227
					双向转诊制度	0.3445	0.0143
					交流沟通制度	0.1085	0.0045
		服务联动	0.5396	0.0755	首诊率	0.4753	0.0359
					上转患者转诊率	0.0642	0.0048
					下转患者转诊率	0.3361	0.0254
					沟通交流	0.1244	0.0094
		服务衔接	0.1634	0.0229	人际连续性	0.1222	0.0028
					服务连续性	0.4231	0.0097
					管理连续性	0.2274	0.0052
					就诊人次结构分布合理性	0.2274	0.0052
信息联动与衔接互补	0.0624	信息联动制度	0.6667	0.0416	信息标准规范和制度	0.1634	0.0068
					信息平台	0.297	0.0123
					与上级信息互通的基层机构比	0.5396	0.0224
		信息衔接	0.3333	0.0208	检查互认率	0.75	0.0156
					信息使用连续性	0.25	0.0052
利益联动与衔接互补	0.2843	分配制度	0.75	0.2132	利益分配制度	0.75	0.1599
					利益调整机制	0.25	0.0533
		利益均衡	0.25	0.0711	利益协调运转情况	0.5	0.0355
					利益分配满意度	0.5	0.0355

续表

一级指标	权重	二级指标	权重	组合权重	三级指标	权重	组合权重
医患联动与衔接互补	0.0270	互动制度	0.25	0.0068	医患互动制度	0.4	0.0027
					患者参与度	0.2	0.0014
					患者遵从度	0.4	0.0027
		患者获得感	0.75	0.0203	患者就医体验	0.3333	0.0068
					患者满意度	0.6667	0.0135

数据结果显示，一级指标的权重值最高为"X7利益联动与衔接互补"（0.2843），其次为"X2医保联动与衔接互补"（0.2037）、"X5服务联动与衔接互补"（0.1399）、"X1部门联动与衔接互补"（0.1144），权重值最低为"X8医患联动与衔接互补"（0.0270）。二级指标中，权重值最高的分别是"X7.1分配制度"（0.2132），其次为"X2.1筹资整合和复合支付制度"（0.1273）、"X5.1服务联动"（0.0755）、"X1.1主体协同"（0.0712）；权重值最低是"X8.1医患互动"（0.0068）。三级指标中，权重值最高的是"X7.1.1利益分配制度"（0.1599），其次为"X2.1.2复合支付改革制度"（0.0672）、"X1.1.1主体协同制度"（0.0569）、"X7.1.2利益调整机制"（0.0533），权重值最低的是"X4.2.2多点执业制度"（0.0016）。

6.4　上下联动、衔接互补的医疗服务评价指标体系框架结果解析

上下联动、衔接互补的医疗服务评价体系的科学精准设计需要契合整合型医疗服务体系的本质内涵，这是我国医疗服务体系亟待研究的重要课题。本书构建的评价指标体系基于上下联动、衔接互补的内涵概念出发，以"三医联动"作为逻辑基础，以整合医疗中的"彩虹模型"为构建框架，紧密结合整合型医疗服务体系的主要内容和构建策略，基于文献研究、专家咨询、层次分析法等，构建了上下联动、衔接互补的医疗服务评价指标体系。根据指标体系构建的评价维度，从科学性、可靠性、可操作性和合理性等方面出发，并结合最终的评价指标及其权重进行优缺点评价。

6.4.1　指标构建的科学性与可靠性

（1）指标的科学性分析

国内外大量研究已证实将德尔菲法与层次分析法综合运用于指标体系的筛选和权重确定具有一定的科学性与准确性（尚晓鹏等，2019）。上下联动、衔接互补的医疗服务体系是契合整合型医疗卫生服务的国际背景下，结合我国医疗卫生事业发展现状提出的，既是分级诊疗制度的内涵要义所在，也是构建优质高效医疗卫生服务体系的必然路径。因此，课题组在构建指标体系之前，参阅了大量的中外文论文和整合型医疗卫生服务评价的相关理论著作等，在彩虹模型理论支撑下，结合文献梳理与分析结果提出8个"上下联动与衔接互补"的一级指标，并对各二级、三级指标的构建经过多次反复的专题讨论，初步形成了完整指标体系，由于德尔菲法可以避免集体讨论存在的盲目服从多

数或屈从于权威等缺陷，因此，通过两轮专家咨询筛选与修改指标，运用层次分析法确定指标权重，研究步骤明确、程序严谨。之后在实证研究的信效度检验中，总指标体系的 α 系数为 0.976，依据指标编制的量表式问卷效度检验结果均满足评价标准。因此，本书构建的指标体系具有一定的科学性。

（2）指标的可靠性分析

专家遴选是德尔菲法研究成功与否和指标代表性高低的关键（刘德培等，2018）。指标构建的可靠性通常由专家组成、专家积极程度、权威程度与协调程度所体现。本研究选择来自北京、上海、重庆、贵州、广东、安徽、湖北、浙江等多个省市的卫生领域研究者或实践管理者作为咨询专家，其中 60% 具有博士研究生学历，70% 具有正高级职称，工作年限在 20～29 年的占比达到 50%，研究领域也广泛涉及卫生政策与管理、医院管理、卫生行政管理等，多有医疗服务体系研究方面学术成果，这表明本次咨询专家的理论功底与实践经验都非常充足，代表性较高，能够较为全面地从多个角度对上下联动、衔接互补的医疗服务指标体系提供有价值的意见。一般认为 70% 的回收率就能很好地开展研究（龚怡琳等，2020）。本次经两轮咨询，两轮专家问卷的有效回收率分别为 100%和 85%，专家权威系数分别为 0.875、0.905，协调系数分别为 0.201（$P<0.01$）、0.225（$P<0.01$），专家意见在一定程度上达到一致，表明专家参与研究的积极性、权威程度较高，总协调性良好。因此，构建指标可靠有效。

6.4.2 指标构建的创新性与合理性

（1）指标创新性

通过文献研究，本书结合整合型医疗卫生服务体系关注热点，以彩虹模型为指导建立了医疗服务体系的八大"上下联动与衔接互补"理论模型，初步确立指标体系框架，采用两轮专家咨询法，构建了包括 8 个一级指标、21 个二级指标、57 个三级指标的上下联动医疗服务指标体系，运用层次分析法确定了各级指标权重。本研究从宏观—中观—微观视角，有机结合"结构—过程—结果"研究范式，更加规范地提出服务体系研究评价的八大维度框架，突破了传统的"三医联动"视域，并将其拓展的内涵通过相应的指标予以表达，既增添了评价的"衔接互补"目标定位，也体现了指标体系构建的完整性，有助于在实践中采取适用的评价方法，遵循一定的标准和程序，将指标的客观现状与预设期望标准进行比较、衡量，对医疗服务体系的建设方向进行把握。2018 年，国家卫生健康委员会和国家中医药管理局联合印发《关于印发医疗联合体综合绩效考核工作方案（试行）的通知》，对行政部门及医联体分别建立了综合绩效考评指标体系，指标包括组织实施、分工协作、医疗资源上下贯通、效率效益、可持续发展 5 个方面。虽然在应用层面上，城市医疗集团、各地县域医共体组织形式不一，但就指标本身而言，各指标体系都是围绕"基层首诊、双向转诊、急慢分治、上下联动"的分级诊疗制度框架基于研究目标和评价主体进行。不同的是，本指标体系将衔接互补的相关指标纳入，这是以前评价工具中容易被忽视的指标。本指标体系注重兼顾"量"、"质"协调，"静态"共时性指标和"动态"历时性指标相结合，从多个主体对象进行数据收集，建立了一套科学客观、系统规范反映上下联动过程和衔接互补结果的评价工具，也使得分级诊疗实施的过程和结果有了可靠的测量标尺，更加契合了服务体系的特质，将有助于建立创新指标体系，确保评估结果能够真实反映我国上下联动、衔接互补的医疗服务体系的全貌。

（2）指标合理性

本书构建的指标体系建立在相关文献及现有政策分析基础上，针对医疗服务体系的联动特点，从医联体和医共体的内在特点出发，抽取一般性指标集合，探索更加合理和适宜且符合我国纵向医疗机构分工合作的评估工具和方法。根据第一轮专家咨询意见删除、修改或增加了部分二、三级指标，第二轮咨询结果显示并没有不符合筛选标准的指标，对指标内涵进行了完善，最终指标体系既包含了定量指标又包含定性指标，选用的统计指标间相互独立又相互联系，没有显著的重叠，意义清晰且针对性强，指标体系各层级间的逻辑关系清晰准确，共同构成一个有机整体。经过实证研究，证明了最终指标体系所选用的统计指标具有可操作性。通过样本点的对比发现，指标体系评价所得的各个样本点的得分与研究中通过政策分析、访谈所得的结果相互印证，研究结果也被既往研究的经验所支持，从侧面可以反映出本书指标体系的合理性。实证研究结果表明，上下联动、衔接互补的医疗服务指标体系可以为宏观监管部门监管提供标准参照，也可以为对医联体和医共体的评估或他们的自我评估提供标准，一方面为全面、正确地认识和发现系统内部的问题提供了可靠依据；另一方面也为宏观监管部门从整体上衡量医疗服务体系上下联动、衔接互补状况提供了有力保障，符合医疗服务体系发展的实际需求。

6.4.3　指标权重分析

本研究运用层次分析法得出一级指标权重，最高为利益联动与衔接互补（0.2843），其余依次为医保联动与衔接互补（0.2037）、服务联动与衔接互补（0.1399）、部门联动与衔接互补（0.1144）、机构联动与衔接互补（0.0914）、医药联动与衔接互补（0.0769）、信息联动与衔接互补（0.0624）。最低为医患联动与衔接互补（0.0270）。

首先，从一级指标的权重看，指标之间的差距较大。处于最高的利益联动与衔接互补和处于最低的医患联动与衔接互补之间的差距接近10倍。显示出在健全上下联动、衔接互补的医疗服务体系研究中，利益机制的建立健全是排在第一位的。研究结果表明，在推进分级诊疗的进程中，如何平衡上下各级医疗卫生机构的利益关系是联动实现与否的重中之重。医联体或医共体的运营模式虽然形式上实现了上下级医疗机构的利益捆绑，但实际上各机构共同开展一体化医疗卫生服务协作的内动力不足，"以患者为中心"的协作理念并未完全成形。在取消药品加成、财政投入不足的客观政策环境下，扩大服务量仍然容易成为大型综合医院谋求业务收入的获利手段。此外，现有医联体或医共体的合作关系并非都是紧密型的，当合作不深入时最易导致利益关系的松动甚至对立，某些医联体或医共体建设俨然变成大型医院"跑马圈地"、虹吸医务骨干人才与获取大量病源的载体。因此，在医共体内部协同服务过程中完善不同利益主体之间的利益协调与平衡机制成为促成医疗服务体系上下联动与衔接互补的首要环节。

其次，"医保联动与衔接互补"与"服务联动与衔接互补"在一级指标中权重值位居第二、三位。这表明"三医联动"中医疗保障与医疗服务被看作更为关键的因素，二者也一直是"三医联动"核心问题的争论焦点。医保是供需双方的调节器，服务却是上下联动的重心。医保与医疗的相互作用体现在医保控制医疗费用过快增长、医疗影响和决定医保基金安全使用。随着医保支付方式改革的实施，医保在激励合理医疗卫生服务行为与控制医疗费用中寻找平衡点，而连续性医疗卫生服务的供给也需要医保作纽带与支撑。此外，医保引导需方就医行为，医疗直接关系需方就医获得感。毫无疑问，两者在上下联动的医疗卫生服务体系中，共同具有举足轻重的地位。

再次，"部门联动与衔接互补"、"机构联动与衔接互补"、"医药联动与衔接互补"和"信息联动与衔接互补"在一级指标中权重值由高到低依次排列。要推动医改、实现卫生资源的优质整合离不开多个政府主体部门之间的协调配合，除卫生行政部门外，医疗保障部门、人力资源社会保障部门、财政部门、发展改革部门、机构编制部门等都需要积极支持。"部门联动与衔接互补"强调转变以某个部门为主的政策执行思路，通过加强政府协调作用，形成多个职能部门的高效协同与政策衔接，避免"单打独斗"，这对于加大医改实施力度尤其重要。各级医疗机构作为卫生服务体系的构成主体，相互协作程度对于分级诊疗能否顺利实施起着至关重要的作用，判断上下联动是否真正形成关键要看"机构联动与衔接互补"。"医药联动与衔接互补"为一体化的医疗卫生服务提供保障，对于医保基金的支出以及提高医疗服务供给效率同样具有显著影响，特别是医保复合支付方式改革与医疗服务体系的衔接和融合非常关键。"信息联动与衔接互补"在上下联动、衔接互补的医疗服务体系中起基础性作用，关系着机构、服务、医保、医药等多个联动能否高效推动及运行结果能否实现衔接互补。通过构建区域共享的信息通道，有助于优化医疗卫生资源配置，促成医疗卫生资源的合理流动。

最后，"医患联动与衔接互补"在一级指标中权重值最低，甚至不及前一位"信息联动与衔接互补"的一半。这可能因为医患关系属于微观层面因素，对于需要突破运行与管理多方面障碍因素的复杂医疗卫生服务体系而言，医患之间的联动作用可被置于更为次之的位置，但是作为医疗服务体系供需双方的直接当事人，制度的激励与约束可能更加重要，比如医保对患者理性就医的规定、首诊制度的落地等。此外，由于医疗层级、医生服务供给等因素的不确定性，医患之间的纵向联动也不太容易把控，还需要对医务人员，特别是纵向医师团队的人文关怀与患者理性就诊偏好等价值理念和文化进行长期塑造才能实现或改善。

在二级指标中，权重值排在首位的是"分配制度"（0.2132），其对应三级指标权重值同样排在第一、四位，即"利益分配制度"（0.1599）、"利益调整机制"（0.0533）。这表明以协议明确机构间利益分配及利益调整的机制亟待完善。开展整合本身就是一种利益格局的再调整过程，在这个过程中处于主导地位的大型公立医院不愿触动既得利益，处于从属地位的中小医院渴望利益诉求有所回应。因此，要在功能与地位悬殊的上下机构间促成联动和衔接，平衡多方利益起着决定性作用。二级指标中权重值位列第二的是"筹资整合和复合支付制度"（0.1273），其对应三级指标"复合支付改革制度"（0.0672）、"公共卫生筹资和医保筹资整合"（0.0423）分别位居第二、第五，这反映了医保制度在上下联动中的重要地位。公共卫生经费与医保基金统筹支出是联动体系提供预防与医疗相结合的综合性卫生服务的必然要求，复合支付方式对于控制医疗费用和防止过度医疗十分重要，二者最能突显医保功能和体现医保作用。二级指标中权重值排在第三位的是"服务联动"（0.0755），其对应三级指标"首诊率"（0.0359）排在第七位，这表明基层首诊作为分级诊疗的起点，是对基层医疗机构服务能力的集中体现。在二级指标中权重值位列第四的是"主体协同"（0.0712），对应的三级指标"主体协同制度"

（0.0569）权重值位列第三，反映了我国医改仍然是政策指引下自上而下的医改，联动体系的建设需要相关部门的协同和支持以奠定政策基础。虽然在二级指标中"药品衔接"（0.0513）权重值列至第五位，但对应的三级指标"药品对接率"权重值位列第六，这说明在不同级别的医院间药品对接是实现医疗服务体系真正衔接互补的重要现实条件之一，为患者获得连续性服务扫清障碍。

在二级指标中，权重值排在后三位的三个指标依次是医患互动制度（0.0068）、服务价格（0.0083）和机构衔接（0.0128）。这表明，专家对于医患互动这样的微观个体因素与医疗服务定价这样的政策环境因素均不太看重，可能原因是医患互动效果并不是主要取决于政策给予，更多在于就诊过程中医患个体互动观念和期望的增强强度及双方主动的交流沟通程度。而医疗服务定价具有明显的政府主导性质，服务价格本身具有长期的政策效应，并不会随着联动关系的变化产生较大变化。机构衔接则主要影响体系运作的效率和流畅度，在目前完整的联动体系尚未真正建成的情况下，功能衔接互补、文化认同和流程优化并不能成为重要影响因素。在三级指标中，权重值最低的三位分别是患者参与度（0.0014）、多点执业制度（0.0016）、医联体文化认同度（0.0020）。可能的原因是患者参与诊疗过程和遵从医嘱的不确定性因素较多，变化较快，同时，与医生相比患者本身处于医疗信息掌握的劣势地位，医患之间良好互动关系的建立更多依赖医生的积极沟通和引导。多点执业制度则只是一种暂时提升基层医疗服务水平的手段，并不能从根本上实现医疗卫生资源的优化分配、解决分配不平衡的问题。而医联体文化认同虽然可以提升内部凝聚力，但对于医疗服务体系建设只能锦上添花，且实证研究表明，目前的医疗服务体系对于实现文化认同仍然任重而道远。

6.5　上下联动、衔接互补的医疗服务体系评价指标局限性

本指标体系的构建基于规范的构建程序、大量的文献查阅、具有代表性的专家遴选、严谨的指标打分、依据当前医共体及医联体政策推进所在阶段而构建，能够体现我国当前和今后一段时间构建上下联动、衔接互补医疗服务体系的要旨，但仍然存在一些不足之处，主要包括以下几方面。一是在指标体系的构建过程中，特别是对于上下联动、衔接互补的政策制度和政策执行结果，存在文献资料遗漏关键要素的可能。二是专家选择带来的偏倚和专家智慧的有限性必定客观存在，同样因采用的评价方法多是德尔菲法，依赖专家经验，部分指标存在专家争议，如医疗安全是医疗服务系统质量的核心属性之一，但本次专家咨询因可操作性不高予以删除。三是个别指标会存在一些难以做出定量评估、具有不确定性的具体指标，且各组指标间也难免会存在难以明晰的关联性。虽然通过层次分析法可以清晰反映各指标之间的相对重要性，但规模的选择方法和刻度值的确定仍是主观的。四是在指标实证研究中对联动的政策、制度未采用政策文本进行计量，主要靠实际管理人员进行偏主观性的指标打分，可能对联动现状的评价不够客观、准确。同时由于卫生统计数值范围与时间又相对有限，而真实客观地反映医疗卫生服务联动变化的连续性指标，有些数值是主观评价，在一定程度上影响科学准确的对比。五是为使医疗服务指标体系更具可操作性，避免多层指标体系评价的复杂性，同时考虑到目前我国区域医疗服务体系中的省市大型公立医院与县级医院的上下联动、衔接

互补并不全面，本次实证研究仅对县域医共体的上下联动、衔接互补情况展开调查和评价，未对县级医院与县外大型公立医院的上下联动、衔接互补进行评估，这部分内容主要通过前文医疗服务体系的运行效果描述和后文的半结构访谈资料对影响上下联动、衔接互补的障碍因素的揭示予以补充。

需要说明的是，随着医联体、医共体实际工作的进一步发展，未来评价可以根据医共体、医联体的发展目标和发展方向对本指标体系进行因地制宜的调整优化。不过，鉴于指标测量的具体性和可操作性等原则要求，选择最优的具体指标并不容易，特别是一些三级指标的设置，比如不同机构医务人员对转诊患者疾病信息分享的程度，可能需要通过管理者或医务人员的定性等级（比如按高、较高、较低和低）进行评价，但这不可避免带来主观性的偏倚。同时，具体评价指标取舍比较复杂，且指标的多寡也与评估成本相关联。因此，具体指标可能要根据实际情况因地制宜选择，不能也不必千篇一律。世界卫生组织早就指出，服务整合是一个由非整合到高度整合的连续谱，而不是非此即彼的选择，那么医疗服务体系的上下联动、衔接互补指标必然也是动态调整、逐步升级的过程。因此，本指标体系的构建具有一定的开放性，本研究的目的也不是固化医疗服务指标体系，而是在不断变化和调整的医疗服务系统中保持其上下联动、衔接互补的运行轨迹。在后续研究中，应继续完善相应指标的评价标准和权重，为健全我国上下联动、衔接互补的医疗服务体系提供更具指导价值的评估工具。

| 第7章 | 上下联动、衔接互补的医疗服务体系实证研究 |

自2015年我国启动建立分级诊疗制度以来，各地开展了以县域医共体和区域医联体为主要模式的探索，到2019年从国家层面上主要在农村开展了紧密型县域医共体建设试点、在城市开展了以医疗集团试点为典型代表、在城乡之间开展了以专科联盟和远程医疗协作网等医联体模式为代表的四类模式，创建了我国分级诊疗服务体系和整合型医疗服务体系的新模式。前文通过专家咨询法和层次分析法构建了一套全面系统、科学合理的上下联动、衔接互补医疗服务的评价指标体系，为检验指标的可靠性和合理性提供了较好的现实参照，为对上下联动、衔接互补医疗服务体系的实施效果和程度进行科学的评价提供了判断依据，也为各地分级诊疗服务体系实施进展提供了较好的横向比较工具。

7.1　研究框架

经专家论证后的指标体系以八个"上下联动、衔接互补"维度为主，每一个联动衔接构成医疗卫生服务系统的某一方面的政策考量。由于上下联动和衔接互补之间存在相互制约、相互促进的关系，医疗卫生服务系统的指标评价更需要结合定性评判、定量数据以全面实证样本点的真实现况。为此，本章选取我国县域医改和医共体改革具有一定代表性的试点地区进行研究，共分为三个部分。首先是对构建上下联动、衔接互补医疗服务体系的政策制度制定与执行情况进行主观认知评价，主要实证医疗服务体系的上下联动情况。其次是对构建上下联动、衔接互补医疗服务体系中的衔接互补指标进行实证评价，主要实证医疗服务体系的衔接互补结果情况。最后是在上述评价基础上，对上下联动、衔接互补医疗服务体系的所有指标进行无量纲处理，综合分析和比较三地上下联动、衔接互补医疗服务指标体系的总得分情况。

7.2　资料来源

本指标评价体系是系统评价，课题组在反复讨论的基础上，设计了关于上下联动、衔接互补医疗服务体系的研究问卷，进行现场调研，所获得的资料和数据来源渠道多样，主要包括2016～2018年涉及八个"上下联动、衔接互补"维度的各类面上统计资料、问卷调查表，包括管理人员调查表，县、乡、村医务人员调查表，在县级医院就诊的门诊和住院患者调查表（含单机构和多机构患者）。其中，回收管理人员问卷186份，有效问卷177份；回收医务人员问卷919份，有效问卷910份；回收患者问卷1088份，有效问卷1087份，见表7-1。

表7-1 样本县问卷调查情况

调查对象	所在部门	贵州省Y县	安徽省F县	浙江省D县	合计
管理人员	卫健部门	9	2	5	16
	医保部门	6	4	5	15
	医疗机构	48	56	42	146
	小计	63	62	52	177
医务人员	县级医院	111	122	115	348
	乡镇卫生院	103	105	54	262
	村卫生室	98	120	82	300
	小计	312	347	251	910
患者	门诊单机构	91	119	92	302
	门诊多机构	41	21	31	93
	住院单机构	149	185	150	484
	住院多机构	40	81	87	208
	小计	321	406	360	1087

关于上下联动政策、制度认知评价是通过对样本点卫生健康行政部门、医保部门、医疗机构管理人员的问卷调查数据进行；联动过程的评价是通过样本点卫生健康行政部门、医保部门、医疗机构等收集与上下联动相关的面上统计数据进行表达。衔接互补指标主要是通过管理人员调查表、医务人员调查表、患者调查表及面上统计数据进行分类评价。以以上数据统计为基础，结合样本点收集的有关政策、制度和文件资料，对三个样本县医疗服务体系上下联动、衔接互补情况进行讨论、分析和归纳，以更加翔实的数据和文本资料展示样本点医疗服务体系上下联动、衔接互补情况的现实图景。

需要说明的是，基于联动指标的多样性和复杂性，医疗服务体系的政策制度评价很难通过政策文本进行简单的关键概念量化频数统计科学揭示，学界研究有关政策制定和执行得分也多用于根据政策制度制定和落实依据进行主观评判打分。鉴于此，本研究对医疗服务体系上下联动的情况得分采取对医疗服务政策相对较为熟悉的政府相关部门、医疗机构管理人员认知进行评判，可以更加综合反映各地医疗服务体系上下联动政策、制度的建设和执行实际情况。考虑到我国城市三级医院与县域医疗机构的联动多以专科联盟为主，且针对其上下联动、衔接互补情况已在区域医疗服务体系运行效果研究章节中进行了描述性统计分析，而我国县域医疗服务体系建设是以县域医共体为主流模式，指标体系的实证评价涉及省市县层级和县域内部两个方面，会产生复杂性因素的干扰，加上这两个方面的指标体系的权重设置目前还难以获得广泛共识，从而造成指标体系判断结果的可比性差。因此，本研究的实证仅以县域医共体作为评价范围。

7.3 样本点医疗服务体系的上下联动政策、制度建设和执行评价

7.3.1 研究对象

在县域医疗服务体系中，除县、乡、村各级医疗机构外，政府及其职能部门对县域医共体起主导作用。因此，医疗服务体系的上下联动、衔接互补离不开与医改密切相关的政府卫健部门、医保部门等的政策推动。依据指标体系确立的各项政策、制度的上下联动情况，相关管理人员最为熟悉。因此，为减少认知偏差，本研究选择各级医疗卫生机构、县域卫生健康行政部门、医保部门的管理人员作为研究对象。纳入标准：科室负责人级别以上且工作年限≥3年。

7.3.2 研究内容与方法

（1）研究内容

本次调查对象主要根据调查单位具体情况随机抽样，根据指标体系八个联动维度的具体制度设计问卷而成，共包括两部分：①一般情况调查。包括性别、年龄、所在机构类型、职称级别、最高学历、职业身份、工作年限等基本信息。②联动政策、制度建设与执行情况评价。采用利克特量表，每一政策、制度要求被调查者从"建设情况"与"执行情况"同时予以评价，具体赋值见表7-2。

表7-2　联动制度评价量化表

政策、制度建设/执行情况	很不健全/非常不力	不健全/比较不力	一般	比较健全/比较好	非常健全/非常好
量化值	1	2	3	4	5

（2）数据分析方法

调查数据编码后采用Epidata3.10软件录入，分析采用SPSS20.0与Excel2017软件分析与计算有关数据，对计数资料采用频数与百分比表示，计量资料采用$\bar{x}\pm s$表示，组间比较选用方差分析。对问卷信效度选用可靠性分析、因子分析。

7.3.3 研究结果

（1）被调查对象人口学特征

本次调查共发放管理人员问卷186份，回收有效问卷177份，无效问卷9份，有效回收率95.16%。177名调查对象中男性135名，女性42名。年龄主要集中在40～49岁，占比48.02%，其次为30～39岁，占比32.20%；所在单位以乡镇卫生院和县级医院居多，分别有81人、64人，占比分别为45.76%、36.16%；职业身份是科室、机构、行政负责人及其他管理者的人数为102人、54人、17人、4人，占比分别为57.63%、30.51%、9.60%、2.26%；在文化程度上，本科学历者为主，其次是大专学历者，分别有122人、47人，占比分别为68.93%、26.55%；在职称级别上，以中级职称者为

主，其次为初级、副高级，分别有67人、49人、40人，占比分别为37.85%、27.68%、22.60%；在工作年限上，以20～29年、10～19年为主，分别有81人、65人，占比分别为45.76%、36.72%（见表7-3）。

表7-3 调查对象基本情况

项目	类别	贵州省Y县		安徽省F县		浙江省D县		合计	
		人数（n）	构成比（%）	人数（n）	构成比（%）	人数（n）	构成比（%）	人数（n）	构成比（%）
性别	男	48	76.19	54	87.10	33	63.46	135	76.27
	女	15	23.81	8	12.90	19	36.54	42	23.73
年龄（岁）	<30	0	0	3	4.84	2	3.92	5	2.82
	30～39	17	26.98	23	37.10	17	33.33	57	32.20
	40～49	35	55.56	21	33.87	29	54.90	85	48.02
	50～59	11	17.46	15	24.19	4	7.84	30	16.95
所在机构	卫健部门	9	14.29	2	3.23	5	9.62	16	9.04
	医保部门	6	9.52	4	6.45	5	9.62	15	8.47
	县级医院	27	42.86	20	32.26	17	32.69	64	36.16
	乡镇卫生院	21	33.33	35	56.45	25	48.08	81	45.76
	村卫生室	0	0	1	1.61	0	0	1	0.56
职业身份	行政负责人	6	9.52	5	8.06	6	11.54	17	9.60
	机构负责人	19	30.16	19	30.65	16	30.77	54	30.51
	科室负责人	38	60.32	34	54.84	30	57.69	102	57.63
	其他管理者	0	0	4	6.45	0	0	4	2.26
文化程度	高中或中专	4	6.35	4	6.45	0	0	8	4.52
	大专	21	33.33	21	33.87	5	9.62	47	26.55
	本科	38	60.32	37	59.68	47	90.38	122	68.93
职称级别	正高	2	3.17	0	0	4	7.69	6	3.39
	副高	20	31.75	8	12.90	12	23.08	40	22.60
	中级	17	26.98	30	48.39	20	38.46	67	37.85
	初级	15	23.81	19	30.65	15	28.85	49	27.68
	无	9	14.29	5	8.06	1	1.92	15	8.47
工作年限（年）	<10	2	3.17	7	11.29	6	11.54	15	8.47
	10～19	26	41.27	25	40.32	14	26.92	65	36.72
	20～29	35	55.56	18	29.03	28	53.85	81	45.76
	30～39	0	0	12	19.35	4	7.69	16	9.04

（2）信效度分析

信度反映在相同条件下测量工具多次测量指标结果的稳定性程度，一般有内在信度与外在信度之分。本研究选用内部一致性信度作分析，即对各一级指标对应的量表题作α系数检验，得到各指标的克龙巴赫（Cronbach's）α系数介于0.857～0.937之间，指标体系总Cronbach's α系数为0.976（表7-4）。一般认为，α系数大于0.7，问卷信度可接受，大于0.8可认为信度较理想，大于0.9可认为信度非常理想（孙振球等，2010）。因此，本问卷可信度非常高。

表7-4 总指标体系及各一级指标的α系数检验

指标名称	项目数	α系数
X1部门联动与衔接互补	8	0.911
X2机构联动与衔接互补	8	0.903
X3医保联动与衔接互补	10	0.937
X4信息联动与衔接互补	6	0.892
X5服务联动与衔接互补	8	0.911
X6医药联动与衔接互补	2	0.857
X7利益联动与衔接互补	2	0.937
X8医患联动与衔接互补	2	0.931
总指标体系	46	0.976

效度分析是指问卷的有效性，反映了测量工具是否有效地测定到了其想要测定的内容（蒋小花等，2010）。可以根据多种目的分类。就问卷效度而言，一般可以分为内容效度和结构效度。内容效度是指测量内容与测量目标之间的符合程度。本次调查问卷的主要依据是上下联动、衔接互补的医疗服务指标体系，而指标体系的构建经过大量国内外文献查阅、梳理，结合国家相关政策初步拟定框架，并经由研究小组多次讨论，邀请相关领域专家修改提议，经两轮专家咨询筛选指标后形成。两轮咨询中，专家的权威系数最高为0.905，表明专家权威程度较高；协调系数最终达到0.225（$P < 0.01$），表明专家协调性较好。在确定各指标权重时也选用了定量与定性相结合的层次分析法，减小了专家主观因素的影响，确保了各层级与各指标权重值的科学性。因此，可以认为该指标体系的内容效度较好。结构效度侧重于从问卷"结构"上考察与理论假设的"结构"间的相符程度。一般可用探索性因子分析（exploratory factor analysis）法进行验证。探索性因子分析可将多个观测变量通过降维处理达到用最少的因子解释原有观测信息的目的。在进行分析前，通常需要做因子分析的适用性检验，即通过KMO和Bartlett球形检验验证因子之间的相关度。经检测，KMO值为0.892，Bartlett球形检验值为9367.573，$P < 0.001$，表明各因子之间存在相关性，适合做因子分析。采用主成分分析方法，得到的主成分信息表，抽取特征根大于1的公因子8个，其累计方差贡献率达到76.39%（表7-5）。运用最大方差法正交旋转，旋转后的因子负荷矩阵如下（表7-6）。经旋转后的因子负荷在0.51～0.78之间，所有条目因子负荷值均大于0.5。一般认为，公因子累计贡

献率40%以上、每个条目在其中一个公因子上的负荷值较高（＞0.4），且在其他公因子上的负荷值较低以及公因子方差应＞0.4等三个条件满足即可认为结构效度达标（刘朝杰，1997）。根据标准，说明本次各条目的设置符合要求，问卷结构效度良好。

表7-5　公因子的特征根与总方差解释（$n=177$）

因子	特征根	方差贡献率（%）	累计方差贡献率（%）
1	7.379	16.042	16.042
2	5.891	12.807	28.849
3	4.668	10.148	38.997
4	4.508	9.800	48.797
5	4.181	9.088	57.885
6	3.917	8.515	66.399
7	2.808	6.105	72.504
8	1.787	3.886	76.390

表7-6　正交旋转后的因子负荷矩阵（$n=177$）

因子1		因子2		因子3		因子4		因子5		因子6		因子7		因子8	
条目	负荷	条目	负荷	条目	负荷	条目	负荷	条目	负荷	条目	负荷	条目	负荷	条目	负荷
4a	0.52	1a	0.51	5a	0.67	12a	0.53	16a	0.68	3a	0.56	15a	0.67	8b	0.72
4b	0.52	2a	0.77	6a	0.73	12b	0.60	16b	0.68	3b	0.77	15b	0.60	—	—
9a	0.55	2b	0.72	6b	0.53	13a	0.69	17b	0.51	7b	0.77				
9b	0.64	14a	0.57	7a	0.65	13b	0.76	20a	0.68						
10a	0.66	14b	0.52	8a	0.59	19a	0.68	20b	0.65						
10b	0.73	18a	0.78	21a	0.76	19b	0.78								
11a	0.71	18b	0.71	21b	0.53										
11b	0.70														
22a	0.71														
22b	0.70														
23a	0.57														
23b	0.52														

注：条目序号对应量表中题目序号，a、b分别表示制度"建设情况"与"执行情况"评价。

（3）上下联动政策制度建设与执行结果

上下联动指标测量项包括八个联动政策制度，将具体情况进行编号如下，见表7-7。

1）部门联动：数据分析结果显示，从三县在部门联动政策建设与执行情况看，三县在四个指标上的认知得分都超过3.0分。具体来看，Y县在不同机构间医疗服务价格

表7-7 各项指标测量项

维度	编号	指标	指标问项
部门联动	1	主体协同制度	政府多部门协同促进一体化医疗卫生服务的政策
	2	财政设备投入	各级财政对基层医疗服务体系资金、设备等投入支持的相关政策
	3	服务价格政策	不同医疗机构间医疗服务价格动态调整与差别化定价政策
	4	人力资源政策	不同医疗机构间人才引进、薪酬、流动与考评的配置优化制度
医保联动	5	筹资整合制度	公共卫生均等化服务筹资和医保筹资整合制度
	6	复合支付制度	按总额、病种付费等的复合型医保支付改革方式制度
	7	医保报销制度	医保针对纵向医疗机构间的差异化报销制度
	8	医保监督制度	医保基金使用、控费等的监督考评及问责机制
机构联动	9	组织合作方式	促进纵向机构间一体化管理的组织合作方式
	10	统一治理机构	有促进纵向机构间一体化管理的统一治理机构或协调部门
	11	组织协作机制	不同医疗机构间的纵向协调、协作机制
	12	纵横向医师团队制度	医联体（或医共体）内纵横向医师团队制度
	13	多点执业制度	有执业资格的医师在两个以上医疗机构执业的制度
服务联动	14	基层首诊制度	医联体（或医共体）内基层首诊制度
	15	双向转诊制度	医联体（或医共体）内基于临床路径的双向转诊流程、标准的制度
	16	沟通交流制度	医师间针对转诊患者的沟通交流制度
信息联动	17	信息建设标准、规范及指南	建立医联体内信息化建设标准、规范及指南
	18	远程医疗中心相关制度	建立远程医疗中心运行相关制度
	19	统一检验检查中心管理制度	医联体（或医共体）内建立统一检验检查中心的设立及管理制度
	20	检查互认制度	医联体（或医共体）内建立检验检查结果互认制度
医药联动	21	药物调拨供应管理制度	医联体（或医共体）内不同医疗机构间建立药耗调拨供应管理制度
利益联动	22	利益分配制度	医联体（或医共体）内不同医疗机构间建立利益分配相关制度
医患联动	23	医患互动制度	医联体（或医共体）内不同医疗机构间建立医患互动制度

动态调整与差别化定价政策建设认知得分和不同机构间人才引进、薪酬、流动与考评的配置优化制度建设和执行认知得分均低于F县和D县，而D县在各级财政对基层医疗服务体系资金、设备等投入支持的相关政策建设和执行认知得分均最高，平均分别为（3.79±0.96）分和（3.81±0.95）分。比较来看，三县除在政府多主体部门协同促进一体化医疗卫生服务的政策执行情况这项指标之外，其余各项指标比较差异均具有显著统计学意义（$P < 0.05$）。两两比较发现，Y县与F县除各级财政对基层医疗服务体系资金、设备等投入支持的相关政策这项指标和政府多主体部门协同促进一体化医疗卫生服务的政策执行情况这项指标之外，其余均具有显著统计学意义（$P < 0.05$）。Y与D县各项指标差异均具有显著统计学意义（$P < 0.05$）；F县与D县除各级财政对基层医疗服务体系资金、设备等投入支持的相关政策这项指标之外，其余各项指标的评价上差异均不具有显著统计学意义（$P > 0.05$）。具体见表7-8。

表7-8　部门联动政策、制度认知情况比较（分）

实施类别	编号	Y县	F县	D县	F	P	两两比较（LSD）
政策、制度建设	1	3.49±1.06	3.94±0.94	3.94±0.94	4.183	0.017	F＞Y*、D＞Y*
	2	3.00±1.03	3.73±0.89	3.79±0.96	12.537	＜0.001	F＞Y*、D＞Y**
	3	3.13±1.07	3.74±0.92	3.65±1.03	6.711	0.002	F＞Y**、D＞Y**
	4	3.06±1.11	3.65±0.96	3.63±0.97	6.528	0.002	F＞Y**、D＞Y**
政策、制度执行	1	3.49±1.09	3.73±0.68	3.88±0.90	2.741	0.067	D＞Y*
	2	2.94±1.01	3.58±0.67	3.81±0.95	15.340	＜0.001	D＞Y**、D＞F*
	3	3.19±1.08	3.73±0.87	3.62±1.09	4.823	0.009	F＞Y**、D＞Y*
	4	3.13±1.23	3.52±0.86	3.62±0.95	3.737	0.026	F＞Y*、D＞Y*

注："*"表示在0.05水平上差异显著，"**"表示在0.01水平上差异显著，下同。

2）医保联动：数据分析结果显示，从三县在医保联动相关政策建设与执行情况看，三县在四个指标上的认知得分为3.0分。具体来看，Y县除在医保控费的监督考评及问责机制建设和执行上的认知得分［（3.90±0.91）分和（4.00±0.82）分］均比F县和D县高［F县为（3.68±0.86）分和（3.63±0.93）分，D县为（3.77±0.94）分和（3.83±0.96）分］。其他指标得分都低于两县的同类指标。比较来看，除了筹资整合制度、医保报销制度制定及医保监督制度外，其余各项指标均具有显著统计学意义（P＜0.05）。两两比较发现，Y县与F县在筹资整合制度的建设与执行情况、复合支付制度建设和医保监督制度情况评价的差异具有显著统计学意义（P＜0.05）；Y县与D县在筹资整合制度的执行情况、复合支付制度建设和执行情况评价的差异具有显著统计学意义（P＜0.05）；F县与D县在各项指标上的差异均不具有显著统计学意义（P＞0.05），具体见表7-9。

表7-9　医保联动政策、制度认知情况比较（分）

实施类别	编号	Y县	F县	D县	F	P	两两比较（LSD）
政策、制度建设（$\bar{x}±s$）	5	3.21±1.26	3.71±1.14	3.52±1.04	3.023	0.051	F＞Y*
	6	3.22±1.10	3.79±1.03	3.73±0.84	5.939	0.003	F＞Y**、D＞Y**
	7	3.62±1.07	3.81±0.97	3.63±1.24	0.555	0.575	—
	8	3.90±0.91	3.68±0.86	3.77±0.94	1.000	0.370	—
政策、制度执行（$\bar{x}±s$）	5	3.17±1.29	3.61±0.91	3.60±0.93	3.305	0.039	F＞Y*、D＞Y*
	6	3.16±1.22	3.82±0.88	3.67±0.86	7.391	0.001	F＞Y***、D＞Y**
	7	3.65±1.10	3.89±0.89	3.69±1.18	0.879	0.417	—
	8	4.00±0.82	3.63±0.93	3.83±0.96	2.639	0.740	Y＞F*

注："×××"表示0.001水平上差异显著。

3）机构联动：数据分析结果显示，从三县在机构联动的相关政策建设与执行情况看，这一维度的五个指标除Y县在多点执业制度建设和执行认知得分较低外［分别为（2.63±1.31）分和（2.41±1.40）分］，其他指标得分均超过3分。而D县在纵向组织间协作机制、纵横向医师团队制度的建设与执行上认知得分最高［前者分别为（4.12±0.68）分和（4.00±0.69）分，后者分别为（4.06±1.02）分和（3.96±1.03）分］。比较来看，各类指标认知得分差异均具有显著统计学意义（$P<0.05$）。两两比较，D县在机构联动的各项得分最高，F县次之，Y县最低，其中，Y县与F县、Y县与D县之间的差异具有显著统计学意义（$P<0.05$），F县与D县仅在多点执业制度建设情况和纵横向医师团队制度执行情况评分的差异具有显著统计学意义（$P<0.05$），具体见表7-10。

表7-10 机构联动政策、制度认知情况比较（分）

实施类别	编号	Y县	F县	D县	F	P	两两比较（LSD）
政策、制度建设（$\bar{x}\pm s$）	9	3.29±0.93	3.81±0.85	3.85±1.06	6.496	0.002	F＞Y**、D＞Y**
	10	3.00±1.03	3.73±0.89	3.79±0.96	12.537	＜0.001	F＞Y***、D＞Y***
	11	3.38±0.97	3.82±0.87	4.12±0.68	10.759	＜0.001	F＞Y**、D＞Y***
	12	3.08±0.97	3.76±0.76	4.06±1.02	17.492	＜0.001	F＞Y***、D＞Y***
	13	2.63±1.31	3.44±1.25	3.90±1.05	16.143	＜0.001	F＞Y***、D＞Y***、D＞F*
政策、制度执行（$\bar{x}\pm s$）	9	3.19±0.86	3.82±0.86	3.79±1.05	9.121	＜0.001	F＞Y***、D＞Y***
	10	2.94±1.01	3.58±0.67	3.81±0.95	15.340	＜0.001	F＞Y***、D＞Y***
	11	3.25±0.92	3.71±0.86	4.00±0.69	11.834	＜0.001	F＞Y**、D＞Y**
	12	3.00±1.08	3.56±0.76	3.96±1.03	14.584	＜0.001	F＞Y***、D＞Y***、D＞F*
	13	2.41±1.40	3.47±1.02	3.75±1.19	20.054	＜0.001	F＞Y***、D＞Y***

4）服务联动：数据分析结果显示，从三县在服务联动政策上的建设与执行情况看，三县认知得分均在3.5分以上。具体来看，Y县在双向转诊制度执行上的认知得分最低，为（3.52±1.03）分，而D县在基层首诊制度执行上的得分最高，为（4.10±0.87）分。比较来看，各项指标认知得分差异均不具有显著统计学意义（$P<0.05$）。两两比较中，除F县和D县在基层首诊制度和沟通交流制度的执行情况评价差异具有显著统计学意义（$P<0.05$）外，其余指标差异均不具有显著统计学意义（$P>0.05$），详见表7-11。

表7-11 服务联动政策、制度认知情况比较（分）

实施类别	编号	Y县	F县	D县	F	P	两两比较（LSD）
政策、制度建设（$\bar{x}\pm s$）	14	4.06±0.78	4.03±0.75	4.06±0.98	0.024	0.976	—
	15	3.68±0.93	4.00±0.85	3.90±1.03	1.886	0.155	—
	16	3.76±0.89	3.63±0.98	3.88±0.83	1.129	0.326	—
政策、制度执行（$\bar{x}\pm s$）	14	3.94±0.90	3.73±0.75	4.10±0.87	2.803	0.063	D＞F*
	15	3.52±1.03	3.81±0.94	3.87±0.99	2.046	0.132	—
	16	3.71±0.85	3.58±0.88	3.94±0.75	2.693	0.070	D＞F*

5）信息联动：数据分析结果显示，从三县在信息联动政策上的建设和执行情况看，除Y县在统一检验检查中心的设立及管理制度建设和执行认知得分低于3分外，其他认知得分都在3分以上。D县在这一指标建设和执行上的认知得分均最高，分别为（4.10±0.91）分和（4.13±0.77）分。比较来看，三县仅在信息联动的统一检验检查中心的设立及管理制度、检验检查结果互认制度的建设和执行情况指标的评价上差异具有显著统计学意义（$P<0.05$）。进一步数据分析发现，三县在统一检验检查中心的设立及管理制度的建设和执行情况评价的两两比较差异均具有显著统计学意义（$P<0.05$），而在远程医疗中心的相关制度指标上差异无显著统计学意义（$P>0.05$）；Y县与F县在远程医疗中心的相关制度，信息化建设标准、规范及指南，检验检查结果互认制度建设与执行情况的评价上差异不具有显著统计学意义（$P>0.05$），具体见表7-12。

表7-12　信息联动政策、制度认知情况比较（分）

实施类别	编号	Y县	F县	D县	F	P	两两比较（LSD）
政策、制度建设（$\bar{x}\pm s$）	17	3.60±0.81	3.66±0.90	3.94±0.98	2.266	0.107	D＞F*
	18	3.84±0.94	3.68±0.92	3.92±1.05	0.977	0.378	—
	19	2.76±1.15	3.45±1.07	4.10±0.91	22.960	＜0.001	F＞Y***、D＞Y***、D＞F***
	20	3.43±1.04	3.44±1.15	3.96±0.84	4.854	0.009	D＞Y**、D＞F**
政策、制度执行（$\bar{x}\pm s$）	17	3.52±0.82	3.63±0.89	3.88±1.02	2.164	0.118	D＞Y*
	18	3.68±0.96	3.61±0.86	3.94±0.96	1.943	0.146	—
	19	2.71±1.18	3.27±0.93	4.13±0.77	29.680	＜0.001	F＞Y**、D＞Y***、D＞F***
	20	3.25±1.11	3.29±0.95	3.92±0.79	8.361	＜0.001	D＞Y***、D＞F***

6）医药/利益/医患联动：数据分析结果显示，从三县在医药、利益及医患联动政策的建设与执行情况看，除Y县在机构间利益均衡分配的相关制度建设与执行上低于3分外，其他指标得分均高于3分。D县在机构间药物调拨供应管理制度执行上的认知得分最高，为（4.12±0.90）分。比较来看，三县在各项指标的建设和执行情况评价差异均具有显著统计学意义（$P<0.05$）。两两比较中，Y县与F县、Y县与D县的各项指标的比较差异具有显著统计学意义（$P<0.05$），F县与D县仅在机构间药物调拨供应管理制度的执行情况指标的比较差异具有显著统计学意义（$P<0.05$），具体见表7-13。

表7-13　医药/利益/医患联动政策、制度认知情况比较（分）

实施类别	编号	Y县	F县	D县	F	P	两两比较（LSD）
政策、制度建设（$\bar{x}\pm s$）	21	3.30±1.19	3.69±0.90	3.98±0.96	6.370	0.002	F＞Y*、D＞Y***
	22	2.89±1.12	3.47±1.05	3.40±1.03	5.379	0.005	F＞Y**、D＞Y*
	23	3.05±1.07	3.66±0.96	3.52±0.96	6.408	0.002	F＞Y**、D＞Y*
政策、制度执行（$\bar{x}\pm s$）	21	3.33±1.18	3.71±0.95	4.12±0.90	8.335	＜0.001	F＞Y*、D＞Y***、D＞F*
	22	2.81±1.09	3.48±0.90	3.60±0.96	11.133	＜0.001	F＞Y***、D＞Y***
	23	3.06±1.05	3.44±0.92	3.52±0.94	3.728	0.026	F＞Y*、D＞Y*

7.4 样本点上下联动、衔接互补医疗服务体系的衔接互补结果

本结果根据实际调查获取的面上统计数据和资料对指标体系中衔接互补的量化指标进行统计，部分数据来源于管理人员、医务人员与患者的调查。面上统计数据和资料以2018年为界，公式中与前一个调查期作比较的指标则使用2017年数据，统计结果见表7-14。

从医保衔接互补指标看，医保对多机构医生整合行为的激励效果和对患者遵从行为的激励效果均以F县最高。从医保基金合理流向比看，D县在三县中最高。从医药衔接互补指标看，药品对接率D县最高，用药连续度F县最高。从机构衔接互补指标看，Y县在下派技术人员（管理人员）增长比、学习培训情况两项指标上最高，F县在远程医疗中心运用情况、功能衔接互补和流程优化度指标上最好，D县在开展新技术/新项目增长比上最高；三县在医联体文化认同度指标上，Y县略高一点（表7-14）。

从服务衔接互补指标看，Y县在服务连续性、管理连续性、就诊人次结构分布合理性比三个指标上最高，F县在首诊率、人际连续性两项指标上最高，D县在基层上转患者转诊率、县级下转患者转诊率、沟通交流三个指标上最高。从信息衔接互补指标看，D县在与上级信息互通的基层医疗机构比、检查互认率和信息使用连续性三个指标上最高。从利益衔接互补指标看，F县在利益协调运转情况和利益分配满意度两项指标上均最高，见表7-14。

从医患衔接互补情况看，F县在患者参与度和遵从度上最高，D县在患者就医体验和患者满意度两项指标上最高，见表7-14。

表7-14　衔接互补指标统计结果（%）

二级指标	三级指标	计算公式	Y县	F县	D县
医保衔接互补	医保对多机构医生整合行为激励效果	不同层级医生总是或经常参与协同医疗和费用控制的人次数/调查的医生总数×100%	78.8	87.0	74.4
	医保对患者遵从行为激励效果	在现有补偿和激励政策下患者遵从由低到高就医顺序的人次数/调查患者总人数×100%	49.5	57.4	42.1
	医保基金合理流向比	基金结构比＝医保基金在县域内基金的分割/医保补偿总额×100%	67.0	63.5	70.3
医药衔接互补	药品对接率[①]	基层医疗机构高血压、糖尿病、冠心病、脑血管疾病4类慢性病药品配备数量/牵头医院同类药品配备数量×100%	43.1	54.2	80.9
	用药连续度[②]	报告期内开长处方（4～12周）的慢性病人数/（符合长期处方条件）慢性病总人数×100%	39.0	45.3	41.6

续表

二级指标	三级指标	计算公式	Y县	F县	D县
机构衔接互补	下派技术人员/管理人员	本期上级医院派出的技术、管理人员人次数/前期同类人次数×100%	120.0	105.9	80.3
	开展新技术/新项目增长比	本期上级医院帮助下级医疗机构开展新技术、新项目的数量-前期同类数量/前期同类数量×100%	9.1	11.1	30.4
	学习培训情况	本期基层医务人员去上级医院学习进修的人次数/前期基层医务人员去上级医院学习进修的人次数×100%	213.3	99.0	100
	远程医疗中心运用情况[3]	本期远程影像、心电、会诊等的数量-前期远程影像、心电、会诊等的数量/前期远程影像、心电、会诊等的数量×100%	–	295.4	151.7
	功能衔接互补[4]	各级医疗机构依据功能定位承担服务范围内的诊疗服务，公式：基层医疗机构门急诊人次/县域门诊总急诊人次×100%	61.5	67.9	56.6
	医联体文化认同度	对医联体文化持认同和比较认同的县乡村医疗机构被调查医生人数/调查医生总数×100%	74.4	71.8	74.2
	流程优化度[5]	普通住院患者自接到转诊通知扣除到上/下一级医疗机构交通时间后到接受诊疗前的等待时间（小时）	0.35	0.23	0.40
服务衔接互补	首诊率[6]	居民2周患病（除急诊外）首选乡村医疗机构的人数/同期参与调查总人数×100%	27.3	28.7	22.3
	基层上转转诊率	年末基层医疗机构上转人次数/年末基层医疗机构出院人数×100%	2.9	38.0	74.6
	县级下转转诊率	年末县级医院下转患者人次数/年末县级医院出院人次数×100%	2.6	14.0	43.3
	沟通交流	纵向医师之间依靠网络、电话及其他媒介针对转诊患者的信息沟通和交流人数/参与调查医生总数×100%	76.6	79.8	82.1
	人际连续性	患者过去6个月内就诊于全科医师（团队）的人次数/过去6个月内就诊的总次数×100%	17.1	30.5	5.7
	服务连续性	不同层级医生对转诊患者依据临床规范和路径进行重复检查、重复检验持总是不太如此和从不如此的人次数/调查的医生总数×100%	76.9	76.1	69.2
	管理连续性	患者从基层首诊、接受治疗、病情康复的全服务链过程中通过病例协调员或专职部门协调的人数/参与调查患者总人数×100%	24.4	5.9	19.4
	就诊人次结构分布合理性	就诊人次结构比＝就医人次在县域内医疗机构的人次数/总就诊人次数×100%	90.7	75.3	75.3

续表

二级指标	三级指标	计算公式	Y县	F县	D县
信息衔接互补	与上级信息互通的基层机构比⑦	实现与上级医院信息系统对接的基层医疗机构数量/医疗服务体系内基层医疗机构的总数×100%	91.7	93.3	100
	检查互认率	上级医院出具并认可的基层检查报告数/基层医疗机构总检查报告数×100%	10.3	26.8	28.2
	信息使用连续性	持总是和经常参照的被调查医生人数/调查医生总数×100%	75.1	71.5	84.0
利益衔接互补	利益协调运转情况	医疗服务体系内各级医疗机构管理人员总是或经常按协议约定实施利益协调的人数/调查管理人员总数×100%	27.0	74.2	51.9
	利益分配满意度	医疗服务体系内各级医疗机构管理人员对利益分配格局持满意或较满意以上的人数/调查的管理人员总数×100%	31.7	61.3	40.4
医患衔接互补	患者参与度	多机构就诊患者参与自身诊疗方案制定的人次数/调查就诊患者总人次数×100%	88.9	89.2	77.3
	患者遵从度	多机构就诊患者遵从医嘱的人次数/调查就诊患者总人次数×100%	97.5	99.0	98.9
	患者就医体验	多机构就诊患者对享受到"少付费、少跑路、治好病"的医疗健康服务的主观感受持总是和非常认可以上的人数/调查患者总数×100%	87.7	87.1	88.6
	患者满意度	多机构就诊患者对不同层级医护人员协同医疗提供符合其价值观、需求和偏好的服务持非常和比较满意的人数/调查患者总数×100%	90.0	89.2	95.5

注：①根据样本县提供的数据进行整理统计得出，每个县包括2家牵头县级医院，Y县包括8家乡镇卫生院、F县为9家乡镇卫生院、D县为4家乡镇卫生院。②通过各样本县统计数据获得，数据来自所在县所有医共体成员单位（包括乡镇卫生院和社区卫生服务中心）。本表其他指标面上数据统计没有特殊说明，统计范围均为样本县所有县域医共体数据。③Y县于2018年5月启动远程诊疗工作，2017年没有开展，利用公式无法获得数值。④功能衔接互补是指患者在纵向医疗机构就诊可以顺畅地从门诊转向住院，从亚急诊转向家庭保健。⑤流程优化度以住院就诊等待时间进行测量，所以不是百分比。⑥因调查对象是县级医院门诊和住院患者，首诊率应该低于入户调查的结果。⑦信息衔接互补是指五大共享中心设立，能够开展基层诊断，县级专家判断，县域内检查共享的机制。暂未包括基层健康管理信息系统、电子病历系统之间的互联互通。

7.5 样本点医疗服务体系总体上下联动、衔接互补程度比较

前面已对三个样本点的上下联动、衔接互补医疗服务体系的各项指标进行了验证，上下联动政策、制度以调查数据为主，衔接互补指标涵盖了客观卫生统计数值和调查数据，这两部分共同组成了上下联动、衔接互补医疗服务指标体系的整体。因此，总体上下联动和衔接互补程度的比较是对两部分结合构成的完整指标体系实施的验证。

7.5.1　无量纲化处理

（1）建立原始数据矩阵

根据以上三县相关数据，建立原始数据矩阵。然后进行指标同趋势化处理，即把原始矩阵中指标全部转化为高优指标或低优指标（陈锦华，2003）。本研究由于低优指标只有1个，即流程优化度指标，采用倒数法将其转化为高优指标。

（2）消除量纲影响

由于各指标属性及内涵存在差异，无法直接用于计算和比较。为消除不同量纲和单位之间的影响，采取对指标原始数据进行无量纲处理的方法，将原始数据变换为区间［0，1］内的小数，使指标具有可比性和可衡量性。无量纲化处理是为了消除不同评价指标的量纲单位对多指标综合评价所带来的影响而进行的必要的数据处理，有标准化处理法、极值处理法、归一化处理法和功效系数法等多种处理方式（Starfield B et al，2005）。本研究选用均值化法（Blendon R J et al，1989；Theurl E，1999）对上下联动政策制度与衔接互补结果的调查数据进行无量纲化处理。即设 X_{ij} 表示第 i 个单位的第 j 个原始指标值，则根据以下公式得到经无量纲化处理的 Y_{ij} 值，$\overline{X}_j$ 表示 X_{ij} 的平均数。

$$Y_{ij} = \frac{X_{ij}}{\overline{X}_j} \tag{7-1}$$

7.5.2　总体上下联动衔接互补结果

在对上下联动政策制度与衔接互补结果的数值进行无量纲化处理后，将57个三级指标的无量纲化数值乘以对应的指标权重，获得该指标的最终得分，见表7-15。计算公式如下：

$$P_i = G_i \times X_i \tag{7-2}$$

表7-15　无量纲化处理结果及得分

一级指标	二级指标	三级指标	原始值			无量纲化处理			权重值	联动衔接得分		
			Y县	F县	D县	Y县	F县	D县		Y县	F县	D县
部门联动与衔接互补	主体协同	主体协同制度	3.49	3.94	3.94	0.921	1.040	1.040	0.0569	0.052	0.059	0.059
		主体协同机制	3.49	3.73	3.88	0.943	1.008	1.049	0.0142	0.013	0.014	0.015
	资源投入	财政投入	3.00	3.73	3.79	0.856	1.064	1.081	0.0160	0.014	0.017	0.017
		设备投入	2.94	3.58	3.81	0.854	1.040	1.106	0.0053	0.005	0.006	0.006
	服务价格	医疗服务价格政策	3.13	3.74	3.65	0.893	1.067	1.041	0.0021	0.002	0.002	0.002
		医生劳务定价机制	3.19	3.73	3.62	0.908	1.062	1.030	0.0062	0.006	0.007	0.006
	人才保障	人力资源规划和人事薪酬制度	3.06	3.65	3.63	0.888	1.059	1.053	0.0045	0.004	0.005	0.005
		人才流动保障机制	3.13	3.52	3.62	0.914	1.028	1.057	0.0091	0.008	0.009	0.010

续表

一级指标	二级指标	三级指标	原始值			无量纲化处理			权重值	联动衔接得分		
			Y县	F县	D县	Y县	F县	D县		Y县	F县	D县
医保联动与衔接互补	筹资整合和复合支付制度	公共卫生筹资和医保筹资整合	3.21	3.71	3.52	0.922	1.066	1.011	0.0423	0.039	0.045	0.043
		复合支付改革制度	3.22	3.79	3.73	0.899	1.059	1.042	0.0672	0.060	0.071	0.070
		监督评估制度规范	3.90	3.68	3.77	1.031	0.973	0.996	0.0178	0.018	0.017	0.018
	补偿制度	纵向三级机构的报销制度	3.62	3.81	3.63	0.982	1.033	0.985	0.0209	0.021	0.022	0.021
		对多机构就诊患者的激励约束机制	3.65	3.89	3.69	0.975	1.039	0.986	0.0070	0.007	0.007	0.007
	医保衔接	医保对多机构医生整合行为的激励效果	78.80	87.00	74.40	0.984	1.087	0.929	0.0256	0.025	0.028	0.024
		医保对患者遵从行为的激励效果	49.50	57.40	42.10	0.997	1.156	0.848	0.0068	0.007	0.008	0.006
		医保基金合理流向比	66.30	63.50	68.10	1.005	0.963	1.032	0.0162	0.016	0.016	0.017
医药联动与衔接互补	药品配备调拨制度	药物配备调拨管理制度	3.30	3.69	3.98	0.902	1.009	1.088	0.0205	0.019	0.021	0.022
		药物供应保障机制	3.33	3.71	4.12	0.895	0.997	1.108	0.0051	0.005	0.005	0.006
	药品衔接	药品对接率	43.10	54.20	80.90	0.726	0.912	1.362	0.0410	0.030	0.037	0.056
		用药连续度	39.03	45.30	41.60	0.931	1.078	0.992	0.0103	0.010	0.011	0.010
机构联动与衔接互补	协作制度	纵向组织合作方式	3.29	3.81	3.85	0.901	1.044	1.055	0.0150	0.014	0.016	0.016
		统一治理机构	3.00	3.73	3.79	0.856	1.064	1.081	0.0094	0.008	0.010	0.010
		纵向组织间协作机制	3.25	3.71	4.00	0.890	1.016	1.095	0.0238	0.021	0.024	0.026
	资源联动	纵横向医师团队协作	3.08	3.76	4.06	0.848	1.035	1.117	0.0094	0.008	0.010	0.011
		多点执业	2.63	3.44	3.90	0.791	1.035	1.174	0.0023	0.002	0.002	0.003
		下派技术人员/管理人员	120.00	105.90	80.30	1.176	1.038	0.787	0.0038	0.004	0.004	0.003
		开展新技术/新项目增长比	9.09	11.11	30.43	0.539	0.658	1.803	0.0016	0.001	0.001	0.003
		学习培训情况	213.30	99.00	100.00	1.552	0.720	0.728	0.0094	0.015	0.007	0.007
		远程中心运用情况	0.00	295.40	151.70	0.000	1.982	1.018	0.0038	0.000	0.008	0.004

一级指标	二级指标	三级指标	原始值			无量纲化处理			权重值	联动衔接得分		
			Y县	F县	D县	Y县	F县	D县		Y县	F县	D县
服务联动与衔接互补	机构衔接	功能衔接互补	61.50	67.90	56.60	0.992	1.095	0.913	0.002	0.002	0.002	0.002
		医联体文化认同度	74.40	71.80	74.20	1.013	0.977	1.010	0.0032	0.003	0.003	0.003
		流程优化度	2.86	4.35	2.50	0.884	1.344	0.772	0.0076	0.007	0.010	0.006
	服务制度	首诊制度	4.06	4.03	4.06	1.002	0.995	1.002	0.0143	0.014	0.014	0.014
		双向转诊制度	3.68	4.00	3.90	0.953	1.036	1.010	0.0227	0.022	0.024	0.023
		交流沟通制度	3.76	3.63	3.88	1.006	0.964	1.030	0.0045	0.005	0.004	0.005
	服务联动	首诊率	27.30	28.70	22.30	1.046	1.100	0.854	0.0359	0.038	0.039	0.031
		上转患者转诊率	2.88	37.98	74.58	0.075	0.987	1.938	0.0048	0.000	0.005	0.009
		下转患者转诊率	2.62	14.04	43.25	0.131	0.703	2.166	0.0254	0.003	0.018	0.055
		沟通交流	76.60	79.80	82.10	0.964	1.004	1.033	0.0094	0.009	0.009	0.010
	服务衔接	人际连续性	17.10	30.50	5.70	0.963	1.717	0.321	0.0028	0.003	0.005	0.001
		服务连续性	76.90	76.10	69.20	1.038	1.027	0.934	0.0052	0.005	0.005	0.005
		管理连续性	24.40	5.90	19.40	1.473	0.356	1.171	0.0097	0.014	0.003	0.011
		就诊人次分布合理性	90.70	75.30	75.30	1.128	0.935	0.937	0.0052	0.006	0.005	0.005
信息联动与衔接互补	信息制度	信息标准规范和制度	3.60	3.66	3.94	0.964	0.980	1.055	0.0123	0.012	0.012	0.013
		信息平台	3.54	3.63	3.88	0.961	0.986	1.053	0.0068	0.007	0.007	0.007
		与上级信息互通的基层机构比	91.70	93.30	100.00	0.965	0.982	1.053	0.0224	0.022	0.022	0.024
	信息衔接	检查互认率	10.33	26.78	28.18	0.475	1.231	1.295	0.0156	0.007	0.019	0.020
		信息使用连续性	75.10	71.50	84.00	0.977	0.930	1.093	0.0052	0.005	0.005	0.006
利益联动与衔接互补	分配制度	利益分配制度	2.89	3.47	3.40	0.888	1.067	1.045	0.1599	0.142	0.171	0.167
		利益调整机制	2.81	3.48	3.60	0.852	1.056	1.092	0.0533	0.045	0.056	0.058
	利益分配	利益协调运转情况	27.00	74.20	51.90	0.529	1.454	1.017	0.0355	0.019	0.052	0.036
		利益分配满意度	31.70	61.30	40.40	0.713	1.379	0.909	0.0355	0.025	0.049	0.032
医患联动与衔接互补	互动制度	医患互动制度	3.05	3.66	3.52	0.894	1.073	1.032	0.0027	0.002	0.003	0.003
		患者参与度	88.90	89.20	77.30	1.044	1.048	0.908	0.0014	0.001	0.001	0.001
		患者遵从度	97.50	99.00	98.90	0.990	1.005	1.004	0.0027	0.003	0.003	0.003
	患者获得感	患者就医体验	87.70	87.10	88.60	0.999	0.992	1.009	0.0068	0.007	0.007	0.007
		患者满意度	90.00	89.20	95.50	0.983	0.974	1.043	0.0135	0.013	0.013	0.014

P_i表示第i个三级指标最终得分，G_i表示第i个三级指标权重，X_i表示第i个指标无

量纲化数值。参照已有研究（Moran M，1999）对指标体系的评价方法，还可以进一步计算二级指标、一级指标及一级指标求和总分，具体步骤：

（1）通过四分位数间距将经无量纲处理后的原始值划分为高、中、低等级，分别赋值1、0.8、0.6。

本指标体系共57个，三个样本县总共有171个数值。经过无量纲处理后，经计算，得Q1（55）＝0.9637，Q3（139）＝1.0666。根据高、中、低三个级别，即无量纲原始值＜Q1，赋值0.6，无量纲原始值在Q1和Q3之间赋值0.8，无量纲原始值≥Q3，赋值1.0（表7-16）。

表7-16 无量纲原始值及其赋值表

三级指标	无量纲原始值			赋值		
	Y县	F县	D县	Y县	F县	D县
主体协同制度	0.9208	1.0396	1.0396	0.6	0.8	0.8
主体协同机制	0.9432	1.0081	1.0486	0.6	0.8	0.8
财政投入	0.8555	1.0637	1.0808	0.6	0.8	1.0
设备投入	0.8538	1.0397	1.1065	0.6	0.8	1.0
医疗服务价格政策	0.8926	1.0665	1.0409	0.6	0.8	0.8
医生劳务定价机制	0.9080	1.0617	1.0304	0.6	0.8	0.8
人力资源规划和人事薪酬制度	0.8878	1.0590	1.0532	0.6	0.8	0.8
人才流动保障机制	0.9143	1.0282	1.0574	0.6	0.8	0.8
公共卫生筹资和医保筹资整合	0.9224	1.0661	1.0115	0.6	0.8	0.8
复合支付改革制度	0.8994	1.0587	1.0419	0.6	0.8	0.8
监督评估制度规范	1.0308	0.9727	0.9965	0.8	0.8	0.8
纵向三级机构报销制度	0.9819	1.0335	0.9846	0.8	0.8	0.8
对多机构就诊患者的激励约束机制	0.9751	1.0392	0.9858	0.8	0.8	0.8
对多机构医生整合行为的激励效果	0.9842	1.0866	0.9292	0.8	1.0	0.6
对患者遵从行为的激励效果	0.9966	1.1557	0.8477	0.8	1.0	0.6
医保基金合理流向比	1.0051	0.9626	1.0323	0.8	0.6	0.8
药物配备调拨管理制度	0.9025	1.0091	1.0884	0.6	0.8	1.0
药物供应保障机制	0.8952	0.9973	1.1075	0.6	0.8	1.0
药品对接率	0.7256	0.9125	1.3620	0.6	0.6	1.0
用药连续度	0.9305	1.0776	0.9918	0.6	1.0	0.8
纵向组织合作方式	0.9014	1.0438	1.0548	0.6	0.8	0.8
统一治理机构	0.8555	1.0637	1.0808	0.6	0.8	1.0
纵向组织间协作机制	0.8896	1.0155	1.0949	0.6	0.8	0.8
纵横向医师团队协作制度	0.8477	1.0349	1.1174	0.6	0.8	1.0

续表

三级指标	无量纲原始值			赋值		
	Y县	F县	D县	Y县	F县	D县
多点执业制度	0.7914	1.0351	1.1735	0.6	0.8	1.0
下派技术人员和管理人员	1.1757	1.0376	0.7867	1.0	0.8	0.6
开展新技术/新项目增长比	0.5386	0.6583	1.8031	0.6	0.6	1.0
学习培训情况	1.5520	0.7203	0.7276	1.0	0.6	0.6
远程中心运用情况	0.0000	1.9821	1.0179	0.6	1.0	0.8
功能衔接互补	0.9919	1.0952	0.9129	0.8	1.0	0.6
医联体文化认同度	1.0127	0.9773	1.0100	0.8	0.8	0.8
流程优化度	0.8836	1.3440	0.7724	0.6	1.0	0.6
首诊制度	1.0025	0.9951	1.0025	0.8	0.8	0.8
双向转诊制度	0.9534	1.0363	1.0104	0.6	0.8	0.8
交流沟通制度	1.0062	0.9637	1.0301	0.8	0.8	0.8
首诊率	1.0460	1.0996	0.8544	0.8	1.0	0.6
上转患者转诊率	0.0748	0.9870	1.9381	0.6	0.8	1.0
下转患者转诊率	0.1312	0.7031	2.1657	0.6	0.6	1.0
沟通交流	0.9635	1.0038	1.0327	0.6	0.8	0.8
人际连续性	0.9625	1.7167	0.3208	0.6	1.0	0.6
服务连续性	1.0383	1.0275	0.9343	0.8	0.8	0.6
管理连续性	1.4728	0.3561	1.1710	1.0	0.6	1.0
就诊人次结构分布合理性	1.1281	0.9353	0.9366	1.0	0.6	0.6
信息标准规范和制度	0.9643	0.9804	1.0554	0.8	0.8	0.8
信息平台	0.9611	0.9855	1.0534	0.6	0.8	0.8
与上级信息互通的基层机构比	0.9653	0.9821	1.0526	0.8	0.8	0.8
检查互认率	0.4747	1.2305	1.2948	0.6	1.0	1.0
信息使用连续性	0.9770	0.9302	1.0928	0.8	0.6	1.0
利益分配制度	0.8883	1.0666	1.0451	0.6	1.0	0.8
利益调整机制	0.8524	1.0556	1.0920	0.6	0.8	1.0
利益协调运转情况	0.5291	1.4540	1.0170	0.6	1.0	0.8
利益分配满意度	0.7129	1.3786	0.9085	0.6	1.0	0.6
医患互动制度	0.8944	1.0733	1.0323	0.6	1.0	0.8
患者参与度	1.0442	1.0478	0.9080	0.8	0.8	0.6
患者遵从度	0.9902	1.0054	1.0044	0.8	0.8	0.8
患者就医体验	0.9989	0.9920	1.0091	0.8	0.8	0.8
患者满意度	0.9829	0.9742	1.0430	0.8	0.8	0.8

（2）将等级化后的各指标得分乘以对应的指标权重，获得三级指标的最终得分（表7-17）。

表7-17　三级指标最终得分

三级指标	赋值			三级权重	三级指标最终得分		
	Y县	F县	D县		Y县	F县	D县
主体协同制度	0.6	0.8	0.8	0.8	0.4800	0.6400	0.6400
主体协同机制	0.6	0.8	0.8	0.2	0.1200	0.1600	0.1600
财政投入	0.6	0.8	1.0	0.75	0.4500	0.6000	0.7500
设备投入	0.6	0.8	1.0	0.25	0.1500	0.2000	0.2500
医疗服务价格政策	0.6	0.8	0.8	0.25	0.1500	0.2000	0.2000
医生劳务定价机制	0.6	0.8	0.8	0.75	0.4500	0.6000	0.6000
人力资源规划和人事薪酬制度	0.6	0.8	0.8	0.3333	0.2000	0.2666	0.2666
人才流动保障机制	0.6	0.8	0.8	0.6667	0.4000	0.5334	0.5334
公共卫生筹资和医保筹资整合	0.6	0.8	0.8	0.3325	0.1995	0.2660	0.2660
复合支付改革制度	0.6	0.8	0.8	0.5278	0.3167	0.4222	0.4222
监督评估制度规范	0.8	0.8	0.8	0.1396	0.1117	0.1117	0.1117
纵向三级机构报销制度	0.8	0.8	0.8	0.75	0.6000	0.6000	0.6000
对多机构就诊患者的激励约束机制	0.8	0.8	0.8	0.25	0.2000	0.2000	0.2000
医保对多机构医生整合行为的激励效果	0.8	1.0	0.6	0.5278	0.4222	0.5278	0.3167
医保对患者遵从行为的激励效果	0.8	1.0	0.6	0.1396	0.1117	0.1396	0.0838
医保基金合理流向比	0.8	0.6	0.8	0.3325	0.2660	0.1995	0.2660
药物配备调拨管理制度	0.6	0.8	1.0	0.8	0.4800	0.6400	0.8000
药物供应保障机制	0.6	0.8	1.0	0.2	0.1200	0.1600	0.2000
药品对接率	0.6	0.6	1.0	0.8	0.4800	0.4800	0.8000
用药连续度	0.6	1.0	0.8	0.2	0.1200	0.2000	0.1600
纵向组织合作方式	0.6	0.8	0.8	0.3108	0.1865	0.2486	0.2486
统一治理机构	0.6	0.8	1.0	0.1958	0.1175	0.1566	0.1958
纵向组织间协作机制	0.6	0.8	1.0	0.4934	0.2960	0.3947	0.4934
纵横向医师团队协作制度	0.6	0.8	1.0	0.3094	0.1856	0.2475	0.3094
多点执业制度	0.6	0.8	1.0	0.0526	0.0316	0.0421	0.0526
下派技术人员和管理人员	1.0	0.8	0.6	0.1263	0.1263	0.1010	0.0758
开展新技术/新项目增长比	0.6	0.6	1.0	0.0759	0.0455	0.0455	0.0759
学习培训情况	1.0	0.6	0.6	0.1263	0.1263	0.0758	0.0758

续表

三级指标	赋值			三级权重	三级指标最终得分		
	Y县	F县	D县		Y县	F县	D县
远程中心运用情况	0.6	1.0	0.8	0.3094	0.1856	0.3094	0.2475
功能衔接互补	0.8	1.0	0.6	0.5936	0.4749	0.5936	0.3562
医联体文化认同度	0.8	0.8	0.8	0.1571	0.1257	0.1257	0.1257
流程优化度	0.6	1.0	0.6	0.2493	0.1496	0.2493	0.1496
首诊制度	0.8	0.8	0.8	0.5469	0.4375	0.4375	0.4375
双向转诊制度	0.6	0.8	0.8	0.3445	0.2067	0.2756	0.2756
交流沟通制度	0.8	0.8	0.8	0.1085	0.0868	0.0868	0.0868
首诊率	0.8	1.0	0.6	0.4753	0.3802	0.4753	0.2852
上转患者转诊率	0.6	0.8	1.0	0.0642	0.0385	0.0514	0.0642
下转患者转诊率	0.6	0.6	1.0	0.3361	0.2017	0.2017	0.3361
沟通交流	0.6	0.8	0.8	0.1244	0.0746	0.0995	0.0995
人际连续性	0.6	1.0	0.6	0.1222	0.0733	0.1222	0.0733
服务连续性	0.8	0.8	0.6	0.4231	0.3385	0.3385	0.2539
管理连续性	1.0	0.6	1.0	0.2274	0.2274	0.1364	0.2274
就诊人次结构分布合理性	1.0	0.6	0.6	0.2274	0.2274	0.1364	0.1364
信息标准规范和制度	0.8	0.8	0.8	0.1634	0.1307	0.1307	0.1307
信息平台	0.6	0.8	0.8	0.297	0.1782	0.2376	0.2376
与上级信息互通的基层机构比	0.8	0.8	0.8	0.5396	0.4317	0.4317	0.4317
检查互认率	0.6	1.0	1.0	0.75	0.4500	0.7500	0.7500
信息使用连续性	0.8	0.6	1.0	0.25	0.2000	0.1500	0.2500
利益分配制度	0.6	1.0	0.8	0.75	0.4500	0.7500	0.6000
利益调整机制	0.6	0.8	1.0	0.25	0.1500	0.2000	0.2500
利益协调运转情况	0.6	1.0	0.8	0.5	0.3000	0.5000	0.4000
利益分配满意度	0.6	1.0	0.6	0.5	0.3000	0.5000	0.3000
医患互动制度	0.6	1.0	0.8	0.4	0.2400	0.4000	0.3200
患者参与度	0.8	0.8	0.6	0.2	0.1600	0.1600	0.1200
患者遵从度	0.8	0.8	0.8	0.4	0.3200	0.3200	0.3200
患者就医体验	0.8	0.8	0.8	0.3333	0.2666	0.2666	0.2666
患者满意度	0.8	0.8	0.8	0.6667	0.5334	0.5334	0.5334

（3）将各指标得分按级别累加，乘以该级别指标权重获得二级指标得分（表7-18）。

表7-18　二级指标最终得分

二级指标	二级指标得分			二级权重	二级指标最终得分		
	Y县	F县	D县		Y县	F县	D县
X1.1 主体协同	0.6000	0.8000	0.8000	0.6224	0.3734	0.4979	0.4979
X1.2 资源投入	0.6000	0.8000	1.0000	0.1861	0.1117	0.1489	0.1861
X1.3 服务价格	0.6000	0.8000	0.8000	0.0726	0.0436	0.0581	0.0581
X1.4 人才保障	0.6000	0.8000	0.8000	0.1189	0.0713	0.0951	0.0951
X2.1 筹资整合和复合支付制度	0.6279	0.7999	0.7999	0.625	0.3924	0.5000	0.5000
X2.2 补偿制度	0.8000	0.8000	0.8000	0.1365	0.1092	0.1092	0.1092
X2.3 医保衔接	0.7999	0.8669	0.6664	0.2385	0.1908	0.2068	0.1589
X3.1 药品配备调拨制度	0.6000	0.8000	1.0000	0.3333	0.2000	0.2666	0.3333
X3.2 药品衔接	0.6000	0.6800	0.9600	0.6667	0.4000	0.4534	0.6400
X4.1 协作制度	0.6000	0.8000	0.9378	0.5278	0.3167	0.4222	0.4950
X4.2 资源联动	0.7010	0.8214	0.8370	0.3325	0.2331	0.2731	0.2783
X4.3 机构衔接	0.7501	0.9686	0.6314	0.1396	0.1047	0.1352	0.0881
X5.1 服务制度	0.7310	0.7999	0.7999	0.297	0.2171	0.2376	0.2376
X5.3 服务联动	0.6951	0.8278	0.7850	0.5396	0.3751	0.4467	0.4236
X5.3 服务衔接	0.8666	0.7336	0.6910	0.1634	0.1416	0.1199	0.1129
X6.1 信息制度	0.7406	0.8000	0.8000	0.6667	0.4938	0.5334	0.5334
X6.2 信息衔接	0.6500	0.9000	1.0000	0.3333	0.2166	0.3000	0.3333
X7.1 分配制度	0.6000	0.9500	0.8500	0.75	0.4500	0.7125	0.6375
X7.2 利益均衡	0.6000	1.0000	0.7000	0.25	0.1500	0.2500	0.1750
X8.1 医患互动制度	0.7200	0.8800	0.7600	0.25	0.1800	0.2200	0.1900
X8.2 患者获得感	0.8000	0.8000	0.8000	0.75	0.6000	0.6000	0.6000

（4）将所有一级指标累加获得该县联动总分。计算公式如下：

$$P'_i = \sum F_i \times 100 = G_1 \times \sum X_i + G_2 \times \sum S_i + G_3 \times \sum M_i + G_4 \times \sum J_i \qquad (7\text{-}3)$$

P'_i 为 i 县上下联动衔接互补总分；F_i 为第 i 个一级指标得分；G_i 为第 i 个一级指标权重；X_i、S_i、M_i、J_i 依次为各一级指标下属的二级指标（表7-19）。

表7-19 一级指标最终得分

一级指标	一级指标得分			一级权重	一级指标最终得分		
	Y县	F县	D县		Y县	F县	D县
X1 部门联动与衔接互补	0.6000	0.8000	0.8372	0.1144	0.0686	0.0915	0.0958
X2 医保联动与衔接互补	0.6924	0.8159	0.7681	0.2037	0.1410	0.1662	0.1565
X3 医药联动与衔接互补	0.6000	0.7200	0.9733	0.0769	0.0461	0.0554	0.0748
X4 机构联动与衔接互补	0.6545	0.8306	0.8614	0.0914	0.0598	0.0759	0.0787
X5 服务联动与衔接互补	0.7338	0.8041	0.7741	0.1399	0.1027	0.1125	0.1083
X6 信息联动与衔接互补	0.7104	0.8333	0.8667	0.0624	0.0443	0.0520	0.0541
X7 利益联动与衔接互补	0.6000	0.9625	0.8125	0.2843	0.1706	0.2736	0.2310
X8 医患联动与衔接互补	0.7800	0.8200	0.7900	0.0270	0.0211	0.0221	0.0213

运用此公式计算出Y县、F县与D县医疗服务体系的上下联动和衔接互补总分分别为65.43%、84.93%、82.05%。显然，F县、D县的上下联动衔接互补得分显著高于Y县，F县得分稍高于D县。现实中，F县、D县属于紧密型县域医共体，Y县属于松散型县域医共体。

7.6 讨论

7.6.1 样本县构建上下联动衔接互补医疗服务体系的政策制度制定与执行定量评价

（1）部门联动政策制度建设与执行情况

部门联动是医疗服务体系良好运转的基础保证。从部门协同的政策制度建设来看，F县和D县都比Y县建设得要好。从部门协同的政策制度执行看，F县和D县在整体上也比Y县好。而F和D县相互比较，除了在各级财政对基层医疗服务体系资金、设备等投入支持的相关政策执行上不如D县外，在部门协同其他指标上难分伯仲。因此，整体来看，Y县在部门联动政策制定和执行上相对最差，而F县在这一指标上仅比D县略差一点。从得分情况看，虽然三县部门联动和衔接互补各项指标得分均值均在平均分3.0分以上，但在不同机构间医疗服务价格动态调整与差别化定价政策、不同机构间人才引进、薪酬、流动与考评的配置优化制度的建设和执行上得分相对较低，显示这两项政策的制定和执行还存在短板。

这从实际情况得到印证。在部门协同促进一体化医疗卫生服务的政策指标上，三个样本县医共体改革都在转变政府职能，形成"准大部门制"的协同治理模式。Y县和F县均成立了由政府多部门成员组成的县域医改领导小组或公立医院管理委员会，形成了部门协同治理的框架，D县整合各职能机构，组建全国首个实体化运作的县域医疗保障办公室（医保办），挂靠在县政府办公室，由县医改办负责管理。显然，三县政府部门协同组织建设的切入点和侧重点有所差异，显示政府改革的决心和力度也不一样。Y县成立了以县长为主任的公立医院管理委员会，表明在政府重视程度上也比较给力。F县委县政府更加重视，把医改作为党政一把手工程，成立了以党政一把手为双组长的公立医院管理委员会，可见政府重视程度和决心更大。F县进一步实施"健康F县"战略，并确立以医共体和医联体为抓手的县域综合医改推动，秉承"大病县内治、小病就近看、未病共同防"的宗旨，全面推动县域医共体向紧密型过渡和发展。D县医共体改革在浙江省整体政策引导下和县卫健部门的推动下推进较快，直接以医保办公室为核心进行部门整合，建立县域健共体，建立集预防和治疗一体、医疗和医保同向、医疗和医药协调的综合集成新体制机制，构建以人为本的优质一体化服务新模式，可见更加重视以医保作为核心杠杆推进紧密型县域医共体的专业化技术操作。

在财政投入政策方面，三县都对公益一类基层医疗机构实行全额拨款、公益二类县级医院实行差额财政补助。但拨款方式有所不同，Y县是严格通过政府财政分别对基层医疗机构和县级医院医务人员工资实行全面兜底来保障县域医务人员的工资，建立起长效保障机制。2017年，Y县财政对乡镇公共卫生医疗机构投入7056.8万元，比2012年的3433万元增加3623.8万元，增幅105.56%；对村卫生室投入822.3万元，比2012年的542万元增加280.3万元，增幅51.71%。F县除承担公立医院的基本建设经费和学科建设经费，其他实行财政补贴。在县级财政困难的情况下，全力支持县级医院做大做强，分别拨付2000万元用于县中医院新区建设、1000万元用于县妇幼保健院新区建设；投入560多万元，用于提升县级医院信息化水平。D县政投入政策按原渠道足额安排投入资金，统一拨付给医共体，并向基层倾斜，财政补偿制度从原来按编制拨款转向按绩效购买服务转变。2018年以来，县乡财政共投入3000余万元，完成LS镇、ZG镇、FX街道、XA镇等卫生院以及部分村卫生室的改造工作。在设备投入方面，F县3家县级医院投入5000多万元新增了彩色多普勒等先进医疗设备。显然，从实际情况看，三县都在强化医疗服务体系建设上加大投入力度，从管理人员的认知看，Y县与F县在这一指标上没有差别，但Y县低于D县。

在医疗服务价格政策调整方面，Y县医疗服务价格调整权限在遵义市级层面。遵义市于2015年9月和2017年12月分别进行了两轮调价。第一轮主要是因全市所有公立医院取消药品加成政策，对其减少的合理收入通过调整床位费、护理费、住院诊查费、部分手术费和部分中医服务费标准给予合理补偿，主要针对的是市县级公立医院。第二轮是在前者基础上继续提高一般医疗服务类门诊诊查费、一般检查治疗类、临床诊疗类和中医诊疗类等四类医疗服务价格，降低医技诊疗类中医诊疗检查项目、检验类项目服务价格，但均没有对基层医疗服务价格进行调整。F县2018年通过医保支付方式改革，将不必要的药品支出转化为乡村医生合理性收入。D县2018年3月按省物价部门规定，降低了医疗机构的药品、医用耗材、大型医用设备检查价格，提高了县级医院医务人员技术劳务性项目价格17项，如部分诊查费、护理费和临床诊疗类中的常规心电图检查费等，但医共体内乡镇卫生院未能纳入调价范围。同时，D县通过药品耗材集中限价采购，降低药品（耗材）价格，结余用于提高医疗服务价格。显然，Y县和D县虽然建立了医疗服务价格动态调整机制，但没调整基层医疗服务价格；F县还没有建立相应的医疗服务价格动态调价机制。在医生劳务定价机制方面，Y县所在的遵义市只调整专家诊查费，按知名专家50元、主任医师40元、副主任医师30元进行调整，每名专家每日限挂30号，涉及市县两级公立医院。D县分别调整了县级公立医院门诊检查费15元，急诊挂号检查费20元，副高专家门诊挂号检查24元，正高专家门诊检查26元。F县没有调整医生劳务定价。

从人力资源规划看，三地都没有单独的县域卫生人力规划，但均根据《全国医疗卫生服务体系规划纲要（2015—2020年）》，制定了所在县的《医疗卫生服务体系规划（2016—2020年）》，明确了各级医疗机构功能、床位规划、级别等设置，以及到2020年每千人拥有执业（助理）医师数、注册护士数、乡镇医务人员、乡村医生数的规划，继续实施定向培养农村社区医生计划，为社区卫生服务工作注入活力，逐步实现社区责任医生的新老交替，使得人才规模、结构与人民健康服务需求相适应。在人事薪酬制度方面，Y县为充分调动医务人员积极性，2011年起明确将乡镇医疗卫生机构医疗服务收入收支结余的30%用于医务人员绩效再分配，2016年又将这一比例提高到50%，确保医务人员待遇逐年提高。2017年6月，该县深化公立医院人事薪酬制度改革，依据区域卫生规划床位设置标准，科学合理设定公立医院总编制，实行动态调整，不足部分实行编制备案制管理，与审批编制人员享有同等待遇。2016年底，Y县将村医财政定补标准由400.00元/（人·月）提高到600.00元/（人·月），并参照企业职工养老保险标准解决村医养老保障。F县2016年县级公立医院医务性收入占比65%左右，职工年工资较医共体改革前提高30%。乡村医生收入在原来的基本公共卫生经费、零差率补助、日常运行经费和一般诊疗费组成基础上增加签约服务经费（每个有偿化服务包约增加100元左右），实行基本公共卫生和基本医疗同步考核。县乡医务人员积极参与基本公共卫生和家庭医生签约服务，努力实现"输液减少、患者减少、收入增加"的效果。D县按照"两个允许"要求，建立符合行业特点和医共体发展要求的薪酬制度。结合公立医院公益性定位、工作特点和本地实际，以及不同公立医院的功能定位和医、护、技、药、管等不同岗位职责要求，调整完善公立医院薪酬结构，合理确定公立医院绩效工资总量，逐步提高诊疗费、护理费、手术费等医疗服务收入在医院总收入中的比重。同时，公立医院在核定的薪酬总量内根据制定的绩效分配办法进行自主分配，同时规定严禁向科室和医务人员下达创收指标，医务人员个人薪酬不得与药品、卫生材料、检查、化验等业务收入挂钩。在人才流动保障机制方面，Y县坚持按需设岗、竞聘上岗、按岗聘用、以岗定薪、合同管理，建立能上能下、能进能出的灵活用人机制，探索在医联体内部建立统一管理、合理流动的人员聘用机制，进一步加强医务人员定期交流轮岗的工作机制。F县同样建立能上能下、能进能出的灵活用人机制，将中高级职称的编制总量核定给医共体统筹使用。县直医疗卫生单位在空编时可以拿出一定比例的岗位，面向县域乡镇卫生院公开考调。同时根据乡镇空编情况及业务技术需求，由县卫健部门统筹调配，建立促进人才向基层流动的薪酬分配机制。对高层次人才、紧缺型人才，公立医院可以采取特殊方式如特岗招聘予以引进。D县各健保集团（健共体）制定各级各类人员岗位说明书，明确岗位任职条件和聘期，积极推行竞聘上岗，实行以岗定薪，岗变薪变的岗位聘任制度。集团内建立医技人员双向流动管理办法，逐步消除影响人才流动的限制和障碍，内部人员进行统筹调配，在保持编制不变的情况下，实行公开选调方案。三县部门联动政策、制度具体比较见表7-20。

表7-20　部门联动政策、制度比较

整合维度	贵州省Y县	安徽省F县	浙江省D县
主体协同	以县长任主任，县发展和改革局、财政局、人力资源和社会保障局、卫生健康局、机构编制委员会办公室等部门负责人为成员成立县级公立医院管理委员会，下设专门办事机构——医管中心，为副科级全额拨款事业单位，核定编制5人，明确职责，承担规划配置、财政保障、人事薪酬、医保支付、管理体制改革	以县委、县政府主要负责人任组长，县委、县政府、县纪委分管负责人为副组长，县发展和改革委员会、财政局、人力资源和社会保障局、卫生健康委员会等部门主要负责人为成员的县域医改领导小组和医共体工作领导小组，强化部门协作，统筹县域医改和医共体规划建设、投入保障、项目实施和考核监管等工作。领导小组下设办公室和人事、财政保障、药品改革、纪检维稳4个工作组，负责领导小组决策的贯彻执行、医共体实施、运行管理、绩效考核等工作	组建县域医疗保障办公室（医保办），整合县发展和改革局、民政局、人力资源和社会保障局、卫生健康局等职能机构，挂靠在县政府办公室，由县医改办负责管理，加强医疗、医保、医药"三医联动"，提高政策衔接、系统集成和综合监管能力，并出台《县域医疗卫生服务共同体建设指南》，指导医共体工作推进
资源投入	财政对属于"公益一类事业单位"的基层医疗卫生机构予以全额拨款，对"公益二类事业单位"的县级医院实行差额拨款，全额承担县域公立卫生机构编制内所有人员工资，依照在编人数核定备案制人员工资。建立长效财政保障机制，把基本建设、大型设备购置、重点学科发展、人才培养、政策性亏损、公共卫生服务等全部纳入财政预算保障，化解公立医院长期债务	财政投入保障机制不变，落实"公益一类事业单位"的乡镇卫生院财政经费全额项补助和村卫生室补助政策，对乡镇卫生院实施二类绩效管理。落实政府对符合区域卫生规划的公立医院承担基本建设和设备购置、重点学科发展、人才培养和政策性亏损补贴等投入，对公立医院承担的公共卫生任务等给予专项补助，落实对中医院的投入倾斜政策，财政投入向基层倾斜，财政补贴向下基层的专家倾斜，化解公立医院长期债务	根据"公益一类事业单位"的基层医疗卫生机构和"公益二类事业单位"的公立医院财政投入政策按原渠道足额安排投入资金，统一拨付给医共体，人、财、物等资源配置上向基层倾斜，乡镇（街道）继续加强对所在地医共体成员单位的工作支持。但政府对医疗卫生机构的财政补偿制度从原来按编制拨款转向按绩效购买基本医疗和公共卫生服务转变
医疗服务价格	建立医疗服务价格区域（市域）协调制度，围绕深化医改目标，配合公立医院取消药品加成政策和药品耗材集中采购，合理调整服务价格，进一步隶属比价关系，按照"总量控制、结构调整、有升有降、逐步到位"的原则决定再次降低检验检查项目收费，提高医疗服务项目收费，包括一般医疗服务类门诊诊查费、治疗类、中医诊疗类等	以医疗成本和收入结构变化为基础，动态调整医疗服务价格方案，根据医保基金承受能力，建立价格调整联动机制，实现医疗机构良性运行、医务人员技术劳务价值体现、医保基金可承受、群众就医负担可减轻的价格调整机制。通过医保支付方式改革，将不必要的药品支出转化为乡村医生合理性收入，实施治病和防病"双处方"等制度	由医保办统一整合县发展和改革局（医疗服务价格）、民政局（医疗救助）、人力资源和社会保障局（医保）、卫生健康局（药品耗材采购）等职能，建立了"三医联动"机制，按照"控总量、腾空间、调结构、保衔接"原则，在医药总费用合理增长的基础上，通过药品耗材集中限价采购，降低药品耗材虚高价格，减少不合理检查化验和诊疗环节不合理使用腾出的空间，结余的80%左右用于提高医疗服务价格，同步落实价格调整后的医保支付政策

整合维度	贵州省Y县	安徽省F县	浙江省D县
人事管理制度	按医疗卫生事业发展规划重新核定县域卫生人员总数，对县级公立医院超出编制人员数，突破事业单位编制管理，实施编制备案制管理。编制没有填满，招聘编制外人员，由单位自筹。政府购买服务方式解决基层人员编制不足问题，建立岗位责任制，变固定用人为合同用人，变身份管理为岗位管理，打破职称评定比例限制。加强对乡镇人才的政策支持，探索县管乡用，县乡村一体化的医疗卫生管理机制	医共体牵头医院拥有内部人事管理自主权，根据需要自主招聘，招录限制放宽，对医共体内乡镇卫生院院长拥有任命权或推荐权；乡镇卫生院建构现有空缺编制人才编制周转池，实行编制统筹，岗位统筹，根据"总量限定、动态调整、周转使用、人编捆绑、人走编收"原则，采取"县管乡用""乡聘村用"的人才招录模式，根据岗位需要，统一调配。创新人事管理制度，医务人员由身份管理为岗位管理，考核业务指标、下转率和群众满意率等。完善与医共体工作相适应的职称晋升办法，拓展医务人员职业发展空间	医共体人员编制由机构编制部门会同卫生行政等主管部门，按照县级医院和基层医疗卫生机构两类编制核定编制总量，维持编制身份差别不变，财政投入方式不变，由医共体统一招聘、统一培训、统一调配、统一管理、统筹使用，优先保证基层用人需要，并对基层医务人员给予额外补贴
人事薪酬制度	落实卫生行业特色薪酬分配制度，在保障医务人员全额工资的基础上，将县、乡医疗机构医疗服务收支结余的40%～50%用于医务人员绩效奖励	在县级公立医院、乡镇卫生院落实编制政策和编制周转池制度。按照"两个允许"要求，建立符合行业特点、体现知识价值为导向的薪酬分配制度，完善与紧密型医共体相适应的绩效工资政策，健全与岗位职责、工作业绩、实际共享紧密联系的分配激励机制，薪酬分配向临床一线、重点岗位、业务骨干倾斜。对院长实行年度和任期目标责任制，落实年薪制，经费由县财政承担	以改革前薪酬总量为基础，实行集团薪酬总额核定制度，由集团实行自主分配，实现全员岗位管理，以绩效为核心，与医疗技术服务收入、绩效考核和医保控费结构改革等因素挂钩，与药品、耗材和检查检验收入脱钩，鼓励医共体和成员单位的负责人实施年薪。薪酬、职称评聘和职业发展优先向基层倾斜。对于家庭医生签约服务工作考核和经费分配，将签约经费总额的80%发放给签约管理指导团队。根据考核结果，结余部分按比例补充到团队中

整合维度	贵州省Y县	安徽省F县	浙江省D县
人才流动保障机制	2016年，全县率先在县级公立医院探索实行编制备案制，即定编定岗不定人，能进能出、能上能下的人事管理制度。县级医疗卫生新进人员必须到卫生院（或社区卫生服务中心）服务1年以上；人员晋升中级职称前，须到乡镇卫生院服务满1年以上，引导人才向乡镇流动	建立紧密型医共体柔性人才流动机制，落实牵头单位用人自主权，对"县招乡用"专业技术人员实行同步管理、共同考核，表现优秀者，在基层服务3～5年后经考核合格，可纳入县级编制周转池，优秀者可转回县级医院工作。对进入医共体牵头单位的在岗不在编人员中具有执业医师资格和医学类大专以上学历的，经考试、考核，合格者可视情况安排到相应岗位空缺的乡镇卫生院工作，纳入乡镇编制和岗位管理；乡镇卫生院具有执业医师资格的医疗技术骨干，经过考核遴选，可"连人带编"调整到中心卫生院	打破单位、科室、层级、身份区别和限制，建立医共体临床科室"一家人"的人才双向流动机制，制定了牵头医院医技人员到成员机构、城区内到偏远乡镇为主的集团内部人员统一调配办法，给予奖励补贴和晋升晋级倾斜等政策，实现医共体临床科室人员统一管理、合理轮岗、有序流动、统筹使用

（2）医保联动政策、制度建设与执行情况

医保筹资和支付方式改革是推进上下联动衔接互补医疗服务体系建设的关键所在。从医保联动政策制度建设与执行看，可以发现，Y县在公共卫生筹资和医保筹资整合制度的建设与执行情况、复合型医保支付改革制度建设和执行工作上均不如F县和D县开展得好，但Y县在医保控费的监督考评及问责机制的执行工作上比F县要好。F县与D县在这项政策上的差异均不显著。从得分情况看，虽然三县各项指标得分均值均在合格（3.0分）以上，但在公共卫生筹资和医保筹资整合制度的执行情况、复合型医保支付改革制度建设和执行情况指标上得分相对较低，显示这两项政策的建设和执行还存在短板。

这从实际情况也得到印证。在公共卫生筹资和医保筹资整合方面，Y县没有开展公共卫生筹资和医保筹资的整合，基金拨付和考核仍然按照原有渠道进行，只是加强了县疾控中心对基层公共卫生和疾病防控工作的指导和督导。不过该县为满足不同群体的多层次健康需求，对家庭签约分初级包（免费）、中级包［交100元/（人·年）］和高级包［交200元/（人·年）］。乡村医生负责与辖区内的居民签订免费包服务协议，乡镇卫生院（或社区卫生服务中心）临床医师或全科医师负责辖区内家庭医生签约中、高级包服务协议。F县虽然坚持公卫资金渠道不变，使用主体不变，但将基本公卫资金纳入医共体预算资金范围，将基本公卫的实施效果作为医共体资金发放的重要组成部分，实现资金的融合使用，开展了实质性的医防融合试点工作，初步完成了从分割式卫生服务向一站式健康照顾体系的整合。D县仍然按照原有资金专款专用，并没有对两个资金进行打包，但为满足不同群体的多层次健康需求，精细化推进家庭医生签约制度，将家庭医生签约服务包分基础服务包、人群分类服务包和个性化服务包，每人每年120元，由县财政、县社保基金和个人各承担40元，前两者由家庭医生团队向签约居民提供基本医疗服务和基本公共卫生服务。个性化服务包中属于基本医疗保险目录的按要求报销，这在某种程度上也加强了资金的集约使用。

在复合支付方式改革制度方面，三县都做了不同程度的支付方式改革探索。Y县根据基金运行情况核定各医疗机构住院、门诊人次及次均费用，按"总额预算、总量控制、风险共担"进行新农合支付方式改革。政策执行周期内对未超过住院次均费用的超支部分，县合作医疗办公室与牵头单位各承担50%，超过次均费用的县合医办不予分担。F县和D县均采取"总额包干、结余留用"（即按人头付费）的医保付费方式，实行超支不补、结余奖励。结余医保基金除部分用于医共体发展外，主要用于奖励职工。同时各地都开展了复合形式的多样化改革，Y县人民医院在2012年再次在全省率先实施了189个病种的临床路径管理。F县2017年将150个病种提升为按病种付费。D县重点推进了门诊按人头、住院按DRG、长期和慢性病住院按床日付费、项目为辅的多元改革。2017年执行按病组付费，纳入317个病种，2018年增加到343个病种，2019年1～8月，纳入355个病种。以该县人民医院DRG绩效为例，2017年、2018年、2019年1～4月的病例组合指数（case mix index，CMI）病例组合指数分别为0.743、0.824、0.916；同期病种权重（related weight，RW）≥1.5，疑难病例数占比分别为2.19%、4.16%、12.80%，费用指数分别为1.028、1.031、1.017，时间指数为1.022、1.032、1.015。2017年平均住院天数为8.06天，2018年为7.95天。从上可以看出，该院综合服务能力逐年上升，病种数量和疑难病例数量均逐年增加，疾病难度系数逐年显著增加，而费用指数和时间指数在震荡中趋于下降。

从监督评估制度规范指标看，三地均强化监管考核。Y县重点防止过度医疗、过度检查、小病大养，保障医保基金有效使用，严禁给医务人员设定创收指标，医务人员个人薪酬不得与医院的药品、耗材、大型医用设备检查治疗等业务收入挂钩。牵头单位建立考核制度，加强对成员单位医疗行为规范的监管，将职工绩效、院长绩效奖励与合医补偿资金风险防控挂钩。F县主要加强对医共体基金使用情况监测监督，包括监测转诊病种的分级收治，及时审扣挂床住院，监督医共体临床路径执行率、患者实际补偿比、县外转诊率及支出占比等，并与医保基金年终结算挂钩。D县加大对两大医疗集团发生的医疗费用进行月审核、季稽查、年专查，强化病例审查，监督防范和有力处置对不当牟利行为的监管，包括考核指标制度化管理、费用转嫁、合理住院、医疗服务下沉基层、县域外基金支出增长控制和监控、参保人员满意度等指标。同时建立了对健保集团派驻医疗保险专员，监督医保政策、协议执行，推进医疗保险监管服务前移，防止骗保和过度医疗行为发生。

在医保补偿机制方面，三县均进行纵向三级机构的差异化报销制度。Y县开展分级诊疗试点，实行差别化的支付政策，采取以住院补偿为主、门诊统筹为辅的原则，无论是门诊还是住院补偿，都发挥医保差异化报销政策调节作用，科学引导县级医院向乡镇转诊慢性病等患者流向，促进县外就医的大病患者向县内流动，县内小病、一般病患者向镇村流动。F县和D县均采取由基层到专科医院的递减差额报销比例，对慢性病大额门诊采取更高封顶线政策，建立对多机构就诊患者的激励约束机制，直接转诊提高起付线，降低报销比例进行补偿。此外F县还制定了阑尾炎、胆囊炎等10个常见病种的同病同价，医保基金定额支付，患者按固定金额自付，即在乡镇卫生院住院只要自付100元，三家县级医院（人民医院、中医院和第三人民医院）自付600元，其他医疗机构承担定额补偿额外所有费用，防止小病大治现象。D县还对签约患者到签约基层定点医疗机构住院的，起付标准下调100元，经转诊签约责任医生转诊的患者，在原报销比例的基础上提高5%。从实际效果看，虽然三县补偿机制均有差异，但从管理人员的认知角度评价，各自在政策作用效果上相差不大，这可能说明医保补偿差异对患者的激励作用还不明显。三县医保联动政策、制度具体比较见表7-21。

表7-21 医保联动政策、制度比较

整合维度	贵州省Y县	安徽省F县	浙江省D县
筹资整合	以县域为单位整合医疗、康复、护理等多种类型的服务并制定相应的经费预算，探索城乡居民门诊统筹部分只在基层医疗机构按服务人群的支付方式改革。公共服务资金按国家规定进行考核，县乡建立联动机制，强化基层做好公共卫生、慢病防治、健康促进工作	城乡居民基本医保门诊基金和公共卫生服务项目基金打包，及时足额拨付医共体购买服务，统筹用于医防融合；慢性病医保费用"总额管理、结余留用、超支自付"。当年筹资总额扣除增量基金风险金（与上一年相比筹资增量10%）和大病保险基金进行预算，按人头总额预算基金，将不少于95%的部分交由医共体包干使用，实现风险共担、支付方式和医共体资金调节分配	率先实现城乡居民基本医保整合医保办，由县医药卫生体制改革工作领导小组办公室管理。实行门诊基金和公共卫生服务资金分开运行办法，门诊结合家庭医生签约按人头付费，按月拨付。对于两大集团外门诊和药店配药月度发生的基金按省市有关规定支付，两大集团门诊月度发生的基金，扣除审核扣款后按97%的比例拨付，预留3%计入统筹基金账户。公共卫生服务资金根据考核结果拨付，规定乡村两级分配比例
支付方式改革	按"总额预算、总量控制、风险共担"原则，科学核定诊疗量及次均费用到各医疗卫生机构，将补偿资金预拨到两大医共体，实行结余留用、超支共担。以高血压、糖尿病等慢性病为突破口，在按项目付费的基础上，加上了总额控制、按人头付费、DRG、单病种、按床日、按定额付费等相结合的新支付办法。县医保办根据县卫生健康局核定的人才、次均费用按月预拨给医共体牵头单位，牵头单位再按月拨给各成员单位。探索城乡居民门诊统筹在基层医疗机构按服务人群支付方式改革	改革医保基金对县域医共体的支付方式，县级医院实行总额包干，按病种付费为主的多元复合支付方式，探索DRG付费，细化医保基金考核指标。乡镇卫生院实行按人头付费，合理设定绩效目标，对指标持续优化的给予不低于上年度同期的基金补偿，开展中医诊疗门诊按病种付费，适当考虑门诊和住院人次和费用的合理上涨以及开展签约服务等因素，安排下一年度试点乡镇医保基金支出总预算；村卫生室实施一般诊疗费总额预算管理按人头总额预付制。探索县级牵头医院部分疾病诊疗"同病同价"。对县域医共体之外的县内其他定点机构收治的医保患者，由县域医共体牵头单位以"购买服务"的方式与之结算	实行医保"总额预算、结余留用、合理超支分担、交叉结算"政策，保障参保人员基本医疗，控制医疗费用过快增长，对两大集团采取按总额预算、住院按病组分值（DRG结合点数法）为主、项目为辅的支付、门诊结合家庭医生签约按人头付费、结余适当留用、超支合理分担，逐步推行基层中医门诊常见病按病种支付，病组权重向高难度和基层倾斜，结余部分70%给予留用，结余30%根据考核指标完成情况给予留用，建立付费标准动态调整机制。对两大集团之间的医保患者，实行交叉结算机制；对两大集团之外的县内其他定点医疗机构收治的医保患者，由健Conseil医集团牵头单位以"购买服务"的方式与之结算

整合维度	贵州省Y县	安徽省F县	浙江省D县
医保监督评估制度	医共体牵头单位成立考核领导小组，由其他医共体牵头单位相应专家、县卫生健康局相关科室人员、成员单位组成，实行季度监测、半年督查、年度考核，建立以提高基层医疗能力、分级诊疗为核心的考核机制，包括社会效益、质量和安全、基层综合管理与可持续发展、医保费用控制等方面，指标包括门诊、住院业务总收入增幅、次均费用、合理用药、县外转诊率限制，对成员单位行为规范监管	医保部门加强对医共体基金使用情况监督，用临床流程图严格规范患者应享有的医疗内容，考核县域医共体临床路径执行率、患者实际补偿比、县外转诊率及支出占比等，并与医保基金年终结算挂钩；帮助县域医共体做好体外医疗机构的监管和县外住院病例有关情况的调查核实，监测转诊病种的分级收治等。对成员单位不合规费用进行及时审扣，如三费超标、挂床住院等。审计机关按有关规定对医保基金使用情况审计监督	医保部门建立健全医疗质量考核和医疗行为监管机制，对两大集团发生的医疗费用进行月度网上审核，季度实地稽查，年度专项检查和第三方专业审查，强化病例审查，监督防范升级病案诊断、分解服务过程等行为，全面推进医保智能监管平台、完善医疗质量评价分析系统，每月向两大集团提供医保基金预警。采用信息化手段，建立健全费用控制、运行绩效、质量管理和社会满意度等指标评价体系
补偿制度	普通门诊不设起付线，补偿封顶线120元，乡村两级补偿比例70%，门诊CT、彩超、核磁共振50%报销。县级专家诊查费报销50%。对于高血压、脑梗死及冠心病等各10种慢性病补偿封顶线分别为1500元、2500元和3000元，治疗相关补偿按50%报销。对恶性肿瘤等9种特病大额门诊报销60%。县内乡镇、县级住院起付线分别为100元、300元，报销比例分别为85%和75%。县外机构设七个类别，经转诊，起付线从500到1500元不等，报销比例在起付线以上且小于8000元，报销55%，大于8000元报销65%；对于市内县外、省内市外县乡级公立医院报销70%。未经转诊，提高起付线到1500元和2000元不等，报销30%。对阑尾炎、胆囊炎等10个病种执行"同病同价"，医保基金定额支付	补偿政策上下贯通，根据县域内就诊率水平，实行差别化就医起付线和补偿比例，对乡镇卫生院、一级医院、二级医院、省外医院（分协议和非协议就诊）就医起付线标准依次提高，补偿比例依次降低。参合患者在医共体内一次诊疗过程住院并实现医共体内双向转诊的，按住院就医起付线最高收取一次费用，按规定补偿比例进行补偿。门诊基层统筹报销给予倾斜，乡镇卫生院住院实际补偿比不低于80%，医院和乡村报销比例差额明显。取消下转患者二次住院的就医起付线收费。经由县级医院转诊至县外住院的参合患者，患者只支付转诊诊疗过程中转入医疗机构的最高起付线。未办理转诊手续直接到省外医疗机构就诊的，其报销比例降低15个百分点，保底补偿比例降低10个百分点	门诊服务在市域内一级及以下定点机构门诊支付45%（签约对象55%）；二级定点机构（含县区级三级公立）门诊支付30%；三级定点机构（县区级三级公立除外）门诊支付20%；市域外定点机构门诊支付20%。在县域内定点零售药店配药支付20%。住院服务在市域内一级及以下定点机构住院起付标准为300元（签约对象200元），起付标准以上至最高支付限额部分支付85%；二级定点机构（含县区级三级公立）住院起付标准为600元，起付标准以上至最高支付限额部分支付75%；三级定点机构（县区级三级公立除外）住院起付标准为1000元，起付标准以上至最高支付限额部分支付60%（经签约医生转诊支付65%）。市域外定点机构住院起付标准为1500元，起付标准以上至最高支付限额部分支付55%

（3）机构联动政策、制度建设与执行情况

县乡村医疗机构"一盘棋"思想是医共体改革的组织关键环节。从机构联动政策制度建设与执行看，研究发现，Y县在医疗机构联动政策制度的建设与设计上均不如F县和D县。F县仅在多点执业制度建设、纵横向医师团队制度执行上得分比D县低。这说明F县和D县在医疗机构联动政策和制度上均比Y县好，F县与D县相比，这项工作稍差一点。从得分情况看，三县各项指标得分均值多在3.0分以上，但Y县在建立统一治理机制建设上、纵横向医师团队制度建设和执行情况上刚达3.0分，而在统一治理机制执行上、多点执业制度的建设和执行情况上的得分均低于3.0分，显示Y县在这些政策方面还存在短板。

这从实际情况也得到印证。在组织合作方式上，虽然三县都开展了技术、管理和资产等各种资源要素的联结和整合，成立县域医共体，开展城乡医联体，但从合作数量和质量看比较，Y县都不如F县和D县。具体从合作数量看，县域外，与Y县县级医院合作的三级医院仅有2家，合作方式分别为合作共建和对口支援方式。县域内，2017年该县在总结2016年医联体建设试点工作的基础上，重新调整县域内牵头医院，组建人民医院医共体和中医院医共体，形成了县级医院"6＋4"医共体，实现了乡镇卫生院（社区卫生服务中心）全覆盖。F县县级医院与县外三级医院合作数量较多，目前全县3家医共体同省内外16家医疗机构建立了合作关系，合作方式多为专科联盟和技术帮扶，其中同3家省市三级医院建立了紧密型医联体，有针对性地加强专科建设。县域内，以逐步推开的方式，开展医疗机构纵向贯通。2015年开展了第一批，以县人民医院、中医院、县三院牵头的三个医共体，形成县级医院"3＋2＋1"医共体；2016年开展了第二批，形成了县级医院"7＋5＋3"医共体；2017年开展了第三批，形成了县级医院"14＋9＋6"医共体，实现乡镇卫生院（社区卫生服务中心）全覆盖，组建了"服务、责任、发展、利益"四位一体的医共体，形成县级互动、城乡一体、上下共建、三级联动、各方共赢的县域医疗服务体系，构筑"大病县内治、小病就近看、未病共同防"的卫生健康保障网。D县人民医院、县中医院和DQ医院都与县外三级医院开展了合作，其中以D县人民医院与三级医院合作数量多，多以专科联盟为主，也有托管合作，如D县人民医院和邵逸夫医院的合作。D县人民医院设置全科病房，住院患者由D县人民医院内六病区医师诊治，邵逸夫医院全科医师进行业务指导。县域内，该县于2017年10月，采取"8＋4"模式组建两个健保集团，前者由县人民医院、县中医院和8家乡镇卫生院组成，后者由D县医院和4家乡镇卫生院组成，并将县疾病预防控制中心、县妇幼保健计划生育服务中心的预防保健资源下沉到两个集团。

从县域内医疗机构间组织合作方式看，三县县乡合作主要是以托管为主，乡村合作主要是乡村一体化。但从合作方式的紧密程度看，Y县合作主要是以技术帮扶和双向转诊为主，相对松散；F县合作比较紧密，逐渐铺开乡镇卫生院的数量，稳步前进，针对基层医疗机构不同学科的短板和长板实行分类扶持，固长补短，填平补齐，精准度高；D县建立的是以健保集团的形式，一体化程度更高。这从统一治理机构的建设和执行可以看出，F县、D县都建立了统一的法人治理结构，定期或不定期召开医共体或健共体理事会理事长会议，推进工作开展。但Y县尚未建立统一的医共体组织管理机构，医共体内也没有制定医共体章程，牵头医院的带动作用未能充分发挥，医共体内部运行、管理、考核、监督等一系列制度不完善，内部成员关系是一种"政府管理下的不完全契约关系"，各缔约主体即使"违约"也难以追究责任，造成机构与服务联动明显不足。从纵向组织间协作机制看，各县都建立了双向转诊、对口帮扶、下派人员、进修培训等内容。Y县规定了县级医院派驻人员按成员单位福利分配方案分配相应的福利待遇，但医共体组织协作机制不够完善，持续性不强；F县上级医师对口支援期间其工资、奖金和福利待遇不变，下乡帮扶给予补贴，医生按规定的病种转诊患者给予固定补贴。D县根据浙江省"双下沉"政策安排，开展富有特色的全专联合门诊、专科工作室等，选派县级公立医院骨干下乡担任成员单位的副院长（副主任），集团派医疗专家加入家庭医生签约团队，提供技术支持，并对下乡人员根据不同岗位和职称给予定额补贴。从公共卫生协作制度看，三县的专业公共卫生机构均参与和融入医共体建设，参与利益共享，避免了医共体建设导致的专业公共卫生机构被边缘化。但从协作制度的紧密度来看，Y县疾控中心、妇幼保健机构是以原有机构运转方式参与和指导公共卫生工作，F县则划分公共卫生责任区域，D县将县级疾病防控机构、妇幼保健机构等公共卫生机构纳入健保集团，开展驻点服务，开展健康指导门诊，对其专业人员驻点工作进行业绩考核，落实责任制和问责制。显然，F县的公共卫生协作相比Y县更加完善，而D县则将疾控体系与医共体整体协同，制度考核也更加健全。从监管机制观察，Y县医管委建立医共体医疗质量考核办法，每年度对医共体实施考核，并将考核等次与绩效、院长薪酬奖惩挂钩。F县每年度对医共体进行绩效考核，分县乡医疗机构分重点指标进行差异化多维度考核，县级机构重点突出社会效益指标，与辖区人口健康指标、分级诊疗和费用控制挂钩，不再与医生经济收入挂钩，但将目标考核结果同医疗机构经费支出和医院院长薪酬水平挂钩。D县卫健部门从体系建设、机构发展、社会责任、加分项等方面构建以能力提升为核心的绩效考核体系，将考核结果与健保集团院长年薪、工资总额、医保费用年终清算、财政补助资金等挂钩。同时，医共体建立集团对成员单位的内部绩效考核办法。显然，三县均建立了医共体外部和医共体成员单位的监督管理制度，并且与个人、单位绩效考核挂钩，兑现奖惩，因此在监督措施和执行上都比较好。

从资源联动情况看，Y县作为医改先行点，较早实施公立医院综合改革，尝试医疗卫生资源的整合与实践，出台了《全县医疗卫生基础设施建设三年攻坚实施意见》，大力改善基层医疗卫生基础设施，加强县级医院学科建设，严禁擅自增设床位，增强看大病能力，乡镇卫生院自我拓展增强就近就医能力。同时，鼓励医联体内的龙头医院在基层医疗机构设立普通门诊、老年病、慢性病科，逐步组建慢性病诊疗中心（多学科诊疗中心）。但从实际看，医共体资源整合运行不太理想。Y县纵向机构间虽为托管方式，但内容仅以契约协议为联结，合作局限于技术支持、业务协作和双向转诊，并不触及利益分配的根源性问题，激励约束机制又相对欠缺，整合程度较低，因此主体方在政策的执行力上相对更弱，但也有局部突破。2019年底，Y县人民医院将位于南大门的SY镇卫生院作为该县分院，即Y县人民医院北院，重点加强北院的技术协作，很快提高了该院的技术服务能力。F县医共体设置医共体管理中心，坚持以基层为重点，各牵头医院纷纷加大资金、技术、装备等方面的支持。三家县级医院主动向5家卫生院投入500多万元，用于基础设施建设和科室改造。F县人民医院分别向CJ镇、HG镇两个卫生院投入100万元，用于卫生院基础设施建设，尤其是急诊急救、手术室建设和检查检验设备等。2016～2018年间F县县人民医院下派的物资有远程会诊设备20台，慢性病签约车辆6辆，急救车辆29辆，手术台5台，DR设备7台，生化设备6台，彩超设备6台，为改善分院和村卫生室环境以及手术室的建设投放资金1800万元。D县以健共体为组织模式，成立"一办三部"，下设14个中心，7个委员会，制定了镇卫生院（街道社区卫生服务中心）三年改造提升和标准化配置计划。以LS镇卫生院改造为例，改造前，该院没有一张住院床位，也完全不提供住院服务。2018年4月改造后，医院硬件条件得到了"质"和"量"的提升，建立10张病床。WK健保集团LS镇卫生院院长很感慨道："去年4月19日，我们接收了第一位住院患者。截至今年3月6日，已接收300多名住院患者。"

从纵横向医师团队协作促进资源联动情况看，三县均建立了纵向医疗团队，针对慢性病患者的健康管理和家庭签约服务、双向转诊服务。但横向团队上，Y县村卫生室多由一个乡村执业，乡村医生是签约服务的第一责任人，但签约责任医生为乡镇卫生院（社区卫生服务中心）临床医生。服务团队为1名乡镇卫生院（或社区卫生服务中心）临床医师或全科医师＋1名注册护士＋1名公共卫生医师＋1名乡村医生。值得一提的是，Y县县级医院组建了慢特病诊疗专家组，在下转患者时，将患者诊断治疗、愈后评估、辅助检查及后续治疗、康复指导方案提供给乡镇卫生院，使得乡镇卫生院能够做好技术指导，全程开展跟踪服务。F县有联合村卫生室，一般有1～3个医生在一起执业，以高血压防控为抓手，积极探索科学、规范的"医防融合"新机制和实施办法。纵向上建立1名县级医师＋1名乡镇卫生院医师＋1名村医的"师带徒"专业团队，负责慢性病全程健康管理，县级医生负责"双处方"（治疗处方、防病处方），乡镇医师监督指导，村医执行签约服务对象健康管理方案，团队依托医共体建设基础，从高血压、糖尿病、心脑血管、癌症的筛查、防控、管理入手，探索建立重大疾病健康管理机制。D县也是1个乡村医生开展执业，纵向上开展全专团队整合，社区全科医生与专科医生共同承担健康管理责任，使得基层医疗卫生机构健康管理能力和患者健康水平得到提升。

从多点执业政策制度看，Y县没有专门的多点执业政策出台，没有开展多点执业业务。F县规定了多点执业地点相关政策，在制度设计上相对齐全，但开展多点执业的活动较少。D县明确了在WK健保集团内自由执业，还明确了多点执业期限、时间安排、工作任务、医疗损害或纠纷责任、薪酬、相关保险等内容，在制度设计上更加完善，开展较多。除在政策出台前的2016年未开展多点执业，2017年开展多点执业的医生有53人，2018年为26人。机构联动建设与执行情况具体见表7-22。

表7-22　机构联动政策、制度比较

整合维度	贵州省Y县	安徽省F县	浙江省D县
组织合作方式	实行对口帮扶与医共体联动，县人民医院和遵义医科大学附属医院开展合作共建协议，以业务指导、新技术、新设备应用、人才培养、远程会诊、分级诊疗等为合作内容，开展管理、技术、人才、学科等帮扶；后者由温州中西医结合医院对口支援，重点加强相关学科科室建设、驻点帮扶和学习培训。向下与乡镇卫生院组建2个医共体（前者与6个乡镇卫生院及其所辖村卫生室、后者与4个乡镇卫生院及其所辖村卫生室），组建两个县域医疗中心	建立"域外医联体，域内医共体"双体联动，县人民医院与北京301医院、上海市同济医院、复旦大学附属华山医院、天津市环湖医院、武汉亚心总医院、武警上海总队医院、安徽省立医院等，县中医院与安徽中医药大学第一附属医院、阜阳市人民医院建立医联体，县三院与阜阳市二院成立紧密型医联体、与北京天坛医院组建远程会诊中心；县域内由县医院、县中医院、县三院牵头组建3个医共体，试点之初全面托管6家乡镇卫生院及其所辖村卫生室，2018年覆盖全县域，实施区域网格化管理	实行医联体和医共体联动，县人民医院与三级医院结盟，由邵逸夫医院重点托管，成为上海市第一人民医院D县分院，开展业务帮扶。县域组建WK健保集团，由三个院区（人民医院院区、中医院院区、乾元院区）、县中西部8个分院（街道、乡镇卫生院）及所辖村卫生室组成；组建XS健保集团，由D县中西结合医院、东部4家乡镇（街道）卫生院及其所辖村卫生室组成，以所有权和资产整合为基础，成员之间有共同的财务责任
统一治理机构	成立理事会，在县卫生健康局党组统一领导下负责医共体管理，成员由各机构院长组成，理事长由牵头医院院长担任。设立监事会，由卫生健康局领导班子成员分管医政的领导兼任，成员由卫生健康局医政医管股和综合室负责人组成，建立医共体理事会决策、监事会监督、医院管理层执行的"三权联动"管理体制。各单位在维持原有隶属关系、功能定位、法人地位、举办主体和投入政策不变下成立医共体领导小组，下设办公室，负责医共体日常工作。赋予牵头单位人事、副职推荐、业务科室负责人审批、绩效分配、年度预算执行等经营自主管理权	成立医共体理事会，由政府、农民以及其他社会组织共同参与管理监督的新型治理结构，建立与卫生行政部门、医疗保障部门、财政部门、人力资源社会保障部门、机构编制部门等重大工作的沟通、报告和人员流动情况报备制度。县级所有医院参与医共体，进行职责职能整合，牵头医院制定医共体章程，成员单位人、财、物的整体托管，实行紧密型合作治理机制，在维持机构设置、隶属关系、人员身份、资产关系、财政补贴、财政投入、服务功能不变及法人和财务相对对立的情况下，理顺医共体人事、财务、资产等管理体系，科学界定医共体内部管理职能	县政府成立健保集团理事会，分管县长出任理事长，实行理事会领导下的集团院长聘任制和院长负责制，决定集团发展的重大事项。医共体内撤销各成员单位领导班子，仅保留1个集团法人的，集团成员单位统一法人代表，组建集团党政领导班子；保留成员单位法人的，实行唯一法定代表人组织架构，由牵头医院负责人担任。两者都采取集团内医疗机构唯一法人代表的紧密型集团架构。乡镇卫生院的资金账户仍然独立核算，财政投入保障保持不变

续表

整合维度	贵州省Y县	安徽省F县	浙江省D县
组织间协作机制	统一资源配置。集中设立医学影像、临床检验、病理诊断、消毒供应、系统信息和技能培训、远程会诊等资源共享管理中心，逐步实现统一检查、统一诊断，检查互认等资源共享。医共体内人员、设备、床位可统一调配使用，优化资源配置。落实双向转诊、会诊、帮扶、人员进修培训等事项。县疾控中心等公共卫生专业机构成立团队指导和监督基层公共卫生服务项目和家庭医生签约服务工作的落实。未包括民营医院	牵头医院设立医共体事务协调中心（包括医共体办公室、绩效考核办公室、120急救中心、双向转诊等）、人力资源发展中心、财务监管核算中心（核算和审计）、资金结算管理中心（医保和基本公共卫生）、信息服务中心（影像、检验、远程医疗等）、医疗服务质控中心、健康促进中心、药耗供应中心（含中心药房）和消毒供应中心等。同时打破县乡机构壁垒，实现行政、人员、财务、绩效考核、医疗业务、药械业务、医保基金、信息系统等统一管理。县专业公共卫生机构参与医共体建设，划分责任区域，指导乡镇开展公共卫生服务。民营医院自愿加盟	集团初始设立一办（党政综合办公室）、三部（医疗发展部、计划财务部、后勤保障部）和人力资源等14个资源管理中心，后期调整到16个，设置医疗管理中心，包括医患关系、病案管理和连续医疗服务；设置医技药械管理中心，包括放射、超声、临检、心电、病理、药剂、设备、药械采购中心，设置公共卫生管理中心，包括签约服务、慢病管理等中心，集中办公，实现资源、人事、财务、考核、医保、质管等统一管理、招聘、培训、调配，按需定岗、按岗定薪；成立各对应工作领导小组，对集团临床科室垂直管理。县公共卫生机构专业人员驻点，落实责任制和问责制
监管制度	县医管委建立医共体医疗质量考核办法，按照资源配置合理、医院发展协调、患者就医有序、就诊两率提高（县域就诊率、基层就诊率）的总体要求，对医共体和个体实施考核，考核分为四个等次，考核结果与医院的绩效总额、医务人员绩效工资、晋升等，以及院长的年薪挂钩。对考核不合格、没有实质性推进的医共体成员单位，通报批评并报县卫健部门备案	建立科学有效的现代医院管理制度和严格规范的综合监管清单，对医共体公益性、依法执业与行风建设、医疗质量和安全、运行、人事和公共卫生进行监管。县级机构从社会效益、医疗服务、经济运行、党风廉政等多个维度进行考核，重点突出社会效益指标；乡镇卫生院重点从基本公卫任务落实、医疗服务能力提升、签约服务量效等方面进行评价，目标考核结果同机构人员经费支出和主要负责人薪酬水平挂钩	以集团为整体，建立现代医院管理制度，卫健部门强化综合监管，以综合考核为抓手，从体系建设、机构发展、社会责任、加分项等方面构建以能力提升为核心的绩效考核体系，考核结果与集团院长年薪、工资总额、医保费用年终清算、财政补助资金等挂钩，引导集团公益性实现和医疗服务高质量发展。医共体建立集团对成员单位的内部绩效考核办法，财务管理中心对各成员单位财务单独设账、集中核算、统一管理、统筹使用

续表

整合维度	贵州省Y县	安徽省F县	浙江省D县
纵横向医师团队协作	横向上，以老年人、慢性病等11类重点人群为对象，按照1名乡镇全科医师＋1名乡镇公共卫生医生＋1名乡镇护士＋1名乡村医生的"四个一"模式组建签约服务团队，乡村医生是第一责任人。纵向上，以县人民医院、县中医院、县妇幼保健院组成医疗技术指导团队，以县疾控中心组建公共卫生技术指导团队，团队人员编入乡村家庭医生服务团队，畅通家庭医生联络员和科室负责人联系方式，落实签约、预约诊疗、上下转诊及公共卫生等工作	横向上，设立联合村卫生室，合并后的村卫生室平均5～10人。纵向上，全县组建医生、护士、检验、公共卫生等人员组成服务团队，落实1名签约乡村医生＋1名乡镇卫生院医生＋1名县级医院医生的"1＋1＋1"组合式服务，以重点人群为重点，划片包干承担辖区的基本公卫、基本医疗、签约服务、健康脱贫等工作指导，视任务完成情况同团队和个人的绩效挂钩。成立慢性病健康服务专家团，推行临床医生包村、家庭医生签约服务等方式，加强健康管理	横向上，组建签约服务基层团队，由签约责任医师负责，按照双向选择、竞争组合的方式，吸纳公共卫生医师、社区护士、乡村医生、妇幼计生服务人员加入，有条件的可配备健康管理师、康复治疗师、心理咨询师等，总人数不少于3人；纵向上，鼓励上级医院多点执业、支援基层的医师加入，组建包含牵头医院专家（县级专科医生）、基层医务人员、公卫医生在内的148支签约服务团队，在基层设立家庭医生签约服务工作室，定时进行全流程服务
多点执业	鼓励医师到基层医疗机构开展多点执业，完善公立医院医师多点执业和公立医院医师到基层服务优惠政策。落实卫生专业技术人员在晋升职称前到乡镇卫生院服务1年的政策，因业务需要乡镇卫生院可以临时申请业务技术指导，由牵头医院医务科指派专家进行手术、远程、疑难病例抢救、疑难病例讨论、业务查房等业务指导。牵头医院在乡镇卫生院工作期间，视为成员单位正式员工，享有按有关规定全权处理；执业合法性等相关工作由乡镇卫生院负责，实现"医师流动服务，患者本地就医"	专家资源、医疗技术上下贯通。中级以上职称医师并在该技术职务上连续执业2年以上和5年以上住院医师能够完成第一执业地点的医疗机构岗位任务，取得已注册医疗机构的书面同意，与新增执业地点医疗机构签订医师执业相关协议，并向县卫健局申请注册，多点执业所从事的执业类别和执业范围应当与第一执业地点注册的执业类别和执业范围相一致。在乡镇医疗机构多点执业，使相应专业科室1年内能规范开展日常工作，确保50种以上常见病能够在当地常规诊治。医联体内执业，不需办理执业地点变更和执业机构备案手续	中级及以上卫生专业技术资格医师在完成第一执业医疗机构工作任务且考核合格、所在科室上一年度未发生重大医疗过失或二级以上医疗事故的，在协商一致的基础上在浙江政务服务网上申请在本省行政区域内两个或两个以上医疗机构多点执业，执业类别和执业范围与第一执业机构一致，并与多点执业医疗机构分别签订劳务协议，明确执业期限、时间安排、工作任务、医疗损害或纠纷责任、薪酬、相关保险等内容，并根据合同或协议履行，确保医疗质量和安全。健康保健集团内部专家在所在基层医疗机构多点执业无须办理执业备案

（4）服务联动政策、制度建设与执行情况

服务整合是构建上下联动、衔接互补医疗服务体系的本质要求，也是以人为中心的价值追求，而服务联动政策是通往服务整合的路径安排，因此非常重要。从在服务联动制度政策建设与执行情况看，可以发现，三县差异不大，仅有F县在基层首诊制度和医师间针对转诊患者的沟通交流制度、基层首诊制度和医师间针对转诊患者的沟通交流制度的执行指标上比D县稍弱。从得分均值看，三县各项指标平均得分均在3.5分以上，显示出各项指标得分均处于较高水平。

这从实际情况也得到印证。基层首诊作为分级诊疗的开端，是分级诊疗的重要支撑，也是构建上下联动、衔接互补医疗服务体系的基础。Y县在基层首诊制度方面，规范分级诊疗管理程序，引导常见病多发病患者首先在镇村医疗机构就诊，以高血压、糖尿病等慢性病为突破口开展分级诊疗试点，探索结核病等慢性传染病分级诊疗和患者综合管理的服务模式，注重健康管理。首先接诊的科室为首诊责任科室，首诊医师为首诊责任人。当患者首诊的病情涉及多个科室，原则上首诊科室先处置，必要时请其他科室协同处置。但首诊负责制也规定了全县所有医院门急诊均可接收患者，实际上是实行的医疗机构首诊负责制，并非基层首诊负责制，只是在政策上做好基层就医引导。F县积极推动医防融合，建立县乡村医防融合理念，公共卫生服务上下贯通，慢性病医疗和预防有机结合，积极落实"大病县内治、小病就近看、未病共同防"的分级诊疗思路，开展了门诊统筹试点，结合53种疾病不输液政策，对村卫生室进行综合考核，合格者每下降1个就诊人次给予3元的诊疗费奖励。通过签约服务和签约转诊，引导居民养成有序就医、履约转诊的习惯，形成逐级转诊机制。D县以高血压、糖尿病"两慢病"的基层首诊改革试点。在成员机构设立全专联合门诊、专科医生工作室、县乡（镇）康复联合病房，牵头医院选派医务人员轮流出诊、查房、带教，推动首诊在基层。该县将疾病防控、妇幼保健等公共卫生和中医药服务融入健保集团，建立公共卫生机构专业人员下沉集团驻点服务机制，组建健康教育、预防接种、慢病管理等10个项目管理组，积极推动预防与医疗的融合，尤其注重预防保健、健康教育，实现"无病早防、有病早治"。同时探索居家医疗卫生服务发展，打造20分钟健康管理服务圈，因地制宜为群众提供连续、综合、有效、个性化的医疗、护理一体化的健康服务。

双向转诊制度作为卫生改革与发展的方向性问题，有效引导了患者合理流动，促进了资源合理利用。三地都规范了双向转诊程序和转出、转入标准，建立了有效、严密、适用和畅通的上下转诊渠道，方便患者在多机构获得诊疗服务。Y县2016年全县100%乡镇卫生院实现与上级医疗机构的分级诊疗。各医疗机构制定转诊制度，成立转诊办公室，明确专职人员，负责组织单位科室人员做好上下转诊的对接、沟通协调、手续办理等服务工作。建立以临床诊疗规范为依据的转诊体系，上转、下转均要填写分级诊疗单，逐渐扩大转诊病种范围。2016年制定了高血压、糖尿病、结核病等7种疾病的双向转诊指征，并在此基础上，扩大分级诊疗病种数量，增加如恶性肿瘤和心脑血管疾病等病种；2017年进一步扩大以常见病、多发病为重点的分级诊疗，力争达到30～50种疾病。县级医院向镇村医疗卫生机构转诊的人数年增长率在10%以上，高血压、糖尿病患者规范化诊疗和管理率达到40%以上。乡镇卫生院、社区卫生服务中心与县级医院签订分级诊疗协议，社区医生直接与县级医疗卫生机构慢病专家签订分级诊疗协议，明确双方的违约责任。县级医院为乡镇卫生院上转的患者开通绿色通道，并为下转患者的后续和康复治疗提供指导。除急诊外，原则上乡镇卫生院不得直接向县级以外医疗机构上转患者。所有转往县外就医的患者，原则上须由县级医院出具转诊证明，特殊情况除外。并把分级诊疗、双向转诊列入医疗质量、安全与服务考核的指标体系，同步进行监管、考核和持续评价，并与科室和个人的绩效考核挂钩。F县成立双向转诊服务科，建立双向转诊制度和针对部分病种的打包支付，以高血压、糖尿病分级诊疗流程为试点，针对县、乡医疗机构制定了"100＋N"和"50＋N"种疾病的临床路径＋按病种付费的分诊病种诊疗规范和职责，凡乡镇卫生院能够收治的病种，县级医院不得直接收治。滥收乡镇卫生院规定病种的科室和医生，县级医院在内部绩效分配时扣减其相应的奖金。对乡镇卫生院每有效转诊1个本单位不能收治的患者给予奖励100元，村卫生室每有效转诊1个具备转诊指征的患者奖励50元。各分院均建立医共体交流群，用于转诊患者等的业务交流。D县建立了双向转诊患者医务人员交流群，对上转患者姓名、年龄、性别、初步诊断、病情轻重、拟转入科室和联系方式进行信息传递，牵头医院安排专人通过交流群进行接诊安排并告知转诊单位。对病情稳定且仍需治疗或患慢性病需长期治疗的患者转回社区，由基层机构在其家中设置病床。各地均对双向转诊标准进行界定，但均未对重复检查、重复用药做任何规定，除了在检查上规定在"基层检查、上级判断、县域互认"的远程检查共享制度之外。

在沟通交流制度上，三县均出台政策制度支持不同机构医务人员交流。Y县通过转诊单转诊，通过电话预约登记，转出单将患者的初步诊断、主要现病史（转出原因）、主要既往史、治疗经过等告知接诊机构，转回单将诊断结果、住院病案号、主要检查结果、治疗经过、下一步治疗方案及康复建议告知回转机构，并附转诊医生的姓名和联系方式，方便沟通。F县通过微信平台和转诊单两种方式，将患者的检查治疗情况、出院诊断、病情转归、后续治疗、康复指导等情况告知接诊医生，减少患者就医环节，提倡无缝转诊。D县通过转诊平台，记录转诊患者日志，主要内容包括患者姓名、性别、年龄、初步诊断、病情轻重、拟转入科室、转诊单位和联系电话等。就服务流程来说，实现了在预防保健、门诊、住院和家庭康复之间的整合，使患者在疾病不同阶段所接受的服务实现无缝衔接。显然，就医医沟通通畅程度和信息完整度来看，Y县和D县乡医务人员的沟通更为完整，患者信息更为详细和全面。事实上，全科医生和专科医生之间的对接联系融洽，不同专科医生对同一种疾病的协作治疗将更为密切，不同层级医务人员之间的相互配合才能更为高效。具体服务联动政策、制度比较见表7-23。

表7-23　服务联动政策、制度比较

整合维度	贵州省Y县	安徽省F县	浙江省D县
首诊基层制度	实行首诊负责制，全县所有医院门急诊均可接收患者，首诊医师对患者的检查、诊断、治疗、抢救、转院和专科等负责，严禁推诿患者，首诊遇到困难或涉及多学科及时邀请上级医师进行指导或会诊，发现病情严重或无法处理的立即填写转诊单交由转诊办公室通过医保网站将患者转入指定医院，如遇紧急情况由专人护送指定医院	通过签约服务强化首诊在乡村，落实小病就近看。试点阶段推行"软签约"，县域医共体推出优惠措施，吸引居民签约。参合居民首诊应在签约的县域医共体成员单位就医。县域专家号源全部或部分提前配置给乡镇卫生院使用，基层首诊医生帮助患者提前预约医院。开展门诊统筹试点，结合53种疾病不输液政策，对村卫生室进行综合考核奖励	县域内所有定点机构，均为首诊机构，除危、急患者需要到市内专科医院等外，规定基层承担患者首诊工作，明确责任科室和首诊医师；签约服务对象预约或直接到辖区内基层就诊，签约责任医师落实首诊责任。签约医生对行动不便的签约对象，在符合家庭诊疗服务相关规定和医疗安全前提下，可以提供上门服务。2019年起实行高血压、糖尿病基层首诊改革试点

续表

整合维度	贵州省Y县	安徽省F县	浙江省D县
双向转诊制度	设置转诊办公室，先以高血压、糖尿病等7个病种为切入点，构建各级机构的服务内容、服务流程、转诊标准、转诊流程等。根据知情同意、就近分级诊疗、资源共享等原则，乡镇卫生院上转严格执行全县临床诊疗技术目录内疾病，上级预留床位，无缝对接，原则上一律不得向县级医院以外的医院转诊，目录外疾病须通过县级医院出具转诊证明（除特殊情况）。以临床路径管理为基础，将150个病种提升为按病种付费。建立以结果为导向的考核体系，实现县域内乡镇村门诊量占比达70%，住院量40%，外出就诊率低于10%。上转下增幅10%以上，下转上增幅5%以上。未经远程会诊，不得随意上转	落实双向转诊上下贯通，通过签约首诊和转诊。经基层上转患者，县级医院应优先安排入院。在县级医院完成难度较大的诊治且病情平稳后转回基层。制定县、乡医疗机构分级病种诊疗规范，制定了"100＋N"和"50＋N"种疾病的临床路径＋按病种付费的分诊职责；县级医院对收治"50＋N"种疾病采取限定收治数量和占比等严格措施，对于超出规定范围的实行负绩效，提高"N"种病种的考核分值；同时对科室下转指标规定下限，不达标扣除其相应绩效，超额完成给予额外奖励。2018年制定20种疾病同病同价支付。医共体牵头单位与若干家县外三级综合或专科医院签订协议，符合上转指征的转出患者相对集中送往合作医院	建立双向转诊协议、程序、转诊条件等，签约责任医师团队或双向转诊办公室通过门诊（住院）预约平台为符合转诊条件的患者提供转诊预约服务，做好基本信息对接，实行优先就诊、检查、交费、取药，需住院者优先安排；遇危急重患者进入急救绿色通道，做好病历文书对接，对患者病情、接收方、患者及家属配合度、设备器材、药品、耗材、执行能力、执业人员资质、路况等进行转诊前评估；住院患者康复期符合转回社区指征，征得患者或家属同意后由基层双向转诊科审核确认，通知签约团队与患者进行转回信息对接；制定238种分级诊疗疾病参考目录（基层首诊疾病75种、下转康复期疾病41种、不轻易外转疾病122种）
交流沟通制度	医院和基层医疗卫生机构加强转诊沟通和联系，医务科负责协调各临床科室落实乡镇卫生院上转和联系下转工作。村卫生室转入乡镇卫生院开通绿色通道，乡镇卫生院上转患者填写双向转诊单，拨打电话进行预约登记，提供相关诊疗资料，方便接诊医院获得可靠信息，减少不必要的重复检查。转诊患者病情稳定后，转回乡镇继续诊疗	通过双向转诊绿色通道和转诊平台，转诊医院有专人跟踪负责，信息畅通。患者上转经主治医生护送，通过填写双向转诊单传递信息给上级医院服务科室，与专科病房医生做好交接。自行转院，双向转诊单由患者或家属携带，转诊单位与上级医院联系沟通。下转患者，医院服务科室及时以双向转诊单将相关信息转给参保患者所在乡镇卫生院	通过微信群建立针对转诊患者的沟通交流制度；签约团队通过门诊预约转诊平台预约上级医院转诊、专家门诊号源；通过住院转诊平台申请转诊住院；遇危急重患者联系救护车，做好病历文书对接，通知上级医院做好接诊工作，转出患者5天内进行追访。转出医院医生通过电子转诊介绍信发送接收医院

（5）信息联动政策、制度建设与执行情况

世界卫生组织认为："信息是通往健康的必经之路。"当今社会，信息化与现代医疗服务体系高度依赖，而且越来越发挥更大的作用。从信息联动制度政策建设与执行情况看，F县和D县在统一检验检查中心的设立及管理制度的建设和执行上比Y县好，D县在信息化建设标准、规范及指南执行上也比Y县好，在信息化建设标准、规范及指南建设，统一检验检查中心的设立及管理制度建设与执行，及检验检查结果互认制度建设与执行上，D县也比F县好。可以看出这项工作，D县最好，F县次之，Y县最弱。从得分情况看，三县各项指标得分均值多在3.0分以上，但Y县在统一检验检查中心的设立及管理制度建设和执行情况上的得分低于3.0分，说明Y县对这项政策的建设和执行还存在短板。

这从实际情况也得到了印证。三个样本县都进行了卫生信息化建设，建成了居民健康管理信息系统、电子病历系统、影像系统、检验系统及医院信息管理系统等基于远程医疗开设的五大共享中心。目前，Y县推进"互联网＋医疗"，探索解决移动支付与医保系统、医院医疗系统的对接难题，医保系统对转诊患者的转诊进行电子登记。F县设立医疗服务共同体中心，对转诊患者进行登记。D县在基层医疗机构建立医院HIS系统，与所在地牵头医院做到信息统一，设立连续性医疗服务中心，开展网上转诊、咨询等业务。同时建成医保一卡通服务，实现电子缴费，可以进一步促进医疗保险精准服务、精确管理和科学决策。但三县由于区域性医疗卫生信息平台尚未建立，健康管理信息系统的电子健康档案管理信息也无法对接医院电子病历系统，各电子病历连续记录情况仍然相互分割于单一机构，患者的信息在转诊医师间无法共享。不过，由于建立了县域远程影像系统、远程心电系统及临床检验系统，三县都实现了"基层检查、上级判断、县域互认"。特别是在2018年，D县人民政府与腾讯公司签署战略合作协议，在D县人民医院建成影像诊断中心（影像云平台），患者在基层检查的影像数据传至该影像中心，医生利用腾讯AI引擎辅助分析和诊断病情，走出了一条县域医共体医疗AI向基层下沉的创新模式。但在省市医院和县级医院之间，尚缺乏信息标准规范和制度的统一，仅在远程医疗上实现了对接。Y县明确县域内从事疾病诊断、治疗活动的各成员单位医院之间，人民医院前后几次住院的医学检查、检验结果互认，以及二三级医院的医学检查、检验结果互认，并制定了认可的原则、不属于互认范围的情形及管理办法。在贵州省下达深化医药卫生体制改革2018年下半年重点工作任务中，明确要求全省年内实现同级医疗机构间的检查检验结果互认，并推动上级医疗机构下转患者数量增长10%以上。F县推进医联体内医疗机构之间的检查检验结果互认，下级医疗卫生机构认同上级医疗卫生机构、医疗机构认同依法设立的同级及以上第三方机构的检查检验结果。D县2018年以来各共享中心服务量在区域内相应项目总服务量的占比分别为57.0%、60.0%、100%。但乡镇卫生院可能由于硬件设备的限制，其检查检验结果无法得到县级医院的认可。三县信息联动政策制度建设与执行情况比较见表7-24。

表7-24　信息联动政策制度建设与执行情况比较

整合维度	贵州省Y县	安徽省F县	浙江省D县
信息标准规范和制度	根据《全国医院信息化建设标准与规范（试行）》，建设健康档案、电子病历、药物使用、绩效考核管理等卫生信息管理系统，推进居民健康卡应用。深化以电子病历和医院管理为核心的医院信息化标准建设，县级公立医院电子病历要达到国家三级以上标准。医联体内牵头医院与乡镇卫生院信息系统能够互联互通、资源共享，加快建立县乡远程医疗全覆盖和远程医疗制度。积极发展移动医疗，推进"互联网＋医疗"，探索解决移动支付与医保系统、医院医疗系统的对接标准	根据《全国医院信息化建设标准与规范（试行）》，按照"整体规划、分步实施、持续建设"的原则，持续完善医院信息化建设。医共体统一信息系统，建立基本医疗、公共卫生、运营管理等信息互联互通制度规范，信息系统统一运营维护。结合医改政策和《医院信息系统基本功能规范》《病历书写基本规范》《电子病历基本规范（试行）》《中医电子病历基本规范（试行）》《临床检验结果共享系统互操作性规范》等编写全县结构化电子病历系统需求分析报告	根据《全国医院信息化建设标准与规范（试行）》，统一信息平台、双向转诊制度，健康D县APP，落实智慧医疗支付系统、基层移动健康管理和互联网签约服务等项目，提供预约挂号、自助支付、检查检验结果查询、体检报告和健康档案查询、健康管理等网络综合应用标准。建成县域医共体统一支付平台，率先在全国实现区域医疗费用线上医保移动支付和线下跨医疗机构结算。实现在全国率先推行区域性大健康指数定期公开发布
信息平台	建立区域信息化平台，牵头单位利用已经建成的影像、心电等五大共享中心信息系统，与成员单位适时开展远程医疗服务。基层医疗机构远程医疗"五室"（会诊室、影像室、检验室、心电图室和数字化预防接种门诊）建设、完善。医院建成医院信息管理系统、临床信息管理系统、实验室信息管理系统、医学影像信息系统、电子病历、医院资源管理系统等	进行信息资源整合，依托县域全民健康信息平台和智慧F县建设，实现县域内各单位信息系统、电子病历、居民健康档案、双向转诊信息系统及医保系统的互联互通。以"互联网＋"搭建"智慧医疗"信息平台，用户端辐射到县乡村三级医疗机构。医院建成医院信息管理系统、临床信息管理系统、实验室信息管理系统、医学影像信息系统、电子病历、医院资源管理系统等	基层机构层面建立医院信息管理系统与牵头医院对接。建立健康D县大数据管理系统，建立县分级诊疗信息系统，设立连续医疗服务中心。利用钉钉APP自主研发双向转诊和电子病历平台，转出医院医生只需直接填好电子转诊介绍信发送接收医院，接收医院即可调取患者相关健康信息。建立医保、医疗、医药的信息公开发布服务平台。其他系统还包括临床信息管理系统、实验室信息管理系统、医学影像信息系统、电子病历、医院资源管理系统等

（6）医药/利益/医患联动政策制度建设与执行情况

在医药/利益/医患联动制度政策建设与执行情况上，三县的各项指标评价存在显著差异。研究数据提示，从整体来看，Y县均不如F县和D县，F县仅在机构间药物调拨供应管理制度建设上不如D县，其他指标两者没有差异。从得分情况看，三县各项指标得分均值多在3.0分以上，但Y县在机构间利益均衡分配的相关制度建设和执行情况上得分低于3.0分，在医患联动政策制度建设和执行上刚达到3.0分，显示Y县这两项政策的建设和执行还存在短板。

这从实际情况也得到印证。目前，虽然三县都通过药品招标管理平台，建立药物配备调拨管理制度，尤其完善了医保目录动态调整机制，但在药品供应保障机制上，还存在差异。Y县将县乡医疗机构统合进行统一招标。F县通过县域医共体牵头医院进行药品统一招标，建立县域医共体中心药房。D县成立基本药械集中采购中心，成立采购共同体，为医共体单位组织谈判或由医共体牵头医院统一招标，实行分类采购，按照"量价挂钩、招采合一"的原则，探索实施药械供需主体竞价等多种交易方式和政府监管服务相结合的阳光采购新模式，进一步降低采购价格。根据基层医疗机构要求统一订购，分散配送保障供应。显然，F县医共体医药供应保障机制相对较强，采取联合配送的方式，有利于打通医疗机构之间的用药衔接。D县统一县乡医疗机构用药目录，将慢性病常规用药下沉至乡镇和村，推动了慢性病患者的日常管理，并在康复期逐步向基层转移。医药联动政策制度情况具体见表7-25。

从利益均衡分配制度建设和执行情况看，Y县由于没有建立医保总额预算给医共体，医共体内不同医疗机构的利益没有捆绑，只是在有偿服务的签约服务经费上明确了乡镇卫生院和县级医院的分配比例。F县开展了实质性总额预付制度给医共体。2015年该县第一医共体结余基金1050万元，经考核后获得548万元结余资金，除按规定分配给乡镇161万元外，拿出32万元奖励村医。2016年第一医共体获得1894万元结余资金，牵头医院和基层医疗机构大体按5∶5进行奖励。2017年第一医共体获得1008万元结余资金，按照县、乡村4∶6分配。2018年第一医共体结余793万元资金，县、乡村按照1∶7进行分配。显然，从分配结构看，资金结余打破了原先的6∶4的分配比例，医共体重点奖励向基层医疗机构大幅倾斜，使得该医共体更加重视公共卫生、疾病预防和基本医疗工作。D县也采取了医保总额预算给健共体，可能因健共体于2017年10月才建立，再加上实行医共体牵头单位和成员单位财务独立，2016～2018年两大健共体没有资金结余。利益联动政策制度情况具体见表7-26。

从医患联动制度看，Y县和D县均建立医生主动与患者沟通制度，但F县没有建立类似制度。在患者参与上，除D县外，其他两县并没有体现让患者作为主动参与者的制度供给。但从实际运行情况看，三县均遵循知情同意原则，在患者转诊、诊疗、手术、用药等过程中，医生和护士要将相关信息告知并征得患者配合。不过，Y县医患联动政策制度建设和执行上刚达到3.0分，说明仍没有突破传统就医思维，将患者从被动接受治疗向主动与医生探讨问题、共同决策的角色转变。医患联动政策制度情况见表7-27。

表7-25　医药联动政策、制度比较

整合维度	贵州省Y县	安徽省F县	浙江省D县
药品配备调拨制度	各医疗机构按照现行基本药物制度常用药品和贵州省增补的非基药都通过省药品集中采购平台进行采购，凡是药品目录中有的药品一律不予备案，目录外Y县增补的35种药品必须经卫生健康局备案后采购。为顺利开展双向转诊工作，医共体牵头单位与成员单位做好诊疗业务衔接，成员单位可以通过牵头单位为其代购药品，牵头单位每季度向卫健部门医政医管科上报一次药品代购统计表。探索并试行药品耗材零加成销售	药品保障上下贯通。组建县域公立医院药品集中采购联合体，县域医共体为成员单位统一采购、统一集中配送、统一药款支付，全面配备、优先使用国家基本药物。牵头医院统一负责医共体药械采购和药事管理等，指导检查乡镇卫生院药事管理、合理用药等制度执行。统一县域医共体内部用药范围，根据实际探索增强医疗机构在药品招标采购中的参与度。县级医院和基层医疗机构基本药物配备比例在2019年分别达到30%和70%以上，短缺药品信息网络直报实现全覆盖	调整医疗服务价格体系，以医共体为单位，设立唯一采购账户，实行统一采购、统一配送、统一支付，并鼓励跨医共体、跨区域联合采购实行药品采购"两票制"，开展药品耗材联合限价采购，药品-耗材的集中统一采购制度，医共体统一药品供应由集团药械采购中心统一开展药品耗材采购配送工作，规范采购行为，降低采购成本。统一县镇医疗机构药品目录650种、省县医疗机构药品目录180种
药品衔接	为保障双向转诊顺利进行，做好诊疗业务衔接，医共体牵头单位应成员单位乡镇卫生院请求，可以为其代购相关药品。所有村卫生药品必须经卫生院统一采购配送。合理确定乡镇卫生院配备使用药品数量和种类，与签约的县级医院的药品使用相衔接，以满足患者从县级医院下转的用药需要。乡镇卫生院可以购进下转用药药品，设置慢特病用药专柜，也可以向卫生健康局申请备案后配备非基本药物，配备品种不能超过其使用基本药物品种的20%，配备品种金额不能超过药品总金额的20%	牵头医院成立医共体中心药房，完善各基层机构药房（库）建设，统一用药范围。配合全程健康管理团队，在开展个性化签约服务试点的村卫生室药品使用目录同乡镇卫生院药品目录保持一致、试点乡镇卫生院药品目录同县级医院药品目录保持一致。加强不同级别医疗机构的用药衔接，保障下沉专家开展工作有药可用，确保医共体内基层卫生机构药品配备满足需要，可开慢性病长处方、延伸处方及获得非基本药物的医保药品等（除25种预警药品和抗生素以外的品种）	统一县乡用药目录，实施慢性病长处方到基层坐诊专家用药均可在当地配到，机构实行可配1～3个月用药量的慢性病长处方制度，保障药品服务连续性

表7-26　利益联动政策、制度比较

整合维度	贵州省Y县	安徽省F县	浙江省D县
分配制度	卫健部门根据基金运行情况核定各医疗机构住院、门诊人次及次均费用，按"总额预算、总量控制、风险共担"进行医保支付方式改革，医保部门根据卫健部门核定的人次、次均费用按月预拨给医共体牵头单位，牵头单位根据卫生健康局核定的人次、次均费用按月预拨给各成员单位，年终考核结算。政策执行周期内对未超过住院次均费用的超支部分，医保部门与牵头单位各承担50%，超过次均费用的医保部门不予分担	利益共享，责任共担，健全利益分配机制。县基本医保管理中心按当年筹资总额扣除增量基金风险金和大病保险基金按预算的95%按人头总额预算基金预付给医共体，结余留用，合理超支分担，由医共体牵头单位和成员单位统一管理和分配，县乡村分配比例大体为6∶3∶1，县公立医院管理委员会办公室制定医共体绩效考核办法，确定考核等次，兑现医保基金包干结余分配额度或合理超支部分分担额度。结余分配份额与县乡村医疗机构绩效挂钩。基本公卫服务资金按人头总额预算给医共体，统筹用于医防融合，牵头医院将70%预算按季度预付，30%考核结算，量质并重	整个医共体成为一个利益共同体，医保打包支付促进医共体利益整合，推行医保费用"总额预算，结余奖励，超支合理分担"机制，超出医保总额的合理部分由医保管理机构和集团协商分担，不合理部分由集团全额自负。以两包经费为利益纽带，建立专业公共卫生机构参与医共体建设的利益共享机制
利益均衡	建立利益共享、固定有序的协作关系，推进优质资源下沉，提高基层医疗机构综合服务能力。对有偿服务签约服务经费按全县医共体构建体系，乡镇卫生院（社区卫生服务中心）和牵头医院按9∶1比例进行经费分配，主要用于开展家庭医生签约服务运转、医生劳务等。对于远程单学科、远程诊断按2∶8，远程多学科、远程中医辨证论治会诊按4∶6比例进行分配，主要用于补贴医务人员劳务支出、远程医疗设施设备建设、系统运行管理等	医共体单位制定预约分诊、双向转诊、驻点执业、合作共建、托管服务、会诊等不同类型的合作形式的资金分配原则和办法。严格结余奖励制度，允许自主分配，牵头单位拟定分配办法，各成员单位达成一致意见，报县卫健委、财政局批准后实施，重点向乡村，适度向乡镇卫生院倾斜，提高基层人员待遇，原则上基金超支医共体部分全部由牵头医院承担。基本公卫服务经费结余按规定统筹用于医防融合、人员奖励，形成医院发展、医生增收与人民健康休戚相关的命运共同体	医共体结余基金部分全部由集团留用，用于集团自身建设、基层医疗机构的业务发展和提高医务人员待遇等。两集团内因患者交叉就诊、双向转诊等原因产生的医保费用，由集团间协商解决

表7-27　医患联动政策、制度比较

整合维度	贵州省Y县	安徽省F县	浙江省D县
医患互动制度	门诊患者在入院诊疗期间门诊医师应与患者沟通。病房接诊医师在接收患者入院时，应在首次病程记录完成时即与患者或家属进行疾病沟通，必要时记录在门诊病志上。平诊患者首次病程记录应于患者入院后8小时内（急诊患者2小时内）完成；住院期间沟通，医护人员在患者入院3天内必须与患者进行正式沟通，介绍患者的疾病诊断情况、主要治疗措施及下一步治疗方案等，同时回答患者提出的有关问题。住院期间在病情变化、有创检查、变更诊疗方案、贵重药品使用及术前、术中和术后等进行沟通；出院访视沟通，医护人员采取电话访视或登门拜访方式进行沟通，做好记录	建立医患沟通制度。一般疾病实行床旁首次沟通，在主管医师查房结束，将病情、初步诊断、治疗方案进行交流，护士在12小时内告知患者医院信息、住院须知等；住院期间沟通，由主管医师和护士沟通疾病、诊疗、手术方式、并发症及防范措施等，并记录；集中沟通是对带有共性的常见病、多发病、季节性疾病等，由科主任、护士长等召集患者及家属，就疾病的发生、发展、疗程、预后、预防及诊治过程中可能出现的情况进行沟通；出院前沟通，交代随访、用药、复查等内容，出院后通过医务人员电话进行随访沟通，并予以登记	门诊沟通征求患者的意见，争取患者对各种医疗处置的理解和配合，必要时门诊病历上做好记录。住院分入院时沟通、住院期间，分医师与患者沟通，护士与患者沟通以及出院时的沟通和出院后的沟通。病房接诊医师应在平诊患者在入院8小时内（急诊患者2小时内）首次病历记录完成即与患者或家属沟通。住院时医师与患者在创检、变更诊疗方案、贵重药品使用、术中改变术式等要沟通，危急重患者随时沟通，护士沟通实行"首问负责制"，落实"四查房"制度；出院后交代随访、用药等沟通制度
患者参与	未见纸质文件	未见纸质文件	医师在变更诊疗方案时或中改变术式主动与患者沟通，全面了解患者的意见、医学实践和临床判断，引导患者提供真实病情，协助患者对诊疗方案的理解和选择，加强健康知识教育；主动邀请患者和家属参与医疗安全管理，特别是手术、介入或有创操作的操作方式、风险，药物治疗的目的和不良反应，让患者及其家属参与诊疗计划制定、实施和决策过程；患者可以向医师、护士获取疾病诊断信息

7.6.2　样本县医疗服务体系中衔接互补结果的定量评价

从医保衔接互补的三个指标情况看，F县医保对不同层级医生整合行为的激励效果及对患者遵从行为的激励效果均最高，Y县次之，D县最低。显然F县在现有医保支付政策下，不同层级医师参与协同医疗和费用控制的效果较好，医保对激励患者遵从由低到高就医效果最好，而这两项指标上D县最低，一方面是医保的支付方式改革推进缓慢，另一方面可能跟该县经济相对发达有关。城乡居民收入较高，医保对患者的补偿激励效果下降。从医保基金合理流向指标看，D县得分最高，县域外、县域内就诊基金最为合理，Y县稍好于F县，这可能跟F县患者县域外医保基金支出占36.5%有很大关系（表7-14）。

从医药衔接互补指标情况看，2016年北京市要求医联体内医疗机构慢病用药对接率至少达到60%。《关于整体推进国家基本药物制度实施的行动方案》明确指出，上下级用药衔接目录品规数原则上不少于上级医疗卫生机构用药目录品规数的50%。本次医药衔接利用北京市的用药对接率指标进行评估。D县基层医疗机构高血压、糖尿病、冠心病、脑血管疾病4类慢性病药品配备对接率最高，F县次之，Y县最低，这个跟D县和F县建立医共体中心药房有很大关系。D县在2017年底，健保集团就出台了《慢性病等用药目录统一的暂行规定》。不过，Y县也确定了乡镇卫生院配备使用药品数量和种类，并与签约的县级医院的药品使用相衔接，以满足患者从县级医院下转的用药需要。乡镇卫生院可以购进下转用药药品，设置慢特病用药专柜。从用药连续度可以看出，F县和D县调查期内开长处方（≥4周）的慢性病用药连续度得分较高，而Y县稍低。D县于2009年建立了门诊慢性病制度，纳入门诊管理的慢性病种扩大到20种。参保患者实行慢病长处方制度，2018年3月，WK健保集团在人民医院开设联合家庭医生签约方便门诊，免挂号流程，可开具糖尿病、高血压、慢性支气管炎、胃肠道等常见病、多发病的诊疗药物，处方限量为30天。签约的慢性病患者在基层医疗机构就诊时，慢性病门诊配药时限可放宽，慢性病一次处方医保用药量可从4周延长到12周。

从机构衔接互补指标情况看，在下派技术人员/管理人员方面，Y县下派技术人员/管理人员增长比要好于F县和D县，但绝对数量与后两县差异较大。这可能与F县和D县已经形成较为稳定的技术/管理人员帮扶模式有关，所以在增长比上不如Y县。Y县规定牵头县级医院明确对成员单位挂帮，由牵头单位院领导（或院长助理）担任，组建专家帮扶指导团队（人员由支委委员＋党员中层干部＋党员职工＋业务骨干）到乡镇卫生院坐诊咨询、教学查房和巡诊、手术指导、检查共享、坐诊培训等，每月1次。医师晋升中高级职称必须脱产到乡镇卫生院驻守1年，乡镇卫生院医师晋升职称须到村卫生室驻守3个月以上。以Y县人民医院重点帮扶的SY镇中心卫生院为例，2016年6月以来到2018年10月，共派驻9名专家，业务涵盖内科、骨外科、儿科、护理等。在儿科专家帮助下，2016年7月将儿科从内儿科分离重组儿科，设置病床30张，采购了心电监护仪、超声雾化吸入器等设备。2018年县人民医院共派专家组团帮扶乡镇卫生院7人，向LX镇派出4人，向AX镇、SY镇和DWJ镇卫生院各派出1人，帮扶工作受到受援医院的好评。F县规定各牵头单位对口支援项目实行院长负责制，确定一名副院长具体负责日常工作。县级医院选派或提名中层骨干担任分院院长、副院长，全程督导托管工作，派驻驻点医师长期坐诊，其间绩效由县级医院和乡镇卫生院共同承担。派驻医生安排班车接送，发放下沉补助、会诊费。D县在2018年由人民医院公开聘任牵头医院优秀人员5人担任LS镇卫生院、FX镇卫生院、LD镇卫生院、MGS镇卫生院、QY镇卫生院业务副院长，每周不少于3天工作时间。选派副高及以上医师18人、高年资主治医师3人、副高及以上护理人员4人，每周至少半天至1天或不定期在基层工作。同时，D县公开聘任牵头医院优秀人员担任成员机构业务副院长，选派副高及以上医师、高年资主治医师利用全专联合门诊、专科医生工作室落实对口支援。与此相应，F县开展新技术、新项目也多，D县次之，Y县最末。从开展新技术/新项目增长比看，Y县的比例比F县和D县都低，D县最高。

从基层医生到牵头单位学习培训情况看，三县都不同程度开展学习培训，Y县增长最快，F县和D县大体持平，基层医生到牵头单位学习培训比较稳定。Y县规定医共体牵头单位负责体内医务人员的学习培训，举办短期培训班、学术交流、多学科综合诊疗等。成员单位乡镇卫生院根据本院发展规划和学科建设，每年选派1名以上医务人员到牵头医院进修，成员单位医疗技术人员外出进修必须在牵头医院进修学习半年以上，并报医共体办公室同意。成员单位有执业资格的医务人员3～5年轮训一次。F县牵头县级医院建立统一培训机制，组织专家讲师团，为乡镇卫生院和村卫生室医护人员开展系列专题讲座；实施"师带徒"工程，让县医院医师与村卫生室医生组成长期稳定的师徒关系，强化业务培训；基层医务人员到上级医院脱产进修、远程平台学习、参加继续教育培训班。D县根据集团内人力资源状况和成员单位的实际培训需求，制定集团人才培训计划，由牵头医院临床科室统筹负责，建立集团模块化培训。基层副高及以上医务人员和全科医生到牵头医院全科门诊坐诊与全科病房查房，或到县医院上班或者进修学习，或参加牵头医院科室组织的各类学术活动。D县2018年以后逐渐重视开展全科医生、乡村医生模块化培训，开展了各类业务培训57场6400人次，安排基层副高及以上医务人员10人和基层全科医生16人到牵头医院全科门诊坐诊与全科病房查房。

从远程医疗中心运行情况看，F县和D县都较好，但Y县在2018年5月刚建成远程医疗，虽然制定了远程医疗激励和考核制度，但因2017年没有开展，无法获得对比得分。Y县建立远程会诊、远程设备、病案质量、病案安全管理、奖惩等系列制度和流程，并延伸到乡村。Y县要求每月会诊病例中心电图及影像检查不低于5例（中心乡镇10例），包括临床病例、影像检查、心电图检查。F县成员单位之间建立远程医疗合作关系，建立远程会诊、影像、心电等远程诊断中心。远程医疗平台实现县乡村三级医疗机构与北京301医院"四位一体"线上互动。物价和医保管理部门为远程医疗提供扶持政策，统一建立县域医共体医疗风险联合防范机制。D县人民医院与全县12家乡镇卫生院（或社区卫生服务中心）建立县域远程医疗会诊中心。会诊中心由县人民医院统一调配，设专人进行业务综合协调，开通专线电话专人值守。

从功能衔接互补情况看，以基层医疗机构门急诊人次占比为指标，F县最好，Y县次之，而D县最低，这主要跟D县乡镇卫生院服务量较低有很大关系。Y县在分级诊疗工作中，明确了县级医院和乡镇卫生院的诊疗范围、诊疗病种目录。明确县级公立医院在全县医疗服务体系中龙头医院地位，强化中心卫生院医疗服务能力，并对一般卫生院技术指导，较好发挥了县域医疗次中心的作用。F县牵头医院围绕"治大病"功能定位，坚持外引与内培并举、扩量和提质并重，加强特色专科建设，发挥龙头带动作用，为医共体内中心卫生院制定重点学科和特色专科发展规划，配置技术帮扶团队，使部分中心卫生院重点专科和特色专科提升到与二级医院水平相当，能够承担"50＋N"常见病多发病治疗、基本公卫服务和慢病管理。村卫生室做好门诊、导诊、签约、健管及公卫工作，实现医疗机构差异化发展。D县加强健保集团内各单位功能定位，错位牵头医院发展重点专科，成员机构开设全科－专科联合门诊、专科医生工作室、康复联合病房，发展全科医学和特色专科，强化基层常见病、多发病诊疗及中医特色服务等功能建设。

医联体文化认同度是指在相互熟悉和信任的基础上增加对医共体文化的内在认同。从目前情况看，医联体内不同医疗机构需要知识共享、创新的联盟文化。从指标看，三县相差不大，Y县稍高一点。这可能是因为Y县医共体坚持以患者为中心，塑造生命至上、救死扶伤的精神文化，强化医德医风建设，营造和谐医患关系，提升了医共体文化软实力。D县WK健保集团虽然推出了"协作共享，创新发展，守护健康、价值观是敬业奉献、感恩超越"的使命和争做"健康中国示范县，高质量健康保健共同体"的愿景，但可能由于宣传力度和实际工作开展不到位，被调查者对医疗集团文化的认同度还不高。

从流程优化度上看，F县优化度最高，Y县稍好，D县流程优化最低。Y县由各牵头医院制定科室流程规范。首诊初步诊断，可观察诊疗不超过3天；需要住院的，专病专治，进入对应科室。对于高危疾病或需立刻手术的，开通绿色通道，减少就医环节。因技术设备条件或特殊疾病，不宜继续治疗的，经科内讨论，提前与转入医院联系。急重患者转院，派医护人员护送，医共体内优先检查、优先住院，门诊免收挂号费。F县医共体革新医疗服务流程，强化科室之间和上下级机构之间的协作，减少不必要等待时间和重复检查。创新服务手段，开展预约诊疗、检查检验结果互认、电子病历、医师多地点执业等。二级机构对上转患者简化手续，促使接诊医院及时优先安排就诊或住院。在医联体内，仅需大型设备检查及诊断性治疗的上转患者，直接安排检查或治疗。不属于卫生院治疗范围的患者，转到县级医院，不需重复挂号、检查。D县集团设立连续医疗服务中心，将双向转诊、远程会诊、医疗咨询和住院服务作为工作重点，建立统一住院床位池、病床调配、预留专家号源、共享设备池，通过预约平台提供省县乡镇三级医疗机构的转诊、专家联系、入院检查、出院回访、电话咨询等连续服务，优先就诊、检查、交费、取药，需住院者优先安排。

从服务衔接互补情况看，基层首诊率三县都相差不大，F县稍好，Y县次之，D县较差，但三者的比例都不到30%，说明患者看病首诊于全科医生的比例还不高，这可能跟本次选择患者在县级医院就诊的门诊和住院患者有关。Y县2017年县域内就诊率达90.26%，镇村门诊量占县域总量的73.33%、乡镇卫生院住院量占45.09%。2017年Y县居民2周患病首选基层医疗卫生机构的比例超过70%。2018年D县基层就诊率达69.4%，同比提高11.4%，就诊人次同比增长11.8%，手术量同比增长47.5%；基层床位数同比提高32.0%，LS卫生院等病床从无到有，成功收治慢性呼吸衰竭等患者，5家乡镇卫生院恢复或新开展了一二类手术。从上转患者转诊率看，D县最高，F县次之，Y县最低，这跟D县的乡镇卫生院基础较弱有关。从下转来看，D县最高，F县次之，Y县最低。这说明紧密型医共体转诊比松散型医共体的上下转诊比例都更高。从患者转诊的沟通交流看，纵向医师之间依靠网络、电话及其他媒介针对转诊患者的信息沟通和交流的比例，D县、F县和Y县依次递减，显示D县较好，这与D县在转诊患者中使用钉钉平台有较大关联。

从人际连续性看，以过去6个月内患者就诊于全科医师（团队）的比例，F县最高、Y县次之，D县最末。显然基层首诊率影响到人际连续性。从实际情况看，Y县乡镇落实首诊负责制，接诊科室为首诊责任科室，首诊医师为首诊责任人，对患者进行初步诊断和处理，严禁推诿患者。完善乡村医生签约服务制度，探索建立全科医生签约服务制度，加快形成基层首诊。乡镇卫生院不得开展超出核准登记的诊疗外科目服务。F县签约服务对象信任乡镇医生或村医，首诊在乡村或乡镇卫生院。县级专家号源全部或部分提前配置给乡镇卫生院使用，基层首诊医生帮助患者提前预约医院，提高了人际连续性。D县患者基层就诊，基层机构承担患者首诊工作，明确首诊医师为首诊责任人，根据患者实际情况进行初步诊断；签约服务对象通过预约或直接到辖区内基层机构就诊，由签约责任医师落实首诊负责责任，做好诊断、转诊、健康管理等工作，严禁推诿患者。总体来看，三县的人际连续性都比较低，仅F县达到三成的比例，说明基层医师服务能力还是未能受到认可，难以建立对家庭医生的良好信任关系。

从服务连续性来看，以不同层级医生对转诊患者依据临床规范和路径进行重复检查、重复检验持"总是不太如此"和"从不如此"的患者所占比例，Y县相对最高，F县次之，D县最末，但各家最低比例均在69%以上，说明双向转诊带来的服务连续性还是受到患者的认可。Y县规定根据患者病情，能在门诊诊疗的不住院，能在卫生室治疗的不到卫生院，能在卫生院治疗的不到县级医院。落实双向转诊单制度，落实同级检查检验结果互认、上下机构检查"直通车"，减少上级医院重复检查，对适合住院者及时开具住院证优先收治，对仅需要门诊诊疗者，优先安排诊疗，实行免收挂号费、诊查费优先检查、优先住院。乡镇卫生院接转的下转患者按照县级医院诊疗意见进行后续诊疗，家庭签约医生可以提供上门访视和家庭病床等服务。F县对于上转患者，牵头医院采用基于循证医学和成本效果分析的方法，选择适宜的诊疗方案。在县级医院完成难度较大的诊治且病情平稳后，转回乡镇卫生院，县级医院派原经治医生跟踪患者至乡镇卫生院，指导后续诊治工作。D县在县域内医疗机构首诊，符合转诊条件给予转诊，对于急诊抢救的危重患者在应急处置的同时与上级医院或120急救中心联系，并向医疗机构负责人汇报；处置困难时，及时上报院领导或医院总值班，决定是否请上级医师会诊或转诊。签约团队医师对住院上转患者做好跟踪服务，对下转患者做好后续诊疗安排或随访工作，责任医师对于前来就诊的慢性病患者和老年人在就诊完成后进行针对性健康教育和生活方式指导。

从管理连续性观察，以患者从基层首诊、接受治疗、病情康复的全服务链过程中通过病例协调员或专职部门协调的人数所占的比例，最高者是Y县，其次是D县，最末是F县。F县的比例仅为5.9%，说明管理连续性很低，但Y县和D县也仅在20%左右，显示由专门机构协同患者转诊的比例还不高。从实际情况看，Y县县乡医疗机构各自均成立分级诊疗、双向转诊工作领导小组，制定首诊制度、首接制度、双向转诊、分级诊疗制度及工作实施方案。具体确定一名副院长负责，医务科负责协调各临床科室落实卫生院上转和联系下转工作，基层责任医生对患者追踪随访，病情允许情况下回转。F县县级医院确定一名领导负责双向转诊工作，成立双向转诊服务科室，制定规章制度和具体措施，统一协调和规范管理双向转诊工作，加强与基层医疗卫生机构和本级医院相关业务科室和病区的沟通和联系，保证转诊工作的顺利开展。基层医疗卫生机构确定一名负责人负责双向转诊工作，对上转患者做好跟踪服务工作，对下转患者一般应在48小时内进行随访。D县家庭医生为签约服务对象提供基本医疗服务、基本公共卫生服务和个性化健康管理服务。当患者首诊于基层医疗卫生机构时，首先接诊的科室为首诊责任科室，首诊医师为首诊责任人。对符合双向转诊的患者，由基层医疗机构、县级医疗机构、签约责任医师团队或双向转诊办公室或上级医院医生（仅住院患者）通过门诊预约或住院转诊平台预约或发起转诊申请，由签约团队和患者进行信息对接，签约团队对上转患者做好跟踪服务，对下转患者做好转回工作安排，对于回家康复患者安排时间及时随访。从就诊人次结构分布情况看，Y县最高，F县和D县相差不大。从现实看F县和D县的分级诊疗工作还有很长的路要走。

从信息衔接互补指标看，以实现与上级医疗机构互联互通的基层医疗机构比为指标，D县最好，都建立HIS系统，建立连续性医疗服务中心网络平台；F县次之，建立医疗服务共同体管理中心；Y县稍弱，仅靠设在各单位的医共体办公室登记双向转诊、对口帮扶信息，县域信息系统无法对接。从实际情况看，Y县以牵头单位为中心，利用已经建成的远程会诊、检验、影像、心电等远程医疗中心，与成员单位适时开展远程医疗服务，按比例协议规定及时结算远程医疗服务费用，实现互联互通。上转下转信息通过医保信息系统登记确认。同时，利用信息化手段，查询患者救治信息、保健信息。F县医共体内基本医疗、公共卫生、运营管理等信息系统互联互通，建立检验、影像、心电、脑电、病理等共享中心，建立共享中心的诊断数据互联互通、资源和技术实时共享。上转必须通过县级卫生信息平台进行电子转诊，县级医院应将医院信息系统同县级卫生平台进行对接。此外，F县以"互联网＋"搭建"智慧医疗"信息平台，开设E教授诊所服务模式，用户端辐射到县乡村三级医疗机构。D县在县人民医院建立统一临检、影像诊断、心电诊断、远程会诊和消毒供应等共享服务中心，实现县域内管理服务同质。上下转诊均通过信息化电子转诊平台完成，对于县域内的疑难病例可依托县人民医院与省级医院（浙江大学医学院附属邵逸夫医院）进行合作指导管理，通过网络及时传输到省级医院影像中心进行远程会诊。

三县目前建立了共享中心，采取了下级检查、上级诊断，区域互认的内容，从互认的比例看，D县最高，F县次之，Y县最末。Y县医共体建立同级医疗机构检验检查互认制度，设立共享中心，逐步实行县域内"分别开单、统一检查"和"分散检查，统一诊断"，结果互认。总体规定，下级医疗机构认可上级检验结果县级医院医学检验结果互认。县级医院必须认可三级医疗机构的医学检验结果、乡镇卫生院必须认可县级以上医疗机构的医学检验结果。探索开展病理检查、医学影像检查结果互认。一般经实验室质控评价合格后，医共体内互认临床检验报告。F县县域医共体内落实"基层检查、医院集中诊断"，在统一质控标准、确保医疗安全的前提下，实现检验检查结果互认，减少重复检验检查。成员单位之间建立远程医疗合作关系，开展远程视频会诊、远程教学查房、远程病理及医学影像诊断、远程专家门诊等活动，经认证实行检验结果互认，不得再次重复检查，下级医疗机构认可上级检查检验结果。D县在县人民医院共享服务中心做的临床检查，实现统一上传、医师统一阅片、集中诊断，实现县域内"基层检查检验、上级诊断、区域互认共享"，下级认可上级检查结果。从信息使用的角度看，多数医生对前次患者的就诊信息给予询问，作为对患者诊疗情况的预判。三县相较，D县最好，达到85%，这个可能与建立了联系更为紧密的健保集团有关。

从利益衔接互补指标看，以医共体牵头单位内按照协议协调的运转情况看，F县最好，D县次之，而Y县较弱，显示在利益协调运转情况方面，基于医保打包支付可能凝聚医共体成员之间的利益。从利益分配满意度看，F县也是第一，D县次之，而Y县最弱，显示以医保总额预算打包给医共体，有助于形成利益的共同体，这反过来也促进了医疗机构之间的有效合作。这从实际情况也得到证实，F县2015年该县第一医共体获得541万元结余资金，除按规定分配给乡镇161万元外，拿出32万元奖励村医。2016年第一医共体获得1894万元结余资金，将990万元用于奖励乡村医疗机构（262万元）和乡镇卫生院和医务人员（728万元）；2017年第一医共体获得1008万元结余资金，将600万元奖励给村（355万元）和乡镇（245万元）；2018年第一医共体结余793万元资金，将其中的703万元奖励给村（434万元）和乡镇（269万元）。显然，F县第一医共体的分配激励倾向于基层医疗机构的作用和贡献价值，真实印证了该县切实落实"未病共同防、小病接近看、大病县内治"的宗旨。

从医患衔接互补指标情况看，三县中多机构就诊患者参与自身诊疗方案制定的比例均较高。在患者的主动参与意识方面，F县相对最高，Y县紧跟其后，D县位于最末；患者多机构就诊对医嘱的遵从度更高，Y县略低于F县和D县，相差约1.5%，F县和D县仅相差0.1%，显示三个样本点患者在多机构就诊对各级医生是信任的。针对患者就医体验指标观察，三县多机构就诊患者对享受到"少付费、少跑路、治好病"的医疗健康服务的主观感受得分均在87%以上，D县最好，Y县次之，但差异都不到1%，显示所在城乡居民对医共体的就医流程体验处于较高水平。从满意度观察，患者的满意度均在90%上下，D县最高，达到95.5%，Y县和F县不相上下。这说明通过医共体改革，不同层级医护人员能够协同提供符合患者价值观、需求和偏好的医疗服务得到了患者的认可，城乡居民对医共体的满意度给予了很高的评价。

7.6.3 样本县上下联动、衔接互补医疗服务指标体系总体定量评价

经过无量纲处理计算总得分，在上下联动、衔接互补医疗服务体系中的一级指标中，F县、D县相较Y县的优势主要来源于部门联动与衔接互补、医药联动与衔接互补、机构联动与衔接互补及利益联动与衔接互补，对应二级指标中又以资源投入、药品配备调拨制度、协作制度、分配制度与Y县差距最大，在三级指标中差距最大的指标则为财政投入、统一治理机构、利益调整机制，说明紧密型县域医共体在总体上下联动、衔接互补的优势主要来源于建设过程中更大的资源投入力度和更有效的资源投入分配、统筹的药品配备调拨制度、更密切高效的机构协作制度及激励效果更显著的利益分配制度。

在同属紧密型县域医共体的F县、D县中，F县总分稍高于D县。分项进行比较，F县在医保联动与衔接互补、利益联动与衔接互补中优势明显，其差异在对应二级指标中的筹资整合和复合支付制度、医保衔接、分配制度、利益分配有所体现，而D县则在医药联动与衔接互补、信息联动与衔接互补中表现优秀，对应二级指标中差异明显的是药品配备调拨制度、药品衔接、信息衔接，说明二者在紧密型县域医共体建设过程中的侧重点和完成度有所不同，F县着重建设医保衔接制度为患者提供连续性服务，并优化医共体内分配制度、落实利益分配，而D县优先打通信息渠道，为医共体做好信息化建设基础，加以统一县乡村药品目录，促进上下联动。但总分最低的Y县亦存在长处，在二级指标中服务衔接在三县中得分最高，此外还有部分三级指标，如下派技术人员/管理

人员、学习培训情况、就诊人次结构分布合理性，Y县在三县中得分最高，体现其建设成果及特色所在。

综合结果表明，F县医共体上下联动、衔接互补的状况相对最好，这与其在2015年就进行紧密型医共体试点不无关系。D县医共体上下联动、衔接互补的状况次之，且与F县整体得分差异并不明显。虽然该县实施健共体的时间不长，但由于其实施是按照紧密型健共体的政策进行落实，所以效果可圈可点。Y县虽然较早进行了分级诊疗试点，但由于在政策设计和执行上固守对口支援的思路，利益整合尚未启动，只在局部的上下联动、衔接互补指标上展现亮点，整体得分处于最末，且与F县和D县总体得分尚有不小差距。从一级指标看，在上下联动、衔接互补的医疗服务体系建设8个指标维度中，利益联动与衔接互补、医保联动与衔接互补、服务联动与衔接互补3个指标维度无论从指标权重还是从最终指标得分值看，都起着举足轻重的作用，直接在某种程度上决定了上下联动、衔接互补医疗服务体系的健全程度。这些情况表明，构建上下联动、衔接互补的医疗服务体系，就县域范围来说，紧密型健康服务共同体应该是我国医疗服务体系建设必须努力的前进方向，而促进利益联动与衔接互补、医保联动与衔接互补及服务联动与衔接互补则是健全上下联动、衔接互补的医疗服务体系中必须关注的核心指标集及重点建设内容。

第8章

影响上下联动、衔接互补的医疗服务体系的因素系统诊断研究

随着分级诊疗体系向纵深发展，真正影响实现医疗服务体系的上下联动、衔接互补的深层次问题和影响因素充分暴露出来。作为一个复杂的共生网络系统，影响医疗服务体系上下联动、衔接互补的影响因素必然众多，且相互联系和相互影响。因此，单一解决某一或某些类别的问题对系统问题的解决效应并不明显，除非是根源问题，或治本性因素，否则有些因素的解决如同"按下葫芦浮起瓢"，顾此失彼，牛鞭效应的出现甚至会给系统发展造成更大的伤害。鉴此，本章通过系统的分析思维和方法对影响上下联动、衔接互补的医疗服务体系的问题或因素进行梳理，识别出关键影响因素，并对影响因素之间的逻辑关联和作用程度进行结构解析和量化，以深入分析问题的性质或严重程度，为寻找系统问题或因素的解决提供一个完整的思维路径。

8.1 系统诊断评估框架

系统问题的解决要求采用系统的方法进行，这是对影响上下联动、衔接互补医疗服务体系作为一个复杂命题的基本回应。目前关于医疗服务体系影响因素的研究文献主要分布在影响分工合作、分级诊疗、医疗服务纵向整合、县域医共体建设、城市医联体推进的研究主题中，也散在双向转诊、签约服务等相关主题文献中。总结来看，多数学者采用归纳或比较法，如杨晓光等（2013）采取定性比较分析方法，分析了影响公立医院与基层医疗卫生机构分工协作的因素，并将其归为宏观和微观两个层面。陈斌（2011）将影响医疗服务网络及其协同功能的主要因素归为学科、医保、机构间经营与内部管理水平差异等因素。还有学者通过文献法，采用解释结构模型对影响医疗服务体系的因素进行研究，如姬莉（2017）、孙涛等（2017）、王伟等（2018）均通过查阅相关文献，总结影响分级诊疗、医联体发展存在的多种制约因素。

结合现有学者的研究成果，本研究将采用描述-归纳-诊断-评价的研究框架，运用定性和定量相结合的方法对影响上下联动、衔接互补的医疗服务体系的因素进行系统诊断。描述是通过访谈记录影响上下联动、衔接互补医疗服务体的障碍因素，从宏观、中观和微观角度描述影响上下联动、衔接互补的各类障碍因素；归纳是采用现象分析法对问题存在的主题概念进行整理，然后用主题频数计量及其提及比例，科学、分层揭示各影响因素的逻辑关联；诊断是利用主题框架，构建影响上下联动、衔接互补的医疗服务体系因素关系模型，建立其影响因素的递阶解释结构模型，采用解释结构模型对各影响因素之间的关系进行逻辑判断，揭示影响上下联动、衔接互补的医疗服务体系健全的根源因素、直接影响因素、间接影响因素。最后通过问卷调查，对影响上下联

动、衔接互补的医疗服务体系的因素进行多主体认知打分评价，使影响上下联动、衔接互补的医疗服务体系的因素模型真正具有定量特性，并通过比较分析法的运用，进一步描述样本点各影响因素的得分及其差异，进而判断我国各地县域医共体在上下联动、衔接互补方面的障碍因素的严重程度，为后续政策建议的提出和政策建议的推进逻辑提供参考。

8.2　障碍因素质性研究

在上述分析的基础上，本部分运用访谈法对样本点医疗卫生服务体系运行中各有关机构管理层开展访谈，展开定性研究，这既是对定量研究的补充，发现区域医疗服务体系各方面联动的不足，也有助于挖掘复杂医疗卫生服务体系的运行障碍因素。开展访谈，直接面对调查对象的沟通方式，易于直接获取一手信息，能从不同受访者传达的文字信息中获得相互印证，还能捕捉更多诸如受访者的手势、表情、语气等非语言类信息，并通过各地医疗机构、医务人员、患者访谈，对各影响因素进行进一步的佐证，系统挖掘障碍因素。

8.2.1　访谈对象与方法

（1）访谈对象

本调查对象为县域医共体相关的利益主体，包括贵州省Y县、安徽省F县及浙江省D县中选取卫生健康行政部门、医保机构、医共体管理机构、县级医院、乡镇卫生院等机构负责人或科室负责人为访谈对象，共51名受访者，包括卫健局局长（或主任）、院长、副院长、科长、科主任、党委书记、村医。受访人数以资料分析时不再出现新的主题为主。纳入标准：①职务为本机构或本科室负责人；②参与医共体组织建设相关工作，熟悉本机构或科室业务，担任领导职务年限＞10年；③知情同意，自愿参与，配合研究。排除标准：兼职或临时代理所在机构或科室负责人的相关工作，承担领导职务＜10年及不愿意接受访谈者。受访对象基本情况见表8-1。

表8-1　个人访谈对象基本情况表

编码	性别	年龄	文化程度	所在单位	职务
Y1	男	48	本科	卫生健康局	党委书记
Y2	男	45	大专	卫生健康局	局长
Y3	男	52	本科	县级医院	副院长
Y4	女	40	本科	医疗保障局	副局长
Y5	男	44	本科	县级医院	副院长
Y6	男	47	本科	县级医院	科主任
Y7	男	46	本科	县级医院	科主任
Y8	男	48	本科	乡镇卫生院	院长
Y9	男	51	本科	乡镇卫生院	院长

续表

编码	性别	年龄	文化程度	所在单位	职务
Y10	男	46	硕士	县级医院	科主任
Y11	男	49	本科	乡镇卫生院	院长
Y12	男	52	本科	乡镇卫生院	院长
Y13	男	50	本科	乡镇卫生院	院长
Y14	男	47	本科	乡镇卫生院	院长
Y15	男	45	本科	乡镇卫生院	院长
Y16	男	46	本科	乡镇卫生院	院长
Y17	男	55	大专	村卫生室	村医
Y18	男	53	中专	村卫生室	村医
F1	男	49	硕士	卫生健康委员会/县级医院	主任/院长
F2	男	42	大专	县域医共体服务中心	科主任
F3	男	48	本科	县级医院	副院长
F4	男	52	本科	县级医院	党委书记/院长
F5	男	51	本科	县级医院	副院长
F6	男	36	本科	县级医院医共体办公室	科长
F7	女	43	本科	县级医院	科主任
F8	男	46	本科	乡镇卫生院	院长
F9	女	44	硕士	县级医院	科主任
F10	男	49	本科	县级医院	科主任
F11	男	45	本科	县级医院	科主任
F12	女	46	硕士	县级医院	科主任
F13	男	45	本科	县级医院	科主任
F14	男	49	本科	乡镇卫生院	院长
F15	男	52	大专	村卫生室	村医
D1	男	48	本科	卫生健康局	局长
D2	男	47	本科	卫生健康局	副局长
D3	女	36	本科	卫生健康局基层卫生科	主任
D4	男	50	本科	县级医院	副院长
D5	男	43	本科	医疗保障局	科长
D6	男	49	本科	中西医结合医院	党委书记
D7	男	51	硕士	中西医结合医院	院长
D8	男	44	本科	乡镇卫生院	院长
D9	男	37	本科	乡镇卫生院	院长
D10	男	48	本科	乡镇卫生院	院长
D11	男	49	本科	乡镇卫生院	院长

编码	性别	年龄	文化程度	所在单位	职务
D12	男	50	本科	乡镇卫生院	院长
D13	男	47	本科	乡镇卫生院	院长
D14	男	45	本科	乡镇卫生院	院长
D15	男	38	本科	乡镇卫生院	院长
D16	男	42	本科	乡镇卫生院	院长
D17	男	46	硕士	乡镇卫生院	院长
D18	男	36	本科	社区卫生服务中心	科主任

（2）研究方法

本研究采用深度半结构式访谈法。针对不同受访对象拟定不同的访谈提纲，主要围绕以下几个主题：①政府及多主体部门实施分级诊疗、推进医改的动力与决心如何？②支持建立上下联动的医疗服务体系的各方面政策执行力度如何？③这些政策对促进纵向医疗服务体系的部门联动与衔接互补、医保联动与衔接互补、医药联动与衔接互补、机构联动与衔接互补、服务联动与衔接互补、信息联动与衔接互补、利益联动与衔接互补、医患联动与衔接互补的实施效果如何？④在实施效果当中实现了哪些既定目标？又存在哪些制约因素？⑤下一步将采取哪些政策措施予以改进和完善？

访谈选择在受访者所在单位会议室或办公室进行，开始之前向受访对象说明研究目的与背景，征得受访者同意，全程访谈同步录音，不对受访者进行诱导性的提问。访谈时间每位访谈人控制在40～60分钟，访谈过程中同时做好访谈记录。访谈结束后在24小时内将录音转录为文字。资料分析选用质性研究中常用的Colaizzi现象学资料分析方法和比例法。该现象学分析方法分为7个步骤：①仔细阅读转录的文字信息；②甄别与研究主题密切相关、反复出现的语句；③对高度相关、反复出现的语句逐句进行编码；④将编码内容传达的主题进行提炼、分类；⑤列出对分类主题的详细描述；⑥总结出相似的观点，升华主题；⑦向受访对象核实求证。比例法通过计算核心词汇在所有访谈对象中出现的比例来呈现其对"联动衔接指标"的关注焦点。

8.2.2　访谈结果

（1）宏观系统因素分析（部门、医保、医药、机构四大因素，表8-2）

主题一　医改体制机制不健全

1）政府部门协同机制

三县政府各部门间协同程度不一，县域医改的体制机制障碍因素仍然存在。

Y县领导层支持医改，认可管理者的巨大推动作用，也有较多医改的尝试和经验积累。Y2：县委书记很重视，经常过问医改。Y4：从各部门联动状态来看，我们主要是和卫健部门联系多。其实医改工作都会与相关部门经常联系，提供思路。但受传统管理体制的影响，政府各部门对人、财、物的分散管理仍然是各级医疗机构难以实现协同联动的一道鸿沟，在跨区域的不同层级医院间开展协作，行政牵扯较多，医共体建设相关体制机制也未完全建立。Y1：第一个层面就是政府层面的改革，因为领导的观念和思维会在很大程度上左右改革和制约医药卫生事业的发展。Y2：体制机制的保障还是不到位，虽然出发点是好的，但面临的问题太多。县级层面，我们已经打破了很多条条框框，但恰恰就是市级打破不了，我们还是受制于市级层面没有政策。

F县领导层重视程度较高，自医共体试点工作开始即成立由县卫生健康局、人力资源和社会保障局、财政局、机构编制委员会办公室等相关单位为成员的县域医共体工作领导小组，实行县委书记、县长双组长制，共同致力于医共体建设，力度较大，成效显著。F6：我们这里政府重视程度还是比较高的。F8：我们的县委书记决心很大，一定要搞好医改。F5：县委书记大会小会讲医共体，带领了全县各个部门齐心协力支持医共体建设，取得这么多的成绩，就是靠县委书记、县长支持，部门联动，大家通力合作，当然还需要有一套合理、清晰的政策、措施。

D县大胆进行体制创新改革，率先成立医保办，明确医改方向，在政府主导下多主体协同发展医疗的主线导向清晰。D1：医共体发展这几年还是比较顺的，大家商量着探索。医保支付方式涉及医院有关的改革，涉及每个人的考核，征求意见时基本上是按照政策导向来做的。制度、导向方面，大家肯定是一致的。D6：当时在全国，我们是第一家把医保从县人力资源和社会保障局里面分离出来的，2017年的时候全国没有先例。但在多部门的配合上，已有潜在的矛盾暴露，特别是在医保政策目标层面的共识方面。D1：跟医保的协调困难就是医保要控费，我们要发展，一个要做大，一个控制，两者的目标不一致。

2）医疗卫生投入机制

三县均表示政府投入不足，投入标准不高，影响医共体发展的整体进程。

Y县政府深刻认识到医院的公益性需要政府财政投入来保障。早在2010年该县被确立为国家县级医院综合改革试点县时，县政府就落实了全部兜底。Y4："我们县是小财政做大民生"。但因此造成财政投入卫生事业占财政的比重较高，财政投入面临可持续问题，部分补助不到位，基层医院建设停滞。Y2：虽说能用钱解决的问题都不是问题，但问题在于没有钱。Y8：基本药物补助因为县政府财政压力大，至今没有到位。Y3：如果政府投入跟不上，公立医院的公益性就会削弱。Y13：2017年组织任命我到乡镇卫生院当院长，给我的任务就是修医院，但是到现在都没筹到资，地征好了，图纸也有了，就差钱。Y17：乡村医生没有办公经费，电费、水费、网费都要自己贴。平时下乡，伙食费、车费等都没有补助。Y18：所有村卫生室的设备改进都是我们自己掏腰包，如果不改进又说村卫生室建设不合格。此外，Y县财政投入还存在结构性缺陷，投入导向也有问题，缺少投入效益评估机制。Y8：县政府对县级公立医院投入很多，对乡镇卫生院的投入就没有那么大。因为政府资金不能按时到位，我院用药品款项垫付了工程款，负债压力很大。Y2：现在多数钱投入到医疗，投入到治本（支持公共卫生）上的钱是很少的，过度医疗比较严重，追逐利益。比如村卫生室，国家标准才60平方米，补助五万块钱。村卫生室修了，却没有解决生活场所等基本条件，村医值班不能留在村卫生室，24小时提供服务。Y1：医改搞了10多年，也没有明确的评估标准来评估投入资金究竟有没有得到应该对应的效益。

F县投入导向不均衡，各级医疗机构投入差距较大。F6：我们县主要是投入不足，大量钱都投入县医院了，一次给了县医院四五亿，几百亩地，我们可能一个亿都不一定有，所以是一家独大，这就不利于竞争，好多设备都是给县医院的，国家没有给我们这么多优惠政策。F11：财政基本没给我们医院什么钱，全靠自己。F14：医共体建设的主要障碍是资金问题。发展当中遇到的最大困难是人员和资金不足。不过，该县第二医共体牵头医院帮扶基层医疗机构建设，着实在做资源下沉工作。F4：一些乡镇卫生院基础建设我们县级医院投入钱，CJ镇卫生院前年装修我们投了70万元。今年YJ乡卫生院我们给了30万元让其平整地面铺路。还给了GQ乡卫生院一台100万元的数字胃肠镜。

D县在财力吃紧状态下缓慢建设基层医疗机构和县级医院，他们认为加快建设步伐的关键在财政投入。D11：医共体存在的最大问题主要是资金的投入。要发展得更快投入还要再加大。但相比较快速发展的医疗需求，财政投入仍然不到位。D2：政府财政投入医疗拉大了不同层级医疗机构的能力差距，这个情况以前是有的，对乡镇的财政投入不足，现在也还有部分存在，比如乡镇基础设施建设投入还是远远不足。D7：我们现在新建的中西医结合医院，由县政府和当地政府出资按各50%的比例，也在布局康养住院楼这个计划，但这得慢慢来，资金有限。D12：加强医疗投入不是说说的，最基本的场所、保障要给到位，才可以发挥乡镇卫生院的作用。D17：政府投入不到位，工作量过重，在编和不在编各占一半。没有编制的医生财政不考虑补助，基层（财务）压力大。

3）服务价格调整机制

Y县尝试建立劳动付出与薪酬匹配的机制：Y2：如何建立劳务报酬和劳动付出相适应的机制，不需要做得多而需要做得实，要先把观念和理念树立起来。Y1：我们是根据问题导向去推动改革的，通过薪酬制度来调动医生的积极性，医疗收支结余原本是乡镇卫生院占40%，县级医院占30%。现在通过动态调整医务人员绩效奖金的比例，按每年5%，调整到位，现在是乡镇卫生院占50%，县级医院占40%。但医疗服务价格调整存在层级差异，基层卫生服务价格长期不变。Y2：贵州在医疗服务价格的动态调整方面不均衡，县级医院调了又调，乡镇卫生院还是遵循2003年版的医疗服务价格政策，从来不动。Y4：在我从事医保行业的十多年间，医疗服务项目的价格调整都很微小，缺少整体的联动。Y11：县级医院的医师服务费从2003年后提高了两次，乡镇卫生院实施的还是2003年的版本。

F县并未出现类似情况，访谈中并未谈及医疗服务价格调整滞后的问题，有关领导层表示医疗服务价格主要由物价部门核定，也并没有固定的价格调整周期，建立医疗服务价格动态调整机制需要理顺卫生、物价、医保、财政等多个部门的关系，在形成良好的谈判机制基础上才有可能实施。医共体建设一定程度上提高了医生待遇，但也增加了工作量。F13：医共体实施之后，医生的收入应该是高一点，都合乎规矩了，不会乱收费了，现在医生的绩效跟开药检查都没关系了，就是医生的事情太多了，除了正常工作以外还要下乡，工作量增加了。

D县医疗服务价格调整有机制，医生劳务定价按照现有规定执行，但仍存在不配套的情况。D4：我们现在是遵从按岗定薪的理念，思路是绩效向基层倾斜。去年8家卫生院的人均薪酬上涨了21%，县级医院只涨了7%。D1：推动医疗服务价格调整，2018年调整了一次，今年是在谋划，调整医疗服务价格可以改变一些预定结构，改变以药品、耗材为主要收入（来源），现在都是零差率了，又很难降下去。D2：系统性政策有部分不配套的情况，比如调价，但是现在价格调整只能调幅度。D18：我感觉医生应该有实在的东西来补贴，并不是就一个大方向，我们要工资，我们要安全，我们需要被尊重等等。

4）卫生人才保障机制

三县均面临基层医疗卫生人才不稳定、留不住的现实困难，主要受待遇因素影响，非编人员的工资开支成为基层医疗卫生机构的巨大负担。

Y县领导层面提出灵活用人的理念，重视人才引进，提高基层医务人员待遇、晋升向基层倾斜，医疗机构也注重人才培养。Y1：我们县提出了一个医务人员成为"公家人"的概念。人员的配比要根据各级医院功能定位来统筹调配。Y2：即将推行的新医共体实际上类似医疗集团的形式和做法，根据功能定位，上班的人由集团自行调配，变单位人为区位（县域内）人，打破用人固化，不以职称评定，要以实际能力来衡量。Y8：在人才引进方面我院也花了很大力气，例如定向委培，三年的规培费用全部由我院承担，规培结束以后一定要回到我院上班，这些规培名额都是我院积极争取到的。还有轮回制，我院职工每三年都要外出进修一次。该县人力资源不足的情况尤为突出，基层医疗卫生机构人才向上流动成为普遍现象，人才保障依然受到体制层面的限制。Y8：县人民医院应该给我院每个科室至少每年派一名专家进行指导，但是因为人力资源不足，只来过一个就没有继续下去，就像镇卫生院帮助村卫生室同样存在人力资源不足问题。Y10：都说乡镇卫生院是上级医院培养人才的基地，人才留不住。Y8：乡镇福利待遇不如县级，有些业务水平高的医生也会被挖走。比如我们的妇产科，是培养一个离职一个。Y14：优质医师很多都调走了，有些医生不能直接调到县医院的，就先调到我院来。医改后，职称晋升倾向基层，医生晋升副高职称后又离职了。Y16：人员不稳定，可能是所有乡镇卫生院都面临的情况，编制太少，不得不招聘很多临聘人员，他们和编内人员的收入差距大。医院花钱送他们去培训，一旦考取其他医院的编制，就离职了。Y18：按照我们的实际服务量，乡村医生人手不够，待遇不高。村医工资账面上有5万～7万元，实际到手3万～5万元。Y15：我院编制只有52个，但工作人员总数一百多个，医院要自行负担临聘人员工资，对于乡镇卫生院来说很艰难。

F县人才相关机制有明确导向，医学生人才流动机制已在执行。F1：建立人才引进机制，放宽条件降低门槛，吸引大专以上学历的到乡镇卫生院，还要规范人才培训，县里免费培训，同时放开人才回归通道，第一批我们招的都到县级医院了。F1：薪酬制度改革，我们制定"一保两变三倾斜"，"一保"是在改革的过程中医务人员的工资待遇稳步提升，只涨不降；"两变"是变社会管理为岗位管理，变考核检验指标为考核业务指标；"三倾斜"，向临床一线倾斜，向重点岗位倾斜，向业务骨干倾斜，有效地激发了医务人员的内在潜力。但人才引进效果不突出，基层人才缺口大，留不住人。F8：虽然我们不断提出人才方案，包括人才周转池、县招乡用政策，这虽然解决了很大一部分问题，但是乡镇卫生院还是留不住人。F14：我们医院2014年聘的一个医生，2018年就离职了，县级医院也培训过了，医师资格证也考过了，县级医院一招聘他就离职了，留不住呀。F11：招聘到的是当地人可能还能留住，不是当地人能考就考走了。F11：村卫生室人员也不足，村医有人不愿意干，因为待遇太差，还不如出去打工。我们每年招的人也不少，也能留住一部分人，但还是不稳定，乡镇卫生院更是不稳定。F12：现在四十岁以下的村医都很少，只有年纪大的走不掉的，都是五六十岁，还有六七十岁的都在干，他们对知识掌握得慢，大数据时代，交流通过互传互信，年纪太大，很难干好。

D县优化了医共体内人员流动。D4：不管这个人原来是卫生院的还是县级医院的，都可以到县级医院的平台。工作岗位、业务岗位上也有很多的流动，业务和行政管理都有下去，有上来。以前编制在哪里就在哪里干，医共体实施以后要人尽其才。整个集团都享受到了优秀的管理人员，原来只是在小范围发挥作用。D11：开展医共体之后实行资源共享，首先人才引进方面就很方便，因为现在都是集团统一分配，有年度计划，计划出来之后，根据这个计划，给我们分配一定的人力人才。D11：医疗集团内人员调动，编制不动，人事关系不动，岗位可以随时随地调动。但医共体内人员流动制度灵活性不足，人才培养制度适用性欠佳，且引进的人才存在违约现象，人员变动也存在待遇调适困境。D8：人员调动不是很灵活，也是公开竞聘，个人意愿，自己报名，择优筛选。D6：人员调动方面"逢进必考"，要进城去，必须通过考试才能进入，调动是不行的。D13：医疗集团内的基层单位无自主权，人员调配都是按照上面的文件来的，没有考虑单位之间的差异化，未必适用于每个单位。D17：即使是通过农村订单全科医生培养计划引进来的全科医生，我们还是留不住他们，有时候他们宁愿违约也要离开。D3：医务人员一旦成为行政人员，又是中层干部，他的薪酬绝对要比临床高，怎么去平衡？让临床的医生怎么想？所以我们这边薪酬制度的方案一直没出来，就是没办法平衡，很难找到平衡点。

主题二　医保调控作用发挥不充分

1）筹资整合与总额预付制度

三县的医保基金打包、支付方式改革都取得了一定成果，但基金使用的合理性、合规性等是共性问题。

Y县医保不仅控制门诊和住院就诊量，而且控制次均费用，加强对收费情况的监督。Y1：用医保杠杆的作用引导控费，导致医生动力不足、推诿患者的现象。Y4：我们对服务态度进行考核，通过电话对患者进行随访，询问是否有不合理收费、乱收费、虚假收费，每个季度我们会对每个医院进行一次抽查。但最终获得的效果并不理想。Y13：医保根据医院往年的门诊量和住院量核定每年的指标，我院的次均费用是1100元，有时为了降低次均费用，只能将门诊小病的患者也收住院，这样的制度让县级医院有时也不得不为了降低次均费用收一些小病的患者。Y14：医保因为基金紧张，就对乡镇卫生院限制每个月只能收治多少人次，每个人只能在给定的金额内报销，超支不补，控制次均费用是可以的，但是控制人次是不合理的。访谈对象认为存在医保基金划分不合理等问题，没有真正形成利益共同体，县医院未起到牵头作用，建议按病种付费。Y1：当时我们建的医共体是两个，由县医院和县中医院分别牵头，医保基金按服务的人群和情况分别打包给这两个医共体，但是经过实际运行下来感觉不行，主要原因是把服务想当然地划分是不行的，不同的人群就医习惯不一样，所以医保基金这样划分也是不行。Y3：医保没有把医共体的利益真正地捆绑在一起。Y8：合医基金超支，最主要就是县级医院，风险共担对于乡镇卫生院来说是吃亏的。Y4：现在我们的医保支付方式改革都是粗放式的，可能以后国家要统筹按病种付费，这样会更加科学。

F县通过慢病管理、合理用药等方式实现了医保结余基金，在控制费用的同时保有弹性，村医获益明显，也规范了基层医疗行为。F1：公共卫生资金打包进医保基金，然后给卫生院，而且要求给村级的比例不低于60%，村医通过做好医防融合，使本村居民的发病率越来越低，健康的人越来越多，医保经费支出越来越少，村医的奖金就越高。F2：我们医共体办公室，对整体的资金运行、资金使用是否合理都在审查。F8：实行分级诊疗的结余资金使村医得到了实惠，有几个做得好的村卫生室，光是奖金和结余资金一年就有六七万元，一个村卫生室平均有4个村医，一个人就能分到将近两万元。F10：看病要合理检查、合理用药，不挂床。F14：通过三年改革，乡镇卫生院发生最大的改变就是医疗行为越来越规范。

D县医保基金流向县外及医养机构的比例高，不过县级医院医保基金占比过大。D2：因为我们是县内县外一起打包的，县外医保基金占比还是比较高，还有县内的民营医疗机构这几年发展也比较快，特别是医养结合机构所占医保基金比例也很大，反而打包之后导致公立医疗机构变成洼地了，不利于公立医疗机构的可持续发展。D2：医保打包相当于是把基金运用、监管的责任转嫁给健保集团，但集团没有直接监管民营医疗机构的手段，只有在医保监管过程中集团可以提供质量控制的专家参与，是从质量安全的方面监管，并不能直接监管民营医疗机构。这样集团负责资金监管但权力小，打包支付下结余比例高但医院压力也大，同时实施信息化考核，认为基金管控太过机械化。D11：控量，现在控得很严格，控量的药我们是去年的一半，控量的措施就是不给很大上升空间，上去了之后医保基金就不好控制了。因为医保基金就这么多，如果医保基金亏损，就要单位买单。D2：医保从基金的角度考虑就是增长率越低越好，但我们还要考虑医疗机构的健康运行，可持续发展，要越高越好，如果机械地用一些分解指标来管容易导致诊疗方面出现问题。同时他们还认为医保如由卫生健康行政部门管理更了解实际情况。D5：我们医保局仅有几个医生，专业知识不如临床医生，通过我们去管好是很难的，下一步考虑按病组点数法付费。D2：省里面现在要搞一个病组点数法，按点值付费，点值还要有区域差异，比如同一个点值我们县里给得少、省里给得多，同一个点值其实应该一样的。当然三级医院、二级医院稍微有差异是可以的，但是不能以区域来划分点值，要体现同病同价。

2）医保补偿机制

三县对转诊患者给予优惠政策，引导患者基层就诊，但均面临病源外流的问题。

Y县通过设置不同报销比例引导就医，不过杠杆作用弱。Y4：县内的双向转诊，对转诊的患者医保起付线给予优惠政策，比如县级医院的患者急性期过后下转到乡镇卫生院，原有的300元起付线给予免除，再者乡镇卫生院的患者如果因为医疗技术等原因需要上转到县级医院，起付线降低100元，起付线降低了能报销的金额相对就增加了。Y7：按要求转诊以后医保报销比例会提升。Y3：不过医保的杠杆作用还不是很明显，患者要选择去县市级医疗机构住院，微小的费用差别对他们来说没有压力。虽然医保有政策，下转取消报销门槛费，但是优惠太少，激励作用不明显。Y11：国家有明确规定患者有选择权，我们只有医保支付方式改革这个杠杆作用，就是看医保支付方式如何变革？医保报销只对不同层级医院设置不同报销比例，对县外就诊没有其他限制。Y13：医保一开始实行6∶3∶1比例分配结余基金的时候，向县级医院转诊执行得还是比较好的，向MT县（邻近的县）转诊必须要经我县县医院同意，不然不能医保报销。不过自从2019年5月放开以后，不再限制县外转诊，也不再由县医院控制患者流向。

F县总体医保报销比例高，贫困户尤其受惠。F6：现在报的比例比较高，达到75%以上，自己掏很少的钱，享受这么好的服务，就很少有意见。F9：转诊患者他们有的报销比例会提高，他拿一个转诊单以后，可以免了一部分费用。贫困户得到的实惠很多，有一个患者住院医疗费用高达十几万元，自己才花了1万多块钱，这个报销比例都超过职工医保了。但他们认为现下的控费制度欠合理。F11：控费是我们医生最头痛的，就是医生现在不仅看病还要看钱，不同的患者同样的病，差别是非常大的，这样控费就不合理。

D县将报销窗口设在医院为本院就诊患者带来便利。D5：我们把窗口延伸到医院来，患者看了病就可以在医院完成报销，报销延伸到医院还有一个好处，帮助医院把患者留在本院，减少县外就医。但同时认为医保对患者就医去向只有有限的引导作用。D2：虽然仅靠医保限制患者也很难，还要靠医院自己能力提升，但是总归是一个导向。D14：医保限制有，但没有特别的报销差异化。老百姓的就医理念也没有明显改观，完全靠医保差异化是不行的。D4：医改就是以有限的医保基金满足无限的健康需求，这是无解的。访谈对象认为医保对耗材的控制不够合理，影响了医疗技术的应用和发展。D2：耗材是科技进步的成果，有其临床优越性，不能说是不好的，老百姓要使用，不能因为医保的控制不让用。因为现在做总额控制，把自费的部分也纳入总额，医生就不敢用。D7：耗材价格、医保限制对我们是很大的阻碍。

3）医保衔接

三县均存在医保基金外流比例高的现状。

Y县现有优惠政策引导力度弱。Y3：医保杠杆的撬动作用目前已有一定的力度，但还不够。医共体内部分级诊疗激励机制没有形成。医保杠杆是部分县乡之间唯一的联系纽带。Y4：医保对医生之间针对转诊患者的交流起的作用不大。Y13：我院和县医院的医生基本没有接触和交流，只有医保还在起一定杠杆作用。他们认为可以通过数据测算制定医保基金的分配策略。Y1：医保基金是个单杠，一方多了另一方就会少，问题就在于如何让双方满意，可以分析前三年县镇村各个医疗机构的就诊病种比例，根据测算标准来衡量前几位的疾病是什么，让数据来支撑。

F县医保基金主要消耗在住院。F15：按国家原本规定，门诊和住院的（医保基金）比例是3∶7，现在门诊连15%都不到，所以钱都在住院花掉了。但他们认为医保限制过严，而且留住医保基金的关键在于提升医疗水平。F9：医保限制性比激励性更强。F6：我们内科系统还好一点，外科系统很多手术不敢做，转走损失就太大了，关键还影响县级医院救治能力的提升。

D县对医保基金流向进行考核。D2：我们现在要对医共体考核一些结果性的指标，比如对基金流向的考核。他们认为医保杠杆实施见效，但对基金安全的管理过于简单粗暴。D2：医保是一条线管理，国家、省、市都有医保部门，他们的那一条线，不能结合我们的问题导向。他们管了医保还要管基金安全，和我们理念不一样。基金安全就是从数字上来控制，打包超出的部分要我们自己承担，这样管理是简单了，但却是粗暴的总额管理。

主题三　转诊用药衔接度不足

1）药品配备调拨制度

三县均进行了药品统一采购但效果不一。

Y县统一采购有计划但未落实。Y13：当时说统一药品采购，我们用到的药可以让县级医院帮我们进，但从来没有实行过。县医院的设想是找一个大型医药销售公司为乡镇卫生院统一配送，但乡镇上报的药品目录规格不统一，没有厂家可以做到统一配送。同时乡、村两级药品品种较少，影响患者连续用药，村级处方药尤其限制严格。Y13：用药存在很大问题，有时候老百姓在县级医院带回来的药，用完后到我们这里就没有这些药，从而不能继续用药。Y18：村卫生室在乡镇进药，但是一些基药拿不到，而且药品进价非常高。村医处方也不能超过一个限值，有时一种药的价格就超了，一个处方平均价格3～40元，所以有时会犹豫要不要用贵的药。如果处方超限了，我们的工资会被扣，而有些患者情况又必须得用贵的药。访谈对象还认为药品价格不统一还诱发医患矛盾。Y16：药品招标价格全省不统一，各个医院进价不同，导致医患矛盾很大。

F县药品统一采购实施效果好，但仍存在高价药品。F1：医共体牵头单位统一采购之后，医共体内可以调剂使用。一般的慢性病用药就不需要到县里来，在乡村就可以买到。F6：我们医共体的中心药房就在我院，我们管的9家乡镇卫生院都到我们这儿拿药。F14：我们医保局近几年统一县乡用药目录，但统一目录也有弊端，这不能用，那不能用，就算统一目录中有，比较高档的药、好的药，也是高价的，而我们现在都是卖几块钱的药。

D县通过统一采购降低了药品价格，丰富了药品种类，整体效果好。D4：像药品、耗材采购，健保集团大了，量价结合了，药械价格通过谈判节约了很多钱。D11：药品以前是各个卫生院有目录，通过目录去采购，现在集团统一采购，这个担子就轻了，因为目录都是集团的。比方说我们这边患者到集团里去看的病，有些药集团有，我们这里没有，就可以申请进来。我可以打个报告申请，因为我服务的老百姓要吃这个药，我就可以引进。我们现在进药的途径就是集团。D15：药品保障方面，原来不是医共体，基本药物以外的不能进就没办法，现在只要集团有的，尤其是慢性病、肿瘤用药，有些要去市级医院或者省级医院配的，我们可以在本地就满足。D16：乡镇卫生院需要的药上面牵头医院都会统一采购的，所以这个一直理得顺。

2）药品衔接

三县均为推进各级医疗机构的药品衔接采取措施，但药品不同程度存在衔接困难。

Y县实行药品采购两票制，正在推进县乡两级药品衔接。Y13：我们是实行两票制，但实行得不彻底，因为不现实，还有检查处方和基本药物的品种数。Y2：药品衔接我们主要还是依托医共体采购，由牵头医院牵头，有些药品在基层无法采购或者无法配送的，我们采用代购制。Y3：我们做到了慢性病的用药，主要是高血压、糖尿病、冠心病，乡镇卫生院是基本配齐的，已经做到基本衔接，但其他疾病用药还没有做到。基药制度本来是挺好的，但是与村镇用药有点脱节，就是与患者用药习惯和需求不适应，不过价格问题仍难以解决，基本药物补助压力大。Y12：老百姓都说厂家、剂量都一样的药，医院要比外面药店卖得贵。Y11：现在医院实行基本药物零加成，财政给予基本药物补助45%，对于财政的压力也很大，所以45%的补助比例一降再降，现在补助连15%都没有了。村级用药匮乏且价高，采购限制也很严格。Y17：用药方面，村卫生室存在用药荒现象，而且价格虚高。平台采购的药品价格（比药店）高了三四倍，增加了老百姓的负担。村卫生室存在有些药要么没有要么价格高的情况，导致患者哪怕是小病也不会来村卫生室看病，直接去上级医院了，又相对增加了医疗负担。同时他们还认为药品供应是实现分级诊疗的一大限制。Y12：要做转诊和分级诊疗，不是一天两天的事，如果不把药品供应的问题解决，不规范处方药和非处方药，仅仅是来规范医院，是否能达到预期的效果，确实留有疑问。Y16：最关键的是我们被基本药物限制了，县医院专家在我院帮扶的时候就表示，很多县医院在用的药品我院没有。Y18：虽然老百姓对村医认可度很好，但存在基本药物不全。

F县实行带量采购和两票制，县乡药品统一，但基层药品使用仍然存在问题。F1：医药可以衔接，我们实行带量采购，采用两票制，统一招标，药品、耗材不纳入绩效管理，所以用的药品耗材成本越高，纯利润就越低，成本核算时盈余越低。F6：如果有患者反映下级医院药品不足情况，你可以跟乡镇卫生院反映，让他们向我们中心药房进药，中心药房就设在我们医院，因为现在乡镇都到我们这里进药，只要我们有的药他们都可以进，我们没有的药也可以帮他们进，上面有要求，只要病人有需求，就必须给他们进。不过村级仍存在用药困难。F6：基本上常用药品都配备的，下面的药房要求是不少于100种药，现在就村卫生室药品品种我查了至少是83种以上。村卫生室不愿意进的意思是，进了怕失效，卖不掉，而不是没药，只是用得少，进药又不可能只进一盒两盒，进多了用不掉，进少了没法进。F14：上级医院用的药物我们进不到货，他们用的药贵、好用，我们用药只能用最基础的，用最基础的药来治疗患者，效果当然不够好。

D县实现了药品目录统一，丰富了基层用药。D2：集团里县乡村药品目录全部统一，我们有三百种药品目录统一，但不是把这三百种药都放在那里，卫生室其实对签约服务对象长期在吃的那几种药是有数的，可以采用网格化管理。有些新开的药材卫生室第一次没有，下次就配送过来了。这样老百姓看病拿药方便了，有些患者就不用往上级医院跑了。D6：现在用药目录在我们医共体内统一了，乡镇都能配套，跟县级是一样的。但药的品种比县级医院要少一点，常用药、慢性病用药都有的。可能是乡镇基本药物多一点，县级医院基本药物少一点。D8：临床专家下来，把县级一些药也带下来了，这对我们院的诊疗技术起到了很大的促进。D10：他们（专家）下来之后，药品也下来了，因为药品目录已经在整个集团内打通了，但是他们习惯性地用那几种药，要求我们药房也要去进这些药，这样我院药品目录也比以前丰富了很多。

主题四　机构协作模式影响协作效果

1）协作制度

三县均作了整合资源的尝试，但成效不同。

Y县两个医共体同时运行带来诸多问题，两者间协作不良，县中医院专业指导能力较弱。Y2：我们县两个医共体之间的运作不是很好，不是很顺畅。主要还是自身的原因，很多相关的政策配套不到位。Y3：两个医共体的问题在于，县中医院是专科医院，有科室的缺失，因此由县中医院牵头4个卫生院，业务指导存在一定的困难。同时由于医共体内部组织连接不紧密，医疗机构间合作效果不好。Y5：医共体的组织结构松散，乡镇的人、财、物由乡镇和卫健局管理，对牵头医院的服从度不高，无法有效监督、管制。Y9：目前医共体内不同医疗机构之间的合作只是形式上的合作，实际是不到位的。Y13：现在医共体也不算解体，牌子还在，只是实际没有运转。另外，县级医院与三级医院之间的联动也有困难。Y4：和县外大医院开展合作很难，有合作的医院比如县人民医院和遵义医科大学附属医院还是有一定的联动，但是县政府对此很难干预。鉴于此，访谈对象认为政府应当放权，需要建立更紧密的合作关系。Y2：如果我们的政府不放权，医共体建设也是不长久的，因为医共体功能定位是一个联动的、系统发展的问题。我们考虑下一步改为由一个一体化的医疗集团来管理。Y1：我们现在有一个新的想法还没有实施，搞一个县－乡－村医疗卫生服务共同体，由县内的医疗机构共同构建一个类似医疗集团的实体来管理。Y3：学习上海的申康医疗集团模式，下一步考虑成立一个医疗集团，专门的人专门管理全县所有医疗机构，对县卫生健康局负责。

F县分批、逐步推进紧密型医共体建设，专设医共体办公室统一管理。F2：我们是分批、由浅到深、有序地开展。2015年我们是"3＋2＋1"，然后"7＋5＋4"，到2017年是"14＋9＋5"，就这样逐步推进，在这个基础上从普通的医共体推进到紧密型医共体。F2：每个乡镇卫生院都有一个医共体办公室，要承担医保管理、双向转诊，包括我们日常其他的工作安排，如业务帮扶需要对接的，比如培训、手术，都由办公室来做。F县采用资产独立的科室整体托管方法，有利于引导县乡合作，为乡镇卫生院带来了发展和转型的契机。F1：科室整体托管，比如说普外科，这几个乡镇交给普外科托管，不值班的人员可以定期下派到下面卫生院去坐诊、手术。F8：我们采取实质性托管，在2016年的时候院长、副院长、会计这三个主要的管理人员都是由医共体下派来的。不过下派临床专家还有个适应问题。F12：我个人认为，不了解当地的实际情况，长期在县级医院工作习惯了，到下面不一定好，所以他们做了两年以后，有两个乡镇的（医生）都撤回来了。他们还认为推行医改也要考虑地区的特异性。F2：不管哪个地区都不能说医改已经成功了，很多典型的医改经验拿到你这个地区就不一定能推行，与地域、现实情况都有关系。

D县突破原有的条条框框进行了医疗资源的均衡布局和整合，成立了若干职能中心进行人、财、物的统一管理。D1：县域内资源是很有限的，原本三家县级医院都要发展，设备、人员、资金都要三套，现在改成两个医共体就往两头走了。从远期来说，非常好地解决了我们县域内均衡化的问题及医疗资源过度分散的问题。D4：统一管理上主要是落实唯一法定代表人，财务、人事、行政都统一管理了，成立了若干职能中心，能够统一的都尽量统起来。但在整合过程中也面临政策和法律风险。D4：国家卫健委、国家中医院管理局发了一个文叫"三不准"，我们实际上是并在一起，这是政策风险。还有一个法律风险，医师法规定中医类别的执业医师不能在综合性医院进行手术、操作。同时集团的架构和机制仍需完善。D2：集团有统一的治理机制但是还没有完善，有些还没有精细化，机制层面都解决了，关键是内涵建设、薪酬绩效、岗位管理，框架搭好了再以问题为导向逐步完善。不过，他们对如何保证行政管理部门对医共体的监管能力存在疑惑，认为基层话语权的缺失会埋下隐患，需要进一步深度融合。D3：集团成立以后的权力一定是无限制地放大的，有可能以后和医保部门直接单独对接，不需要我们卫生行政部门，可以直接把我们撤开。D1：基层如果没有话语权，整个社会的治理会出现空心化。以后上面越做越大，下面有可能回到以前的老路上。

2）资源联动

三县均通过下派专家及管理人员有效提升了基层医疗及管理能力，为乡镇医师提供免费进修，建立了远程会诊平台，但远程会诊的应用效率及效果均受到不同程度的质疑。

Y县通过远程会诊、专科联盟建设等加强资源共享并建立了长效机制，但远程会诊的实际应用存疑。Y3：我院病理科做好切片传送给遵义医科大学附属医院的王主任、郑老师帮助诊断，病理科的远程会诊费一个季度结算一次，一年达几十万元，建立了长效机制。Y13：真正的远程会诊系统反应还是比较慢的。Y6：远程会诊、心电会诊、影像会诊的平台都搭建了，但应用只是按照政府规定完成每个月的指标任务。平时都是各做各的，远程会诊的应用效果还不明显。Y8：省市级的远程医疗只有在培训的时候才会使用，并不能和省市级医院进行远程病例会诊。专家下沉受限于县级医院的实力无法满足需求，医师进修却为乡镇卫生院带来负担。Y9：上级医院派医生到我院指导，虽然有这样的想法但是得不到实施，兼有人力资源和利益方面的原因。Y5：我们目前的人员数量，完成政治指标都很勉强，人员的下派、技术和资金的支持很难做到，需要牵头医院实力较强，才能有充足的人员下派、技术指导。Y13：我院现在的收入只能维持运转，如果还想派人出去学习，必然会有岗位的空缺，就要招聘新的人员，医院负担不了，服务能力就无法提升。不过通过院长津贴制度改善了基层管理水平。Y2：加强医共体体系建设，可以解决部分结构问题，但中心乡镇的管理人员不愿意到一般乡镇去，因为个人效益会受损。为了解决这个问题，我们提出了院长职位津贴的办法解决了这个问题。谈到多点执业，他们认为效果还是好的。Y5：医共体内医生可以自由流动，我们派出的人员到乡镇卫生院不需要更改注册证，免除手续和政策的限制，执行效果还是比较好的。

F县通过科室定点帮扶精准提升基层服务能力但激励机制未建立，县级医院负担过重。F8：有几种方式，一个是驻点医生，另一个是一些科室定点帮扶，比如说一些手术乡镇卫生院做不了的，就请上面医院的医生来做，这些都是县医院医师力量下沉的方式。F6：现在可能奖金又少一点了，积极性又有点下去了，关键是政策调节问题，有的下过了、不影响晋职称了就不愿意下了，所以还得有激励机制，这也是医院的机制问题。F5：我们派驻点医生去，不定期地派专家去指导，包括临床医生、护理人员、影像技术人员等去讲课、带教，这些都是全免费，我们派的人员的工资、奖金也是我们出，不让他们负担一分钱。同时县级医院开展了部分科室的多点执业，但仍是局部。F7：部分科室是可以多点执业的，如妇幼保健院可以开展儿科和妇科多点执业，其他的暂时还没有。县乡村医务人员之间建立了联系对于分级诊疗的作用在加强，但访谈对象认为远程会诊在临床诊疗中的作用有限。F5：过去大家（医师之间）不太熟悉，现在通过帮扶、相互之间的多方协作，医务人员之间的联系建立起来了，对于建立分级诊疗及医疗之间的协作起到非常好的作用。F1：远程会诊这个事，也有意义，也不是说完全不行，但是中医需要望闻问切，西医需要视触叩听，患者不见医生还是不行的，远程会诊只是辅助。

D县在医共体内实施统一法人、统一管理。D4：首先，法人统一了，统一管理；第二，人员下派了，每个分院都会有县级医院派分管副院长下去挂职，中级以上职称，来加强基本医疗。D15：这两年都没间断过，每周固定时间有专家来坐诊，副高以上职称，是牵头医院派下来的。D17：医共体之后，资源共享、人才引进方面都很方便，都是集团统一分配，根据年度计划实施分配，专家下沉，有考勤要求，并严格执行。同时也开放了医共体内多点执业渠道。D11：现在不像以前必须通过县人民医院，如果多点执业，只要到局里备案就可以了。但他们同时认为远程会诊利用率低，需要建立新的帮扶激励机制。D6：远程会诊我们有，但我认为是非常"鸡肋"，因为利用率不高。D12：在无相应激励机制情况下，集团内的人员交流就不能用利益来鼓励工作，就是帮带性质的，这个机制要打破。

3）机构衔接

三县在优化患者的连续性就医路径方面均取得了一定成绩，但在实现医共体文化认同方面都遇到了困难，在衔接三级医院时也遇到了渠道不畅通、理念不统一等阻碍。

Y县设专人协调医共体工作，但机构衔接建设受到财力、人力限制，功能衔接存在困难。Y14：医共体内不同医疗机构协作困难主要是因为财力、人力跟不上，比如县医院牵头六家乡镇卫生院，每个月至少派五个医生下来指导，这些医生的工作不是临聘人员能够填补空缺的，都至少是主治医生以上的级别，一下来自身的运转就很困难了。Y5：有专门人员协调医共体的工作，也有明确的方案和考核细节，具体的经办部门各家医院有所差异，我院有医共体办公室，但因为人员确实不足，是由医务科牵头工作。他们认为分级诊疗要建立在清晰的功能定位之上，后者则需要政策引导和限制。Y6：分级诊疗光靠几个医院、几个医生来做是很难的，大病小病以什么标准来划分？如果说分级，那三甲医院就不应该做一二级手术，国家要下发指导和限制政策，该处罚的处罚。Y3：国家原本就对各级医疗机构的功能定位有所规定，比如三级医院定位于危急重症的抢救、疑难病例的治疗、教学科研，二级医院开展常见病、多发病的治疗和危急重症的抢救，我们要理顺、优化这些功能定位，不允许突破自身的功能定位。不过，组建医共体也面临一些问题。Y3：2个医共体遇到一些问题，比如县中医院没有产科，但乡镇卫生院有，他无法对下级医院进行指导。同时访谈对象指出紧密型联合和市场化的手段有利于机构衔接互补。Y3：如果说紧密型联合，就成为一盘棋，县医院和县中医院的定位确定之后互不冲突，能节省很多资源。这样还可以把功能放在一个框架下，便于协调。

F县为实现功能衔接互补制定了政策并取得了一定成效。F1：群众一开始是不认可分级诊疗的，直到现在也不是完全认可，我们就制定了"大病县内治，小病就近看，未病共同防"的基层卫生健康保障网。F1：这样一来我们可以给群众提供个性化、连续性、贯穿不同病情发展阶段的健康管理服务。F10：各家医共体都在做这个工作，小病就近治实现了，大病县内治基本上也实现了，但做好不是一朝一夕的。他们认为在建设医共体过程中逐渐改变了医务人员的观念，医务人员更加重视诊疗质量，乡镇卫生院的整体面貌和积极性也有了很大的改变。F2：现在医生们聊天，就是有几个患者插管的、几个患者上呼吸机的，他就以收大、难、疑、重症为主，这就实现了他做医生的价值，他很有成就感。所以由过去的随便收治患者，到选择性地收治，再到想去收，这个观念变化是非常不得了的，是从量到质的变化。F8：一个是卫生院的整体面貌发生了翻天覆地的变化，一个是人员的积极性变化非常明显，整体的业务水平有大幅度的提升，周边的群众受惠比较多。不过访谈对象认为急慢病双向转诊有差异。F11：急诊患者有绿色通道、救护车，普通患者都是自己过来的，他带着转诊单来，但是暂时还没有优先看病或者住院。

D县受省级医院的虹吸效应严重影响县域医疗服务新秩序的建立，未实现与三级医院的有效衔接。D2：省级医院的虹吸效应非常大，要改，省级医院要同步改，分级诊疗秩序的建立不光是县、乡、村的问题。省市级医院的虹吸不光是患者，还有人才资源如果被虹吸，下面的发展就受限了。D4：县乡两级已经无缝衔接了，但是目前最大的问题，我认为是"三医联动"不够不仅是医保、医药、医疗的联动，还需要基层医疗机构与三级医院的联动，浙江省前几年施行了双下沉、两提升，作用较明显，但省级医院"跑马圈地"的理念还是没改变。他们认为医共体优化就医流程的愿望受困于机构内部流程设置的不完善。D3：因为浙江省现在推进最多跑一次，最多跑一次对于老百姓所有的服务流程其实都是好的，但是政府内部流程还是没优化好，卫健部门要去其他部门衔接一些事情，没办法最多跑一次，所以在这个大环境下面集团也面临这个问题。访谈对象认为实现医共体文化认同需要时间。D2：文化认同需要长期的融合，我们在这方面是有经验的，县人民医院是1999年由县第一人民医院和县第二人民医院合并而成的，到现在已经20年了，两院还是存在一定差异。

表8-2　宏观系统因素访谈结果

维度	关键指标	频次	代表语句
部门	1部门联动与衔接互补		
	1-1政府部门协同机制	17（33.3%）	Y2：体制机制的保障还是不到位，虽然出发点是好的，但现在面临的问题太多。县级层面，已经打破了很多条条框框，但恰恰就是市级打破不了，我们还是受制于上面没有政策
			F4：部门联动需要大家通力合作，不但需要支持，还需要有一条合理、清晰的政策
			D17：各方面都有问题，利益不清楚，责任不清楚，实行起来需要很多部门的配合，这是没办法的
	1-2医疗卫生投入机制	25（49.0%）	Y1：我们全国投入卫生事业经费占财政收入的比例高是不对的，花出去的钱没有得到应该对应的效益，也没有明确的评估标准来评估投入资金改革究竟获得了多大的效益
			F11：财政基本没给我们医院什么钱，全靠自己
			D2：政府财政医疗投入拉大了不同层级医疗机构能力差距，这个情况以前是有的，对乡镇的财政投入不足，现在也还有部分存在，比如乡镇基础设施建设投入还是远远不足
	1-3服务价格调整机制	12（23.5%）	Y4：在我从事医保行业的十多年间，医疗项目的价格调整都很微小，缺少整体的改动
			F13：医共体之后，医生的收入应该是高了一点，都合乎规矩了，不会乱收钱了，现在医生的绩效跟开药开检查没关系了
			D1：推动医疗服务价格调整，2018年调整了一次，调整医疗服务价格可以改变一些预定结构，改变以药品、耗材为主要收入（来源），现在都是零差率了，很难降下去
	1-4卫生人才保障机制	29（56.9%）	Y16：人员不稳定，可能是所有乡镇卫生院都面临的情况，编制太少，要招聘很多临聘人员，他们和编制内人员的收入差距较大。按照我们的实际服务量，编制是远远不够的
			F12：村医待遇太差，好多人都不干了，现在村医四十岁以下的都很少，只有年纪大的走不掉的，都是五六十岁，还有六七十岁的都在干，他们对知识掌握得慢，大数据时代，交流通过互传互信，年纪太大，很难干好
			D3：医务人员一旦成为行政人员，又是中层干部，他的薪酬绝对是比临床高，怎么去平衡？让临床医生怎么想，所以我们这边薪酬制度的方案一直没出来，就是没办法平衡，很难找到平衡点

维度	关键指标	频次	代表语句
医保	2 医保联动与衔接互补		
	2-1 筹资整合和复合支付制度	23（45.1%）	Y4：现在我们的支付方式改革都是粗放式的，可能以后，国家要统筹按病种付费，这样会更科学
			F15：这些钱（医保基金）都在县级医院花掉了，所以我们跟他们包一块儿反倒没有好处
			D16：打包看病，公卫和医保还没有合并，公卫有财政负责，做得多拿得多。医保其实有一点甩包袱的感觉，对医院其实挺难的，必须对比去年的情况来分配，所以我们的责任和压力都特别大
	2-2 医保补偿机制	13（25.5%）	Y3：医保的杠杆作用还不是很明显，患者要选择去县市级医疗机构住院，微小的费用差别对他们来说没有压力。虽然医保有政策，下转取消报销门槛费，但是优惠太少，激励作用不明显
			F11：控费是我们医生最头痛的，就是医生现在看病，不仅看病还要看钱，不同的患者同样的病，差别是非常大的，有好多患者控费确实不合理
			D14：医保限制有，但没有特别的差异化。老百姓的就医理念也没有明显改观，完全靠医保差异化是不行的
	2-3 医保衔接	27（53.0%）	Y3：医保杠杆的撬动作用不强，内部分级诊疗长效激励机制没形成。有理念，但效果不太好
			F7：患者住院不是有门槛费（起付线）嘛，上转下转都只收一次门槛费（起付线）
			D2：国家、省、市都有医保局，他们的那一条线，不能结合我们的问题导向马上就能改。管了医保他们还要管基金安全，和我们理念不一样
医药	3 医药联动与衔接互补		
	3-1 药品配备调拨制度	6（11.8%）	Y13：当时说我们用不到的药可以让县级医院帮我们进，但从来没有施行过，用药存在很大问题，有时候老百姓在县级医院带回来开的药，用完后到我们这里就没有这些药，从而不能继续用药
			F14：医保局近几年成立县乡统一目录，但统一目录也有弊端，这不能用，那不能用，就算统一目录我们进来了，进了比较高档的药、好的药，那也是高价的，我们现在都是卖几块钱的药
			D4：像药品、耗材采购，集团大了，量价结合了，谈判节约很多钱
	3-2 药品衔接	22（43.1%）	Y2：基本药物制度本来挺好的，但是与村镇用药有点脱节，就是用药习惯和需求不适应
			F14：他们用的药物我们进不着，他们用的药贵、好用，我们用药只能用最基础的，用最基础的药来治疗患者，效果当然不够好
			D6：现在用药目录在医共体之间统一了，乡镇卫生院都能配套，跟县级医院是一样的。但药物的品种比县级医院要少一点，常用药、慢性病用药都有的。区别可能是乡镇卫生院基本药物多一点，县级医院基本药物少一点

维度	关键指标	频次	代表语句
机构	4 机构联动与衔接 互补		
	4-1 协作制度	33（64.71%）	Y2：我们县两个医共体之间的运作不是很好，不是很顺畅。主要还是自身的原因，很多相关的政策配套不到位
			F12：我个人认为，不了解当地的实际情况，长期在县级医院工作习惯了，到下面不一定好，所以他们做了两年以后，有两个乡镇的（医生）都撤回来了
			D3：现在所有的科室都压到集团里面，集团是超负荷运作的，因为集团没有相应的架构，还需要固定的财政拨款去维持行政人员的支出，其实这是存在的一个很大问题
	4-2 资源联动		
	4-2-1 纵横向医师团队协作	15（29.41%）	Y6：现实交流都是私人关系，远程会诊、心电会诊、影像会诊的平台都搭建了，但应用只是按照政府规定达到每个月的指标，平时都是各做各的
			F5：过去大家不太熟悉，现在通过帮扶、相互之间的多方协作，医务人员之间的关系建立起来了，对于建立分级诊疗及医疗之间的协作起到非常好的作用
			D15：有些（县级医院医生）还加入了我们家庭医生签约指导团队，根据需要给予指导，比如在上门服务的时候，根据需求县级医院医生也可以参与
	4-2-2 多点执业	4（0.08%）	Y5：医共体内医生可以自由流动，我们派出的人员到乡镇卫生院不需要更改注册证，免除手续和政策的限制，执行效果还是比较好的
			F7：我觉得如果多点执业医生收入可能会好一点，工作干劲也更大，但能不能多点执业在于个人能力，不是所有医生都能多点执业，如果有多点执业可能激励医生更上进，我认为这是个好事
			D11：现在不像以前必须通过县人民医院，如果多点执业，只要到县卫生健康局备案（就可以了）
	4-2-3 下派技术人员/管理人员	30（58.82%）	Y5：我们目前的人员数量，完成政治指标都很勉强，人员的下派、技术和资金的支持很难做到，需要牵头医院实力较强，才能有充足的人员下派、提供技术指导
			F6：现在可能奖金又少一点了，积极性又有点下去了，关键是政策调节问题，有的临床医生下过乡镇了、不影响晋职称了就不愿意下乡镇了，所以还得有激励机制，这也是医院的机制问题
			D15：这两年都没间断过，每周固定时间有专家来坐诊，副高及以上职称，是牵头医院派下来的
	4-2-4 开展新技术、新项目	1（0.02%）	Y15：县级医院的帮扶医生为我院建立了原本没有的儿科、外科，建立以后我院也有人能使科室运作了，外科的腹腔镜手术也开展了，对中医科的帮助也很大，还有 CT 检查
			F8：随着新技术的不断开展，我们有点跟不上节奏，光靠内科收慢性病很难提高在老百姓中的威信，所以我们一个是抓住时机和契机，另外一个是抓紧时间转型，包括外科手术、眼科、透析

续表

维度	关键指标	频次	代表语句
			D4：如果用新技术、新项目、新药品、新材料，看同样的病就是要比以前贵
	4-2-5学习培训情况	14（27.45%）	Y10：希望三级医院可以到乡镇卫生院来进行一些培训，关于诊疗方案等，现在的情况是乡镇卫生院的医生上派培训，时间很短，无法真正提高水平
			F14：虽然医共体专家来培训讲课等，但也只是一时的，不能持久
			D11：一个季度就能轮到一次学习培训，或有需要的，或针对医院比较薄弱的，比如说高血压、糖尿病等慢性病的控制率、妇产科的问题、中医保健康复，只要提出来上级医院就委派这方面的（专家）
	4-2-6远程中心运用情况	11（21.57%）	Y13：真正的远程系统反应还是比较慢的
			F1：远程会诊也有意义，也不是说完全不行，但是中医的望闻问切，西医的视触叩听，患者不见医生还是不行，远程会诊只是辅助
			D6：远程会诊我们有，但是我认为是非常"鸡肋"，因为利用率不高
	4-3机构衔接	6（11.76%）	Y3：2个医共体遇到一些问题，比如县中医院没有产科，但乡镇卫生院有，县中医院无法对下级医院进行指导
			F11：急诊患者有绿色通道、救护车，而普通患者都是自己过来的，带着转诊单来，暂时还没有优先看病或者住院
			D4：县乡两级已经无缝衔接了，但是目前最大的问题，我认为是"三医联动"不仅是医保、医药、医疗的联动，还应该是三级医院的联动，省市这一块浙江省前几年搞了双下沉、两提升，作用较明显，但省级医院"跑马圈地"的理念还是没改变

（2）中观结构因素分析（服务、信息、利益三大因素，表8-3）

主题一 基层服务能力差异导致转诊效果不理想

三县均实施基层首诊制度并取得了一定成效；均针对双向转诊率进行考核，上转执行普遍良好，但下转率则明显较低，这主要与经济因素、基层能力、患者意愿等原因有关。

Y县的基层首诊制度仍需政策保障执行。Y9：首先需要政策的保障，县卫生健康局曾经出过一个文件规范县医院和县中医院的诊疗，对于那些能够在基层医疗机构处理的病例，报销比例和其他政策都向基层倾斜。Y3：基层首诊制度基本实施了，患者在乡镇卫生院首诊之后，不能处理的转到县医院，县医院也不能处理的再转到三级医院。专设部门管理双向转诊，建立转诊流程和考核制度。Y5：我们在医共体办公室专门设立了转诊办，有专门的转诊流程和机制，转诊是畅通的。Y3：每年政府根据住院患者总量确定下转比例、指标，对我们进行考核，要求下转比例至少是逐年提升的。县乡医疗机构科室之间的交流机制缺失。Y12：我们医生也想和县级医生互动，但是有些时候没有机会，县级医院的科室分得比较细，有些科室的医生和我们不太熟悉，如果想了解患者后续的情况，大多是通过患者家属，无法通过县级医院的医生获得转诊患者更多的信息，目前没有这样的机制来促进我们与县级医院的医生沟通。Y13：我院和县级医院的医生基本没有接触和交流，只有医保还在起一定杠杆作用，双方院长有一些交流。

F县建立了流畅的双向转诊制度，并为转诊患者提供医保优惠政策。F2：目前乡镇不能收治的患者，医生直接在工作站给患者转诊，医共体办公室负责人只需要点审核即可。F8：目前双向转诊还有一部分细节需要完善，比如急诊，是不是还需要写好转诊单再安排转运，但这样就耽误病情，延误治疗时间。现在我们整体制度还是比较流畅的，救护车拉过去可以直接进绿色通道，直接见到医生，不需要再挂号，甚至直接到科室就诊。F9：目前落实双向转诊制度的作用只能说是医保方面，因为转上来的患者优惠报销方面会好一些，其他的服务质量这一块也没有太大的区别。该县限制县级医院收治普通疾病，基层首诊率高，但因基层医疗服务能力不足，居民首诊趋高就医意愿普遍。F1：基层首诊基本上现在都能做到了，县级医院不能乱收乡镇卫生院的病种，这样也促进患者首次就诊在基层。F14：70%的患者还是会先到基层医疗卫生机构就医。F1：我们推进小病就近看，但是基层医疗服务能力不足，城市功能配套齐全，大家都想到城市中去。在医共体建设之下各级医务人员沟通交流更紧密。F5：首先我们觉得从县级到乡镇到村级，这几层医疗机构医务人员之间的关系更紧密了。F10：转诊都有转诊单，我们上转也得填转诊单，有的通过电话，有的通过远程会诊，我们的电话、专家的电话乡镇卫生院都有，包括科室电话，都在远程会诊终端的通讯录上。如果是急诊，我们派120转运，填个转诊单，一般120跟他们都熟，也会先跟医生联系，我们现在交流很方便。访谈对象认为在实施转诊政策的同时也担心选择权问题。F2：转诊政策对我们来说是有点不公平，老百姓也有自由选择权，但要保障选择权就要看转诊的依据、看是否需要转诊。

D县通过政策导向和资源整合促进患者在基层首诊，有序推进分级诊疗，但距离完全实现仍有差距，需要大型公立医院的配合。D2：首诊制是建立了，基层的门急诊人次数在增长，门急诊占全县的比例也在增长。但乡镇卫生院发展有差别、不均衡，有变化但成效还不明显。D4：虽然有分级诊疗的病种目录，包括县乡和外转，但因为老百姓不太愿意受到限制，所以转诊尺度的掌握是比较宽松的。D6：分级诊疗是导向，这样我们主动把轻的疾病患者转到下面去。那么空间出来以后就可以把重病患者接收进来。D7：分级诊疗这部分还是成功的，是能实现的，但它离我们的目标还差很远，离普遍化还早。D4：省级医院如果不主动分流，我们医院缺乏与三级医院的联动，靠我们自己的品牌、影响力、能力提升，要提高县域内就诊率，让大部分患者回流，是很困难的。关于沟通交流，访谈对象认为做得还是不错。D17：医生之间的交流沟通还是畅通的，集团内部安排的很好，我们可以开网上会议，每次科室会议，包括病例讨论都可以网上共享。他们还认为建设分级诊疗的关键在于提升基层服务能力。D14：关键问题还是如何提高基层的服务能力，留得住患者，而不是靠其他手段把患者"押"在这里，那是不现实的。目前基层服务能力的提升还需要一个过程。

主题二　信息化建设尚未真正实现共享

三县均投入信息化建设，试图达成医共体内信息互通和检验检查互认。

Y县通过线上平台为转诊患者传递信息，尚未实现县内信息资源互联互通，信息化建设投入大但成效不够明显。Y3：现在需要急诊、手术的心肌梗死患者，如果要转诊到遵义医科大学附属医院，我们可以通过线上先把患者信息传过去，信息比患者先到，患者到达后可直接进入导管室、手术室。Y12：信息化建设上还是有问题，各家医院都有自己的系统，没有统一，信息连接不起来，不便于不同医疗机构的医生共享这些信息。Y11：信息化建设全县花了很多钱，但没起到多大作用。他们认为部分检查互认有制度规范，主要受制于检验检查质量。Y3：互认我们目前做到的是同级互认，比如我们县医院和县中医院之间，但是乡镇卫生院做的检查，就不一定认了，包括遵义医科大学附属医院做的也不一定认，尤其是一些化验，但胸部CT这类变化不大的，在临床有效期内还是认的。Y4：县卫生健康局有规定，同级医院的检查一定要互认，上级医院的检查一定要认，但是下级医院做的一些影像检查，可能会因为分辨率差，还需要由上级医院的医生判定需不需要重新做，检查互认可以在一定程度上避免患者重复检查的情况，具体由县卫生健康局进行控制和考核。不过访谈对象认为利益是主要影响因素。Y8：电子病历和居民健康档案没有联通，但是联通之后究竟能带来什么样的效果也不一定。如果没有约束性，可能还是不能减少患者重复检查的情况，因为还有利益驱使。Y11：县域医共体每样说起来都很好，但是真正实施牵扯到利益链条的问题就可能走样了。

F县信息化仍处在建设过程中，尝试医共体内信息互联互通。F1：普通的电子病历系统我们县也在做，有的互联互通了有的没有，同一个医共体内联通了，我们准备打造几个中心，比如检验中心、影像中心，在村里做的心电图信息平台上都可以看到，县医院专家可以出报告。F3：我们正在做区域信息化，马上进入招标阶段了，通过患者的身份证、一卡通医生就能看到他在乡镇卫生院做的所有检查。F2：虽然国家提出来要信息化互通互联，但是目前那么多的医疗机构都是信息孤岛。我县县乡医疗机构全部实现互联互通暂时是非常难的，在医共体内可以尝试。他们认为检验检查质量影响互认且缺乏制度约束，需要通过"基层检查、县级诊断"的方式加强互认。F3：乡镇医生做的诊断我们基本上是不信任的，我们的影像两边系统上都可以看，影像基本都是由我们来做，那我们来做的就没问题，其他检查就不一定了，很难认可。还有，患者在别的医疗机构做的检查，我不能填到我的病历上去，但是如果在乡镇卫生院做的心电、影像检查，是我们出的报告，我们就可以用。同时他们认为信息化建设是医院发展的基础。F1：信息化是支撑，医院要发展没信息化不行。F3：我是感觉医务人员太累，一定要让医生少跑腿，患者更要少跑腿，让信息多跑路。不过信息化建设还有很长的路要走。

D县影像信息化成熟，落实检验互认，但其余信息互通仍在建设过程中，尚不完善。D5：我们县里做了放射统一，所有的片子都是县级医院的放射科在出报告，这样就可以互认了，其他的还没有。D4：这个下一步在计划，目前还只有简单的对接，县级医院门诊的时候可以调阅电子健康档案，在县域内其他医疗机构有就诊记录的，刷门诊卡的时候会自动提醒，医生点击可以查看。住院电子病历这一块还没打通，但是检查结果是可以互认共享了。原因主要是因为信息化，影像胶片都不打印了，报告上有一张二维码，不管到哪里看病，扫二维码就可以看到所有的影像，这个信息是放在云平台上的，不局限于县内，也便于患者保存。D2：我们也在努力跟上，但是目前互联互通方面有些领域还是有所欠缺，比如我们同一个集团里拍了片子，报告在集团内不同医疗机构之间可以调阅共享，但是图像看不到。现在也还在进一步深化互联互通。D16：我们集团内部还没有互联互通，但我们已经在做了，这是一个过程，需要慢慢推进。我们资金已经下来了，所以打通是迟早的事。

主题三　利益分配缺乏因地制宜的调整与协调

三县均制定了明晰的定期考核和奖励方案。

Y县对医保基金实行"风险共担、结余共享"，但目前的分配比例各方并不满意。Y4：对于医保基金，我们实行的是超出风险共担，结余共享，如果预算的资金有结余，就按6∶3∶1的比例分配，县级医院占60%，乡镇卫生院占30%，村级卫生室占10%，这是我们共同组织讨论达成认同的结果。Y8：我认为6∶3∶1的医保基金结余分配比例不合理，签协议的时候也是争得面红耳赤，这么多的乡镇卫生院才占30%，我们认为要5∶4∶1，并且只能利益共享，不能风险共担。由于医保基金无结余导致利益分配无法实施。Y12：实际的费用总是超过医保预算的资金，何谈结余，没有钱可以拿来奖励或分红，对于医共体的考核就流于形式了。由于各方优先考虑自身利益，并未形成医共体的共同利益。Y3：没有形成共同利益主要是因为真正的利益链没有形成。Y8：对于县级医院没有多大的利益，患者下转对于县级医院来说是损失，多半是利益驱使不愿意转。Y13：医疗机构之间不联动，利益没有绑定。联而不动，主要是因为没有共同利益，我们现在将患者转诊到县医院还是MT县（邻近的县）人民医院没有区别。

F县利益分配向基层倾斜，基层满意度高。F1：医保基金结余都奖励给乡村两级，制定了奖励方案，说的是6∶3∶1，但是这个60%县医院没要，都奖励给乡镇卫生院和村卫生室了。F8：县医院在利益分配时向基层倾斜，我们还是比较满意的，包括村卫生室也比较满意，因为当时省里提出来6∶3∶1的比例，但我们县牵头医院在分的时候，基本上是把这个颠倒过来了，倾向基层，让基层有积极性。县级医院则通过病源增加获得更多收益。F1：县里还是有动力，只要服务能力增强了，治大病的能力上来了，县级医院做增量，患者多了，大病留在县内治疗，医务人员的工资待遇自然就上来了，医院管理得科学规范了，医保基金自然也就有结余了。

D县通过帮扶缩小了县乡收入差距。D2：去年基层的收入增长了，县级医院也有增长，两者增长幅度的差距拉近了，基层的增长幅度增大了，县级的下来了，但是要明显改善收入还是需要一个过程。D6：因为乡镇卫生院以前对绩效工资的限制是比较多的，建了医共体以后，绩效工资是有所上升的。但他们认为收支结构调整存在问题，难以激发基层动力。D2：财务统一管理之后，乡镇绩效工资激励不足，其实上层的设计不是这样的，但是下面执行后变成了大锅饭性质，让基础性绩效占比很高，差距拉得很小，再加上当时重公卫、轻医疗服务，实行药品零差率，动力也没有了，医疗环境也不好，基层医生觉得与其冒风险去做医疗还没有收益，倒不如把精力都放到公共卫生服务上。他们认为平衡各方利益是医改的难点，但也是医共体建设可持续的关键。D1：医改难就难在利益这个地方，要三方满意，政府、老百姓、医院都满意，很难平衡。因为肯定要有利益在里面，相当于是一个利益共同体。D4：因为县乡薪酬差距本身还比较大，我们不忍心抽走乡镇卫生院应拿的那部分，这就导致县级医院的经济总量下降了，运作就产生问题了，这是一个比较大的问题。因为我主要是分管财务、绩效和医保，从我的角度来看，这可能是医共体可持续发展面临的最大问题。

表8-3　中观结构因素访谈结果

维度	关键指标	频次	代表语句
服务	5利益联动与衔接互补		
	5-1 服务制度		
	5-1-1首诊制度	29（56.86%）	Y3：首诊制度基本实施了，患者在乡镇卫生院首诊之后，不能处理的转到县医院，县医院也不能处理的再转到三级医院
			F1：特别是基层医疗服务能力不足，在基层表现得特别明显，城市化进程推得快，大家都想到城市去，因为城市功能配套齐全
			D2：基层医疗机构增长还是比较明显的，但卫生院发展有差别、不均衡，有变化但成效还不明显
	5-1-2双向转诊制度	28（54.90%）	Y3：虽然我们的上转可以畅通无阻，但是下转的效果就不好，下转不良的原因在于乡镇卫生院的诊疗水平虽然有所提升，但提升的速度和民众的期望还有所差距
			F15：不是我们接不住，他不往下转，我们想接也接不到，他们从不往下转
			D18：没有统计过，上转可以，下转不行，其实大部分都不会下转，转下来有些我们也无法接收。出于各方面病情考虑，有时候其实挺难的，药品没有，诊疗方案跟上级医院不一样，不敢接收，也没办法接收
	5-1-3交流沟通制度	2（3.92%）	Y12：我们也想互动，但是有些时候没有机会，县级医院的科室分得比较细，有些科室的医生和我们不太熟悉，目前没有机制来促进我们与县级医院的医生沟通
			F10：都有转诊单，我们上转也得填转诊单，有的通过打电话，有的通过远程会诊，我们的电话、专家的电话乡镇都有，包括科室电话，都在远程会诊终端的通讯录上
			D17：医生之间的交流沟通还是畅通的，集团内部安排得很好，因为我们也可以开网上会议，每次科室会议，病例讨论都可以网上共享
	5-2 服务联动		
	5-2-1首诊	7（13.73%）	Y14：直接到县医院首诊的有，但不是很多，大多还是先到村卫生室或者乡镇卫生院
			F14：70%的患者还是先到基层医疗卫生机构就诊
			D2：基层的门急诊人次数在增长，门急诊占全县的比例也在增长
	5-2-2上转患者转诊率	5（9.80%）	Y16：真正在我院住院的患者，转院的很少，我院的检查、设备基本够用了，记录的转院大多是在县级医院住院以后为了费用报销来开转院单的
			F11：我院现在至少有一半的患者都是乡镇卫生院看不了转上来的，稍微轻点的在我们这看了以后就直接转回去
			D11：以后主要针对康复这一块，还有就是要完成下转率，我们现在上转率是很高的

维度	关键指标	频次	代表语句
服务	5-2-3 下转患者转诊率	24（47.06%）	Y9：我院统计2018～2019年上转的患者有两百多例，但是上级医院下转到我院的患者一个都没有
			F2：我们每个月都统计双向转诊，比如哪个科室每个月有100个患者，其中必须有20个下转的，没达到将影响科室绩效，也是"逼"着医生向小病患者宣传转诊
			D2：每年都有下转的比例要求，真正意义上下来康复的有，因为有些卫生院现在康复联合病房建起来了，但接收的下转病例很少
	5-2-4 沟通交流	10（19.61%）	Y11：没填转诊单，因为在上级医院不起作用，我院经救护车转诊的患者，会有随行的医生向上级医院汇报患者在我院的治疗情况。在我院住院后转到县级医院的患者，是科室与科室之间对接的
			F9：出诊中心建成后，120接到电话，接诊过来后，在车上就把患者信息基本掌握了，医生接诊后就可以直接去检查
			D11：集团建立后交流增多了，开会、培训多了很多
	5-3 服务衔接		
	5-3-1 人际连续	15（29.41%）	Y13：我们上转的患者通过救护车送达，陪同的医生与上级医院急诊科对接，交代病情以后，就没有后续的交流了
			F9：有给基层医生讲课，也有通过电话、微信交流
			D12：变化真的挺大的，通过医共体建设有了好几个抓手，一个是老年人免费流感疫苗接种，家庭医生签约优先。还有每季度上门随访一次，保证社区管理的重点人群被我百分之百掌握好
	5-3-2 服务连续	30（58.82%）	Y6：乡镇卫生院没有发展医养结合服务，有些患者稳定期之后下转也不会去乡镇住院，即使办理了转诊，好转就直接回家了
			F11：他来的时候可能怀疑病情比较重，我们检查后觉得还可以，并没有危及生命，比如说需要输液，我们写下转单，通过医共体转下去，患者直接到乡镇卫生院治疗
			D15：近几年医疗量质并重之后又加强了服务连续性，但是人员流动没有这么快，所以急需医共体牵头医院专家来帮扶提升
	5-3-3 管理连续	17（33.33%）	Y5：我们在医共体办公室专门设立了转诊办，有专门的转诊流程和机制，转诊是畅通的
			F13：我们这里没有转出，只有医保窗口有转出，那边有专门的办公室管理下转患者
			D1：其实我在县域内，已经实现了管办分开，在实现管办分开的前提下可以把管的方面加强，就是"放管服"改革，把权力放开，但是把该管的管起来，这个管是要综合管，而不是搞一种权限，要拥有很多调配资源的办法

维度	关键指标	频次	代表语句
服务	5-3-4就诊人次结构分布合理性	4（7.84%）	Y11：规范有好处，也规避了一些风险，但我认为不能以医院的等级为依据进行手术，要以医院开展三级查房的能力为依据进行手术，这样就不是一刀切了，根据服务能力来进行
			F1：我们乡镇卫生院的三类手术改革之前是0，去年二类、三类手术都做了，基层的技术能力提高很快
			D15：和2017年之前比较，就诊人次、住院量都增加了，以前没病房，老百姓有需求我们还办不了，但搬了之后开设了病房，门急诊人次和检查量都有所提高
信息	6信息联动与衔接互补		
	6-1信息联动制度		
	6-1-1信息标准规范和制度	3（5.88%）	Y15：我院医生每年都到县医院进修，和县医院的医生也比较熟悉。一般的通讯交流没有问题，但是电子病历没有共享。电子病历也是基层的弱项，病历规范记录尚未实现，不能规避医疗纠纷
			F12：在"云医生"上可以看到患者的信息，是我们医院统一做的系统，我们有专门做信息管理的信息科，对分级诊疗、抗生素应用都是有要求的，拍的片都能看到，清晰度很好，所有影像检查都可以看到
			D5：这个我们县里做了放射统一，所有的片子都是县里的放射科在出报告，这样就可以互认了，其他的还没有
	6-1-2信息平台	20（39.22%）	Y12：信息化建设上还是有问题，各家医院都有自己的系统，没有统一，信息衔接不起来，不利于不同机构的医生共享这些信息
			F3：我们正在做区域信息化，马上进入招标阶段了，通过患者的身份证、一卡通医生就能看到患者在乡镇做的所有检查
			D5：目前系统里可以看到电子病历，还看不到诊疗信息，但是这个要做的。如果转诊上来的能资源共享，全部在一个服务器里，能够调用全部检验检查报告
	6-1-3基层医疗机构与上级信息互联互通	5（9.80%）	Y8：电子病历和公共卫生的居民健康档案没有联通，上周我们开会，准备做这一工作，让两者联通起来
			F2：虽然国家提出来要信息化互通互联，但是目前那么多的医疗机构都是信息孤岛。下一步，县乡医疗机构全部互联互通暂时是非常难的，在医共体内可以尝试
			D10：现在互联互通那一块部分挺好，集团里面成立了几个中心，如放射诊断中心，我们拍好的片子上传上去，县级医院医生会读片、诊断，由专家来出报告，减少了乡镇卫生院误诊的可能
	6-2信息衔接		

维度	关键指标	频次	代表语句
信息	6-2-1检查互认	18（35.29%）	Y3：互认我们目前做到的是同级互认，比如县医院和县中医院之间互认，但是乡镇卫生院的检查，就不一定认了，包括遵医附院对我县医院做的检查也不一定认，尤其是一些化验结果
			F3：乡镇医生做的诊断我们基本上是不信任的，我们的影像两边系统上都可以看，影像基本都是我们来做，我们来做的就可以认
			D4：住院电子病历这一块还没联通，但是检查结果是可以互认共享
	6-2-2信息使用连续性	12（23.53%）	Y13：我们开的转诊单只在医保起作用，患者带上去的检验检查报告县级医院一般都不看，都要重新检查，但是患者带下来的检验检查报告我们都会看，基本都不重做
			F7：现在有一些可以联网共享的，比如心电图，医共体14家单位的心电图都是基层医生操作，把信息上传到县医院出报告，其他信息暂时还不能共享
			D2：我们也在努力跟上，但是目前互联互通方面有些领域还是有所欠缺，比如同一个集团里拍了片子，报告机构之间可以调阅共享，但是图像看不到。现在也还在做互联互通进一步的深化
利益	7利益联动与衔接互补		
	7-1分配制度	22（43.14%）	Y13：医共体的协议上，双向转诊、设备共享、技术支持这些制度都是有的，但是转诊的利益分配是没有的
			F8：县医院在利益分配时向基层倾斜，我们还是比较满意的，包括村卫生室也比较满意，因为当时省里提出来6：3：1的比例，但我们县里牵头医院在分的时候，基本上是把这个颠倒过来了，倾向基层，让基层有积极性
			D17：集团之间有竞争的，集团内也有竞争，所以各方面都有问题，利益不清楚，责任不清楚，所以实行起来需要很多部门的配合，这是没办法的
	7-2利益分配	20（39.22%）	Y8：利益分配不合理，签协议的时候也是争得面红耳赤，这么多的乡镇卫生院才占30%，我们认为要5：4：1，并且只能利益共享，不能风险共担
			F1：奖励给乡村两级，制定了奖励方案，说的是6：3：1，但是这个60%县里没要，都奖励给乡镇和村了
			D4：因为县乡薪酬差距本身就比较大，我们不忍心抽走乡镇卫生院应拿的那部分，这就导致县级医院经济的总量下降了，运作就产生问题了，这是一个比较大的问题

（3）微观个体因素分析（医务人员和患者两大因素，表8-4）

主题一　医务人员整合医疗服务提供行为仍存在力度不足

三县均在县级医院实行临床路径以规范医务人员的诊疗行为，医患互动都在增加，但医生行为都有不同程度的不足之处。

Y县县级医院管理层表示，现在执行的单病种临床路径管理数虽达到100余种，但实际退出率较高，其原因有业务量大小的影响，也有变异的标准问题。Y5：中医讲究辨证施治，执行临床路径，要根据患者的实际情况、并发症，给医生一定调整处方的空间，但大多中医临床路径与一般综合医院不同，执行得没有那么严格，由此给部分中医开中医处方退出临床路径留下空间。

F县结合按病种支付改革实行临床路径管理，成本控制较好，但也查处到医务人员的违规行为。F8：去年我们县医院有几个科室违反临床路径管理规定，当月的奖金全部扣除，这也是杀鸡儆猴，抓了个典型。

D县也推出了临床路径管理，但县级医院在康复期下转的患者很少。D7：整体而言，感觉分级诊疗是专门为乡镇卫生院这些发展比较不好的做的，那些大医院提为什么不把那些病情不严重的人分流下来。

主题二　群众的健康需求难以满足和就医观念尚未改变

三县均表示患者期望和认知差异影响就医行为，认为扭转患者观念是建设分级诊疗的关键问题之一。

Y县建立医患沟通制度，医务人员会在转诊前与患者沟通，患者对中心乡镇卫生院的认可度较高，不过患者的积极参与与配合度不高，趋高就医仍大量存在。Y11：我们做的健康教育质量不好，老百姓的参与度不高，没有生病的人觉得这和他没有关系，生病的人觉得光讲对他的病情不起作用。F15：患者也不好沟通，单纯做公卫，量血压都把人量烦了。Y12：现在老百姓的就医需求逐渐释放，有些小病可能就要求住院，住院指标的增加跟不上患者住院需求的增加，超过住院率的部分就要卫生院自己贴钱。Y12：大部分常见病患者对乡镇卫生院还是信任的，如果不信任，老百姓自己就前往上级医院就医了，我们就无从去谈小病不出村，因为没有办法控制老百姓就医。

F县领导重视群众满意度，基层患者遵从度近年来明显提升，通过宣教提升了患者的医学常识。F1：群众的满意度，是工作干得好不好的标准。患者满意就说明你干得好，患者不满意你再有水平也不行。F2：紧密型医共体就是出于这种思维，在我们县虽不能说做得很成功，但是在贴合我们县的情况下，是能让老百姓受益的。访谈对象认为近几年基层医患关系良好。F6：医患关系好多了，过去闹得很，报销比例低，患者花钱多，治疗没达到他（患者）的理想状态，他就会闹事。F14：基层医疗机构医患关系没什么问题，上级医生患者多，工作压力大，医患关系不好处，而基层医疗机构患者少，相互之间都认识，医患关系问题很少。同时他们认为通过宣教提升了患者的医学常识。F9：老百姓对一些医学知识不了解，我们医院以前没有胸痛中心的时候，好多老百姓不知道，胸痛他以为是胃痛啊，不知道是哪部分（出现问题），宣教也是一个防病的措施。还有些患者牙痛或者是肩膀痛，他们可能不在意，但宣传过以后，就说那我们赶快去胸痛中心，赶快到急诊，因为他懂了。

D县患者对基层的信任度、满意度有所上升。D10：老百姓对我院满意度肯定是有所提升的，这次的基本公共服务项目标化工作当量出来之后，我院从当量中计算出的老百姓获得感，折算到每个人，我院是排到前三的，和我们乡镇人口不太多也有关系，还有就是我们工作做得也是比较多的。D11：这些都是医共体带来的，以前没有，老百姓现在满意度提高了，获得感也增强了。D12："现在医生态度真好，经常到我们家里来"，这是患者自己讲的。但访谈对象认为患者并未明显感受到医改成效，就医理念的改变也需要时间。D5：现在改革的成效还没有很好，如果医保支付方式改革一下把费用降低了很多，患者是感觉得到的，但目前减得不多，患者是感觉不到的。现在患者对看病方便是肯定有感觉的。D2：老百姓接受也需要一个过程，科学的就医理念还没有形成。D6：包括医务人员、政府、老百姓，观念都没这么快转变，通过这两年的家庭医生签约服务、公共卫生工作，老百姓对卫生院的信任度正在提升。

表8-4 微观个体因素访谈结果

维度	关键指标	频次	代表语句
医患	8 医患互动与衔接互补		
	8-1 互动制度	7（13.73%）	Y8：转诊前我们会与患者沟通，告知风险，告知上级医院报销比例变化情况。
			F9：问题肯定有，有时候对一些患者也不一定有宣传的那么到位，互动制度肯定要反复地强化
			D12：医患关系紧张其实原因就是就医成本太高，一进来不问也不查体就开了一堆化验单，人文关怀很重要，怕就怕有些医生态度不好，要有对病患关爱的理念
	8-2 患者获得感	5（9.80%）	Y15：不好说，大部分可以，少部分不满意没办法解决。主要是随着经济水平的提升，医疗需求也提升了，乡镇卫生院达不到他们的要求，总认为上级医院会比较好，其实基础疾病的治疗是差不多的
			F9：有的时候大家感觉很难做，因为有的患者来了之后期望值特别高，该用的药不可能不给他用，要检查的不可能不检查，医生压力比以前大多了
			D5：现在的改革其实患者也感觉不到什么，因为改革的成效没有很好，如果医保支付方式一下把费用降低了很多，患者是可以感觉到的，但目前费用减得不多，患者是感觉不到的。现在看病方便患者肯定是有感觉的

　　最终，经对Y县、F县、D县的访谈文字记录进行归纳总结，得出宏观系统、中观结构、微观个体三个层面的8个主题框架，详见表8-5。

表8-5　不同县域医共体定性访谈主题归纳总结

维度	主题	贵州省Y县	安徽省F县	浙江省D县
部门	1部门联动与衔接互补 1-1政府部门协同机制 1-2医疗卫生投入机制 1-3服务价格调整机制 1-4卫生人才保障机制	医改尚未突破卫生体制机制障碍；财政投入支持不足；基层医疗服务价格调整滞后；基层人才匮乏，流失现象突出	政府主导下职能部门间协同度较好；医共体内投入不够均衡；人才相关政策未能解决基层"留不住"困境	挣脱了传统体制束缚；医保政策目标存在潜在矛盾；财政投入不足；医生劳务定价不配套；人才相关制度灵活性、适用性不足
医保	2医保联动与衔接互补 2-1筹资整合与总额预付制度 2-2医保补偿机制 2-3医保衔接 2-4药品衔接	收费考核效果不佳；医保基金各方划分未达成共识；补偿机制不完善；县外医保基金占比大；缺乏供需双方有效激励；控费严格；监管力度不足	医保基金打包预付，对供方激励较大，对需方激励不足；县外医得基金流向占比高；控费严格但不合理	医保部门对实际情况了解不足；医保控费不够合理；基金外流比例居高不下，医保引导作用有限
医药	3医药联动与衔接互补 3-1药品配备调拨制度 3-2药品衔接	未执行医共体内药品联动，基本药物品种与基层用药需求和习惯不匹配；转诊用药不衔接，药价虚高	执行医共体内药品统一采购、调节使用，但药品对接率不高，极少数特殊人群用药无保证	实现了目录统一，药品联动整体效果良好，但药品利用衔接还不好
机构	4机构联动与衔接互补 4-1协作制度 4-2资源联动 4-3机构衔接	两个医共体间协作不良；医共体内部组织松散，各级机构功能定位、协作机制不明确，未形成良好人才互动关系，协作成效不突出；与三级医院间联动不足	兼有松散型与紧密型医共体，相关制度保障下各级机构间协作加强，人才互动带来突出成效，但面临深入协作的困难	成立职能中心进行整合管理，但集团的架构和机制仍需完善；缺乏协作激励机制；分级诊疗秩序的建立缺乏三级医院的配合；机构内部转诊流程设置不完善
服务	5服务联动与衔接互补 5-1服务制度 5-2服务联动 5-3服务衔接	基层发展不均衡，服务能力差制约双向转诊的推进；"签而不约""下转难""县外转诊"现象突出	牵头医院帮扶下基层能力提升较快；首诊与双向转诊有实质性进展，但"县外转诊"不受控制	在推进分级诊疗的过程中缺少三级医院的主动配合；基层服务能力不足是限制因素之一
信息	6信息联动与衔接互补 6-1信息联动制度 6-2信息衔接	信息相关制度与信息平台已建立，但信息互通范围有限；检查仅对上级及在同级中互认；远程会诊规范性待加强	医共体内信息制度和系统完备，但信息共享局限于远程诊疗范围；尚未实现各系统间的信息互通；检查仅对上级及在同级中互认	信息互通尚不全面，目前实现了影像信息化和检验互认共享，但跨县联系不紧密
利益	7利益联动与衔接互补 7-1分配制度 7-2利益分配	利益分配机制不合理；医共体内利益未捆绑	利益主体对分配格局相对满意，但缺乏制度化的利益调整机制	收支结构调整未实现原先的上层设计，仍需平衡各方利益
医患	8医患联动与衔接互补 8-1互动制度 8-2患者获得感	医患互动和信任均改善，但患者趋高就医现象仍大量存在	医患关系逐渐好转；患者防病观念不强	医生服务态度和服务行为得到改观；患者对于医改成效的体验感上升但较弱；患者就医理念转变不快

在卫生政策学中，"卫生系统宏观模型"用一系列有特定内涵和范围、有相应逻辑关系排列的子模表达卫生系统运作规律，并用界限清晰的概念、维度、指标解释每一个子模，从而形成了"卫生系统-子模-概念-维度-指标"的卫生系统表达体系（郝模，2005）（图8-1）。根据"卫生系统宏观模型"子模及子模间的相互关系，本书将上述障碍问题进行梳理、归类，并厘清问题间的相互关系，形成障碍因素系统（图8-2）。

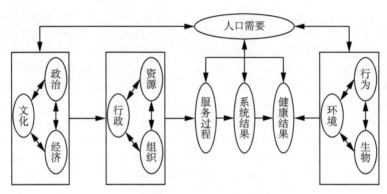

图8-1　卫生系统宏观模型

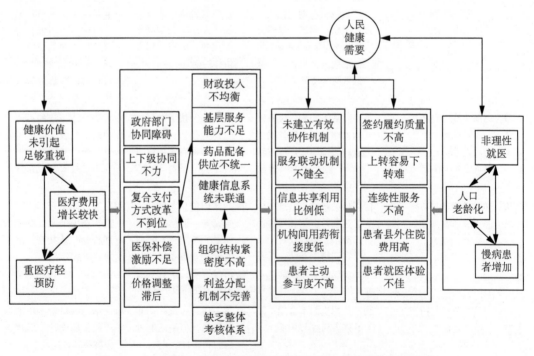

图8-2　上下联动、衔接互补的医疗服务体系存在的障碍因素归类

8.3　上下联动、衔接互补医疗服务体系的影响因素解释结构模型解析

8.3.1　解释结构模型基本原理

解释结构模型（ISM）由美国约翰N.沃菲尔德（J.N.Warfield）教授于1973年首次提出，作为分析复杂的社会经济系统结构问题的一种方法而开发的。一般来说，系统因素难以量化，且影响因素之间也相互关联、相互影响，ISM将复杂的系统分解为若干子系统要素，采用定量与定性相结合的方式，对表示有向图的相邻矩阵的逻辑运算，得到可达性矩阵，然后分解可达性矩阵，通过对一个复杂系统建立层次分明的多级递阶逻辑结构，可以直观反映出模糊系统中各个要素间的相互关系（白思俊，2009）。该方法的特点是利用有向图、矩阵等工具并结合计算机技术，对离散的要素进行处理，分析各要素间的层次关系，通过一系列的缩减和计算，最终将众多元素之间的错综复杂关系层次化、条理化，加以修正和解释，可以把模糊不清的思想、看法转化为直观的具有良好结构关系的模型，最终形成系统的内部结构，为系统管理者提供决策支持（周志霞，2012）。本研究通过构建影响上下联动、衔接互补的医疗服务体系因素的多层次结构图，对制约因素进行归类和层次分析，深入研究各因素间相互作用关系，识别出直接、关键和深层的制约因素，为后文提出相应的政策建议提供依据。本章通过引入解释结构模型来分析各因素之间的内在联系和重要性，模型构建步骤如图8-3所示。

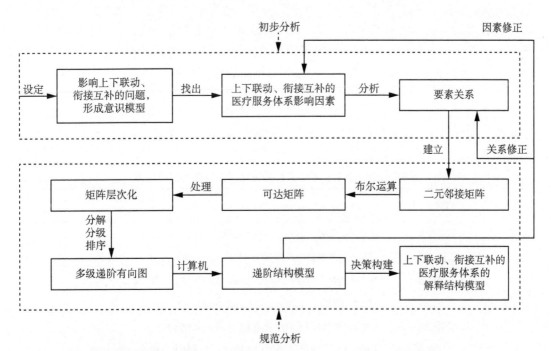

图8-3　基于解释结构模型的上下联动、衔接互补医疗服务体系影响因素的构建步骤

8.3.2 建模步骤

（1）成立解释结构模型构建小组

小组成员由4名卫生政策与管理研究专家、2名县级卫生管理实践者、3名公共管理专业在读硕士研究生组成，充分讨论影响上下联动、衔接互补的影响因素，表8-6为小组成员具体的职责分工情况。

表8-6　小组成员构成及职责分工

角色	职责
组织者	由对医疗服务体系非常了解的人担任，安排部署参与者完成
卫生管理实践者	判别影响因素矩阵关系，参与解释结构模型构建的讨论
卫生政策研究专家	判别影响因素矩阵关系，构建解释结构模型和后期数据的处理工作
参与者	负责查阅相关文献梳理，获取研究需要的资料

（2）梳理影响因素

本研究基于解释结构模型的"三医联动"分析框架，在借鉴国内外其他研究成果的基础上，从政府因素、医保因素、供方因素和患者因素四个方面，通过归纳总结，分析影响实现上下联动、衔接互补受到的诸如体制、政策等因素，最终筛选出29项影响上下联动、衔接互补的医疗服务体系的主要因素。这些影响因素主要有四大类：医保因素、政府因素、供方因素和患者因素。其中，医保因素有3个子因素，政府因素有7个子因素，供方因素有17个子因素，患者因素有2个子因素，并通过征询4位高校教授和2名县级医共体实践专家的意见，把关键问题确定为政府的重视程度。结合基本理论和访谈资料，本研究形成了影响"上下联动、衔接互补"的医疗服务体系的相关因素，将之记为集合S。$S=\{S_1, S_2, \cdots, S_n\}$（$n>1$，$n=2, 3, \cdots$）。制约因素中，影响"上下联动、衔接互补"的医疗服务体系的系统因素共有29个，详见表8-7。

表8-7　上下联动、衔接互补的医疗服务体系的影响因素

分类	影响因素	描述
医保因素	S_1筹资整合	体制因素导致的各种卫生服务筹资尚未整合
	S_2医保激励	医保支付和补偿对纵向医疗机构、医生和患者激励约束作用不足
	S_3用药衔接	基本药物制度刚性导致基层机构与上级医院的用药衔接不够
政府因素	S_4政府重视	政府对促进上下联动、衔接互补的决心和政策支持力度不够
	S_5部门协同	同级政府部门和纵向政府多主体之间协同度不够
	S_6政策配套	系统性的政策不配套不同层级医疗机构达到上下联动、衔接互补
	S_7财政投入	政府财政投入均衡拉大了不同层级医疗机构的能力差距
	S_8服务价格	物价部门尚未建立不同层级医疗服务价格的动态调整机制

分类	影响因素	描述
供方因素	S_{20}合作问责	尚未制定针对医疗机构及其医务人员协同医疗的问责机制
	S_{23}绩效考核	政府忽视医疗服务体系或医联体之间的连续性服务质量考核
	S_9合作关系	不同层级医疗机构的合作关系不紧密
	S_{10}互动机制	不同层级医疗机构没有形成良好的互动机制
	S_{11}纵向协同	不同层级医疗机构医护人员的协同合作不积极
	S_{12}纵向交流	制度和技术等因素造成不同层级医疗机构医护人员交流不充分
	S_{13}医师团队	全科医师团队和纵向医师服务团队建设推进不力
	S_{14}文化认同	不同层级医疗机构及其医生尚未形成统一的价值观和医院文化
	S_{15}首诊机制	强制性的首诊机制难以落实到位
	S_{16}转诊标准	没有形成以临床路径为基础的规范双向转诊标准
	S_{17}就医流程	纵向医疗机构的就医流程尚未得到优化
	S_{18}信息共享	疾病信息系统的互通性低导致医疗机构间诊疗信息共享程度低
	S_{19}检查互认	基于临床有效期内的同质化检查检验结果尚未互认
	S_{21}合作利益	不同医疗服务体系或医联体之间利益分配不均衡
	S_{22}资源下沉	上级医院医生下派人才、技术和硬件支持对基层机构作用有限
	S_{24}合作动机	医疗机构之间的合作目标仍然是利益为中心
	S_{25}医防融合	公共卫生服务与医疗服务之间缺乏有效协作
	S_{26}基层能力	基层服务能力弱势依旧没有根本改观
	S_{27}基层薪酬	基层医疗机构的薪酬待遇仍没有得到明显改善
患者因素	S_{28}就医观念	患者不太愿意遵守在基层首诊,从低到高转诊的就医顺序
	S_{29}患者参与	患者在分级诊疗中参与个人的健康管理和诊疗方案的意识不强

（3）确立逻辑关系表

通过对上下联动、衔接互补医疗服务体系的影响因素的整理,并按照 $S_1 \sim S_{29}$ 依次顺序编号排列在行和列上,用顶点 S_i 和 S_j 表示系统的因素（$i=1$, 2, 3, …; $j=1$, 2, 3, …）,带箭头的边（S_i, S_j）表示两因素之间的关系,即可构成有向图。可表示的关系有影响因素、先决条件、重要性。它们之间的关系用数值0与1表示。若两影响因素之间有直接关系用数值1表示,否则便用数值0表示。在确定内外部影响因素间的逻辑关系过程中,通过对相关文献的梳理,同时运用专家打分法收集6位专家的意见,并与其进行交流讨论最终达成一致,据此确定逻辑关系表,如表8-8所示。

表8-8　上下联动、衔接互补的医疗服务体系影响因素逻辑关系表

影响因素	S_1	S_2	S_3	S_4	S_5	S_6	S_7	S_8	S_9	S_{10}	S_{11}	S_{12}	S_{13}	S_{14}	S_{15}	S_{16}	S_{17}	S_{18}	S_{19}	S_{20}	S_{21}	S_{22}	S_{23}	S_{24}	S_{25}	S_{26}	S_{27}	S_{28}	S_{29}
S_1	0	0	0	0	0	0	0	0	1	0	0	0	0	0	0	0	0	0	0	0	0	0	0	0	0	1	0	0	0
S_2	1	0	0	0	0	0	0	0	0	0	0	0	0	0	0	0	0	0	0	0	1	0	0	1	0	0	1	1	0
S_3	0	0	0	0	0	0	0	0	0	0	0	1	0	0	0	0	0	0	0	0	0	0	0	0	0	0	0	0	0
S_4	0	0	0	0	1	1	0	0	0	0	0	0	0	0	0	0	0	0	0	0	0	0	0	0	0	0	0	0	0
S_5	0	1	1	0	0	0	1	1	0	0	0	0	0	0	0	0	0	0	0	0	0	0	0	0	0	0	0	0	0
S_6	0	1	0	0	0	1	1	0	0	0	0	0	0	0	0	0	0	0	0	0	0	0	0	0	0	0	0	0	0
S_7	1	0	0	0	0	0	0	0	0	0	0	0	0	0	0	0	0	0	0	0	1	0	0	1	0	0	1	0	0
S_8	0	0	0	0	0	0	0	0	0	0	0	0	0	0	0	0	0	0	0	0	0	0	0	0	0	1	0	1	0
S_9	0	0	0	0	0	0	0	0	0	0	0	1	0	1	1	0	0	0	1	0	0	1	0	0	0	0	0	0	0
S_{10}	0	0	0	0	0	0	0	0	0	0	0	1	0	1	0	0	1	0	1	0	0	1	0	0	0	0	0	0	0
S_{11}	0	0	0	0	0	0	0	0	0	0	0	1	0	1	0	0	1	0	0	0	0	1	0	0	0	0	0	0	0
S_{12}	0	0	0	0	0	0	0	0	0	0	0	0	0	0	0	0	0	0	0	0	0	0	0	0	0	0	0	0	0
S_{13}	0	0	0	0	0	0	0	0	0	0	0	1	0	0	0	0	1	0	0	0	0	0	0	0	0	0	0	0	0
S_{14}	0	0	0	0	0	0	0	0	0	0	0	0	0	0	0	0	0	0	0	0	0	0	0	0	0	0	0	0	0
S_{15}	0	0	0	0	0	0	0	0	0	0	1	0	0	0	0	0	1	0	0	0	0	0	0	0	0	0	1	0	0
S_{16}	0	0	0	0	0	0	0	0	0	0	1	0	0	0	0	0	0	0	0	0	0	0	0	0	0	0	1	0	0
S_{17}	0	0	0	0	0	0	0	0	0	0	0	0	0	0	0	0	0	0	0	0	0	0	0	0	0	0	0	0	0
S_{18}	0	0	0	0	0	0	0	0	0	0	1	0	1	0	0	0	0	0	1	0	0	0	0	0	0	0	0	0	0
S_{19}	0	0	0	0	0	0	0	0	0	0	0	0	0	0	0	0	0	0	0	0	0	0	0	0	0	0	0	0	0
S_{20}	0	0	0	0	0	0	0	0	0	1	0	0	0	0	0	0	0	0	0	0	1	0	0	1	0	0	0	0	0
S_{21}	0	0	0	0	0	0	0	0	1	1	0	0	0	0	0	0	0	0	1	0	0	0	0	0	0	0	0	0	0
S_{22}	0	0	0	0	0	0	0	0	0	0	0	0	0	0	0	0	0	0	0	0	0	0	0	0	0	0	0	0	0
S_{23}	0	0	1	0	0	0	0	0	1	0	0	0	0	0	0	0	0	0	0	0	1	0	0	0	1	0	0	0	0
S_{24}	0	0	0	0	0	0	0	0	0	0	1	1	0	0	0	0	0	0	1	0	0	0	0	0	0	0	0	0	0
S_{25}	0	0	0	0	0	0	0	0	0	0	0	0	1	0	1	0	0	0	0	0	1	0	0	1	0	0	0	0	0
S_{26}	0	0	0	0	0	0	0	0	1	0	0	0	0	0	0	0	0	0	0	0	0	1	0	0	1	0	0	1	0
S_{27}	0	0	0	0	0	0	0	0	0	0	0	0	0	0	0	0	1	0	0	0	0	0	0	0	0	0	0	0	1
S_{28}	0	0	0	0	0	0	0	0	0	0	0	0	1	0	0	0	0	0	0	0	0	0	0	0	0	0	0	0	0
S_{29}	0	0	0	0	0	0	0	0	0	0	0	0	0	0	0	0	0	0	0	0	0	0	0	0	0	0	0	0	0

（4）建立影响因素关系的邻接矩阵和可达矩阵

根据元素 S_i 对 S_j 有无直接关系，可以建立要素之间的二元关系。依据邻接矩阵的定

义，通过文献研究法对这29个因素进行分析，构建其邻接矩阵（adjacency matrix），矩阵的每一行和每一列对应图中一个节点（系统要素）。规定，要素 S_i 对 S_j 有影响时，矩阵因素 a_{ij} 为1；要素 S_i 对 S_j 无影响时，矩阵因素 a_{ij} 为0。对邻接矩阵 A 的因素可以进行如下定义：

$$a_{ij}=\begin{cases}1, & \text{当} S_i \text{对} S_j \text{有影响时}\\ 0, & \text{当} S_i \text{对} S_j \text{无影响时}\end{cases}$$

式中：S_i 和 S_j 分别表示第 i，j 个因素（$1\leqslant i$，$j\leqslant 29$且取整数）。依据邻接矩阵的定义，通过文献研究法对这29个因素进行分析，构建其邻接矩阵 A 为：

$$A=\begin{bmatrix}
0&0&0&0&0&0&0&0&1&0&0&0&0&0&0&0&0&0&0&0&0&0&0&1&0&0&0&0&0\\
1&0&0&0&0&0&0&0&0&0&0&0&0&0&0&0&0&0&0&1&0&0&1&0&0&1&1&0&0\\
0&0&0&0&0&0&0&0&0&0&0&0&0&1&0&0&0&0&0&0&0&0&0&0&0&0&0&0&0\\
0&0&0&0&1&1&0&0&0&0&0&0&0&0&0&0&0&0&0&0&0&0&0&0&0&0&0&0&0\\
0&1&1&0&0&0&1&1&0&0&0&0&0&0&0&0&0&0&0&0&0&0&0&0&0&0&0&0&0\\
0&1&0&0&0&0&1&1&0&0&0&0&0&0&0&0&0&0&0&0&0&0&0&0&0&0&0&0&0\\
1&0&0&0&0&0&0&0&0&0&0&0&0&0&0&0&0&0&1&0&0&1&0&0&1&0&0&0&0\\
0&0&0&0&0&0&0&0&0&0&0&0&0&0&0&0&0&0&0&0&0&0&0&1&0&1&0&0&0\\
0&0&0&0&0&0&0&0&0&0&0&0&1&0&1&1&0&0&0&0&1&0&0&1&0&0&0&0&0\\
0&0&0&0&0&0&0&0&0&0&0&1&0&1&0&0&1&0&1&0&0&1&0&0&0&0&0&0&0\\
0&0&0&0&0&0&0&0&0&0&0&1&0&1&0&0&1&0&0&0&0&1&0&0&0&0&0&0&0\\
0&0&0&0&0&0&0&0&0&0&0&0&0&0&0&0&0&0&0&0&0&0&0&0&0&0&0&0&0\\
0&0&0&0&0&0&0&0&0&1&0&0&0&0&0&0&1&0&0&0&0&0&0&0&0&0&0&0&0\\
0&0&0&0&0&0&0&0&0&0&0&0&0&0&0&0&0&0&0&0&0&0&0&0&0&0&0&0&0\\
0&0&0&0&0&0&0&0&0&1&0&0&0&0&0&0&1&0&0&0&0&0&0&0&1&0&0&0&0\\
0&0&0&0&0&0&0&0&0&1&0&0&0&0&0&0&0&0&0&0&0&0&0&0&1&0&0&0&0\\
0&0&0&0&0&0&0&0&0&0&0&0&0&0&0&0&0&0&0&0&0&0&0&0&0&0&0&0&0\\
0&0&0&0&0&0&0&0&0&1&0&1&0&0&0&0&1&0&0&0&0&0&0&0&0&0&0&0&0\\
0&0&0&0&0&0&0&0&0&0&0&0&0&0&0&0&0&0&0&0&0&0&0&0&0&0&0&0&0\\
0&0&0&0&0&0&0&0&1&0&0&0&0&0&0&0&0&0&0&1&0&0&1&0&0&0&0&0&0\\
0&0&0&0&0&0&0&0&1&1&0&0&0&0&0&1&0&0&0&0&0&0&0&0&0&0&0&0&0\\
0&0&0&0&0&0&0&0&0&0&0&0&0&0&0&0&0&0&0&0&0&0&0&0&0&0&0&0&0\\
0&0&1&0&0&0&0&0&1&0&0&0&0&0&0&1&0&0&0&1&0&0&0&0&0&0&0&0&0\\
0&0&0&0&0&0&0&0&1&1&0&0&0&0&0&1&0&0&0&0&0&0&0&0&0&0&0&0&0\\
0&0&0&0&0&0&0&0&0&0&1&0&1&0&0&0&0&0&1&0&0&1&0&0&0&0&0&0&0\\
0&0&0&0&0&0&0&1&0&0&0&0&0&0&0&0&0&0&0&0&0&0&0&1&0&0&1&0&0\\
0&0&0&0&0&0&0&0&0&0&0&0&1&0&0&0&0&0&0&0&0&0&0&0&0&0&0&0&1\\
0&0&0&0&0&0&0&0&0&1&0&0&0&0&0&0&0&0&0&0&0&0&0&0&0&0&0&0&0\\
0&0&0&0&0&0&0&0&0&0&0&0&0&0&0&0&0&0&0&0&0&0&0&0&0&0&0&0&0
\end{bmatrix}$$

可达矩阵（reachability matrix）是指用矩阵形式来描述有向图各节点之间经过一定长度的通路后可以到达的程度。通过以下计算求得：将邻接矩阵A加上单位矩阵I，用布尔代数规则进行乘方运算，直到两个相邻幂次方的矩阵相等为止。相等的矩阵中幂次最低的矩阵即为可达矩阵，即$M=(A+I)^{n+1}=(A+I)^{n}\neq\cdots\neq(A+I)^{2}\neq(A+I)$（$n\leqslant N-1$），用MATLAB软件进行布尔运算可知，当$n=5$时满足上述条件。

（5）对可达矩阵进行层级划分

根据可达矩阵M，求出各因素的可达集合$P(S_i)$、先行集合$Q(S_i)$，以及共同集合$T(S_i)$。

$P(S_i)=\{S_j\mid a_{ij}=1\}$，$P(S_i)$称为可达集合，即从因素$S_i$出发可以到达的全部因素的集合，可以通过查找可达矩阵M的第i行上值为1的列对应的因素求得。

$Q(S_i)=\{S_j\mid a_{ji}=1\}$，$Q(S_i)$称为先行集合，即可以到达因素$S_j$的全部因素的集合，可以通过查找可达矩阵$M$的第$j$列上值为1的行对应的因素求得。

$$M=\begin{bmatrix}
1&0&0&0&0&0&0&0&0&1&1&1&1&1&1&1&1&1&1&0&1&1&0&1&1&0&1&0&1\\
1&1&1&0&0&0&0&0&1&1&1&1&1&1&1&1&1&1&1&1&1&1&1&1&1&1&1&1&1\\
0&0&1&0&0&0&0&0&0&0&1&1&1&1&0&0&1&1&1&0&0&1&0&0&0&0&0&0&0\\
1&1&1&1&1&1&1&1&1&1&1&1&1&1&1&1&1&1&1&1&1&1&1&1&1&1&1&1&1\\
1&1&1&0&1&0&1&1&1&1&1&1&1&1&1&1&1&1&1&1&1&1&1&1&1&1&1&1&1\\
1&1&1&0&0&1&1&1&1&1&1&1&1&1&1&1&1&1&1&1&1&1&1&1&1&1&1&1&1\\
1&0&1&0&0&0&1&0&1&1&1&1&1&1&1&1&1&1&1&1&1&1&1&1&1&1&1&1&1\\
0&0&0&0&0&0&0&1&1&1&1&1&1&1&1&1&1&1&0&1&1&0&1&1&1&1&1&1&1\\
0&0&0&0&0&0&0&1&1&1&1&1&1&1&1&1&1&1&0&1&1&0&1&0&0&1&0&1&1\\
0&0&0&0&0&0&0&0&0&1&0&1&0&1&0&0&1&0&1&0&0&1&0&0&0&0&0&0&0\\
0&0&0&0&0&0&0&0&0&1&1&0&1&0&0&1&0&0&0&1&0&0&0&0&1&0&0&0&0\\
0&0&0&0&0&0&0&0&0&0&0&1&0&0&0&0&0&0&0&0&0&0&0&0&0&0&0&0&0\\
0&0&0&0&0&0&0&0&0&1&1&1&0&1&1&1&0&0&0&1&0&0&0&0&0&0&0&0&0\\
0&0&0&0&0&0&0&0&0&0&0&1&0&0&0&0&0&0&0&0&0&0&0&0&0&0&0&0&0\\
0&0&0&0&0&0&0&0&0&1&1&0&1&1&0&1&1&1&0&0&0&1&0&0&0&0&1&0&1\\
0&0&0&0&0&0&0&0&0&1&1&0&1&0&1&1&0&0&0&0&0&1&0&0&0&0&1&0&1\\
0&0&0&0&0&0&0&0&0&0&0&0&0&0&0&1&0&0&0&0&0&0&0&0&0&0&0&0&0\\
0&0&0&0&0&0&0&0&0&0&1&0&1&0&0&1&0&0&1&0&0&0&0&0&0&0&0&0&0\\
0&0&0&0&0&0&0&0&0&0&0&0&0&0&0&0&0&1&0&0&0&0&0&0&0&0&0&0&0\\
0&0&0&0&0&0&0&1&1&1&1&1&1&1&1&1&1&1&0&1&0&0&1&0&0&1&0&1\\
0&0&0&0&0&0&0&0&1&1&1&0&1&0&0&1&1&1&0&1&1&0&0&0&0&0&0&0&0\\
0&0&0&0&0&0&0&0&0&0&0&0&0&0&0&0&0&0&1&0&0&0&0&0&0&0&0&0&0\\
0&0&1&0&0&0&0&1&1&1&1&1&1&1&1&1&1&0&1&1&1&1&1&0&1&0&1\\
0&0&0&0&0&0&0&0&1&1&1&0&1&0&0&1&1&1&0&0&1&0&1&0&0&0&0&0\\
0&0&0&0&0&0&0&1&1&1&1&1&0&1&1&0&1&1&0&1&1&0&1&1&1&1\\
0&0&0&0&0&0&0&0&1&1&1&1&1&1&1&1&1&1&0&1&1&0&1&1&1&1&1&1&1\\
0&0&0&0&0&0&0&0&0&0&0&0&0&0&0&1&0&0&0&0&0&0&0&0&0&1&0&1\\
0&0&0&0&0&0&0&0&0&1&1&1&1&0&0&1&1&1&0&0&1&0&0&0&0&0&1&0\\
0&0&0&0&0&0&0&0&0&0&0&0&0&0&0&0&0&0&0&0&0&0&0&0&0&0&0&1
\end{bmatrix}$$

在进行层级划分时，定义集合 $L_1, L_2, \cdots, L_k$ 为第1层到第 K 层的级次，再根据 $P(S_i)$、$Q(S_i)$，先求满足 $L_1 = \{ S_i \mid P(S_i) \cap Q(S_i) = P(S_i), i = 1, 2, \cdots, n \}$ 的各因素集合 L_1；然后从所有因素集合 S 中删除第一层 L_1 中集合因素的行与列，对二级 M 再求解，得二级因素集合 L_2，依次类推找出各层因素集，直至对所有因素归类。

根据可达矩阵求出可达集合 $P(S_i)$、先行集合 $Q(S_i)$ 和两者的交集 $P(S_i) \cap Q(S_i) = T(S_i)$，如表8-9所示。

表8-9　因素分层级划分计算表

i	可达集合 $P(S_i)$	先行集合 $Q(S_i)$	$T(S_i)$
1	1、9～19、21、22、24、25、27、29	1、2、4～7	1
2	1～3、9～29	2、4～6	2
3	3、11～14、17～19、22	2～7、23	3
4	1～29	4	4
5	1～3、5、7～29	4、5	5
6	1～3、6～29	4、6	6
7	1、3、7、9～29	4～7	7
8	8～19、21、22、24～29	4～6、8	8
9	9～19、21、22、24、27、29	1、2、4～9、20、23、26	9
10	10、12、14、17、19、22	1、2、4～10、20、21、23～26	10
11	11、12、14、17、22	1～9、11、13、15、16、20、21、23～26、28	11
12	12	1～13、15、16、18、20、21、23～26、28	12
13	11～14、17～19、22	1～9、13、20、23、25、26、28	13
14	14	1～11、13～16、18、20、21、23～26、28	14
15	11、12、14、15、17～19、22、27、29	1、2、4～9、15、20、23、25、26	15
16	11、12、14、16、17、22、27、29	1、2、4～9、16、20、23、26	16
17	17	1～11、13、15～17、20、21、23～28	17
18	12、14、18、19	1～9、13、15、18、20、21、23～26、28	18
19	19	1～10、13、15、18～21、23～26、28	19
20	9～22、24、27、29	2、4～7、20	20
21	10～12、14、17～19、21～22	1、2、4～9、20、21、23、25、26	21
22	22	1～11、13、15、16、20～26、28	22
23	3、9～19、21～25、27、29	2、4～7、23	23
24	10～12、14、17～19、22、24	1、2、4～9、20、23～26	24
25	10～15、17～19、21、22、24、25、27、29	1、2、4～8、23、25、26	25
26	9～19、21、22、24～29	2、4～8、26	26

i	可达集合$P(S_i)$	先行集合$Q(S_i)$	$T(S_i)$
27	17、27、29	1、2、4～9、15、16、20、23、25～27	27
28	11～14、17～19、22、28	2、4～8、26、28	28
29	29	1、2、4～9、15、16、20、23、25～27、29	29

其次，根据$T(S_i)=P(S_i)$的条件来进行层级的划分，发现在表8-9中满足条件的有$i=12$、14、17、19、22、29，则S_{12}、S_{14}、S_{17}、S_{19}、S_{22}、S_{29}划分为第一层，然后将表8-9中有关12、14、17、19、22、29的因素都抽取掉，得到表8-10。

表8-10 确定第一层集合

i	可达集合$P(S_i)$	先行集合$Q(S_i)$	$T(S_i)$
1	1、9～11、13、15、16、18、21、24、25、27	1、2、4～7	1
2	1～3、9～11、13、15、16、18、20、21、23～28	2、4～6	2
3	3、11、13、18	2～7、23	3
4	1～11、13、15、16、18、20、21、23～28	4	4
5	1～3、5、7～11、13、15、16、18、20、21、23～28	4、5	5
6	1～3、6～11、13、15、16、18、20、21、23～28	4、6	6
7	1、3、7、9～11、13、15、16、18、20、21、23～28	4～7	7
8	8～11、13、15、16、18、21、24～28	4～6、8	8
9	9～11、13、15、16、18、21、24、27	1、2、4～9、20、23、26	9
10	10	1、2、4～10、20、21、23～26	10
11	11	1～9、11、13、15、16、20、21、23～26、28	11
13	11、13、18	1～9、13、20、23、25、26、28	13
15	11、15、18、27	1、2、4～9、15、20、23、25、26	15
16	11、16、27	1、2、4～9、16、20、23、26	16
18	18	1～9、13、15、18、20、21、23～26、28	18
20	9～11、13、15、16、18、20、21、24、27	2、4～7、20	20
21	10、11、18、21	1、2、4～9、20、21、23、25、26	21

i	可达集合 $P(S_i)$	先行集合 $Q(S_i)$	$T(S_i)$
23	3、9～11、13、15、16、18、21、23～25、27	2、4～7、23	23
24	10、11、18、24	1、2、4～9、20、23～26	24
25	10、11、13、15、18、21、24、25、27	1、2、4～8、23、25、26	25
26	9～11、13、15、16、18、21、24～28	2、4～8、26	26
27	27	1、2、4～9、15、16、20、23、25～27	27
28	11、13、18、28	2、4～8、26、28	28

同理，依照上述步骤确定第2层至第8层。经过层次化处理，对可达性矩阵进行分解，形成最终的可达矩阵，如表8-11所示，这是解释结构模型构建的关键环节。29个影响因素进一步聚拢为8个核心子群，对应8个层级 L_1，L_2，$\cdots$，L_k，分别是 $L_1=\{S_{12}$，S_{14}，S_{17}，S_{19}，S_{22}，$S_{29}\}$，$L_2=\{S_{10}$，S_{11}，S_{18}，$S_{27}\}$，$L_3=\{S_{13}$，S_{15}，S_{16}，S_{21}，$S_{24}\}$，$L_4=\{S_3$，S_9，S_{25}，$S_{28}\}$，$L_5=\{S_1$，S_{20}，S_{23}，$S_{26}\}$，$L_6=\{S_2$，S_7，$S_8\}$，$L_7=\{S_5$，$S_6\}$，$L_8=\{S_4\}$。表8-11对应3个集合关系，分别是 $P(S_i)=\{S_j\in S\mid a_{ij}=1\}$；$Q(S_i)=\{S_j\in S\mid a_{ij}=1\}$；$L=\{S_j\in S\mid P(S_i)\cap T(S_i)\}$，$i=1$，$2$，$\cdots$，$29$。

表8-11　可达矩阵层次化处理

	S_{12}、S_{14}、S_{17}、S_{19}、S_{22}、S_{29}	S_{10}、S_{11}、S_{18}、S_{27}	S_{13}、S_{15}、S_{16}、S_{21}、S_{24}	S_3、S_9、S_{25}、S_{28}	S_1、S_{20}、S_{23}、S_{26}	S_2、S_7、S_8	S_5、S_6	S_4
S_{12}、S_{14}、S_{17}、S_{19}、S_{22}、S_{29}	1	0	0	0	0	0	0	0
S_{10}、S_{11}、S_{18}、S_{27}	1	1	0	0	0	0	0	0
S_{13}、S_{15}、S_{16}、S_{21}、S_{24}	1	1	1	0	0	0	0	0
S_3、S_9、S_{25}、S_{28}	1	1	1	1	0	0	0	0
S_1、S_{20}、S_{23}、S_{26}	1	1	1	1	1	0	0	0
S_2、S_7、S_8	1	1	1	1	1	1	0	0
S_5、S_6	1	1	1	1	1	1	1	0
S_4	1	1	1	1	1	1	1	1

在完成元素层级划分之后，为进一步观察每一级中因素的关系，将可达矩阵 M 按照确定的划分层级 L_1，L_2，$\cdots$，L_8 重新排列行与列，得到层次化可达矩阵 M' 和层次化可达矩阵表（表8-12）。

$$M = \begin{bmatrix}
1&0&0&0&0&0&0&0&0&0&0&0&0&0&0&0&0&0&0&0&0&0&0&0&0&0&0&0&0 \\
0&1&0&0&0&0&0&0&0&0&0&0&0&0&0&0&0&0&0&0&0&0&0&0&0&0&0&0&0 \\
0&0&1&0&0&0&0&0&0&0&0&0&0&0&0&0&0&0&0&0&0&0&0&0&0&0&0&0&0 \\
0&0&0&1&0&0&0&0&0&0&0&0&0&0&0&0&0&0&0&0&0&0&0&0&0&0&0&0&0 \\
0&0&0&0&1&0&0&0&0&0&0&0&0&0&0&0&0&0&0&0&0&0&0&0&0&0&0&0&0 \\
0&0&0&0&0&1&0&0&0&0&0&0&0&0&0&0&0&0&0&0&0&0&0&0&0&0&0&0&0 \\
1&1&1&1&1&0&1&0&0&0&0&0&0&0&0&0&0&0&0&0&0&0&0&0&0&0&0&0&0 \\
1&1&1&0&1&0&0&1&0&0&0&0&0&0&0&0&0&0&0&0&0&0&0&0&0&0&0&0&0 \\
1&1&0&1&0&0&0&0&1&0&0&0&0&0&0&0&0&0&0&0&0&0&0&0&0&0&0&0&0 \\
0&0&1&0&0&1&0&0&0&1&0&0&0&0&0&0&0&0&0&0&0&0&0&0&0&0&0&0&0 \\
1&1&1&1&1&0&0&1&1&0&1&0&0&0&0&0&0&0&0&0&0&0&0&0&0&0&0&0&0 \\
1&1&1&1&1&1&0&1&1&1&0&1&0&0&0&0&0&0&0&0&0&0&0&0&0&0&0&0&0 \\
1&1&1&0&1&1&0&1&0&1&0&0&1&0&0&0&0&0&0&0&0&0&0&0&0&0&0&0&0 \\
1&1&1&1&1&0&1&1&0&0&0&0&1&0&0&0&0&0&0&0&0&0&0&0&0&0&0&0&0 \\
1&1&1&1&1&0&1&1&1&0&0&0&0&0&1&0&0&0&0&0&0&0&0&0&0&0&0&0&0 \\
1&1&1&1&1&0&0&1&1&0&1&0&0&0&0&1&0&0&0&0&0&0&0&0&0&0&0&0&0 \\
1&1&1&1&1&1&1&1&1&1&1&1&1&0&1&0&0&0&0&0&0&0&0&0&0&0&0&0&0 \\
1&1&1&1&1&1&1&1&1&1&1&0&1&1&0&0&1&0&0&0&0&0&0&0&0&0&0&0&0 \\
1&1&1&1&1&0&0&1&1&0&1&0&0&0&0&0&0&1&0&0&0&0&0&0&0&0&0&0&0 \\
1&1&1&1&1&1&1&1&1&1&1&1&1&1&0&1&1&0&1&0&0&0&0&0&0&0&0&0&0 \\
1&1&1&1&1&1&1&1&1&1&1&1&1&0&1&0&0&0&1&0&0&0&0&0&0&0&0&0&0 \\
1&1&1&1&1&1&1&1&1&1&1&1&1&1&1&1&0&0&0&1&0&0&0&0&0&0&0&0&0 \\
1&1&1&1&1&1&1&1&1&1&1&1&1&0&1&1&1&0&0&0&1&0&0&0&0&0&0&0&0 \\
1&1&1&1&1&1&1&1&1&1&1&1&1&1&1&1&1&1&1&1&1&1&0&0&0&0&0&0&0 \\
1&1&1&1&1&1&1&1&1&1&1&1&1&1&1&1&1&1&1&1&1&1&0&1&0&0&0&0&0 \\
1&1&1&1&1&1&1&1&1&1&1&1&1&0&1&1&1&0&0&0&1&0&0&1&0&0&0&0&0 \\
1&1&1&1&1&1&1&1&1&1&1&1&1&1&1&1&1&1&1&1&1&1&1&1&1&0&0&0&0 \\
1&1&1&1&1&1&1&1&1&1&1&1&1&1&1&1&1&1&1&1&1&1&1&1&1&0&1&0&0 \\
1&1&1&1&1&1&1&1&1&1&1&1&1&1&1&1&1&1&1&1&1&1&1&1&1&1&1&1&1 \\
\end{bmatrix}$$

表8-12　层次化可达矩阵表

	S_{12}	S_{14}	S_{17}	S_{19}	S_{22}	S_{29}	S_{10}	S_{11}	S_{18}	S_{27}	S_{13}	S_{15}	S_{16}	S_{21}	S_{24}	S_3	S_9	S_{25}	S_{28}	S_1	S_{20}	S_{23}	S_{26}	S_2	S_7	S_8	S_5	S_6	S_4
S_{12}	1	0	0	0	0	0	0	0	0	0	0	0	0	0	0	0	0	0	0	0	0	0	0	0	0	0	0	0	0
S_{14}	0	1	0	0	0	0	0	0	0	0	0	0	0	0	0	0	0	0	0	0	0	0	0	0	0	0	0	0	0
S_{17}	0	0	1	0	0	0	0	0	0	0	0	0	0	0	0	0	0	0	0	0	0	0	0	0	0	0	0	0	0
S_{19}	0	0	0	1	0	0	0	0	0	0	0	0	0	0	0	0	0	0	0	0	0	0	0	0	0	0	0	0	0
S_{22}	0	0	0	0	1	0	0	0	0	0	0	0	0	0	0	0	0	0	0	0	0	0	0	0	0	0	0	0	0
S_{29}	0	0	0	0	0	1	0	0	0	0	0	0	0	0	0	0	0	0	0	0	0	0	0	0	0	0	0	0	0

续表

	S_{12}	S_{14}	S_{17}	S_{19}	S_{22}	S_{29}	S_{10}	S_{11}	S_{18}	S_{27}	S_{13}	S_{15}	S_{16}	S_{21}	S_{24}	S_{3}	S_{9}	S_{25}	S_{28}	S_{1}	S_{20}	S_{23}	S_{26}	S_{2}	S_{7}	S_{8}	S_{5}	S_{6}	S_{4}
S_{10}	1	1	1	1	1	0	1	0	0	0	0	0	0	0	0	0	0	0	0	0	0	0	0	0	0	0	0	0	0
S_{11}	1	1	1	0	1	0	0	1	0	0	0	0	0	0	0	0	0	0	0	0	0	0	0	0	0	0	0	0	0
S_{18}	1	1	0	1	0	0	0	0	1	0	0	0	0	0	0	0	0	0	0	0	0	0	0	0	0	0	0	0	0
S_{27}	0	0	1	0	0	1	0	0	0	1	0	0	0	0	0	0	0	0	0	0	0	0	0	0	0	0	0	0	0
S_{13}	1	1	1	1	0	0	0	1	1	0	1	0	0	0	0	0	0	0	0	0	0	0	0	0	0	0	0	0	0
S_{15}	1	1	1	1	1	0	0	1	1	1	0	1	0	0	0	0	0	0	0	0	0	0	0	0	0	0	0	0	0
S_{16}	1	1	1	1	1	1	0	1	1	0	0	0	1	0	0	0	0	0	0	0	0	0	0	0	0	0	0	0	0
S_{21}	1	1	1	1	1	1	0	1	1	0	0	0	0	1	0	0	0	0	0	0	0	0	0	0	0	0	0	0	0
S_{24}	1	1	1	1	1	1	0	1	1	0	0	0	0	0	1	0	0	0	0	0	0	0	0	0	0	0	0	0	0
S_{3}	1	1	1	1	1	0	0	1	1	0	1	0	0	0	0	1	0	0	0	0	0	0	0	0	0	0	0	0	0
S_{9}	1	1	1	1	1	1	0	1	1	1	1	1	1	1	1	0	1	0	0	0	0	0	0	0	0	0	0	0	0
S_{25}	1	1	1	1	1	1	0	1	1	0	0	1	0	1	1	0	0	1	0	0	0	0	0	0	0	0	0	0	0
S_{28}	1	1	1	1	1	0	0	1	1	0	0	0	0	0	0	0	0	0	1	0	0	0	0	0	0	0	0	0	0
S_{1}	1	1	1	1	1	1	0	1	1	1	1	1	1	1	0	1	1	0	1	1	0	0	0	0	0	0	0	0	0
S_{20}	1	1	1	1	1	1	0	1	1	1	1	1	1	1	0	1	0	1	0	0	1	0	0	0	0	0	0	0	0
S_{23}	1	1	1	1	1	1	0	1	1	1	1	1	1	1	1	1	0	0	0	0	0	1	0	0	0	0	0	0	0
S_{26}	1	1	1	1	1	1	0	1	1	1	1	1	1	1	0	1	0	0	0	0	0	0	1	0	0	0	0	0	0
S_{2}	1	1	1	1	1	1	1	1	1	1	1	1	1	1	1	1	1	1	1	1	1	1	1	1	0	0	0	0	0
S_{7}	1	1	1	1	1	1	1	1	1	1	1	1	1	1	1	1	1	1	1	1	1	1	1	0	1	0	0	0	0
S_{8}	1	1	1	1	1	1	1	1	1	1	1	1	1	1	1	1	1	1	1	1	1	1	1	0	0	1	0	0	0
S_{5}	1	1	1	1	1	1	1	1	1	1	1	1	1	1	1	1	1	1	1	1	1	1	1	1	1	1	1	0	0
S_{6}	1	1	1	1	1	1	1	1	1	1	1	1	1	1	1	1	1	1	1	1	1	1	1	1	1	1	0	1	0
S_{4}	1	1	1	1	1	1	1	1	1	1	1	1	1	1	1	1	1	1	1	1	1	1	1	1	1	1	1	1	1

（6）绘制多级递阶结构模型

根据以上层级划分表以及层次化可达矩阵 M 可绘制系统层次结构图，通过将各个变量本身含义进行还原，方便观察整个系统的内部结构与各个变量间的相互作用关系，可以绘制影响医疗服务体系上下联动、衔接互补的因素解释结构模型，由低到高可以分为8个层级，如图8-4所示。其中，第8层为模型目标层，第2～7层为归因层，表征上下联动、衔接互补医疗服务体系的关键影响因素。

8.3.3　结果分析

根据解释结构模型可知，上下联动、衔接互补医疗服务体系的影响因素是一个具有8个层级的多层次递阶结构，它确定了各影响因素之间的递阶、层级关系，将8个层级分成3组，自下而上依次为表层直接影响因素（直接因素）、中层间接影响因素（间接

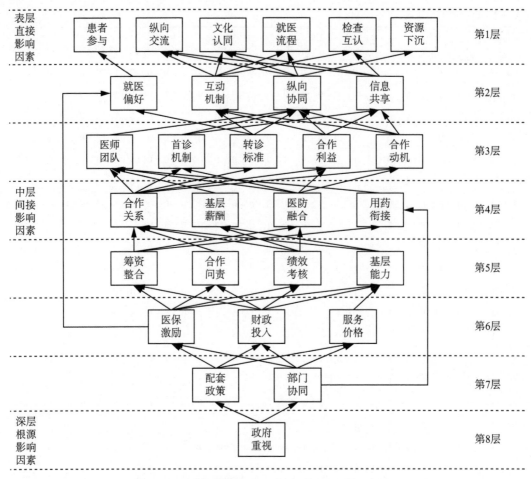

图8-4 影响因素层级关系分析（系统诊断递阶图）

因素）、深层根源影响因素（根源因素）。其中，直接因素组包含第1层，间接因素组包含第2～7层，深层因素组包含第8层。

（1）直接因素

直接因素是直接影响医疗服务体系的上下联动、衔接互补的因素，较直观、易于理解。它包括医护纵向交流、医护文化认同、就医流程、检查互认、资源下沉及患者参与因素。也就是说，促进医疗服务体系的上下联动、衔接互补，首先要从这些方面入手，这些直接因素从主体上看，就是医患双方的关系因素。可以发现，构建上下联动、衔接互补的医疗服务体系首先就取决于医患双方主体因素，从供方来说，医护纵向交流不到位、文化认同度不高、就医流程不优化、检查结果不互认、人财物资源不下沉，直接决定着上下联动、衔接互补的程度。从需方来说，患者的参与度不高，也阻碍着上下联动、衔接互补的医疗服务体系的形成。前文已经表明，上下联动、衔接互补的医疗服务体系与整合型医疗服务体系具有内在的逻辑一致性。而整合型卫生服务涉及供需双方，其本身就是以患者为中心，仅仅供方的整合并不能自动带来整合型服务，尚需需方的积极参与，比如疾病管理。因为整合的组织结构可能并不一定给患者带来整合的服务（Sara et al，2011）。WHO报告也指出，服务提供者和患者是整合服务的两端，任何一方未能遵循整合要求，都很难得到高质或者仅得到低整合的服务。因此，患者在接受供应链服务过程中是一个"移动的单元"，既是服务对象，也是和各级医护人员互动的参与者，因此要将其看作可以积极参与诊疗过程、改善健康结果的"合作伙伴"，而不是将其作为消极被动的接受者（Zhang X et al，2008；谢春艳等，2015）。同时，对于管理者来说，在当前医共体、医联体建设过程中，加强文化融合和交流，克服文化认同障碍有助于更好地上下联动。

（2）间接因素

医疗服务系统是个高度复杂的系统，形成上下联动、衔接互补的医疗服务体系需要良好的系统因素集成。从间接因素来看，它包括就医偏好、互动机制、纵向协同、信息共享、医师团队、首诊机制、转诊标准、合作利益、合作动机、合作关系、基层薪酬、医防融合、用药衔接、筹资整合、合作问责、绩效考核、基层能力、医保激励、财政投入、服务价格、配套政策和部门协同因素。这些因素间的关系相关度高，可以分为不同的层级，而且层级之间有相应的因果关系。因此，单独解决一个问题因素或某些因素都很难奏效，需要综合施策。比如合作利益协调应该是实现上下联动的必要条件，医疗服务体系上下联动、衔接互补并不是受制于政府的强制指令，而是来自利益分配的相互调适，而这又受到合作关系的影响。如果合作关系紧密，则利益分配相对比较均衡；反之，则利益不易调和，而这也受到其他因素的影响，如医防融合。因为医防融合将促进医疗服务体系更好地将健康管理移至前端，以结余医保基金，从而有利于利益共享和均沾。

（3）根源因素

根源因素是直接影响着或间接影响着其他因素，却不被任何因素影响的因素。因此，根源因素属于深层因素，管理这些因素是最容易操作、最容易收到效果的。虽然不会直接影响医疗服务体系的上下联动、衔接互补，但是它从宏观层面上对医疗服务体系的上下联动、衔接互补产生根本性的影响。从以上解释结构模型来看，政府重视程度属于根源因素。在我国医疗服务体系建设中，政府主导是根本性因素，政府指令在上下联动、衔接互补中发挥了主导和推动作用。国际经验也表明，医疗服务体系整合离不开政府的政治决心和重视程度，政府行政命令有利于促进医疗机构的上下联动、衔接互补。当前，医疗服务体系呈现非整合性或分离性，需要政府推进分级诊疗服务体系或医共体、医联体建设。实践推进也清楚表明，医共体或医联体建设推进，与政府重视的到位关系高度相关。这可能与我国公立医疗服务体系性质有关。再加上医疗服务体系的上下联动、衔接互补本身的高度复杂性绝不可能是一蹴而就的，因而也需要政府持续不断地加以重视。因此可以看出，在推进医疗服务体系上下联动、衔接互补时，政府的重视程度是根本保障因素，属于可持续发展因素。

（4）各层级因素关系

8个层级的关系呈现多态性、递进性和结构性特征，共同作用于医疗服务体系的上下联动、衔接互补。其中第8层、第7层的因素是宏观因素，政府重视程度直接决定了配套政策和部门协同程度。我国推行上下联动、衔接互补的医疗服务体系就是以开展县域医共体、城市医联体为主要模式和载体，打造分工合作和分级诊疗服务，政策推进高度依赖于国家的顶层政策设定、政府部门协同和上下政府部门协调。当前，各地政府重视程度不一，部门协同度不高、政策配套跟不上是导致医疗服务体系难以落实的主要外部因素。第6层、第5层影响因素是政策配套因素和部门协同因素的具体化因素。其中，医保激励、财政投入和服务价格属于重要外部因素。特别是医保激励约束和财政投入都对筹资整合不到位、机构合作问责不力、绩效考核不全和基层服务能力产生直接影响，是推进医疗服务体系上下联动、衔接互补的动力促发因素，是"外部激励约束路径"（包括筹资整合、问责和绩效）和"内部成长路径"（包括基层能力提升）作用机制的结合。第4层、第3层和第2层影响因素是具体运转的机制因素，首先包括关系因素（具体合作类型）、基础机制（医防融合、用药衔接）及基层薪酬。其中，关系因素作用于分级机制（首诊、转诊、合作利益和动机），基础机制影响首诊机制、合作利益、合作动机及医师团队，基层薪酬设计也影响医师团队的建立和运转效果。最终上述影响因素对医疗机构及其医务人员的互动、纵向协同及信息共享产生作用，在患者就医偏好未能有效改变的情况下，导致第1层的直接因素的阻碍作用放大，即纵向交流不通畅、文化认同度不高、就医流程不优化、检查互认不建立、资源下沉度低，同时患者参与的主动性也不够，制约了医疗服务体系上下联动和衔接互补的实施效果。由此可以看出，促进纵向医师间的交流顺畅，增强不同医务人员之间的文化认同，优化就医流程，实现检查互认，提高资源下沉力度，同时促进患者的主动参与对于健全上下联动衔接互补医疗服务体系的形成非常关键，但这些直接影响因素受到其他7类层级因素之间相互作用甚至相互叠加的影响。

因此，通过以上直接、间接和根源性影响因素的揭示及因素之间有序递阶的关系逻辑构建，通过推导，寻求建立和完善相关机制，对于消除和降低障碍因素的影响显得尤为重要。根据以上研究，本书尝试构建了上下联动、衔接互补医疗服务体系的工作机制流程图（图8-5）。工作机制流程是在政府统一领导和重视下，以患者（人群）为中心，以医疗服务流程优化为核心，在宏观层面建立部门协同机制、在中观层面建立医疗机构合作机制、在微观层面建立医患互动机制，聚焦医疗服务体系的上下联动、衔接互补工作的开展。

在宏观层面上，建立良好的部门协同机制。政府及其管理部门要对区域内所有层次的医疗机构制定连贯的规则和政策策略，统筹考虑有关投入、规划、筹资、服务购买策略、支付激励、监管等各项政策的系统性、协同性和整体性。首先，要建立均衡财政投入机制。卫生行政管理部门要确保人、财、物在医疗卫生服务系统内进行均衡的配置，优质医疗资源能够上下贯通，尤其重视资金投入向基层医疗机构倾斜，建立强大的基本卫生保健系统。其次，优化医保筹资和支付机制。尽可能将不同卫生筹资来源（比如医保基金和公共卫生资金等）集中于一个资金池，以发挥更好的战略购买服务作用。在医保支付改革中发挥医保费用的控制柄作用，设计与上下联动、衔接互补医疗服务提供相适应的可以涵盖整个服务过程的复合支付方式，比如对于基层医疗机构实行按人头付费，对于专科机构则通过价格及按病种付费、DRG，或对医疗集团、医疗联盟实行总额预付下的多种支付方式组合付费等，促进不同医疗机构及其医务人员间形成共同的利益关联，实行结余分享，超支分担的利益分配机制，形成配套医疗服务体系改革的激励约束机制。其三，建立药品供应与衔接使用机制。规范上下级医疗机构用药的品规、剂型，建立一体化的药品集中采购和供应保障体系建设，实现上下联动，注重基层医疗与

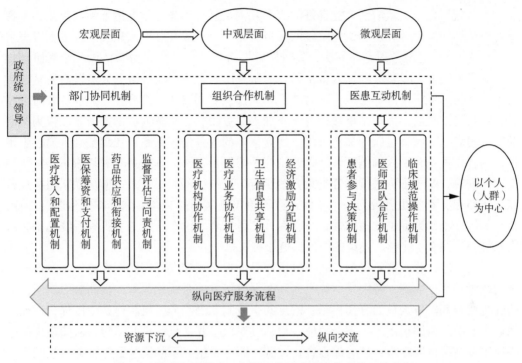

图8-5 健全上下联动、衔接互补医疗服务体系的工作机制

二级以上医疗机构用药衔接。最后，为保证上下联动、衔接互补医疗服务体系聚焦于患者（群体）的整体健康改善，还需建立监督评估和问责机制，对上下联动、衔接互补的医疗服务体系绩效进行整体评价。

在中观层面上，促进医疗机构要形成良好的组织合作机制。首先是机构整合机制。医疗机构之间以所有权、合同及联盟等形式组成合作关系，确立各医疗机构的地位、责任和沟通渠道，促进服务系统建立协作的责任领导团队，采取现代法人治理结构，理顺产权利益关系，协调高质量的医疗保健，以对负责的地理区域人口承担健康责任。其次，建立首诊、双向转诊等业务合作机制，包括协调合作的制度规范、共享的服务规范和临床路径、仪器设备共享机制以及医师的多点执业流动，通过签约服务、健康管理、疾病诊疗等全方面、全过程的精细化诊疗流程重塑，提供标准化的服务。其三，建立信息共享机制。打通健康管理信息系统、电子病历系统、远程医疗系统及相关系统平台，如医生信息交流平台，不同层级医生能够交流互动，促进资源共享、信息共享和检查互认，实现优质资源的合理配置及优势互补，确保能根据患者病情需要在医疗服务体系内的无缝流动和信息传递。最后，建立激励分配机制。不同医疗机构之间将团队绩效和合作绩效作为导向，根据预先的分配比例及其医务人员的贡献原则建立激励分配平衡机制。医疗联盟享有一定的业务自主权和资金结余分配权，以获得资金结余所带来的收益分享，并在医疗机构内进行激励分配，调动不同层级医务人员的协作积极性，促进完成协同任务的内在动力，也促进医疗资源向基层下沉，提高基层医疗卫生服务能力。政府要根据工作情况适时调整不同层级医师薪酬，特别是基层医务人员的薪酬待遇。

在微观层面上，政府要建立良好的医患互动机制。首先，建立患者参与机制，发挥患者在个体健康管理和疾病诊疗阶段的积极参与，以形成良好的医患关系，贯彻以患者（人群）为中心的服务理念。其次，促进医疗服务体系，特别是医共体内，全科医师加入全科服务团队，专科医师加入多学科临床服务团队，不同层级医务人员针对所辖区域居民的健康形成纵向医师团队，针对转诊病人提供协同服务、开展多点执业、及时分享患者信息等。最后，无论是单独行医还是加入服务团队，医务人员都要树立以人为中心的服务理念，不断增进医疗文化认同，建立良好的业务信任关系。在此基础上通过上下机构的合作关系，引入病例管理计划，做好医防融合工作，开发共享的临床（转诊）指南和标准等，基于证据进行患者决策方案制定。这样，不同医务人员遵从临床服务规范和临床路径，都将患者视为一个整体，而不单单是疾病的载体，为其制定诊断、治疗、长期保健乃至健康促进的整体性服务方案，使得患者无论在医疗卫生服务系统还是在家庭都能获得综合、完整、连续的医疗保健服务。

显然，本工作机制流程中，政府的重视是前提，而建立部门协同机制，及时出台系统的政策并加以实施，特别是财政投入和医保支付方式系统化改革，从而对组织层面的医疗机构及其医务人员的合作机制、信息共享机制和激励分配机制等产生传导，进而推动业务层面的协同机制产生耦合效应，再通过对医患互动机制良好运转，从而使得整个医疗服务系统以医疗服务链为流程进行资源、服务重组，不断健全医疗服务体系的上下联动、衔接互补，在体系内不同层面共同推进各类机制的耦合，逐步减轻和消除影响医疗服务体系上下联动、衔接互补的阻滞因素，最终实现医疗服务提供的连续和协调，形成以医疗服务链为核心的无缝隙协作网络。

8.4　上下联动、衔接互补的医疗服务体系障碍因素作用程度研究

用解释结构模型作为质性研究方法，往往能更细致深入地揭示问题，并将众多复杂的影响因素整合在一起，有利于系统揭示各因素对上下联动、衔接互补医疗服务体系的影响机制，但是该模型只是一个定性分析和数学模型，是从概念模型过渡到定量分析的中介，虽然细腻严谨，层次简明，但也只是为对问题进行定量分析打下了基础，还需要通过定量分析对其进行验证，采用实证的方法验证模型的科学性和合理性。

8.4.1　研究对象

本研究调查对象为确定样本点地区的卫生健康部门、医保部门、县乡村医疗机构的医务人员和患者。他们身处在工作第一线，对于各项政策执行过程的障碍因素比较敏感。管理人员和医务人员在本单位工作都大于3年。患者为门诊就诊结束或住院即将出院的患者，各调查对象愿意并积极参与本次调查工作，各调查对象样本量见表7-1。

8.4.2　障碍因素确定及评价标准

由于各样本点在影响因素上的差异性，也需要通过量化分析来比较。因此，本研究选取特定的对象，根据李克特五级量表设计了29个影响因素（见表8-7），并将其划分为四个维度：医保因素（包含筹资整合、医保激励、用药衔接）、政府因素（包含政

府重视、部门协同、政策配套、财政投入、服务价格、医疗机构合作问责、绩效考核）、供方因素（包含机构合作关系、互动机制、医护纵向协同、医护纵向交流、医师服务团队、医护人员文化认同、首诊机制落实、转诊标准规范、就医流程优化、健康信息共享、检查结果互认、机构合作利益、资源下沉、机构合作动机、医防分离、基层服务能力、基层薪酬待遇）及患者因素（包含患者就医观念、患者参与）。评价等级分为五级：完全不符合、部分符合、一般、比较符合、完全符合（分别赋值1、2、3、4、5）评价定量标准见表8-13。

表8-13 评价定量标准

评价值x_i取值	评价语	定级
$x_i \leqslant 1.5$	完全不符合	1
$1.5 < x_i \leqslant 2.5$	部分符合	2
$2.5 < x_i \leqslant 3.5$	一般	3
$3.5 < x_i \leqslant 4.5$	比较符合	4
$x_i > 4.5$	完全符合	5

8.4.3 障碍因素统计分析

采用均数比较，以差异0.05为界限，判定差异是否有显著性意义。

8.4.4 结果分析

（1）医保因素量化分析

在Y县评价医保因素维度的三个影响因子中，管理人员、医务人员及患者的评价均为一般，其中，对用药衔接的认同度最高（均值为3.43），余下的两个影响因子均值相接近，依次为医保激励（均值为3.16）、筹资整合（均值为3.17）。F县评价医保因素维度的三个影响因子中，管理人员、医务人员及患者对三者的认同度的均值在3.00左右，依次为筹资整合（均值为2.91）、用药衔接（均值为2.99）、医保激励（均值为3.08），评价为认同度一般。在D县评价医保因素维度的三个影响因子中，管理人员、医务人员及患者对三者的认同度的均值在2.80左右，依次为筹资整合（均值为2.78）、医保激励（均值为2.83）、用药衔接（均值为2.84），评价为认同度一般。

从上可以看出，在评价医保因素维度中，三个影响因子在三县的差异具有统计学意义（$P < 0.001$），认同度均评价为一般，且在各个影响因子的评分中Y县评分最高，F县次之，D县最低，具体见表8-14。

（2）政府因素量化分析

在Y县评价政府因素维度的七个影响因子中，管理人员和医务人员的认同度均为一般。具体来看管理人员和医务人员对财政投入的认同度最高（均值为3.46）；对政府重视（均值为3.07）、部门协同（均值为3.01）、医疗机构合作问责（均值为2.99）的认同度最低，均值在3.00左右；余下的三个影响因子认同度均值在3.30左右，依次为绩效考

表8-14　医保因素分析表

序号	测量项	Y县		F县		D县		方差分析	
		均值	标准差	均值	10.451	均值	标准差	F值	P值
1	筹资整合	3.17	1.145	2.91	7.506	2.78	1.048	10.451	< 0.001
2	医保激励	3.16	1.074	3.08	27.341	2.83	1.088	7.506	0.001
3	用药衔接	3.43	1.211	2.99	1.283	2.84	1.189	27.341	< 0.001
	总计（均值）	3.25		2.99		2.82			

核（均值为3.22）、政策配套（均值为3.27）及服务价格（均值为3.30）。在F县评价政府因素维度的七个影响因子中，管理人员和医务人员的认同度均为一般。具体来看管理人员和医务人员对财政投入（均值为3.20）的认同度最高；对医疗机构合作问责（均值为2.77）的认同度最低；对政策配套（均值为3.00）、绩效考核（均值为3.05）的认同度次之，均值在3.00左右；余下的三个影响因子认同度均值在2.90左右，依次为部门协同（均值为2.87）、服务价格（均值为2.91）及政府重视（均值为2.94）。在D县评价政府因素维度的七个影响因子中，管理人员和医务人员对其的认同度均为一般，其中财政投入（均值为2.85）的认同度最高；对医疗机构合作问责（均值为2.51）、部门协同（均值为2.54）的认同度最低，均值在2.50左右；余下的四个影响因子依次为政府重视（均值为2.58）、服务价格（均值为2.60）、绩效考核（均值为2.60）及政策配套（均值为2.62），均值在2.60左右。

从上可以看出，在政府因素维度中，三县的评分均为2.50～3.50，评价为一般，且在各个影响因子的评分中Y县评分最高，F县次之，D县最低，三县的差异具有统计学意义（$P < 0.001$），具体见表8-15。

表8-15　政府因素分析表

序号	测量项	Y县		F县		D县		方差分析	
		均值	标准差	均值	标准差	均值	标准差	F值	P值
4	政府重视	3.07	1.276	2.94	1.354	2.58	1.242	12.327	< 0.001
5	部门协同	3.01	1.138	2.87	1.230	2.54	1.138	13.733	< 0.001
6	政策配套	3.27	1.161	3.00	1.286	2.62	1.120	24.324	< 0.001
7	财政投入	3.46	1.148	3.20	1.288	2.85	1.121	21.388	< 0.001
8	服务价格	3.30	1.203	2.91	1.216	2.60	1.183	28.999	< 0.001
20	合作问责	2.99	1.110	2.77	1.122	2.51	1.136	15.346	< 0.001
23	绩效考核	3.22	1.149	3.05	1.258	2.60	1.202	22.794	< 0.001
	总计（均值）	3.19		2.96		2.61			

（3）供方因素量化分析

在供方因素维度中，包含管理整合、团队合作、连续性转诊、信息共享、利益分配及基层服务等维度，详细解释如下：

在Y县评价管理整合维度的两个影响因子中，管理人员和医务人员对其的认同度均为一般，均值在3.20左右，依次为机构合作关系（均值为3.14）、互动机制（均值为3.20）；在F县评价管理整合维度的两个影响因子中，管理人员和医务人员对其的认同度均为一般，均值为2.87，依次为机构合作关系（均值为2.85）、互动机制（均值为2.88）；在D县评价管理整合维度的两个影响因子中，管理人员和医务人员对其的认同度较低的是机构合作关系（均值为2.46），评价为部分符合；对互动机制（均值为2.56）的认同度较高，评价为一般。

从上可以看出，在评价管理整合维度中，除了D县在机构合作关系影响因子中评价为部分符合，其余均评价为一般，且在各个影响因子的评分中Y县评分最高，F县次之，D县最低，三县的差异具有统计学意义（$P < 0.001$），具体见表8-16。

表8-16　管理整合因素分析表

序号	测量项	Y县		F县		D县		方差分析	
		均值	标准差	均值	标准差	均值	标准差	F值	P值
9	机构合作关系	3.14	1.165	2.85	1.177	2.46	1.112	29.587	< 0.001
10	互动机制	3.20	1.119	2.88	1.207	2.56	1.123	25.413	< 0.001
	总计（均值）	3.17		2.87		2.51			

在Y县评价团队合作维度的四个影响因子中，管理人员和医务人员的认同度均为一般，均值在3.10左右，依次为医护文化认同（均值为3.07）、医护纵向交流（均值为3.10）、医师服务团队（均值为3.10）及医护纵向协同（值为3.12）。在F县评价团队合作维度的四个影响因子中，管理人员和医务人员的认同度均为一般，均值为2.87，依次为医护文化认同（均值为2.83）、医师服务团队（均值为2.87）、医护纵向交流（均值为2.89）及医护纵向协同（均值为2.89）。在D县评价团队合作维度的四个影响因子中，管理人员和医务人员的认同度最高的是医护文化认同（均值为2.61），评价为一般；其余三个影响因子均值在2.40左右，评价为部分符合，依次为医师服务团队（均值为2.40）、医护纵向协同（均值为2.42）及医护纵向交流（均值为2.44）。

从上可以看出，在评价团队合作维度中，D县除了在医护文化认同影响因子上评价为一般，其余三项均评价为部分符合，Y县和F县均评价为一般，且在各个影响因子的评分中Y县评分最高，F县次之，D县最低，三县的差异具有统计学意义（$P < 0.001$），具体见表8-17。

在Y县评价连续性转诊维度的三个影响因子中，管理人员、医务人员及患者的认同度均为一般，均值在3.00左右，依次为首诊机制落实（均值为2.96）、就医流程优化（均值为3.03）及转诊标准规范（均值为3.05）；在F县评价连续性转诊维度的三个影响因子中，管理人员、医务人员及患者对三者的认同度均值在2.78左右，依次为就医流程优化（均值为2.75）、转诊标准规范（均值为2.78）及首诊机制落实（均值为2.81），认同度均为一般；在D县评价连续性转诊维度的三个影响因子中，管理人员、医务人员及患者对首诊机制落实（均值为2.52）及转诊标准规范（均值为2.57）的认同度均为一般，均值在2.50左右，对就医流程优化（均值为2.41）认同度最低，评价为部分符合。

表8-17 团队合作因素分析表

序号	测量项	Y县		F县		D县		方差分析	
		均值	标准差	均值	标准差	均值	标准差	F值	P值
11	医护纵向协同	3.12	1.138	2.89	1.219	2.42	1.098	31.551	＜0.001
12	医护纵向交流	3.10	1.140	2.89	1.207	2.44	1.059	28.428	＜0.001
13	医师服务团队	3.10	1.085	2.87	1.114	2.40	1.084	34.782	＜0.001
14	医护文化认同	3.07	1.111	2.83	1.165	2.61	1.119	14.182	＜0.001
	总计（均值）	3.10		2.87		2.47			

从上可以看出，在评价连续性转诊维度中，D县除了在就医流程优化影响因子上评价为部分符合，其余两项均评价为一般，Y县和F县均评价为一般，且在各个影响因子的评分中Y县评分最高，F县次之，D县最低，三县的差异具有统计学意义（$P < 0.001$），具体见表8-18。

表8-18 连续性转诊因素分析表

序号	测量项	Y县		F县		D县		方差分析	
		均值	标准差	均值	标准差	均值	标准差	F值	P值
15	首诊机制落实	2.96	1.208	2.81	1.234	2.52	1.182	11.301	＜0.001
16	转诊标准规范	3.05	1.164	2.78	1.194	2.57	1.240	13.799	＜0.001
17	就医流程优化	3.03	1.126	2.75	1.187	2.41	1.144	30.472	＜0.001
	总计（均值）	3.01		2.78		2.50			

在评价Y县信息共享维度的两个影响因子中，管理人员和医务人员的认同度均为一般，均值为3.23，认同度较高的是健康信息共享（均值为3.38），较低的是检查结果互认（均值为3.08）；在评价F县信息共享维度的两个影响因子中，管理人员和医务人员的认同度均为一般，均值为2.92，认同度一般，认同度较高的是健康信息共享（均值为2.94），较低的是检查结果互认（均值为2.90）；在评价D县信息共享维度的两个影响因子中，管理人员和医务人员的认同度均为一般，均值为2.59，认同度较高的是健康信息共享（均值为2.66），较低的是检查结果互认（均值为2.51）。

因此，可以看出，Y县的两个影响因子评分均大于3.0，F县和D县的均小于3.0，且在各个影响因子的评分中Y县评分最高，F县次之，D县最低，三县的差异具有统计学意义（$P < 0.001$），具体见表8-19。

表8-19　信息共享因素分析表

序号	测量项	Y县		F县		D县		方差分析	
		均值	标准差	均值	标准差	均值	标准差	F值	P值
18	健康信息共享	3.38	1.172	2.94	1.266	2.66	1.274	29.268	< 0.001
19	检查结果互认	3.08	1.128	2.90	1.181	2.51	1.142	20.675	< 0.001
	总计（均值）	3.23		2.92		2.59			

在评价Y县利益分配维度的两个影响因子中，管理人员和医务人员的认同度均为一般，均值为3.21，其中认同度较高的是机构合作利益（均值为3.31），较低的是机构合作动机（均值为3.10）；在评价F县利益分配维度的两个影响因子中，管理人员和医务人员的认同度均为一般，均值为2.97，其中认同度较高的是机构合作利益（均值为3.12），较低的是机构合作动机（均值为2.82）；在评价D县利益分配维度的两个影响因子中，管理人员和医务人员的认同度较高的是机构合作利益（均值为2.78），评价为一般。较低的是机构合作动机（均值为2.42），同理，评价为部分符合。

由此可以看出，除了D县在机构合作动机影响因子上评价为部分符合，其余均评价为一般，且在各个影响因子的评分中Y县评分最高，F县次之，D县最低，三县的差异具有统计学意义（$P < 0.001$），具体见表8-20。

表8-20　利益分配因素分析表

序号	测量项	Y县		F县		D县		方差分析	
		均值	标准差	均值	标准差	均值	标准差	F值	显著性
21	机构合作利益	3.31	1.182	3.12	1.186	2.78	1.234	16.390	< 0.001
24	机构合作动机	3.10	1.233	2.82	1.203	2.42	1.168	26.548	< 0.001
	总计（均值）	3.21		2.97		2.60			

在评价Y县基层服务维度的四个影响因子中，管理人员和医务人员对基层薪酬待遇的认同度最高，均值为3.63，其次是基层服务能力（均值为3.50），均评价为比较符合，余下的两个影响因子依次为医防分离（均值为3.13）和资源下沉（均值为3.42），表明管理人员、医务人员及患者对其的认同度一般；在评价F县基层服务维度的四个影响因子中，管理人员和医务人员对其的认同度均为一般，其中对基层薪酬待遇的认同度最高，均值为3.46，其次是基层服务能力（均值为3.23），余下的依次为医防分离（均值为3.02）和资源下沉（均值为3.00）；在评价D县基层服务维度的四个影响因子中，管理人员和医务人员对其的认同度均为一般，其中基层薪酬待遇的认同度最高，均值为

3.01；其次是基层服务能力，均值为2.69；余下两个影响因子依次为医防分离（均值为2.50）和资源下沉（均值为2.52），均值在2.50左右。

从上可以看出，除了Y县在基层薪酬待遇影响因子上评价为比较符合，其余均评价为一般，三县的差异具有统计学意义（$P < 0.001$），且在各个影响因子的评分中Y县评分最高，F县次之，D县最低，具体见表8-21。

表8-21　基层服务因素分析表

序号	测量项	Y县		F县		D县		方差分析	
		均值	标准差	均值	标准差	均值	标准差	F值	显著性
22	资源下沉	3.42	1.209	3.00	1.242	2.52	1.150	45.811	< 0.001
25	医防分离	3.13	1.213	3.02	1.198	2.50	1.162	25.876	< 0.001
26	基层服务能力	3.50	1.213	3.23	1.301	2.69	1.187	46.780	< 0.001
27	基层薪酬待遇	3.63	1.205	3.46	1.335	3.01	1.284	21.024	< 0.001
	总计（均值）	3.42		3.18		2.68			

总而言之，在评价供方因素维度中，三县中认同度最低的是连续性转诊维度（均值分别为3.01、2.78、2.50），最高的是基层服务维度（均值分别为3.42、3.18、2.68），其余的介于两者之间，均评价为一般，且在各个维度的评分中Y县评分最高，F县次之，D县最低，具体见表8-22。

表8-22　供方因素维度因素分析表

维度	均值		
	Y县	F县	D县
管理整合	3.17	2.87	2.51
团队合作	3.10	2.87	2.47
连续性转诊	3.01	2.78	2.50
信息共享	3.23	2.92	2.59
利益分配	3.21	2.97	2.60
基层服务	3.42	3.18	2.68
总计（均值）	3.18	2.88	2.56

（4）患者因素量化分析

在评价Y县患者因素维度的两个影响因子中，管理人员、医务人员和患者对患者参与（均值为3.16）、患者就医观念（均值为3.30）的认同度均介于3.00～3.50之间，评价为一般；在评价F县患者因素维度的两个影响因子中，管理人员、医务人员和患者对患者参与的认同度较低（均值为2.83），评价为一般；患者就医观念，均值为3.02，表明管理人员、医务人员和患者对患者的就医观念认同度一般；在评价D县患者因素维度的两个影响因子中，管理人员、医务人员和患者对患者参与（均值为2.63）、患者就医观念（均值为2.89）的认同度评价为一般。

从上可以看出，三县患者就医观念和患者参与这两项影响因子的评分均为2.5～3.5，均评价为一般，三县的差异具有统计学意义（$P < 0.001$），且在各个影响因子的评分中Y县评分最高，F县次之，D县最低，具体见表8-23。

表8-23　患者因素分析表

序号	测量项	Y县		F县		D县		方差分析	
		均值	标准差	均值	标准差	均值	标准差	F值	P值
28	患者就医观念	3.30	1.242	3.02	1.221	2.89	1.279	12.517	＜0.001
29	患者参与	3.16	1.289	2.83	1.292	2.63	1.191	19.025	＜0.001
总计（均值）		3.23		2.93		2.76			

综上所述，Y县、F县及D县的影响因素维度评分均值均为2.5～3.5，均表现为一般，其中Y县各维度的均值最大，F县次之，D县最低（表8-24）。

表8-24　总体影响因素维度分析表

维度	均值		
	Y县	F县	D县
医保因素	3.25	2.99	2.82
政府因素	3.19	2.96	2.61
供方因素	3.18	2.88	2.56
患者因素	3.23	2.93	2.76

综合以上数据分析表明，Y县管理人员、医务人员及患者对29个影响因子的认同度最高，同时也可以认为从他们的视角看，Y县医疗服务体系的上下联动、衔接互补受这29个因素的影响相比较最大，也可以认为在三县的上下联动、衔接互补的医疗服务体系中，Y县的工作较其他两县还需要进一步加强，F县和D县在消除服务体系的影响因素上也有不同程度的改进空间。如果将本次三县影响因素总体得分与前章关于三县在上下联动、衔接互补医疗服务体系方面的实证总体结果指标数值联系起来观察，可以发现他们之间存在一定的负向相关关系，从而不难得出结论，我国要健全上下联动、衔接互补的医疗服务体系必须要不断减少乃至消除影响服务体系良好运转的障碍因素。这些基于循证的发现为我国不同地区分级诊疗制度的建设与发展提供了一系列高价值的政策改进含义。

<table>
<tr><td>第9章</td><td>健全上下联动、衔接互补的医疗服务体系的研究结论与政策建议</td></tr>
</table>

医疗服务体系的不断调适和整合发展是医疗服务体系改革的时代命题。党的二十大报告提出了继续"深化医药卫生体制改革，促进医保、医疗、医药协同发展和治理"的政策策略。2023年中共中央办公厅、国务院办公厅印发的《关于进一步深化改革促进乡村医疗卫生体系健康发展的意见》和《关于进一步完善医疗卫生服务体系的意见》等凸显了深化医疗服务体系改革的重要性。这也使得健全上下联动、衔接互补的医疗服务体系的研究越发具有重要的政策价值。在前8章开展的系列主题研究基础上，本章系统总结了一系列重要研究结论和学术观点判断。结合分级诊疗"基层首诊、双向转诊、急慢分治、上下联动"的机制和系统诊断存在的问题，本书构建了健全我国上下联动、衔接互补医疗服务体系的核心要义和系统框架。以此为基础，进一步从多角度提出了促进我国上下联动、衔接互补的医疗服务体系可持续发展的政策建议，并给出政策建议的推进逻辑，为推进中国特色的分级诊疗服务体系建设提供理论支持和循证参考，助力早日建成优质高效的整合型医疗服务体系。

9.1 主要研究结论

9.1.1 上下联动、衔接互补的医疗服务体系构建的必要性和紧迫性

当前，我国居民迅速增长的医疗服务需求与医疗领域发展不平衡、不充分的矛盾还比较突出。人口老龄化、疾病谱改变、整体性健康需求增长及患者经济条件的改善、就医偏好、对高质量医疗服务需求的增加等需求侧的变化，与卫生资源总量不足、资源配置失衡、整合度不高、协同和联动体制机制未健全、信息化建设未同步及个性化服务提供不足、服务提供分散和效率低下等供给侧的匹配度不高，导致区域患者就医流向不合理、服务过程不连贯、服务结果不精准，更难以获得基于"无缝"服务的系统质量要求。显然，医疗服务的上下联动和衔接互补性问题大量存在，分级诊疗新模式尚未形成，与整合型医疗服务体系的建成尚有较远的距离，决定了健全上下联动、衔接互补的医疗服务体系的必要性和紧迫性。

9.1.2 对上下联动、衔接互补的医疗服务体系的研究尚未展现系统研究成果

国内外的文献研究表明，目前学界尚未形成对区域医疗服务体系上下联动、衔接互补的系统研究，关于上下联动、衔接互补的核心内涵更多散见于学术文献。从国际上看，国外没有与上下联动、衔接互补的医疗服务体系建设相对应的概念，欧美发达国家

主要通过构建整合型医疗服务体系在政策组合、医保筹资与支付、医疗机构合作、资源整合、服务协同等方面进行整合，促进医疗机构间的链接、协作和协调，特别强化基层首诊、双向转诊及医务人员之间的交流互动机制等来增进服务提供的连贯性。我国关于医疗服务体系的上下联动研究主要集中于以"三医联动"为基础的机制联动研究，对于其他要素的联动维度触及部门联动、资源联动、利益联动，与联动相关的要素联动如机构整合、资源整合、管理整合、团队整合、服务整合、临床整合、医患互动等内容也散见于学术文献。对于衔接互补的研究更零星地存在于政策衔接、机构衔接、医保衔接、医药衔接、无缝服务等概念层面，研究不够深入，且尚未触及信息、利益等要素的衔接互补。

9.1.3　复合的理论为健全上下联动、衔接互补的医疗服务体系提供更多理论支撑价值

医疗服务体系作为复杂社会系统的有机组成部分，单一理论无法指导上下联动、衔接互补的医疗服务体系的形成，需要更具综合性的理论视角支撑。本章借用理论工具箱中的"前因-行为-理论-结果"研究思路，选取与上下联动、衔接互补的医疗服务体系具有较强契合度的理论，从资源依赖理论、交易成本理论、活动理论、价值理论等解释医疗服务体系的上下联动动因，从复杂适应系统理论和无缝隙组织理论等解释医疗服务体系的衔接互补动因，共同对医疗服务体系的上下联动、衔接互补形成较强的理论解释力。本研究梳理了上述每个理论的核心构念及其关系、因果机制和驱动因素，对上下联动、衔接互补的医疗服务体系的形成动因进行了多个理论视角的解释，并将构念及其关系、因果机制和驱动因素熔于一炉，分析了不同理论基础之间的融合与互补，抽取这些理论之间相互影响、相互作用的理论精髓，探寻上下联动、衔接互补的医疗服务体系运转机制，为上下联动、衔接互补的医疗服务体系形成提供更多"理论密码"。

9.1.4　现代医疗服务体系具有复杂的结果、过程和结果特征

将现代医疗服务体系放在复杂视角下观察，从其结构要素看，现代医疗服务体系具有多系统下的整体性、多主体下的利益多元性、服务共同体下的半自治性、多层次下的功能互补性、复杂要素下的关系多维性特征；从其过程要素看，它具有协同复杂性、时空关联性、信息共享性、医患交互性、远离平衡态性、交易不完全重复性及边界趋向混沌性等特征；从其结果要素看，它又具有可及性和综合性的统一、连续性和协调性的互促、标准化和个性化的兼容，以及获得感和满意度的并包等特征。基于以上复杂特征认知，健全上下联动、衔接互补的医疗服务体系必须要深刻认知其与现代医疗服务体系之间存在密切关联。其中，上下联动、衔接互补的医疗服务体系是现代医疗服务体系的理想化外显展示，而现代医疗服务体系为上下联动、衔接互补的医疗服务体系运行提供了条件基础。

9.1.5　各地开展分级诊疗服务体系建设的系统运行效果显现

从全国东、中、西选取三个代表性样本县进行描述统计，我国区域医疗服务体系运行效果出现了积极的变化特征。整体来看，县域医共体建设效果远好于城乡医联体，东、中部地区紧密型县域医共体优于西部地区非紧密型医共体，城乡医联体也存在同样

的地区差异。具体而言，基于样本点医疗服务系统的面上数据，县域医共体在慢病管理、分级诊疗、资源流向、运行效率、对口支援和帮扶、基层服务能力等指标方面不同程度地取得积极效果；城乡医联体合作多采取技术帮扶协议、专科联盟为主，个别医联体采取托管形式，合作内容多聚焦在人员下派、业务帮扶、人才培养、专科建设和远程医疗等方面，城市三级以上医院和县人民医院的合作要明显好于与其他县级医院如县中医院的合作。这种情况提示，健全上下联动、衔接互补的医疗服务体系，尤其要在区域范围内加强县级医院与大型医疗机构之间的合作深度。

9.1.6 上下联动、衔接互补的医疗服务评价指标体系具有科学性、可靠性

本研究基于彩虹模型分析框架，结合"三医联动"的医改核心内容，根据结构-过程-结果的研究范式，依据指标构建的一般性原则，经过两轮专家咨询和层次分析法，最终构建了包括8个一级指标、21个二级指标、57个三级指标的上下联动、衔接互补的医疗服务指标评价体系，并确定各级指标权重。从一级指标的权重看，从大到小依次是利益联动与衔接互补、医保联动与衔接互补、服务联动与衔接互补、部门联动与衔接互补、机构联动与衔接互补、医药联动与衔接互补、信息联动与衔接互补、医患联动与衔接互补。在二级指标中，权重值排列较高的是分配制度、筹资整合和复合支付制度、服务联动、主体协同、药品衔接。本评价指标体系的构建过程和结果具有一定的科学性与可靠性，也具有一定的创新性和合理性，可为研究地区开展医疗服务的上下联动、衔接互补评价或健全上下联动、衔接互补的医疗服务体系提供一套科学合理的评价工具，促进区域医疗服务体系一体化发展。

9.1.7 上下联动、衔接互补的医疗服务评价指标体系具有推广价值

通过调查数据进行检验，上下联动、衔接互补的医疗服务评价指标体系具有较高的信效度。实证研究表明，本评价指标体系能够评估我国分级诊疗服务体系在上下联动、衔接互补指标方面的现实状况，且具有较好的敏感性，而且可进行比较，因此具有推广价值。研究发现，以县域医疗服务体系为范围，随着紧密型县域医共体的推进试点，总体是中部和东部地区的紧密型县域医共体在上下联动、衔接互补方面优于西部地区的非紧密型县域医共体，表现在上下联动政策制度与联动过程上紧密型县域医共体更加完善与协调，衔接互补效果也较好。但各个县域医共体试点各有特色和优势，中部地区的紧密型县域医共体工作推进扎实，持续发力。东部地区的紧密型县域医共体上下联动、衔接互补的状况整体上相当不错。西部地区的松散型县域医共体虽然在局部展现出亮点，但需要进行更多的改进。总体得分比较提示，现有分级诊疗服务体系贯穿"基层首诊、双向转诊、急慢分治、上下联动"的过程并不必然产生较高程度的衔接互补，要健全我国上下联动、衔接互补的医疗服务体系，紧密型县域健康服务共同体应该是我国分级诊疗服务体系建设必须努力前进的方向。

9.1.8 上下联动、衔接互补的医疗服务体系存在系统的障碍因素

我国分级诊疗服务体系建设正处于进行时刻，不可避免存在复杂性的障碍因素。首先运用现象学分析方法和比例法系统梳理影响上下联动、衔接互补的医疗服务体系在

部门、医保、医药、机构、服务、信息、医患联动与衔接互补上不同程度存在的29项影响因素。其次是构建解释结构模型，最终获得8级层次递阶结构及其关系，其中根源因素是政府重视程度，直接因素是互动机制、纵向协同机制、信息共享和患者就医偏好，其他因素均为间接影响因素。它们之间通过"外部激励约束路径"和"内部成长路径"产生作用机制。最后针对三个样本点影响因素作用程度的定量分析发现，各地上下联动、衔接互补的医疗服务体系越不健全，其管理人员、医务人员及患者对存在的医保障碍因素、政府障碍因素、供方障碍因素和患者障碍因素等影响因素维度认同度越高。通过障碍因素的作用程度得分与上下联动、衔接互补的医疗服务体系的实证总体结果指标得分发现它们之间成负相关，这为下一步提出政策建议提供了循证依据。本章构建的系统诊断框架和逻辑思路为各地寻找分级诊疗存在的问题提供了一个有效的诊断组合。

9.2　构建上下联动、衔接互补的医疗服务体系的核心要义和系统框架

9.2.1　上下联动、衔接互补的医疗服务体系的核心要义

上下联动、衔接互补的医疗服务体系从结构（多维要素）–过程（上下联动）–结果（衔接互补）3个方面为医疗服务体系的构建提供了全面的分析视角。《"健康中国2030"规划纲要》指出，要从政策层面构建体系完整、分工明确、功能互补、密切协作、运行高效的整合型医疗卫生服务体系。我国分级诊疗制度的核心要义和机制可以概括为"基层首诊、双向转诊、急慢分治、上下联动"16字方针。显然，从结构–过程–结果分析视角看，我国对整合型医疗服务体系的构建理念完全体现了这一系统范式，而分级诊疗制度具体推进的16字方针仅仅提出了体系结构、功能互补和协作机制等要求，其核心要义蕴含着体系运行的基本逻辑，但没有将分级诊疗的结果范畴——衔接互补纳入分级诊疗制度的核心要义，可能导致各地分级诊疗制度建设仅重视结构和功能层面的体系改革。从系统论的视角观察，医疗服务系统具有自然和社会的双重属性。从自然科学系统来讲，结构决定功能，医疗服务系统资源的配置在理论上能够带来服务体系功能的协调，但医疗服务系统却具有更多人文社会系统的属性，利益的复杂性决定了系统运转的复杂性，必须将结构功能、运行机制和目标结果熔于一炉，这样才能为建立更加完善的医疗服务系统提供方向性指引。本书的内容研究及其研究结论清楚地表明区域医疗服务系统的构建和评判需要将三者进行有机的结合。基于本书的研究主题和研究内容发现，结合分级诊疗机制，本书将"衔接互补"核心要义纳入到分级诊疗制度的16字方针"基层首诊、双向转诊、急慢分治、上下联动"中，形成更加完整的"基层首诊、双向转诊、急慢分治、上下联动、衔接互补"20字方针的分级诊疗新机制和新模式。笔者认为，或许"衔接互补"才是我国分级诊疗服务体系所有建设目标集合中的灯塔，指引着分级诊疗服务体系的发展方向。

9.2.2　上下联动、衔接互补的医疗服务体系的系统框架

从我国医疗服务体系建设的现实来看，分级诊疗服务体系成为我国今后数年乃至

数十年医疗服务体系建设的总目标。我国医疗服务体系建设的总抓手是希望通过"三医联动"机制的构建，实现医疗服务体系建设的总目标。基于以上研究判断，本书认为推进医疗服务体系的上下联动、衔接互补需要一系列制度、政策配套、系统机制耦合和系统绩效约束，既需要对现有分级诊疗制度设计进行"增砖添瓦"，也需要在已有的制度框架内进行政策执行上的"精雕细琢"，精细化巩固和发展上下联动、衔接互补的医疗服务体系。基于此，根据本课题研究提出的"基层首诊、双向转诊、急慢分治、上下联动、衔接互补"的分级诊疗新核心要义，结合上下联动、衔接互补的医疗服务体系的内涵和边界，本文构建了我国上下联动、衔接互补医疗服务体系的系统框架（图9-1）。

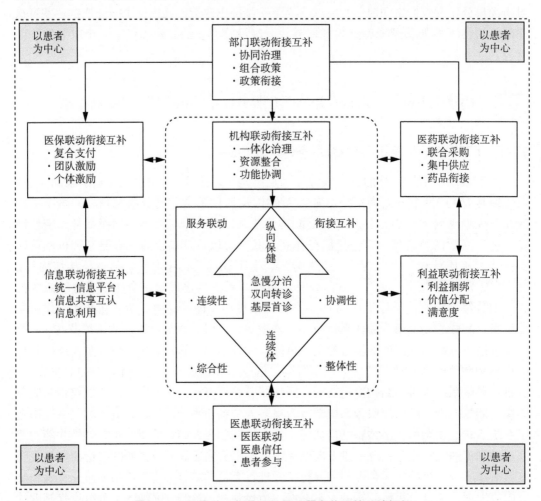

图9-1 上下联动、衔接互补医疗服务体系的系统框架

系统框架综合了上下联动、衔接互补医疗服务体系的核心要义，结合"三医联动"的内涵边界，将以患者为中心的服务理念融入，形成1个根本服务理念、五大核心要义、八大联动与衔接互补、25条核心策略的系统框架。根据本系统框架，遵循以患者为中心的服务价值观，基层首诊、双向转诊、急慢分治是我国医疗服务体系中纵向医疗服务链打造的核心"节点和节段"，也是纵向医疗服务链的主要组成部分。而要使得这些组成部分协调运转，则需要医疗服务体系全面的上下联动，这些联动包括部门联动、医保联动、医药联动、机构联动、服务联动、信息联动、利益联动和医患联动等八大联动。其中，部门联动是核心，是保障机制；医保联动、医药联动和机构联动是"三医联动"的根本组成部分，是动力机制；服务联动、信息联动、利益联动是机构联动的内涵拓展，是纵向医疗服务链能成为保健连续链的工作机制；医患联动是供需主体的互动机制，也是其他联动机制的基础机制。医患之间的良好互动、有序互动、理性互动和积极参与是分级诊疗制度的前提与基础。通过上述核心机制和动力机制的系统联动，触发工作机制的正常运转，在基础机制良好运转的条件下，连续性医疗服务链接启动，形成了"基层首诊、双向转诊、急慢分治"的就医格局。如果上述八大联动机制运转有效，部门衔接互补、医保衔接互补、医药衔接互补、机构衔接互补、服务衔接互补、信息衔接互补、利益衔接互补和医患衔接互补程度更高，将会促使"基层首诊、双向转诊、急慢分治、上下联动、衔接互补"的就医格局更加顺畅，打通阻碍区域医疗服务体系资源要素循环流动的关键靶点，充分发挥卫生系统的体系性能力优势，不断提升区域医疗服务体系的系统绩效。

9.3　健全上下联动、衔接互补医疗服务体系的政策建议

依据理论框架，健全上下联动、衔接互补的医疗服务体系，需要坚持以人为中心、以价值医疗为导向，以无缝医疗服务链为主线，从传统的"三医联动"转向统筹医保、医药、医疗和医政等政策体系，向"全联""深动""衔接""互补"的"上下联动与衔接互补"的新型整合型医疗服务体系推进，全面聚焦于深层次的体制机制改革和调适，系统性地打通和理顺各方面的问题堵点与难点，加强各政策在制定、执行、评估和监控过程中的系统配套，对区域医疗服务体系进行系统性的重塑和整体性的重构，形成更高水平的分级诊疗服务新体系。结合医改政策，根据样本县现状，分别就健全上下联动、衔接互补的医疗服务体系提出关于服务理念方面的转变思路，针对医保、医药、管理等及服务体系本身的政策策略，主要包括针对多机构服务的部门联动与衔接互补的治理政策，针对医保的筹资、补偿、支付激励和约束政策，针对基本药品配备和使用的政策，针对一体化医疗机构整合的组织管理、资源整合和服务连续的政策，针对医疗服务体系的信息共享、利用政策，针对不同层级医疗机构协同的利益均衡政策及针对医患互动的政策策略及其他配套政策。以此为基础，探讨健全上下联动、衔接互补医疗服务体系的政策推进逻辑。

9.3.1　树立以人（健康）为中心的协同发展思维意识和价值理念

（1）全社会要树立以人（健康）为中心的思维意识和发展理念

在多元利益主体关系复杂的世界，价值观领域的坚实支持正变得越来越重要。随着疾病谱的转变，基于以人（健康）为中心的改革和发展理念已经成为现代国家医药卫生体制改革必须遵循的价值原点和核心理念。但是，由于认识差异及利益主体维护自身利益的需要，我国各地推进的医联体和医共体医疗服务模式并不会自动从以医疗为中心向以健康为中心的理念的自然切换。因此，构建上下联动、衔接互补的医疗服务体系，各地要深入贯彻"健康中国"战略，加强全社会对以健康为中心的服务理念的深入理解和

共同价值的认同，建立促进政府及其职能部门、医疗机构及其医务人员、患者及社会公众都要以人的健康作为其根本出发点的目标导向体系，引导全社会形成以国民健康为根本宗旨的价值共识。不过对于不同的利益主体在具体理念上要有所侧重，对于党政"一把手"，要贯彻国民健康的责任意识，将健康融入所有政策及统筹政策发展的理念贯穿于政策过程。对于卫健部门，重点要围绕保健连续体及协调各政府部门促进健康整体的理念形成。对于医保部门，要树立将医保费用控制与促进医疗保健连续性统一的改革理念。对于政府其他部门，要围绕医疗保健连续体的健全分别在其职能范围进行协同政策配合的理念。对于医疗机构及其医务人员，要树立以整体性的健康管理和疾病诊治为中心，根据患者/居民疾病发生发展阶段和医学规律，协同做好治未病、基层首诊、双向转诊、急慢分治和连续医疗的服务理念。而对于患者本人，则要不断提高健康素养，促进理性就医理念和参与健康管理与临床决策的意识形成。

（2）多元利益主体要树立协同发展的价值取向和整合服务发展愿景

健全上下联动、衔接互补的医疗服务体系是在以人（健康）为中心的服务理念下，通过医疗服务体系的不断建设，促进医疗服务体系内不同医疗机构的整合协同发展，全面服务于患者/居民全方位全生命周期的健康管理。为此，需要政府、社会、医疗机构及其医务人员、患者等利益主体树立共建共享、全民健康的理念，共同聚焦于医疗服务体系的协同作用对患者/居民健康价值的改善。政府要落实将人民健康放在优先战略地位的定位，完善促进健康改善和医疗服务体系协同发展的政策策略，并提供资源支持，医共体、医联体等医疗服务主体要树立共同的健康目标愿景，坚持以人的健康为中心，以健康结果为导向，落实未病共同防、小病基层看、大病县内治、重病县外救的分级诊疗思路，整合区域卫生资源，注重通过不同医疗机构的整合和协同，以及其他整合主体的协同支持和配合，落实健康管理在社区、医疗首诊在基层、转诊就医有双向、诊疗时间要及时、就医地点要适宜、医疗服务要连续的疾病救治思路，注重精准施治、科学预防、未病初治、合理用药，彻底扭转"重医疗轻预防"的理念，做到政府及其组成部门、医疗机构、医务人员和患者的相互合作、参与和配合，通过全社会的价值共创，创造一个无缝的医疗服务连续体，共同作用于患者的一体化就诊和整体健康管理，形成从上到下全方位的服务衔接互补，促进更加整合的医疗服务体系愿景的出现。

9.3.2 加强促进上下联动、衔接互补医疗服务体系的政府部门纵横协同联动政策供给

（1）建立纵横协调的管理体制，重塑政府治理的一体化方向

医疗服务体系建设的深度推进离不开政府的高度重视和支持，上下联动、衔接互补的医疗服务体系构建牵涉到医政、医保、医药等系统的联动和协调，需要一体化、系统整合的政府治理体系。政府要在管理体制、运行机制上做出适应性改革，理顺政府及其组成部门的职责权限和责任，切实界定好政府对公立医院的权力边界，建立适应区域医疗服务体系发展的管理体制、运行机制及其政策衔接机制，从过往的"九龙治水"转向协同治理。以紧密型县域医共体为例，没有一个县域的医改探索能离开县级"一把手"的高度参与和不遗余力地推进。以安徽省F县为例，该县县委书记是医改工作的高度参与者，因此在县域医疗资源优化配置和满足人民群众健康需求方面，F县老百姓的切身感受尤为明显"（汪言安，2018）。因此，针对Y县管理体制机制上的障碍，县级政府

需要设置医改领导小组、医共体管理委员会或其他组织构架，制定明晰的权责清单，落实各部门的协同职能责任，加强县域医共体的宏观调控及外部监管，统筹推进医共体及其相关政策的配套改革，并由县委县政府主要领导担任该组织的负责人，党政同责，强化直接责任，建立县级党委政府对县域医疗服务体系建设负总责、县级卫健部门在县域医疗服务体系建设中负实责的管理责任制，并赋予卫健部门在政府组成部门中起着专业化协调的角色，注重加强与其他部门开展常态化合作，如与财政部门加强财政投入的协同，与医保部门加强医保筹资和支付方式的协同等，以利于统筹协调相关部门职能，形成跨部门的集中决策机制，共同助力政策的精准发力，确保政府部门针对医疗服务体系建设事项的协同度、各类医疗服务体系政策内容的衔接度，充分发挥政府集中治理的能动作用，利用专业化的分工协作来实践治理需求，为紧密型医共体建设创造良好的政策环境（谭海波等，2010）。F县要继续发挥现有政府多职能部门能够开展良好协作的制度环境，优化管理体制机制，明确党委政府及政府组成各职能部门的权责清单，强化问责督导，以支持县域医共体向更深层次发展，如向健共体发展。D县虽然挣脱传统体制束缚，由医保办统一整合县发展和改革局（医疗服务价格）、民政局（医疗救助）、人力资源和社会保障局（医保）、卫生健康局（药品耗材采购）等职能，但是存在协调的困难，建议还是由党政主要领导牵头组成医共体管理委员会，针对财政投入不足、医生劳务定价不配套、人才相关制度的灵活性不够等问题，协同财政部门、医疗保障部门、人力资源社会保障部门制定与县域健共体配套的政策规划和计划。

由于我国各级政府及其组成部门的权力配置级别及其管理权限不同，有些问题落在县域，如基层医疗服务价格和医务人员劳务价格长期偏低，但调整的管理权力在省市级。目前，三个样本县均没有建立与市级以上政府针对医疗服务体系改革相关的联动机制。同时由于县域医疗服务体系只能解决90%左右的患者疾病治疗问题。因此，有必要将三级以上医院（含国家区域医疗中心）纳入到区域医疗服务体系规划中，落实好区域医疗服务体系发展"一盘棋"，而三级以上医疗机构管辖权在省市级。因此，必要时要建立区域协商协调机制。建议省市级也要成立医改领导小组或公立医院管理委员会，省市党政"一把手"任组长，协调医药卫生相关管理部门，包括财政部门、发展改革部门、人力资源社会保障部门、卫生行政部门、医疗保障部门等，在分权模式下促进权力系统的集中垂直领导和协商机制，建立起各级政府职能部门间的上下联动工作关系，实现区域间的垂直协同联动（郎明远等，2019）。并在领导小组或公立医院管理委员会下成立相应的医联体、医共体管理中心或专业委员会，每年举行1～2次省市县联席会议，高效协同区域卫生规划、投入保障、人事安排和考核监管，就本区域医疗服务体系的发展问题进行政策、机制协调，做到市域（县域外）和县域医疗服务体系发展规划、政策的统筹衔接，以规范区域间不同医疗机构的合作关系，实现区域资源的利用效率最大化。为保障协同体制的变革落实，应制定法律政策来约束各方，实现决策协同。决策协同体系上至国家部委，下至社区村委，以政府及其卫健部门为主导，贯穿医疗服务体系建设的全流程。

（2）出台既有顶层设计，又有具体措施的区域医疗服务体系协调发展的政策支持体系

上下联动、衔接互补的医疗服务体系构建需要立体化、统一化的政策组合安排。国家卫生健康委员会、国家医疗保障局、国家疾病预防控制局、国家发展和改革委员会、

财政部等部门注重宏观的卫生规划政策设计和指导方案；省卫生健康委员会、省医疗保障局、省疾病预防控制局、省发展和改革委员会、省财政厅、省人力资源和社会保障厅等部门立足本省实际情况，制定更有针对性的全域医疗服务体系建设规划方针及其在财政投入、医保、价格、人事、编制和信息化等方面的配套指导政策；市卫生健康委员会（局）、市医疗保障局、市疾病预防控制中心、市发展和改革委员会、市财政局、市人力资源和社会保障局等部门立足本市实际情况，制定全市卫生事业发展规划、区域卫生规划和医疗机构设置规划，既要做到卫生事业发展规划、区域卫生规划，医疗机构设置规划的有机衔接，也要围绕区域医疗服务体系的整体发展，做到市域（县域外）和县域医疗服务体系发展规划的统筹衔接，政府做好医疗服务体系的规划、筹资、人事、定价和监督工作，全力聚焦于区域医疗服务体系完善的医疗服务政策、医保支持政策、医药供给政策及其他相关政策供给，如财政、人事、编制、薪酬、价格等政策，推行分级诊疗体系建设，落实好现有政策，调整阻碍医疗服务体系发展的政策，出台推进分级诊疗服务体系的政策，以确保政策环环相扣，层次递进，不断精准锁定医疗服务体系的完善。这必然要求打破县域区划的行政分割，加强省市政府层面和县级政府层面的医改政策联动，实施基于区域医联体、县域医共体建设的区域卫生规划，统筹考虑本区域居民的卫生服务需求、地理交通条件等因素，有序推进基于医联体、医共体模式的联动建设。

针对三县均存在投入不足和投入不到位，要不断完善卫生健康投入保障机制，落实财政投入经费，以破除医疗机构逐利机制，促进公益性服务。政府应充分履行出资人职责并承担相应义务，保持国家对公立医院大型设备、学科建设投入不变的前提下，考虑到当前卫生财政权限做出调整的背景下，中央财政重在支持国家、省级公立医院和国家、区域医疗中心建设，省、市、县地方政府务必在保持行政隶属关系和财政投入渠道不变的前提下，加强财政投入在总量和结构上的调整，本着补短板、强弱项、拉长板的服务要求，及时加强财政投入的足额均衡供给，注重区域医疗服务整体质量提升。切忌财政投入的波浪式落地，即注重财政投入的重点是在保障服务能力整体提高和系统纠偏两个方面做到均衡，注重优质资源的扩容和对基层医疗资源的深度下沉，防止财政投入进一步加剧区域医疗资源配置的不均衡、不充分。同时要充分考虑到区域医联体、县域医共体等模式的组织变革对医疗服务体系建设的影响，建立基层医疗机构服务能力、县级医院服务能力和省市三级以上医疗机构的协同并进的能力衔接互补机制，特别是强化基层基本医疗服务能力的提升机制，适当建立乡镇中心卫生院部分专科服务能力提升计划，强化中心卫生院在基层医疗服务体系中的辐射带头作用，打造县域次中心节点，使之部分专科达到二级医疗机构服务能力，以带动一般业务科室的发展。同时增强其与乡镇片区内一般乡镇卫生院的协调发展，实现基层医疗机构整体功能的错位互补发展，真正扩大强基层的张力。Y县为该省县域次中心建设试点，已在稳步推进这项工作，F县和D县需要在县域医疗次中心建设方面加大力度。当前，财政投入还要将化解县域医疗机构的债务特别是县级公立医院和乡镇卫生院的债务与县域医疗服务体系的可持续发展相结合，统筹推进财政投入的均衡保障。

针对Y县基层医疗服务价格长期按兵不动的情况，要逐步理顺医疗服务比价关系，并做好与医保支付、医疗控费和财政投入等政策相配套，建立促进医保基金可承受、群众负担不增加，且能保证医院收入、医生薪酬合理增长的动态调整机制，通过"以技养医"体现医务人员劳动价值。并且考虑到医疗服务价格的调整与医保支付方式的协调，相互补充和相互促进（赵东辉等，2021）。鉴于医疗服务价格调整在于上级医保部门，可以考虑建立价格调整动态的联席会议。省医保局要建立药品耗材服务价格信息反馈机制，适时就全省医疗服务价格的调整建立动态跟踪和调整机制，对于基层医疗机构价格调整的安排，应合理建立价格调整的专家可行性论证机制，每隔两年进行一次动态调整，理顺既能及时适应市场变化，又能合理反映医疗服务价值的价格调控机制。此外，医保支付的基础是价格形成机制，因此支付方式改革本质上是价格改革，要对医疗服务的计价单位、付费标准、支付时间和质量标准等进行改革，能够促进其最终形成的医疗服务价格最大化地契合医疗服务成本（宋昆仑，2022）。F县和D县在医联体、医共体、健共体建设过程中，虽然建立了医疗服务价格调整机制，但也要随着环境的变化进行优化，在动态变化中理顺区域医疗服务价格体系。

针对三县均存在基层人才队伍不稳定、留不住的现实困境，建议加快人事薪酬制度改革，建立符合基层医疗行业特点的人事薪酬和补贴制度。鼓励医共体内优质医生、专家资源共享，研究优质医生、专家下乡多点执业或对口帮扶给予合适的补贴制度，实行协议签约制，激励高层次人才参与基层医疗机构工作，盘活现有人力资源存量。将医共体改革提升或结余的医保服务资金，除部分用于医院科室发展外，着重提高医务人员工资，促进有利于人才下沉和医共体发展的薪酬制度，建立统一人力资源管理，以及与医共体相适应的职称晋升办法，拓展医务人员职业发展空间。随着居民对健康的关注度提高，目前的村医能力还是得不到较高的信任度，建议各省根据"老人老办法、新人新办法"的原则，将现有乡村医生通过学历提升提高到大专以上层次，适当提高基层医疗卫生机构中、高级专业技术岗位比例，打通基层医务人员职称晋升通道。在基层医务人员培养上，建议取消中专类卫生学校，或改为大专类职业学院，逐步降低中专层次的卫生人力资源培养和供给，加大满足基层需求的人才培养，特别是加大对基层人才的培养力度，出台配套的人才留住管理和激励办法，在收入与待遇上缩小城乡之间的差距，调节卫生人力资源的分布和流动，切实解决人力资源结构性的短缺问题。同时要加强对医生团队的激励政策创新的支持，创新薪酬分配方案，建立促进医生协同的激励相容机制。

（3）建立多方监控和重点指标相互结合的绩效考核体系

强化对区域医疗服务体系改革的系统跟踪和评价。当前紧密型县域医共体、健共体虽然建立了一套较为完整的制度体系，但是作为复杂的服务系统，各地发展阶段差异明显，且医共体的可持续性不同程度存在不确定性。因此，建立长效的、融合多部门的监督评价机制，强化对区域医疗服务体系运行质量的系统考核，提高政府监管水平非常重要。2020年国家卫生健康委员会、国家医疗保障局、国家中医药管理局联合发布有关紧密型县域医共体建设评判标准和监测指标体系，将县域内住院率、就诊率、牵头医院下转患者占比等26个核心指标纳入，考察聚焦于县域医疗服务能力提升、有序就医格局形成、卫生资源有效利用及医保基金使用效能提升等四大方面。虽然在试点之初，这些指标能够较好指导各地县域医共体的有效发展，但就构建上下联动、衔接互补的医疗服务体系而言，尚需要补充完善更为精细化的医疗质量监管标准和评估指标，建立以患者健康为中心的多维评价指标体系和考核制度。从指标的设计来看，鉴于我国分级诊疗服务体系尚在打造之中，笔者建议基于彩虹模型，结合本文构建的"上下联动和衔接互补"指标体系的基础，建立结构—过程—结果的评价指标体系。从结构上来讲，促进合理的卫生资源整合结构是基础和前提，包括组织整合、管理整合、医师整合、专业整合、临床整合和信息整合，特别要将人事编制、财政保障、医保政策、医疗服务价格等政策的协同纳入指标体系，促进政府各部门在推进体系改革方面有明确的方向和抓手，有的放矢调整各部门基于各自职责对紧密型县域医共体发展的支持力度问题，也便于考核和问责。在过程评价方面，要特别重视建立诊疗指南、技术规范和临床路径等数据信息库，推进临床路径管理、单病种质量管理及多机构协同服务过程的指标变化情况，加强对医联体、医共体中各医疗机构的诊疗行为管理。在结果评价方面，可建立包括服务连续性、协调性、患者健康改善、患者就医体验等内容的"联动和衔接"评价体系，并科学确立不同指标维度及其指标权重系数，以促进其引导和约束区域医疗机构主体行为的"指挥棒"。

在具体监督考核上要制定区域医疗服务体系的精细化绩效考核指标体系，逐步构建优质高效的整合型服务体系，以提高区域医疗卫生服务体系的整体绩效。地方政府要加强区域内危、急、重症患者的专科服务能力，以及临床路径执行、普通门诊科室下移比例、住院率降低比例、对口下级医院能力提升等作为考核省市级大医院的刚性指标。县级卫生健康行政部门要重点加强对医共体的监督、考核和指导，注重资源配置的结构考核、过程考核和结果考核，将优质医疗资源下沉、基层医疗卫生服务能力提升、首诊和转诊规范、责任医生跟踪沟通、慢性病管理效率、检查互认、服务量层级比、上转和下转人数、结构及比例、临床路径、检查互认、信息共享、基金支出结构比重等作为重点考核内容。医保部门主要考察基金流向、患者补偿、基金使用效果及对上下联动、衔接互补医疗服务体系的支撑情况。相关职能部门主要考察各自职责范围内的具体指标的考核落实情况，如财政部门的财政投入、价格部门的医疗服务价格动态调整到位率、人力资源社会保障部门的人力资源供应与保障情况等具体指标。在条件成熟时，要加强对各级党委政府主要领导人的医改工作的绩效考核，开启在社会发展领域加强政府绩效考核的政策实验或试点，促进区域医疗服务体系质量的持续整体改进。

9.3.3 加强促进上下联动、衔接互补医疗服务体系的医保激励约束政策落实

（1）促进医保基金和公共卫生服务资金进行筹资整合

服务筹资碎片化使用是导致基层卫生服务提供分散化的主要原因。医疗服务体系上下联动、衔接互补的本质并不仅仅在于组织形式的整合，更看重对供方激励机制的设计，使其实现功能性的整合，为医共体利益联动打好基础。因此，必须将用于医疗服务提供的各类资金进行整合，强化基金的集约使用和激励使用，为不同医疗机构之间的联动创造统一"资金池"。针对Y县医保基金和公共卫生服务基金仍然各自运行的情况，建议消除医防资金分离供给造成综合服务分割的弊端，可以将医保基金实行按人头付费打包给医共体之后，公共卫生经费按照医共体常住人口总额预算，由医共体统筹管理和使用，助力医防融合。通过筹资方式的衔接互补改革，促进疾病诊疗向健康管理转变，迫使医共体主动做好预防保健和健康管理，增加基层首诊率，减少不必要的上转。针对F县和D县将公共卫生服务资金按人头计算，统一打包给县域医共体牵头医院，符合目前筹资整合的做法。建议三县根据政策环境的宽松程度在按总额付费的框架下针对基层

医疗机构实行按人头预付和按项目付费相结合的方式进行二次打包支付（医保针对县域医共体的打包预付为一次打包），以发挥医保基金和公共卫生服务资金的整合在慢性病早预防、早诊断、早治疗中的积极作用，全面强化基层医防融合工作的开展。这样促进整个医疗服务体系通盘考虑成本效益、成本效果和成本效用，改变基层医疗机构长期以来存在的粗放式发展现象。

（2）将改革医保支付和补偿方式与紧密型医共体有机结合

没有利益联动就没有紧密型县域医共体。价值医疗（value-based health care，VBHC）作为基于证据和数据的循证评价，是整合型医疗服务体系的未来发展趋势（蒋海泥等，2018）。医保部门制定政策标准，医疗机构根据标准落实，通过双方协同，在实现医保基金控制的同时，实现医疗服务体系可持续发展。在医保支付改革上，通过"战略性购买"（strategic purchasing）实现医保控费作用，发挥撬动医疗服务体系改革的"牛鼻子"价值。因为医保支付方式改革的目的不仅仅在于医保"控费"，更在于破除"以药养医"和"过度诊疗"。因此，要真正建立基于"价值医疗"的支付方式改革，遵循分工合作行为生成的激励逻辑，需要努力保持医学的专业性和经济价值的匹配性，以便做出更好的决策。针对Y县医保仍然实行按项目付费制下的次均费用控制等方式，该县医保机构需要切实变革支付方式，开展以医共体为单位的总额打包预算，结余留用政策落地，针对医疗服务流程优化支付方式激励组合，促进医共体内部加强自我监管。针对F县贫困人口消耗医保基金过多等不合理现象，应适当调整贫困户住院就医的优惠政策，加强医疗救助资金对大额医疗费用患者的救助支持。同时，适当调整基金分配结构，做好平时预防保健资金的分配倾斜，加大这些群体的门诊补偿力度和健康管理力度。针对D县医保部门对健共体实际情况了解不足，应加大支付方式改革的政策宣传；针对县级医院压力过大等情况，应加大医保基金的科学预算，保持合理的预算弹性。针对三县县外基金外流占比高，应适时提高收治疑难、重、危患者的保险激励，优化县级医院住院病种结构，强化优势学科能力，提升薄弱学科能力，并将患者康复期下转作为县级医院的重要考核指标。针对区域三级以上医院要全面落实DRG和（或）DIP，全面提高收治疑难、重、危患者的保险激励，降低收治普通疾病病种的保险激励，即三级以上医疗机构收治的患者病种难度系数越大，获得的医保基金越多，而收治普通病种获得的医保基金补偿越少。针对三县医保监管力度不够的现状，卫生健康行政管理部门要和医保等部门进行协调，协同加强外部监管，以避免单一监管造成的监管漏洞和盲点，促进医共体在利益共享下提升协同服务意识。医保部门还要积极组织医保基金稽查队伍加强运行督察，加大对医保欺诈行为和事件的处理力度。同时要利用现代数字化技术，建立医共体监测预警系统，运用智能医保审核等多种手段加强基金使用过程监控，定期向县域医共体或健共体反馈医保基金流向的动态变化，强化过程控制，确保医保基金规范合理使用。针对患者补偿激励不足的现状，医保政策要向基层医疗机构倾斜，制定家庭签约优惠政策，逐步引导基层首诊，提高患者在基层医疗机构门诊服务和住院服务的报销比例，制定加大经社区首诊而向上转诊患者的报销比例、对于向上转诊的患者采用累计起付线等倾斜政策，简化医共体内转诊报销流程、转诊审批流程，通过拉开区域各级医疗机构常见病、多发病的报销比例等经济手段引导患者的连续性就医行为，推进重视患者价值的全服务流程管理。

9.3.4 加强促进上下联动、衔接互补医疗服务体系的药品集中供应保障和衔接机制建设

（1）健全一体化的药品目录体系与供应保障制度

统一的药品目录和供应保障到位是促进上下联动、衔接互补医疗服务体系的基础性工作之一。根据我国各级政府的职责分工，建议省级层面要制定统一的基本药物目录，完善国家基本药物目录与国家基本药物医保报销目录的统一，将区域内各级医疗机构的基本药品目录统一，建立常规门诊（特别是常见慢性病）的药品保障政策调整和调度机制，落实药品品种目录范围和招标价格市场化参考定价机制，药品价格不得高于市场药店平均价格。省级卫生健康行政部门和省医疗保障部门等要加快药品供应保障体系建设，就县域医共体用药衔接问题进行协商。同时，根据循证医学和药物经济学理论，不断补充和优化药物品种，动态调整目录。县市级层面主要加强药品统一招标机制的建立和健全，市级层面要建立统一的药品耗材采购与配送中心，负责区域医疗服务体系内的统一配送，县域医共体用药由县级医保基金结算中心统一结算。县域医共体牵头医院制定统一的药品耗材采购目录，代表成员单位开展集中采购并接受医保部门业务监管。针对部分廉价且疗效较好的基本药物的不配送或配送不及时，应进行国家采购配送制度的可行性论证。同时加强药品、耗材、试剂生产流通领域治理，建立完善的药品生产流通体系和监管机制。针对 Y 县未执行医共体内药品联动、基本药物品种与基层用药需求和习惯不匹配，以及药价虚高等问题，应建立药品使用反馈机制，做好与医保报销目录的对接，并通过基层用药需求调研，及时调整基本药物目录，增加非基本药物品种，使上下级医疗机构间药品目录差异控制在合理范围之内。针对存在的价格过高等问题，要加快完善基本药物招标定价制度，通过药品集中招标采购，进一步降低药品价格。针对 F 县医共体内药品互给基本能保证转诊用药需求，但存在特殊人群用药短缺等问题，可尝试通过医共体之间的药品互给协作解决；也可以建立药物需求分析制度，应用信息化手段完善药品需求预测，通过系统分析医共体内的特殊药品使用结构、时间等因素，在药品统一采购中一次性配齐，减少药物频繁调拨供应带来的人力、物力成本增加，减少交易成本。

（2）加强上下医疗机构间药品使用的无缝衔接

2018年9月，国务院办公厅发布的《关于完善国家基本药物制度的意见》特别指出，要加强药品供应保障体系建设，规范上下级医疗机构用药的品规、剂型，实现上下联动，做好注重基层与二级以上医疗机构用药衔接，支持分级医疗。因此，一是建议各省首先要根据政策提供的弹性空间，适当放开基层非基本药物的限制比例，根据区域居民的疾病谱，特别是慢性病用药特点和习惯，优先增加常见慢性病和多发病的处方药物在基层的配备比例；二是成立医共体中心药房，建立医共体统一的药品耗材供应保障体系建设，打通医共体内药品配备衔接，加强用药资源共享，解决基层医疗机构与上级医院间药品的衔接难题；三是打破医疗机构级别壁垒，切实探索牵头单位医师下基层坐诊享有与在原单位同样的处方权限，审慎扩大基层医疗机构有资质的医师享有与县级医院医师同等的药方开具权限，根据医师技术职称确定开药处方权，使得基层医生、对口支援或多点执业的医生可以开具县域内用的处方，延伸处方，并建立可行的处方流动管理办法。针对三县医共体内转诊用药不连续、药品衔接度不够高，应探索医共体用药衔接

考核标准，通过药品配备比、药品对接率、慢性病患者长处方用药衔接率来加强考核达标，以建立药品配备倒逼机制，满足基层医院慢性病患者开具1～2个月长处方的用药需求。要建立常规门诊（特别是常见慢性病）的药品调度机制，理顺药品价格比价关系，可以根据不同机构之间的价格差距，对于基本药物目录内的药品给予正常政策报销，对于县级医疗机构对接配备的非基本药物，其报销比例应当高于县级医疗机构同类药品的报销比例，适度低于基层医疗机构基本药物目录内的报销比例，以将患者的药品服务需求引导到基层，消除分级诊疗和双向转诊的用药障碍，也为分级诊疗政策优化积累证据经验。

9.3.5　完善区域内医疗机构分工协作、相互联系的联动机制

（1）建立一体化的区域医联体、县域医共体管理体系

医疗服务体系的上下联动、衔接互补需要建立集权化的治理模式、领导方式和创新支持。县域内在建立以医共体管理委员会为主的外部治理下，加强医共体的内部管理结构建立，形成公立医院与基层机构协调发展的格局。医共体在因地制宜选择适合自身发展模式的基础上，明确紧密型县域医共体的组织架构、运作模式及各个成员单位之间的功能定位。医联体和医共体是共生共荣的关系，要在县域医共体之外加强城乡医联体的发展，根据现有医疗卫生机构设置和布局、服务人口、地理位置，坚持资源优势互补，推进市县医联、县乡医共、乡村一体的管理联动机制的建立，形成医共体和医联体的"双体"联动。条件成熟时，可以将妇幼保健院、疾病预防控制中心等公共卫生机构纳入医共体，向健共体转型，以发挥医共体的整体效应和资源优势，完善医卫融合的公共卫生管理体系。建议在联盟之间建立业务协作领导小组，针对区域之间医疗卫生服务的分级分工和协作问题建立协商议事制度，切实推进区域医疗服务体系的一体化互动，强化区域三级医疗服务体系对所辖区域居民共同承担健康责任的意识，协调服务提供行为的一致。针对Y县两个医共体间协作不良、医共体内部组织不紧密、各级医疗机构功能定位不准、协作机制不明确、协作成效不突出及与三级医院间联动不足等情况，切实推进医共体的治理结构变革，将其按照法人治理结构调整，建立医共体内部的运营管理和各单位的分工职责，明确各自功能定位、独立责任和共同责任，在政府相关部门适度的"简政放权"下，县域医共体享有独立的自主管理权和运营权，打通医联体内部人、财、物的流动，同时鼓励县级医院与大型公立医院建立专科联盟，提供联动合力。针对F县为人口大县，县乡医共体合作兼有松散型与紧密型、医共体面临深入协作的困难，建议根据情况建立适宜的治理结构。对于紧密型医共体，建立法人治理结构，赋予组织法人地位，赋权赋责，从医疗机构一体化的角度统筹合作事务；对于松散型医共体，可以建立协作领导小组，牵头单位与各成员单位共同参与，形成定期协商的议事决策制度。同时，为推进深入协作关系，政府要引导医共体内牵头医院和成员单位加强信任关系的培育，让信任文化和互动机制嵌入到医疗机构之间的运行规则和日常执行中去，摆脱利益关系固化的局面。针对D县存在的集团架构和机制不完善，缺乏协作激励机制，缺乏三级医院的配合和机构内部转诊流程设置不完善等问题，应进一步完善健共体内部治理结构，强化激励机制的构建，不断优化医共体内部就诊流程。同时，医共体要深化与三级医院的合作深度，可考虑深化专科联盟，以托管等方式深度开展人员、技

术协作、专科专病科室建设和双向转诊等业务，并在合作中让渡更多的利益，以促进三级医院加大对县级医院的支持力度。需要注意的是，医共体牵头医院组成的是医疗联盟，而非总医院，联盟成员应具有平等分享的决策、运营等参与权力，采取集体协商的原则。

（2）持续推动卫生资源整合与各医疗机构功能互补衔接

明确医疗机构的功能定位是进行上下联动、衔接互补的基础。各级医疗机构职能定位与诊疗分级相匹配，强化省市县乡村医疗机构互补发展，强化整体差异化功能定位，明确功能职责。三级以上专科医疗功能界限分明，压缩大医院普通门诊。医共体牵头医疗机构重点承担急危重症患者的救治，疑难、复杂疾病向上转诊服务，统筹管理医共体内疾病预防控制工作。基层医疗卫生机构坚持防治结合的功能定位，提供常见病、多发病诊疗服务，重点为诊断明确、病情稳定的慢性病患者、康复期患者提供连续性医疗卫生服务。在具体功能定位上，在强基础服务能力的情况下，基层医疗机构必须扩大服务范围，全面转型综合保健，规定不宜转诊的疾病病种，建议医疗服务能力达到二级医院水平的基层医疗卫生机构可牵头组建医共体。县级医院必须明确需要接诊的病种类型和下转的病种，并建立医疗服务体系动态调整的功能分工机制，根据不同层级医疗服务能力的变化情况进行调整，回归"金字塔"形医疗卫生服务体系，实行统一运行管理，明确分工，密切合作，医共体内优先就诊、优先服务，形成横向到边、纵向到底的服务网络，实现医共体内部的资源纵向共享（陈钧，2011）。在医共体之间就诊的患者也要畅通床位、号源、设备的统筹使用，做到不同等级医疗机构之间形成有序错位发展。针对三县县中医院的指导能力相对薄弱，建立中医院医共体，建议国家对中医院科室设置与功能拓展进行审慎研究，适度扩大中医院中西医并重的功能定位和能力建设，形成与县人民医院的有效竞争态势。针对Y县专家下沉难，建议改变"撒胡椒面"的方式，分批次分重点派出专家到乡镇帮扶，发挥牵头县级医院临床医师、临床护士等专家对医共体成员单位的帮扶作用，特别是科室专家资源的定期下沉，建议牵头医院采取重点帮扶乡镇中心卫生院，再由中心卫生院带动一般卫生院的策略，并建立有效的经济激励和补贴办法。针对F县医务人员下乡由县级医院承担补贴，这并不是长久之计，要建立科学合理的下乡多点执业收益分配机制办法。针对三县存在的远程医疗利用率不高，建议卫生健康部门加大远程利用率的绩效考核制度。同时，从区域角度优化省市县乡村纵向医疗机构功能的衔接互补，医联体和医共体要加强宣传医院各自的功能定位，加强交流沟通，增强不同医疗机构之间的文化认同度，促进共享的诊疗文化价值观、协同性的医疗服务救治理念，共同针对患者的需要提供物有所值的医疗卫生服务。

9.3.6 致力于促进上下联动、衔接互补医疗服务体系的系统联动和服务衔接互补

（1）合理动态确定各级医疗机构病种的诊疗服务范围

医疗机构的功能定位差异性互补及其相互动态调适是健全上下联动、衔接互补医疗服务体系的结构性基础。依据所辖地理区域及可能辐射的地理区域的居民疾病谱，不同医疗机构根据其卫生资源和功能设置明确不同的诊疗服务重点，可根据疾病类型与医疗机构类型匹配原则，会同各级医疗机构专家制定各级医疗机构的具体诊疗病种，细化疾病诊治功能定位。基层医疗机构要开发常见病、多发病的防治指南；专科医院要开

发专科住院服务的临床路径。对于不能明确的疾病制定统一的转诊标准、转诊流程，明确医共体内县、乡两级疾病诊疗目录，使其规范有序，优化以疾病规范和临床路径为基础的规范诊疗，建立基层医生必须诊疗、建议转诊等规范，县级以上医院必须建立下转的疾病病种规范，区域三级医院必须以临床路径进行成本核算，压缩平均住院日，进一步贯通转诊规范服务链。在专科医疗机构将日间手术、多学科诊疗、一站式服务等服务模式常态化、制度化。针对Y县存在的基层发展不均衡，服务能力差制约双向转诊的推进，县外转诊比例居高不下等现象突出的问题，建议以医共体为单位做好统筹规划，加大对基层机构的技术帮扶力度，运用一定的经济激励方式增加下派长期驻点医师，将专家讲座、坐诊会诊、业务培训、手术指导等着力提升基层诊疗技术水平的工作常态化管理。此外，可以尝试开展多机构协同提供一体化医疗卫生服务评价，落实更多临床路径病种执行标准，改变"下转难"现象。针对F县存在的困难，如"县外转诊"不受控制问题，应根据转诊到县外的病种结构，针对性加强县域医共体牵头医院专科建设，加强外派医务骨干进修学习力度，加大专科联盟医院相关病种临床专家对县级医院的支持力度。针对D县在服务联动与衔接互补中缺少三级医院的主动配合，同样需要进一步强化健共体的"对上"联动和衔接力度，即与上级医院端的合作需要进一步深化，可考虑参照医共体的形式，让三级医院全面托管县级医院，实现管理一体化、服务一体化，继续通过专科联盟加强县级医院专科建设，扩大新技术、新项目使用，不断提升县域医疗服务能力，特别要提高县级医院三、四级手术的服务能力，同时优化双向转诊标准和流程。加强乡镇卫生院特别是中心卫生院一、二级手术例数的增长能力和住院服务能力建设，扩大县级医院下转病种目录。

（2）不断优化和再造医疗服务流程

医疗服务流程是上下联动、衔接互补医疗服务体系实现的"主战场"，因为服务链承载着产业链、供应链，蕴含着价值链，是人才流、资源流、信息流、资金流的"赛道"。首先，要打造一体化的纵向服务链和管理链，完善医防有机融合、临床转诊规范衔接互补的诊疗流程，提升服务体验，建立无缝隙医疗服务体系，包括流程、标准、程序，取消不必要的程序管理，减少候诊时间。其次，要重视区域协调性、系统性的体系建设，建设一套区域内的三级转诊体系，落实网格化管理，不越级接受转诊患者，贯通服务链，建立完善医共体内部、医共体之间和县域向外转诊的管理办法及绿色通道，对医联体、医共体内的医院转诊优先接诊、优先住院，减少不必要的挂号和等待时间。再次，要加强基层医疗机构的综合服务管理，高质量落实公共卫生服务均等化项目，提高公共卫生服务水平，加强签约服务，制订个性化健康管理方案，实行慢性病预防、治疗、康复相结合，逐渐通过家庭医生的签约服务落实社区首诊制度，家庭医生服务必须做实做细，对所辖地理区域居民实行分类管理，综合评估，从多维健康切入，以全生命周期健康管理理念为指导，采取从健康促进、保健预防、合理正规治疗到康复的全面保健措施提高基层医疗服务的综合化水平，发挥居民健康"守门人"功能，在签约履约服务过程中强化与当地居民的信任关系。最后，要将专科医疗服务和初级保健服务之间的衔接、互动、整合作为重点，通过缩短患者的住院时间，减少就医费用，提高治愈率等指标强化服务衔接互补考核，以指标约束医疗机构服务行为改进，逐步实现医共体内医疗质量的同质化。针对Y县存在的"签而不约"等突出问题，要加强签约乡村医生的履约意识，调动家庭医生开展签约工作的积极性，加强基层全科医生团队建设，以综合服务能力的提高提升履约服务质量与服务水平，同时真正落实县级临床专家参与的整合化的全科医师队伍，增加签约居民对签约服务的信任度。针对D县基层服务能力不足的限制，需要进一步强化健共体的基层医疗端，建议根据实际情况采取合适的策略。根据该县实际，要继续发挥全专医生工作室的作用，在基层建立慢病管理中心，以高血压、糖尿病等为重点，实施一体化、专业化、精细化的患者全程健康管理，提供医防融合能力。在此基础上不断扩大试点慢性疾病病种范围，建立个性化的健康管理流程，优化常见病、多发病、慢性病的基层就诊，针对不同的疾病类型提供有针对性的服务。要加强全科医生、护士、公卫人员的团队整合，横向上打造团队关系链，以团队中的家庭医生为责任医师，明确团队成员诊前、诊中、诊后的工作职责，特别是加大健康管理绩效考核力度和奖励力度，逐步实现患者选择在签约家庭医生处首诊的机制，上级医疗预约诊疗平台资源优先向基层全科医生开放，享有优先预约、优先就诊及优先住院等便捷措施。要加强全科医师团队和医院专科医师之间的纵向医师团队整合，将县级医疗机构专科医生作为技术支撑力量纳入家庭医生团队，建立以家庭医生为主体、全科和专科有效联动的服务模式，打通纵向医师团队关系链，促进医师在医联体内的双向流动，形成更为扁平化的结构，促进成员之间沟通交流，增强相互信任和相互尊重的组织文化。

9.3.7 畅通县上下联动、衔接互补医疗服务体系中的信息互通和共享利用

（1）夯实医疗服务体系的信息化根基

信息化正在加速改变社会，健康信息已经成为医疗机构新的生产要素。信息化建设是统筹整合医疗、医保、医药的有效手段，当前我国信息化建设与医疗服务体系发展的契合度不高，是制约医疗服务体系上下联动、衔接互补的重要原因。因此，必须大力推动信息化与医改同行的战略行动，建议国家卫生健康委员会成立卫生信息标准或咨询委员会，建立国家统一的技术标准和功能规范，制定国家卫生信息标准规划和计划，加快省级层面的上下贯通、数据共享的信息化管理平台的落地，优化各省的双向转诊信息系统、远程医疗会诊的服务规范，尽快实现县域医共体牵头医院和成员单位信息系统的互融互通，特别是电子病历、居民健康档案、远程医疗等信息系统的连接。除针对五大中心建立的检查互认机制外，探索互联互通信息互认、利用的激励约束和责任机制，让信息数据为上下联动、衔接互补医疗服务体系的建设赋能。就样本县调查而言，除远程医疗和部分检查项目互认外，县域内的信息共享实现程度均较低。D县虽然建立了连续性医疗服务中心，利用阿里钉钉APP自主研发双向转诊和电子病历平台，但也只是共享了双向转诊患者的基本疾病信息、用药信息。因此，针对三县信息共享存在共同标准不统一的困难，要依靠人口健康信息化平台，加快建立覆盖区域公立医疗机构的综合信息系统，推进区域医疗云平台建设，构建以患者为中心的医疗信息系统建设。依据不同领域、用户及数据的特点，研究和设计针对性更强的系统架构与功能，建立统一的信息共享标准。

（2）促进共建互联互通的信息共享平台

加快医疗、医保、医药行政化管理系统建设，将医保系统和医疗服务系统，医院电子病历系统与社区电子健康档案、健康管理系统，医疗服务系统和公共卫生服务系统的

信息互联互通作为政府信息化规划和建设的"攻坚"工程，将医共体信息基础管理系统应用与之有机结合。同时推进卫生行政管理系统与医共体财务管理、人事管理、质量管理和绩效管理等系统的融合，通过大数据将管理、分析、监控和评估等功能进行整合。推进电子健康档案和电子病历的连续记录，实现"患者未动，信息先动"，确保每一项医疗服务的可追溯性和精确付费，改变患者健康信息的碎片化管理现象。要建立信息利用制度，制定数据质量和临床信息共享应用制度，统一优先检查和服务规范，实现临床电子病历信息共享（包括病例基本信息、手术、诊断、用药信息）、检验检查结果、影像集中检查和信息诊断资料的及时传递共享及检查结果的调阅互认，明确使用患者信息的责任与义务，促进医疗机构和医护人员能够互联、互通、互享患者的临床信息，知晓患者疾病与用药状况，促进信息化多功能作用，减少不必要的问诊与检验检查。医疗保障部门和卫生健康行政部门要加大对医联体和医共体互通互联信息化的考核力度，将检验检查互认、信息利用指标作为重要的绩效考核依据，分步规划，加强落实。各级医疗机构通过临床信息化改造提供临床辅助决策支持系统，支持医务人员做出循证诊疗决策，降低决策成本。政府需要健全相关法律法规，出台患者信息监督条例，规范信息共享和利用，保护患者隐私。

9.3.8　健全基于价值导向和贡献导向的医疗服务体系上下联动、衔接互补的利益分配机制

（1）以互惠理论打造利益共享的一体化组织

组织体系的发展离不开互惠互利机制的促进。同样，利益改革是医共体、医联体改革的焦点，利益共享程度也是医疗服务体系高质量上下联动、衔接互补的核心。通过医保支付方式和经济契约来协调不同层级医疗机构之间的利益分配，建立医共体利益捆绑和共享、风险共担机制，以及城市医院与县域医共体利益分配机制，这样才能更好地重塑区域不同医疗机构间针对患者健康形成具有共同目标、共同价值、共同利益等方面的"同路人"格局。政府要根据市场化机制，促进不同医疗机构利益合作的意愿，制定医共体、医联体之间的利益分配规则及相关激励约束政策。牵头医院在合作中投入的大量人力、物力、财力等要得到合理补偿，政府需要承担制度推进中的利益补偿责任，通过调整税费缴纳比、必要的经济扶助减轻各主体的利益负担，减少改革阻力，以促进大医院由"抢占高地"向调整"结构能力"转变。基层医疗机构在合作中要强化预防保健、健康管理、有序转诊等所做的大量工作，也要根据服务价值和创造的贡献获得合理回报，增强扎根基层的信心和激情，促进社区医疗卫生机构由"重医疗"向"重预防兼顾医疗"的健康价值功能转变。只有科学测算区域医疗联盟协同发展效益的"公约数"，才能引导医联体、医共体以患者健康为中心，扩大开源节流渠道，不断做大资金结余"蛋糕"，提升医疗服务流程价值链管理。针对Y县医共体的利益未捆绑，政府首先要根据市场化机制，促进不同医疗机构利益合作的意愿，推进医保打包支付、结余留用政策策略。要制定医共体、医联体之间的利益分配规则，推进系统的激励约束机制，确保兑现利益分配方案。针对F县缺乏利益调整机制，同样有必要完善现有利益分配机制，建议选择和参照科学的多组织合作利益分配模型，结合多方主体沟通谈判达成的原则共识，对医共体结余基金进行细化分配。针对D县收支结构调整未实现原先的上层设计，建议进一步分析原因，并着重从医保支付方式的激励设计对健共体不同层级医疗卫生服务及其收入影

响的角度进行研判，以便调整和优化相关政策设计。各地在医共体内部考核分配时，应建立利益分配协调机制，让医共体成员单位平等参与利益分配，防止牵头医院既做"考官"，又做"阅卷人"，促进利益分配更加科学合理，多方共赢，多方满意。

（2）系统平衡和动态调整医疗服务体系中结余基金的分配

价值医疗导向在当前我国医疗服务体系中，最重要的就是坚持以需求为中心，建立在满足患者健康水平提高基础上的利益共享机制，给医疗联盟及其医务人员加大精细化管理所带来的基金结余潜力提供合理分配预期，以利益引导医疗机构及其医生的协同行为，从而发挥医保结余基金的激励作用，最大化寻找医疗服务体系中各机构、各服务团队和个体医师利益整合的"平衡点"，按照建立基于价值贡献的利益分配，并根据环境的变化对医保结余基金的分配比例进行适度动态调整。运用会议协商、政策评估结果等手段进行利益调和，建立基于医联体、医共体任务完成度的利益分配机制，将服务数量、服务质量、服务时效、群众满意度等关键指标纳入绩效分配考核，通过内部协商建立利益协作共同体，合理确定结余留用、合理超支分担机制。针对Y县结余留用问题，应在建立专项利益分配，如远程医疗收益分配制度基础上，进行科学的分配测算，结合各利益主体协商谈判，建立系统的机构间收益结余共享比例及其调整机制。针对F县在基金结余分配中县级医院出于奉献精神将结余分给乡村两级，虽然精神可嘉，但不值得持续提倡，应该根据之前约定的分配比例和贡献原则进行分配与适度调整。对于D县目前尚无结余，应进一步根据价值医疗原则，对节约成本、提高收入且又保障服务质量的价值医疗活动进行梳理，从加强预防保健、减少重复检查和检验、促进检查互认、通过县域专科能力提升降低外流患者比例等扩大开源节流通道，并确定合理的医疗机构间分配方案。在各机构利益分配机制确定之后，应根据不同的任务性质及其完成情况，遵循成本收益对应原则，考虑必要的医疗风险确定激励方式。对于可以采取事前补贴或津贴的形式，如对于双向转诊可给予相应的定额补贴，对于开展交流学习、技术指导、专家坐诊的服务，要按照相关标准如按天数、职称等给予适当补贴。对于需要采取事后利益分成的方式，如对于做好健康管理的业务活动，应在结余基金后给予分配倾斜。在条件成熟时制定一个操作性更强的针对医共体、医联体间利益分配，针对不同医共体、医联体任务的团队绩效分配和针对不同医务人员的个人绩效分配激励机制，打造从组织到团队再到个体的激励链机制体系，并以此完善医疗联盟的绩效考核体系，点燃"共生"激情。

9.3.9 加强促进上下联动、衔接互补医疗服务体系下的供需双方良性互动

（1）促进医务人员基于患者转诊过程的互动交流

医疗活动的专业性极强，涉及卫生政策推进对医务人员行为改变的转变，也涉及很多隐性知识、共享临床文化和信任关系的维护等。卫生健康行政部门要加强对医务人员分级诊疗理念的教育，促进不同医护人员掌握分级诊疗政策知识、患者转诊标准、临床路径和诊疗规范、与其他专业医务人员进行协调与讨论等方面的临床规则，鼓励医疗机构内部团队成员之间及不同层级医疗机构之间的业务交流，特别是基于患者连续性转诊的业务交流和沟通，将上述知识和经验的教育培养及分享贯穿于医生临床知识培训和培养全过程。不同层级医疗机构要通过微信、QQ平台，加强医务人员业务交流和咨询，促进医生之间的信息交换和知识转移。对于基层首诊和转诊，要制定全科医生对于转诊

患者的跟踪制度，增强其在医疗服务网络中的协调角色和咨询师角色，并促进不同层级医务人员以居民健康利益为中心，制订整体的甚至个性化的诊疗方案。同时，使医共体及其医务人员对患者进行有效的分类，推进医疗机构管理的科学化、规范化、精细化、信息化，使得患者和医生或医生团队形成有效的信任链接，引导患者合理分流，更加精准地针对患者的健康需求进行合理施治。针对Y县单病种临床路径退出率高，要对其进行系统的原因诊断调查，对于不该退出而退出的临床路径必须加强治理和考核问责，对相关医务人员加强教育。对于F县在临床路径中的违规行为，除了必要的问责和经济处罚外，更应加强宣传教育，实时通报，并对执行临床路径较好的科室和个人进行表扬和奖励，逐步促进医务人员树立共享的诊疗文化价值观。对于D县推出临床路径仍然存在下转难的问题，可能表明目前的临床路径设计并没有剥离康复期患者下转的路径部分，需要对此加强再研究，以促进更多患者在康复期到基层医疗机构进行康复。针对三地存在的医共体外的三级医院下转患者数量少，医保保障部门应加大三级医院DRG和DIP推进的力度，倒逼三级医院医务人员将康复期或疾病稳定期患者转到县级以下医疗机构，促进区域医疗机构不同层级医务人员基于患者转诊的信息交流，形成持续良好的互动模式。

（2）注重引导患者在就诊过程和健康管理中的积极参与

患者的健康离不开患者自身对自我健康的知情权和决策权。患者主动参与服务过程有利于加强医生、医生团队之间与患者的交流，激发患者主动参与健康管理和诊疗过程，这也是以患者为中心的理念体现。在健康管理中，患者主动参与全科医生对自己健康管理的讨论，并参与健康管理目标、管理方案的拟定，有助于调动患者进行自我管理的积极性。在疾病诊疗中，患者参加诊疗方案的决策，既有利于提高患者的知情权，也有利于改善疾病的诊断和治疗效果。当患者需要转诊时，全科医生与患者的商量、共同选择和预约上级医院的临床医生，既有利于全科医生对患者的追踪，增强了人际的连续性和疾病信息的连续性登记，也会促进上级医院优先接诊，增加了患者对转诊连续性和协调性服务的获得，最终提升患者的获得感、满足感和良好的就医体验，特别是对多机构医疗服务链的体验。针对Y县患者对健康教育参与度不高，应该多加强宣传教育，创新宣传教育方式，增强居民主动管理自我健康责任的意识。政府要重视基层医疗机构综合服务能力建设，加大分级诊疗宣传力度，培养居民理性就医观念，以增强居民遵从由低到高的就医秩序。针对F县医患关系较好，应继续加强宣传引导，提供患者参与健康管理的能力培训，进一步增强居民对当地基层医疗卫生机构的信任。对于D县患者就医获得感不高，传统就医观念改变程度不高等情况，应根据本县情况，加快医保支付方式改革步伐，切实降低居民疾病负担，优化就诊服务流程，减少不必要的就医手续，加强患者就诊过程中的服务协调。同时要强化分级诊疗、理性就医、健康教育等知识宣传，促进居民的健康理念和行为改变，持续逐步转换不正确的就医理念。

9.4　健全上下联动、衔接互补医疗服务体系的政策推进逻辑

政策推进逻辑与政策问题产生的因果机制高度相关，两者具有内在的一致性。因此，通过解决障碍问题的优先顺序，就能够找准政策策略推进的轻重缓急。结合前章中

关于医疗服务体系存在问题的ISM层级关系模型，参照卫生系统宏观模型子模之间的各障碍因果关系，根据本章提供的系统化政策建议，依据环境（包括理念或价值观）决定结构、结构决定功能、功能决定结果的因果机制和逻辑，获得影响结果的前置因素，即环境、结构和过程等政策因素，这些政策因素对健全上下联动、衔接互补医疗服务体系的作用逻辑如下。

9.4.1 构建的前提在于全面落实是以患者为中心的协同服务理念

思路决定出路，上下联动、衔接互补医疗服务体系的健全首先需要整合理念的转变。在服务整合时代，供给侧结构性改革是基于需求侧的变化而做出适应性改变。随着慢性病时代的到来，患者对整体性、连续性服务的需求日渐强烈，越来越希望区域医疗服务系统是一个无缝隙的系统。基于此，政治系统需要在全社会倡导以人为中心的发展理念，重视患者的整体健康问题和患者基本权益保护，满足人们的基本健康诉求；经济上，整个社会强调促进健康的资金投入，特别是政府财政投入健康的支出逐渐加大，尤其是在预算约束下向基层、向预防保健倾斜；文化上，需要全社会弘扬以患者为中心的协同服务理念，从而促进各类社会组织、卫生健康行政部门建立以人们健康需求改善提高为首要目标的服务理念，推动医疗服务体系通过上下联动机制作用于患者疾病预防、医疗救治，在最大化患者的健康价值、患者体验和满意度改善的目标中，实现医疗服务体系的衔接互补。

9.4.2 构建的核心在于建立复杂医疗服务系统的一体化治理模式

构建上下联动、衔接互补的医疗服务体系是一项复杂的系统工程，需要政府从管理医疗服务体系向治理医疗服务体系转变，不但要从系统层面高度重视医疗服务体系建设，展现政府的政治决心，更需要从多元主体协同共治的角度进行一体化治理，展示政府治理能力的现代化水平。从上下联动到衔接互补，既涉及医疗服务体系的系统联动程度，又涉及医疗服务体系的无缝衔接水平。治理主体，包括政府多部门（横向部门和纵向政府）之间的协同，社会组织和公众的广泛参与，应发挥各自的优势和特长，以部门协同、管理链接、服务联动、监督评估、利益捆绑进行总体设计，促进政策策略的整体性和延续性，加强区域医疗服务系统的整体治理。同时充分运用治理工具，如信息化、经济激励、问责约束等，以利益合作为纽带、以激励合作为动力，形成政府、社会、公民和医疗机构协同共治医疗服务体系的治理框架。

9.4.3 构建的关键是不断强化医疗服务体系的区域协同

前文关于医疗服务体系运转障碍的系统诊断表明，进入"深水区"的改革都是体制机制的适应性调整。因此，健全上下联动、衔接互补的医疗服务体系需要打破不合时宜的体制机制。在体制设计上，既要建立多元协同的一体化治理体系，更要在治理主体权力上优化配置。首先，同级政府及其组成部门要建立针对上下联动、衔接互补医疗范围体系的管理体制，如建立由政府主要领导，由卫生健康行政部门、医保部门等组成的管理委员会，制定横向统一连贯的整合政策。其次，不同层级政府及其组成部门要建立纵向协同的管理体制，定期或不定期召开围绕医疗服务体系的协调会议，重点是加强政策协同机制、医保支付与激励机制，以及监督问责机制的相互支撑，拆除影响各体制机制障碍的壁垒，形成纵向和横向协同治理网络。最后，卫生健康行政部门、医保部门要建立上下联动、衔接互补医疗服务评价指标体系，全方位评价区域医疗服务体系的联动、协同、衔接、互补、无缝状况及健康改善程度，以绩效评价倒逼医联体或医共体推进基于一体化的整合型服务。

9.4.4　构建的基础是以医疗联盟均衡提升区域医疗卫生服务的整体能力

服务能力不强成为我国分级诊疗服务体系建设的痛点，要健全上下联动、衔接互补的医疗服务体系，必须克服医疗机构的单兵作战思路，区域内各医疗机构必须以合作的方式协同提供服务。首先，在县域医共体建设中，牵头县级医院及其他加盟机构如妇幼保健院等要通过多点执业、对口支援、业务指导、人才培训等途径，促进基层综合性服务能力的提升，特别是加强乡镇中心卫生院作为县域医疗次中心的服务能力提升程度，全面发挥基层医疗机构的梯度全科医学优势。其次，县级医疗机构也要通过医疗集团、专科联盟开展与区域内大型公立医院的合作，开展专科医生多点执业、对口帮扶和人才培训等，以提高县级医院"县域总救治守门人"的服务能力，以便和城市大型公立医院的疑难杂症疾病救治功能互补。最后，政府财政投入重点在于均衡区域医疗资源的布局，夯实基层的硬件、软件基础，确保县域内静态的卫生资源设置与动态的医疗资源流动始终以体系布局合理为前提，通过财政投入的"造血"和医共体内牵头医院的"输血"实施齐头并进的策略，不断夯实上下联动、衔接互补医疗服务体系的根基。

9.4.5　构建的"密码"在于不断增强服务提供的交流沟通

随着环境和患者/居民的健康需求改变，医疗服务体系越来越需要建立上下联动，实现衔接互补，而上下联动的关键在于加强合作机制建设，但"密码"在于建立交流沟通，畅通联系渠道。首先，医疗服务体系作为一个组织体系，必须打破区域内不同医疗机构的组织围墙，以管理合作链接各类医疗机构的边界节点，以纵向医疗服务流程优化畅通服务提供者网络，促进组织"群体"之间的无缝隙连接。其次，医疗服务体系本身是一个网络保健链，必须以服务合作为基础，以卫生保健服务链为主线，促进不同层级医疗机构及其医务人员之间的知识技术转移、检查互认和信息利用等互动交流，打通各类服务之间的全链条节点。最后，基层医疗机构要与县级以上医疗机构加强以双向转诊为基础的服务交流沟通，促进患者疾病信息的互联互通，避免不必要的重复检查、重复检验，促进服务流程的衔接互补。

9.4.6　构建的目标是持续改善所辖区域居民和患者的健康

上下联动、衔接互补的医疗服务体系作为整合医疗的一种样态，对于所在区域居民的健康负责是其重要使命。首先，通过治理主体的协同，优化医疗服务流程，促进患者在多机构就诊中，跨越不同医疗机构间的功能鸿沟。其次，政府要加强基本保健系统建设，做好以患者整体需求为基础的、满足个性化的、提供弹性服务的精准对接方式，致力于在平时通过患者的健康管理，让患者尽可能在基层医疗机构获得适宜的卫生保健服务，而在专科医疗机构就诊获得连贯的服务，真正构建全生命周期的健康和疾病连续性诊疗模式，精准对接所辖区域居民/患者的健康需求。这样就可以促进区域居民或患者在正确的时间、正确的地点接受正确的服务。最后，要开发基于患者健康水平提高的服务评价指标体系，不断优化本文构建的上下联动、衔接互补医疗服务指标评价体系，加强对健康管理、健康促进指标的考核，最终使得在促进居民的健康改善中不断提升医疗服务体系上下联动、衔接互补的水平和质量。

　　根据卫生系统宏观模型，结合构建上下联动、衔接互补医疗服务体系的政策建议及健全上下联动、衔接互补医疗服务体系的作用逻辑，笔者认为，只有顺着理念转变—系统治理—整合协同—能力提升—服务连续—健康改善的闭环作用机制推进政策组合协同，掌握"上下联动和衔接互补"政策之间的关联逻辑，通过不断塑造和调适外在环境，加强宏观层面组织协同、中观层面服务连续和微观层面医患整合的连续传导，才能不断健全上下联动、衔接互补的医疗服务体系（图9-2）。认真贯彻这一政策推进逻辑将为健全上下联动、衔接互补医疗服务体系找准解决问题的政策靶点和实施路径，助力我国优质高效整合型医疗服务体系早日形成。

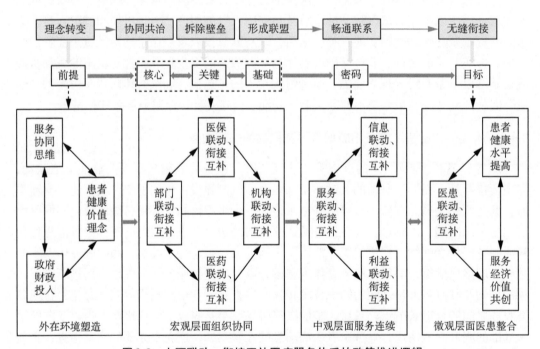

图9-2　上下联动、衔接互补医疗服务体系的政策推进逻辑

参考文献

白鸽, 金超, 周奕男, 等, 2019. 改善医疗服务行动计划下的我国公立医院医疗服务现状分析 [J]. 中华医院管理杂志, 35 (4): 266-271.

白烈湖, 2007. 协同理论与管理协同理论 [J]. 甘肃社会科学, (5): 228-230.

白思俊, 2009. 系统工程 [M]. 北京: 电子工业出版社.

包鑫, 柯平, 2021. 访谈法在我国图书情报领域的应用探析——基于 534 篇文献的文献计量与内容分析 [J]. 图书情报工作, 65 (15): 71-77.

薄云鹊, 刘思宇, 韩优莉, 2017. 区域医疗服务体系纵向整合利益分配机制的实验经济学研究 [J]. 中国卫生经济, 36 (7): 9-12.

北京市卫生和计划生育委员会, 2016. 关于印发《北京市医联体运行考核指标 (2016年)》的通知 [Z].

蔡立辉, 2010. 医疗卫生服务的整合机制研究 [J]. 中山大学学报 (社会科学版), 50 (1): 119-130.

蔡雁岭, 翟运开, 蔡垚, 等, 2014. 基于病人价值的远程医疗体系的建立 [J]. 中国卫生事业管理, 31 (9): 644-646.

柴正宫, 1985. 系统分析在医疗卫生服务中的应用 [J]. 中国医院管理, (11): 15-18.

常峰, 纪美艳, 张舰云, 2017. 国外医疗保险支付方式及启示 [J]. 中国医药工业杂志, 48 (6): 936-942.

陈爱云, 冯珊珊, 2014. 以双向转诊制度为纽带的医疗服务系统分析 [J]. 中国卫生事业管理, 31 (6): 416-418.

陈斌, 2011. 区域医疗协同管理模型研究 [D]. 武汉: 华中科技大学.

陈凡, 傅薇, 张艳梅, 等, 2019. 构建整合型卫生服务体系的边界和关键措施探讨 [J]. 卫生经济研究, 36 (11): 17-20.

陈航, 2017. 医疗供给侧改革: 分级诊疗的合作模式选择研究 [M]. 北京: 化学工业出版社.

陈锦华, 2003. 叠代法、综合指数法、TOPSIS法在评价某医院综合效益中应用的比较 [J]. 中国医院统计, 10 (1): 19-22.

陈静, 夏述旭, 2018. 紧密型医疗联合体人力资源配置与共享关键问题分析 [J]. 中国医院管理, 38 (2): 50-52.

陈柯羽, 韩优莉, 王亚东, 等, 2019. 我国分级诊疗理论架构、实现路径及评价体系 [J]. 中国公共卫生, 35 (4): 497-503.

陈向明, 2000. 质的研究方法与社会科学研究 [M]. 北京: 教育科学出版社.

陈昕, 管仲军, 2020. 从资源整合角度浅谈区域医联体评价维度构建 [J]. 中国医院, 24 (12): 41-42.

陈鑫, 2020. 13张图告诉你 医改"强基层"是如何变成"弱基层"的? [EB/OL]. [2020-08-05]. https://www.jiemian.com/article/4779571.html.

陈迎春，吴妮娜，罗五金，2006. 从消除农村健康贫困的角度看农村医疗救助与新型农村合作医疗有机衔接的必要性［J］. 中国卫生经济，25（6）：17-19.

陈渝，杜雪芹，2019. 医联体内诊疗信息垂直整合对策研究——以EMR为例［J］. 改革与开放，（11）：73-77.

陈至柔，郑英，代涛，等，2018. 一体化医疗卫生服务体系评价框架研究［J］. 中国卫生政策研究，11（4）：29-35.

陈志仙，高山，陈昭蓉，等，2017. 分级诊疗实施效果评价的理论框架［J］. 卫生经济研究，34（12）：25-27.

陈钟鸣，尹文强，黄冬梅，等，2019. 基于爱德华政策模型的县域医疗共同体政策分析［J］. 中华医院管理杂志，35（2）：100-104.

成秋娴，李秀明，冯丹，等，2015. 协调利益关系促进我国远程医疗的发展［J］. 医学与哲学，36（24）：88-92.

程芙蓉，江蒙喜，2019. 以健康价值为导向的城市医疗集团绩效考核指标体系构建［J］. 中国卫生经济，38（6）：70-72.

程念，汪早立，2018. 典型地区医联体模式与成效对比研究［J］. 中国卫生经济，37（7）：12-15.

程述，白庆华，2009. 基于协同理论的政府部门整合决策［J］. 同济大学学报（自然科学版），37（5）：700-703.

春兰，刘智勇，2019. 医联体研究现状分析［J］. 中国医院，23（7）：31-33.

从紫薇，2018. 县域医疗中心推动家庭医生签约服务的主要路径和影响因素研究［D］. 广州：南方医科大学.

崔兆涵，王虎峰，2021. 整体性治理视角下紧密型医共体的构建逻辑与实施路径［J］. 中国卫生政策研究，14（2）：1-7.

代涛，2011. 医学信息学的发展与思考［J］. 医学信息学杂志，32（6）：2-16.

代涛，陈瑶，韦潇，2012. 医疗卫生服务体系整合：国际视角与中国实践［J］. 中国卫生政策研究，5（9）：1-9.

代涛，何平，韦潇，等，2008. 国外卫生服务资源互动整合机制的特点与发展趋势［J］. 中华医院管理杂志，24（2）：137-139.

戴悦，林燕羡，吴韶嫣，等，2021. 福建省紧密型县域医共体绩效评价指标体系构建［J］. 中国卫生经济，40（1）：75-80.

戴悦，郑振俭，林燕羡，等，2019. 基于协同治理的县域医疗卫生服务体系整合模式研究——以福建省建阳"三体一盟"为例［J］. 中国医院管理，39（8）：8-10.

德清县统计局，2019. 2018年德清县国民经济和社会发展统计公报［Z］.［2019-09-02］. http：//www.deqing.gov.cn/art/2019/9/2/art_1229212621_54858944.html.

邓明，张柠，2019. 美国捆绑式支付方式对完善我国连续性医疗服务体系的启示［J］. 中国卫生经济，38（2）：94-96.

董晓辉，2021. 活动理论视角下高校教育数据治理体系构成要素研究［J］. 中国电化教育，（3）：79-87.

董心月，张伶俐，邵蓉，2018. 英国价值定价理念与药品补偿制度的衔接及启示［J］. 卫生经济研究，35（10）：54-57.

窦蕾，陈春，赵蓉，等，2015. 我国公立医院改革国家层面政策分析［J］. 中国医院管理，35（9）：1-4.

杜杏利，高欢，李卉，等，2017. 国内外医联体及分级诊疗构建模式对比与思考［J］. 中国医院，21（12）：40-42.

杜一平，甘德春，2011. 我院实施双向转诊的实践与探讨［J］. 中国医院管理，31（9）：65，66.

樊华，吴群红，郝艳华，等，2017．基于TOPSIS法的医保、医疗衔接问题的综合评价［J］．中国社会医学杂志，34（6）：597-600．

范子田．2016．最有价值的医疗：患者参与［N］．医管通，2016-08-05．

方鹏骞，2016．我国县域医疗服务体系管理体制及运行机制研究［M］．北京：科学出版社．

方鹏骞，邹晓旭，孙宇，2014．我国分级医疗服务体系建设的关键问题［J］．中国医院管理，34（9）：1-3．

冯丹，武锋，段传杰，等，2013．基于交易成本理论的医院药房经营探讨［J］．医学与社会，26（5）：30-32．

冯林华，2019．松散型医联体发展中存在的问题与展望［J］．中医药管理杂志，27（5）：3，4．

冯泽永，2018．推进医联体必须牢记初心［J］．医学与哲学，39（6）：12-16．

付旻，曹易，童翔，等，2018．"武汉市全面提升基层医防融合能力"专家主题研讨［J］．中国全科医学，21（S2）：30-33．

付强，2015．促进分级诊疗模式建立的策略选择［J］．中国卫生经济，34（2）：28-31．

付强，樊静，2019．构建优质高效医疗卫生服务体系思辨：动因、涵义与路径［J］．中华医院管理杂志，35（2）：89-93．

阜南县统计局，2019．2018年阜南县国民经济和社会发展统计公报［Z］．［2019-08-13］．https：//www.funan.gov.cn/xxgk/detail/5e0eba697f8b9a957c8b457d.html．

高传胜，雷针，2019．高质量发展阶段分级诊疗政策的效果与走向［J］．中州学刊，（11）：65-72．

高涤陈，白景明，1990．服务经济学［M］．郑州：河南人民出版社．

高启胜，陈定湾，2021．浙江省县域医疗服务共同体政策协同性评价指标体系构建研究［J］．中华医院管理杂志，37（4）：270-274．

高强，肖锦铖，2021．安徽省县域医共体综合绩效考核指标体系研究［J］．中国农村卫生事业管理，41（1）：7-11．

高婷，2012．基于无缝隙理论的医院药房管理模式研究［J］．中国中医药咨讯，（4）：456．

高鑫，郭莺，钱邻，2010．医院管理与医疗保险的关系与利益探讨［J］．中国医院，14（2）：6-9．

龚怡琳，冯宇彤，王慧卿，2020．基于德尔菲法的综合医院临床医师高级职称评审指标体系构建［J］．中国医院管理，40（8）：50-53．

顾玲巧，余晓，卢宏宇，2020．基于政策协同的政府整体性治理水平测度框架分析［J］．领导科学，（20）：20-23．

顾昕，2019．财政改革与浙江省县域医共体的推进［J］．中国医院院长，（17）：76-85．

顾亚明，2015．日本分级诊疗制度及其对我国的启示［J］．卫生经济研究，32（3）：8-12．

郭冰清，王虎峰，2019．基于资源依赖理论的医疗联合体组建动因与模式选择［J］．中国医院管理，39（8）：1-4．

郭凤玲，顾昕，2015．激励结构与整合医疗的制度性条件：兼论中国医联体建设中的政策思维模式［J］．广东行政学院学报，27（5）：8-14，32．

郭珉江，胡红濮，陈荃，2018．典型国家分级诊疗信息共享模式及对我国的启示［J］．中国医院管理，38（8）：77-80．

国务院办公厅．国务院办公厅关于完善国家基本药物制度的意见［EB/OL］．（2018-09-19）［2020-07-01］．http://www.gov.cn/zhengce/content/2018-09/19/content_5323459.htm．

国务院办公厅关于推进医疗联合体建设和发展的指导意见［EB/OL］．［2017-04-26］．http://www.gov.cn/zhengce/content/2017-04/26/content_5189071.htm．

国务院发展研究中心社会部课题组，2017．推进分级诊疗：经验、问题与建议［M］．北京：中国发展出版社．

韩雪，2013. 基于病人价值链理论的门诊流程管理研究［D］. 合肥：安徽医科大学.

郝模，2005. 卫生政策学［M］. 北京：人民卫生出版社.

郝勋冕，刘春霖，2013. 区域医疗联合体：深化医改新趋势困局犹存待破解［J］. 中国民康医学，25
　　（9）：1-3.

何蓓蓓，高晶磊，刘春平，等，2021. 医保支付方式改革对县域医共体建设效果的影响分析［J］. 医
　　学与社会，34（8）：108-111，116.

何世英，白鸽，罗力，等，2019. 上海市三级医院患者分级诊疗认知情况调查［J］. 医学与社会，32
　　（3）：1-5.

洪增林，2008. 我国集体土地流转系统研究［M］. 北京：科学出版社.

胡钢，徐翔，过秀成，2018. 基于解释结构模型的复杂网络节点重要性计算［J］. 浙江大学学报（工
　　学版），52（10）：1989-1997，2022.

胡红濮，代涛，刘硕，等，2015. 英国卫生信息化建设经验及启示［J］. 中国数字医学，10（7）：
　　10-14，29.

胡娟娟，陈昕，龚时薇，2016. 英国、加拿大和澳大利亚国家卫生服务保障体系下罕用药遴选原则分
　　析［J］. 医学与社会，29（1）：10-12，16.

胡琳琳，张娟，胡广宇，等，2019. 全国改善医疗服务行动第三轮评估调查［J］. 中华医院管理杂志，
　　35（4）：272-276.

胡西厚，王雪蝶，2018. 英国国家卫生服务保障制度偿付特征及其经验借鉴［J］. 东岳论丛，39
　　（10）：88-94.

胡重明，2014. 行动者、资源依赖与制度变迁—基于H医院管理体制变革案例的研究［D］. 上海：
　　复旦大学.

《护理学研究方法》，2014. 现象学研究方法［J］. 中国护理管理，14（5）：560.

《护理学研究方法》，2015. 现象学研究方法［J］. 中国护理管理，15（6）：728.

黄二丹，陈武朝，2018. 整合医疗视角下医院合作的实践探索与必要条件研究［J］. 卫生经济研究，
　　35（8）：7-10.

黄广芳，2013. 解放性的绽放：现象学哲学观的灵魂［J］. 社会科学家，193（5）：9-12.

黄佳培，2018. 江苏省县域医共体建设及趋势走向研究［D］. 苏州：苏州大学.

黄胜利，2019. 当前县域医共体建设存在问题及对策思考［J］. 中国农村卫生事业管理，39（12）：
　　838-841.

黄婷，杜红波，马琴，等，2019. 我国医联体发展模式交易成本分析［J］. 中国卫生经济，38（10）：
　　24-26.

黄蔚雯，2019. 基于"三医联动"的医疗联合体发展探讨［J］. 行政事业资产与财务，（17）：36-38，23.

黄严，张璐莹，2019. 激励相容：中国"分级诊疗"的实现路径——基于S县医共体改革的个案研究
　　［J］. 中国行政管理，（7）：115-123.

姬莉，2017. 分级诊疗体系运行影响因素的解释结构模型构建［J］. 中国妇幼健康研究，28（4）：
　　613-614.

计光跃，2016. 基于分级诊疗制度的家庭医生信息平台理论研究［D］. 上海：第二军医大学.

贾恩恩，戴青梅，傅昌，等，2014. 滨海区紧密型医疗联合体基层医疗机构员工满意度的调查及分析
　　［J］. 中国医学伦理学，27（3）：337-339.

贾梦，王芳，田淼淼，等，2020. 县域医共体试点对基层医疗卫生机构的早期影响研究［J］. 中国农
　　村卫生事业管理，40（7）：482-486.

贾艳婷，方鹏骞，2017. 县域内分级诊疗制度推进效果评价：基于句容、宜城、九龙坡案例研究［J］.
　　中国医院，21（9）：8-11.

江蒙喜，2018．县域医共体改革发展效果的评价指标体系构建——基于浙江省德清县的案例研究［J］．卫生经济研究，380（12）：11-13．

江苏省人民政府．溧阳市实现医联体建设全覆盖［EB/OL］（2018-10-08）［2019-03-07］．http：//www.jiangsu.gov.cn/art/2018/10/8/art_46501 j 837630.html.

姜洁，李幼平，2017．我国分级诊疗模式的演进及改革路径探讨［J］．四川大学学报（哲学社会科学版），（4）：29-35．

蒋小花，沈卓之，张楠楠，等，2010．问卷的信度和效度分析［J］．现代预防医学，37（3）：429-431．

蒋兴华，张明，2012．产学研战略联盟合作动机多理论视角研究及实证探讨［J］．科技管理研究，32（13）：10-14．

荆丽梅，浦良发，崔欣，等，2014．"按人头支付"改革对参合农民门诊就医行为的影响分析［J］．中国卫生经济，33（3）：16-18．

匡莉，马远珠，甘远洪，2011．整合的卫生服务：来自WHO的定义与阐释［J］．医学与哲学（人文社会医学版），32（7）：1-3．

拉塞尔·M.林登，2002．无缝隙政府——公共部门再造指南［M］．王大海，吴群芳，译．北京：中国人民大学出版社．

雷光和，陈琴，2013．公立医院与社区卫生服务机构的分工协作关系研究［J］．中国全科医学，16（8）：2558-2560．

雷祎，赵捷宇，黄瀿姗，等，2017．医联体模式下慢性疾病药品对接现况分析［J］．中国医院管理，37（10）：52-54．

李伯阳，2012．农村基本医疗服务网络中的纵向连续性医疗服务质量研究［D］．武汉：华中科技大学．

李伯阳，张亮，张研，2016．不同支付方式促进卫生服务整合的作用分析［J］．中国卫生经济，35（2）：32-34．

李伯阳，张翔，马敬东，等，2012．农村基本医疗服务网络中的质量链管理［J］．医学与社会，25（5）：65-67．

李陈晨，王芳，薛婉君，2014．美国整合卫生保健主要做法及启示［J］．中国卫生经济，33（8）：90-93．

李芬，白雪，陈多，等，2019．对整合卫生服务内涵与关键举措的思考［J］．卫生经济研究，36（3）：9-12．

李芬，王常颖，陈多，等，2018．基于国际经验的整合卫生服务体系关键路径探索［J］．中国卫生资源，21（6）：533-539．

李海明，徐颢毓，2018．医保政策能否促进分级诊疗的实现：基于医疗需求行为的实证分析［J］．经济社会体制比较，（1）：28-35．

李洪涛，杨力成，2018．新医改背景下区域医疗资源整合问题研究［J］．中国现代医生，56（24）：147-150．

李嘉乐，杜颖，2022．2014-2019年湖南省卫生人力资源配置的公平性分析［J］．卫生软科学，36（6）：40-44．

李岚兰，汤质如，颜理伦，等，2018．安徽省县域医共体运行现状调查分析［J］．中国卫生事业管理，35（10）：723-725．

李玲，2018．分级诊疗的基本理论及国际经验［J］．卫生经济研究，2018，35（1）：7-9．

李梦斐，2017．我国"医联体"发展现状与对策研究［D］．济南：山东大学．

李明，2010．实施整合型医疗服务体系效果与可行性探讨－以北大人民医院医疗共同体为例研究［D］．北京：北京大学．

李爽，张树江，2017. 新医改背景下过度医疗的原因及其对策分析 [J]. 中国卫生产业，14（9）：196-198.

李枭鹰，2011. 文献综述：学术创新的基石 [J]. 学位与研究生教育，（9）：38-41.

李晓明，2013. 基于交易成本视角的供应链整合研究 [J]. 经济问题，（5）：100-103.

李新，秦刚，范素芳，等，2019. 基于共生理论谈产权分离下的县域医共体协同发展路径 [J]. 中国农村卫生事业管理，39（11）：790-793，803.

李学成，2015. 全科医生法律制度的功能定位与立法模式研究：以英美全科医生法制的国际经验为视角 [J]. 金陵法律评论，（1）：276-288.

李琰，喻佳洁，陈雯雯，等，2019. 循证医学的科学观和人文观 [J]. 中国循证医学杂志，19（1）：114-118.

李岳峰，2016. 医疗联合体的收益与最优边界——基于交易成本理论的分析 [J]. 卫生经济研究，33（7）：3-6.

李珍，王怡欢，2020. 基本医疗保险与商业医疗保险的定位与衔接 [J]. 中国卫生政策研究，13（1）：9-14.

梁君林，2002. 医疗保险的系统分析 [J]. 系统辩证学学报，10（2）：94-96.

梁思园，何莉，宋宿杭，等，2016. 我国医疗联合体发展和实践典型分析 [J]. 中国卫生政策研究，9（5）：42-48.

梁万年，2019. 构建优质高效的医疗卫生服务体系 [J]. 中国卫生，（1）：78.

梁志强，于保荣，孙强，等，2013. 我国公立医院医疗服务项目收费偏离成本情况分析 [J]. 中国卫生经济，32（9）：38-41.

林建潮，2020. 县域医共体建设试点医院的实践与成效分析 [J]. 中国医院统计，27（2）：149-152.

林闽钢，2006. 我国医疗卫生体制改革的路径和模式探讨 [J]. 公共管理高层论坛，（2）：180-189.

林伟龙，代涛，朱晓丽，2017. 安徽省天长市县域医联体改革实践分析 [J]. 中国卫生经济，36（4）：74-77.

林振威，2016. 基于医联体模式的分级诊疗服务体系评价——以武汉市为例 [D]. 武汉：华中科技大学.

刘滨，2015. 基于无缝隙政府理论的我国紧急医学救援体系研究 [D]. 武汉：华中科技大学.

刘畅畅，高红霞，张研，2021. 农村家庭医生岗位胜任力指标体系构建 [J]. 医学与社会，34（1）：20-25.

刘朝杰，1997. 问卷的信度与效度评价 [J]. 中国慢性病预防与控制，5（4）：32-35.

刘德培，李鲁，2018. 中华医学百科全书公共卫生学社会医学 [M]. 北京：中国协和医科大学出版社.

刘海霞，陈帅，杜清，等，2020. 某市城乡居民对分级诊疗制度的认知、态度和就医行为调查 [J]. 中国医院统计，27（6）：522-526.

刘继同，2013. 中国医药卫生体制改革发展与新型卫生保健体系的政策涵义 [J]. 社会保障研究，17（1）：125-134.

刘桔铭，杨一青，卢鹤云，等，2021. 云南省临沧市M县医疗卫生共同体改革对医保基金支出的影响研究 [J]. 中华医院管理杂志，37（2）：98-103.

刘磊，符晓，胡月昇，等，2020. 重庆市医联体医保支付改革研究 [J]. 中国全科医学，2020，23（7）：795-798.

刘丽杭，2014. 卫生部门治理：战略与机制 [J]. 中国卫生政策研究，7（11）：30-36.

刘琳琳，戴青梅，张小金，等，2013. 托管模式下医院员工满意度的调查及相关因素分析 [J]. 潍坊医学院学报，35（4）：309-311.

刘璐，董芹芹，2021. 资源依赖理论下体育社会组织资源系统的构建与策略［J］. 湖北体育科技，40（3）：195-199.

刘明，2008. 护理质性研究［M］. 北京：人民卫生出版社.

刘世洪，2008. 中国农村信息化测评理论与方法研究［D］. 北京：中国农业科学院.

刘穗，2011. 价值链管理在中医院管理的应用研究［D］. 广州：广州中医药大学.

刘伟涛，顾鸿，李春洪，2011. 基于德尔菲法的专家评估方法［J］. 计算机工程，37（S1）：189-191，204.

刘湘国，2015. 卫生治理体系和治理能力现代化研究［J］. 管理观察，（36）：19-21.

刘晓峰，2013. 美国的责任制保健组织介绍［J］. 中国卫生经济，32（8）：86-89.

刘雪薇，许寒冰，崔倩倩，等，2021. 安徽省阜南县县域医共体建设成效分析［J］. 中国医疗管理科学，11（1）：14-18.

刘艺，滕宏飞，吕中伟，等，2018. 初步构建公立医疗集团医疗资源整合评估框架［J］. 中国医院，22（6）：21-24.

刘昭，孙志成，赵琨，等，2021. 县域医共体模式下医保基金支付管理现状调查［J］. 中国医院管理，41（8）：58-62.

刘姿，罗利，李念，2013. 运用复杂适应性系统理论分析华西医院预约就诊体系［J］. 中国医院管理，33（5）：48-49.

龙俊睿，孙自学，段光锋，2016. 医疗联合体绩效评估理论框架的构建［J］. 中国医院管理，36（10）：11-13.

龙俊睿，孙自学，段光锋，等，2018. 纵向紧密医疗联合体绩效评估指标体系的构建研究［J］. 中国医院管理，38（5）：25-27.

芦炜，梁鸿，2013. 如何构建医疗联合体：组织模式、利益机制和服务内容［J］. 中国卫生政策研究，6（12）：6-11.

陆琳，马进，2011. 武汉市综合医院与社区卫生服务机构协作模式运行现状与效果研究［J］. 中国医院管理，31（11）：20-22.

罗震旻，2019. 广东：基本药物使用上下衔接［J］. 中国卫生，（10）：91.

吕国营，赵曼，2018. 越评级越失衡？——我国医院等级评定与医生人力资源配置研究［J］. 经济管理，40（7）：110-127.

吕剑楠，王芳，田淼淼，等，2017. 江苏省常州市区域医疗机构服务协同案例分析［J］. 中国卫生政策研究，10（4）：37-41.

吕键，2013. 医疗联合体发展过程中的阻力分析［J］. 中国医院管理，33（10）：5-6.

吕巾娇，刘美凤，史力范，2007. 活动理论的发展脉络与应用探析［J］. 现代教育技术，17（1）：8-14.

吕荣胜，邹丽君，2012. 基于交易费用的我国节能服务产业链整合研究［J］. 商业研究，（6）：1-5.

马迎贤，2005. 资源依赖理论的发展和贡献评析［J］. 甘肃社会科学，（1）：116-119，130.

孟德昕，王菲，彭博识，等，2015. 整合医疗服务体系的概念和内涵以及理论框架创新研究［J］. 中国卫生产业，10（15）：187-188.

孟娜娜，丁宏，章雨晨，2017. 某三甲医院门诊就诊患者分级诊疗认知分析［J］. 中国农村卫生事业管理，37（8）：917-919.

孟庆跃，2010. 卫生人员行为与激励机制［J］. 中国卫生政策研究，3（10）：1-2.

孟庆跃，2015. 卫生体系规划纲要打破传统思维［J］. 中国卫生，（5）：76-77.

苗东升，2010. 经济研究与复杂性科学［J］. 首都师范大学学报（社会科学版），（2）：30-36.

宁艳阳，2018. 国外整合型服务体系怎么建［J］. 中国卫生，（10）：29.

潘开灵，白烈湖，2006. 管理协同理论及其应用［M］. 北京：经济管理出版社.

庞连智，王光荣，宗文红，等，2008. 对社区卫生服务收支两条线管理模式的思考［J］. 中国全科医学，11（13）：1208-1210.

彭博，王博文，2022. 紧密型县域医共体建设中分级诊疗实施效果的主导作用分析［J］. 中国卫生经济，41（12）：89-93.

彭晨曦，尹锋，2008. 系统论观点下的网络信息资源共享机制的构建研究［J］. 图书与情报，（4）：72-75.

彭婧，2015. 澳大利亚政府购买医疗卫生服务的实践及对我国的启示［J］. 中国全科医学，18（5）：485-489.

彭苏勉，2007. 基于复杂系统理论的供应链适应能力研究［J］. 市场研究，（11）：40-42.

钱东福，2014. 城市医疗服务体系整合的理论与实证研究［M］. 北京：科学出版社.

钱珍光，王艳翠，朱艳娇，2019. 医联体制度下患者就医模式转变的困境与应对策略［J］. 中国医院，23（2）：20-22.

乾农，2009. 医疗改革成世界难题 巴西全民免费医药分离［J］. 医院领导决策参考，（20）：43-44.

人力资源社会保障部关于积极推动医疗、医保、医药联动改革的指导意见［EB/OL］.［2016-06-29］. http://www.mohrss.gov.cn/SYrlzyhshbzb/shehuibaozhang/zcwj/yiliao/201607/t20160705_242949.html.

任苒，2018. 对医联体建设发展定位的思考［J］. 医学与哲学，39（6）：6-11.

尚晓鹏，杨清，邱银伟，等，2019. 家庭医生团队签约服务能力评估指标体系构建［J］. 中国全科医学，22（16）：1996-1999，2007.

邵蓉，王梦媛，颜建周，等，2019. 我国网售处方药报销面临的问题及对策分析—基于美国药品福利管理模式［J］. 中国卫生政策研究，9（4）：31-36.

申曙光，张勃，2016. 分级诊疗、基层首诊与基层医疗卫生机构建设［J］. 学海，（2）：48-57.

申鑫，姜恒，冯晶，等，2021. 澳大利亚政府对公立医院的以活动为基础的筹资付费方式与启示［J］. 中华医院管理杂志，37（1）：78-81.

石佳，2013. 从胡塞尔到海德格尔：现象学的解释学转向［J］. 河南师范大学学报（哲学社会科学版），40（2）：29-32.

时硕，白婧，2015. 北京市区域医疗联合体系建设问题探究［J］. 中国医院管理，35（10）：8-10.

史卢少博，姚芳，夏怡，等，2021. 共生理论的医防融合路径分析［J］. 卫生经济研究，38（8）：6-10.

世界银行，1994. 中国卫生模式转变中的长远问题与对策［M］. 北京：中国财政经济出版社.

宋晨，陈泽，查晓丽，等，2017. 患者对分级诊疗的认知及分级诊疗推行情况调查与分析［J］. 中国卫生信息管理杂志，14（5）：731-736.

宋洪国，司庆燕，2017. 澳大利亚"国家电子医疗战略"对我国的启示［J］. 医学与哲学，38（1）：68-70.

宋晓庆，熊季霞，2019. 基于共生理论的纵向型医联体利益协调机制研究［J］. 卫生经济研究，36（1）：13-16.

苏岱，陈迎春，李浩森，等，2017. 安徽省阜南县医疗服务共同体模式下分级诊疗效果分析［J］. 中华医院管理杂志，33（7）：493-496.

孙辉，钱东福，屠慧，等，2014. 国外医疗服务体系及其内部协作的比较研究［J］. 南京医科大学学报（社会科学版），14（1）：26-29.

孙佳，夏云，2017. 美国医院医疗质量管理现状与启示［J］. 中国卫生质量管理，24（4）：116-118.

孙淑云，周荣，2013. 多层次医保制度衔接问题探讨［J］. 中共山西省委党校学报，36（1）：69-71.

孙涛，殷东，张家睿，等，2019. 我国区域医疗联合体的理论研究现况与实践进程［J］. 中国全科医学，22（31）：3871-3875.

孙涛，张淑娥，吴群红，等，2017. 区域医疗联合体发展困境的多级递阶结构与逻辑阐释［J］. 中国医院管理，37（3）：31-33.

孙婷，石欧敏，王洪锐，等，2015. 国外家庭医生服务模式对中国的启示［J］. 黑龙江医学，39（7）：852-853

孙晓凡，陈旻洁，闻大翔，等，2016. 英、美、荷、澳、日分级诊疗实践的启示［J］. 中国卫生质量管理，23（5）：105-108.

孙晓峰，刘源，朱有为，等，2015. 双向转诊绩效评价体系的构建［J］. 解放军医院管理杂志，2015，22（5）：412-414.

孙振球，2010. 医学统计学［M］. 3版. 北京：人民卫生出版社.

谭天林，刘方，王瑷萍，等，2014. 基于患者满意度的医疗服务质量持续改进管理［J］. 中国医院管理，34（7）：62-64.

唐国宝，林民强，李卫华，2016. 分级诊疗"厦门模式"的探索与评价［J］. 中国全科医学，19（22）：2624-2627.

唐文熙，张研，施萌，等，2014. 健康整合理论溯源及研究方法评价［J］. 医学与社会，27（8）：13-17.

唐文熙，张研，张亮，2017. 整合服务改革中基于绩效的集团总额预付模式探索及效果［J］. 中国卫生经济，36（2）：61-64.

陶生生，梅光亮，白忠良，等，2018. 基于社会网络理论的县域医共体建设思考［J］. 卫生经济研究，35（9）：21-23.

田常俊，张亮，2013. 基于患者体验的医疗服务质量关键指标体系构建［J］. 中国医院管理，33（6）：54-56.

田梅梅，段霞，施雁，等，2011. 护理管理专家筛选护理质量关键指标的质性研究［J］. 护理学杂志，26（10）：12-16.

田婷婷，2017. 基于复杂适应系统理论的医疗知识共享研究［J］. 消费导刊，（10）：10，11.

佟欢，2013. 基于结果链框架的上海市家庭医生制服务试点评价研究［D］. 上海：复旦大学.

万力勇，黄焕，范福兰，2019. 活动理论视域下高校创客空间的结构要素、演化规律与运行机制［J］. 高等教育研究，40（12）：81-89.

万晓文，石应康，杜陵江，2012. 医院战略联盟绩效影响因素分析及评价模型［J］. 华西医学，27（7）：1085-1090.

汪彬，宓轶群，李娜，等，2017. 分级诊疗制度下医疗联合体绩效评价体系初步探索［J］. 中国医院，21（5）：3-5.

汪良军，童波，陆海，2015. 合约理论的实验研究进展［J］. 经济学动态，（4）：103-120.

王碧艳，2013. 县域医疗服务体系多元组织协同机制研究［D］. 武汉：华中科技大学.

王婵，李鑫武，吴如意，等，2021. 分级诊疗对"倒三角"就医秩序的纠正效应评估——基于渐进性试点的准自然实验［J］. 中国卫生政策研究，14（3）：13-20.

王成，2016. 构建以制度建设为核心的医联体管理体系［J］. 卫生经济研究，33（9）：17-19.

王海旭，贾慧萍，陈在余，2017. 我国医疗联合体发展的问题及对策分析——基于分工协作的角度［J］. 卫生经济研究，34（12）：22-24.

王红，程茂金，王芳，等，2002. 社区卫生服务与医疗保险的经济良性循环研究［J］. 中国卫生经济，21（4）：38-39.

王红君，张锐，吴朝平，等，2021. 活动理论视角下一流学术期刊品牌经营的关键影响因素识别［J］. 中国科技期刊研究，32（8）：957-965.

王虎峰，2017. 联动整合分级诊疗方能落地［J］. 中国卫生，（7）：42，43.

王虎峰，2018. 打造全新健康构架［J］. 中国卫生，（9）：18-20.

王虎峰，刘芳，廖晓诚，2015. 适应分级诊疗新格局创新医保支付方式［J］. 中国医疗保险，（6）：12-15.

王露，周典，黄欣黎，等，2000. 基于CAS理论的区域远程医疗协同发展机制研究［J］. 中国医院，24（8）：26-29.

王诺贝，2021. 医疗行业价值链理论及其政策应用研究进展［J］. 解放军医院管理杂志，28（7）：612-614.

王清波，2016. 分级诊疗制度的运行机制分析—基于厦门市的案例研究［D］. 北京：北京协和医学院.

王伟，刘芳，2018. 基于ISM模型的医联体动力机制建设影响因素研究［J］. 科技与管理，20（2）：106-112.

王文娟，曹向阳，2016. 增加医疗资源供给能否解决"看病贵"问题？——基于中国省际面板数据的分析［J］. 管理世界，（6）：98-106.

王文婷，2017. 安徽省县域医疗服务共同体政策实施现况与对策研究［D］. 合肥：安徽医科大学.

王雾淞，2006. 医疗体制改革与准公共物品的制度设计［D］. 广州：中山大学.

王欣，1999. 虚拟企业与耗散结构［J］. 上海交通大学学报（社科版），（4）：69-71.

王欣，孟庆跃，2016. 国内外卫生服务整合评价方法概述［J］. 中国公共卫生，32（9）：1280-1283.

王亚莉，2015. 百姓对分级诊疗体系认知现状调查［J］. 中国卫生事业管理，32（6）：423-425.

王怡凡，周典，姚辰欢，等，2021. 基于复杂适应系统理论的精准医疗运行机制探究［J］. 南京医科大学学报（社会科学版），21（2）：117-121.

王振宇，马亚平，李柯，2003. 复合系统理论在联合作战中应用的研究［J］. 系统仿真学报，15（12）：1675-1677. 1690.

威廉姆森，2002. 资本主义经济制度［M］. 段毅才，译. 北京：商务印书馆.

韦倩，2017. 余庆医改：从试点探索到全国推广［J］. 当代贵州，（9）：38-39.

卫生健康委 中医药局关于印发医疗联合体综合绩效考核工作方案（试行）的通知［EB/OL］.［2018-07-26］. http://www.gov.cn/gongbao/content/2019/content_5358685.htm.

魏宏森，曾国屏，2009. 系统论——系统科学哲学［M］. 北京：世界图书出版公司.

魏来，2014. 连续－断裂－整合：我国农村基层卫生机构服务提供模式的历史考察［J］. 中国卫生政策研究，7（12）：24-30.

魏来，2018. 整合型医疗服务系统构建研究［J］. 中国卫生政策研究，11（10）：1-11.

魏来，2019. 整体性治理视角下区域医疗机构纵向协作优化研究［J］. 中国卫生政策研究，12（6）：1-8.

魏来，唐文熙，2016. 高血压患者协调和连续性服务的利用现状研究. 中国医院管理，36（7）：26-28.

魏明杰，刘雪仪，王林，等，2016. 农村慢性病卫生服务纵向整合的理论分析框架与机制研究［J］. 中国卫生事业管理，33（1）：33-36.

文进，李幼平，2019. 健康中国背景下的循证医疗管理：发展、挑战与未来［J］. 中国循证医学杂志，19（9）：1113-1117.

吴刚，马颂歌，2016. 工作场所中拓展性学习的研究［M］. 北京：清华大学出版社.

吴涵梅，李跃平，2010. 双向转诊制度现状以及经验概述［J］. 中国卫生事业管理，27（7）：441-442，453.

吴立红，蒲川，2019. 我国整合型卫生服务评价体系研究［J］. 中国卫生经济，38（7）：18-22.

吴明，2018. 发挥医联体"上下联动"机制［J］. 北京观察，（7）：45.

吴明，林燕铭，陈博，2018. 我国医疗联合体联动机制研究［J］. 医学与哲学，39（9）：12-15.

吴韬，2018. 我国区域医联体信息化集成管理及绩效评价研究——以喀什（南疆）为例［D］. 上海：东华大学.

吴小节，陈小梅，谭晓霞，等，2019. 企业纵向整合战略理论视角研究述评［J］. 管理学报，17（3）：456-466.

吴悦，彭凯，张研，2016. 德国巴伐利亚州健康服务整合实践及其思考［J］. 中国卫生资源，19（3）：252-256.

吴悦，张亮，2017. 基于整合理论的农村地区医疗机构层级间的良性互动探讨［J］. 中国卫生经济，36（3）：8-11.

肖俊辉，陈琴，安然，等，2016. 从新医改政策效果论医联体模式选择［J］. 西安电子科技大学学报（社会科学版），26（4）：22-29.

肖霖，彭美芳，刘亚玮，等，2021. 患者参与医疗决策相关概念框架辨析［J］. 医学与哲学，42（14）：20-25.

肖唐镖，谢菁，2017. "三社联动"机制：理论基础与实践绩效—对于我国城市社区建设一项经验的分析［J］. 地方治理研究，19（1）：40-51.

肖婷，许敏，钱钢锋，2018. 英、美及国内部分城市医疗联合体实践模式与经验［J］. 系统医学，3（18）：192-195.

肖月，2017. 建立深度整合型医疗卫生体系：重视患者参与［J］. 英国医学杂志（中文版），20（10）：587.

肖月，赵琨，2015. 分级诊疗政策内涵与理论基础初探［J］. 中华医院管理杂志，31（9）：641-644.

谢剑峰，周寿祺，祝荣华，等，2015. 实施"契约式"分级诊疗的政策障碍与对策［J］. 中国卫生资源，18（5）：322-325.

谢明均，杨强，黄薇，等，2014. 城乡数字化协同医疗服务模式背景、现状及展望［J］. 现代医院管理，12（3）：2-5.

谢微，2018. 整体性治理的核心思想与应用机制研究［D］. 长春：吉林大学.

解增友，2019. 医药卫生体制综合改革"余庆模式"研究［J］. 中小企业管理与科技，（11）：96-97.

邢春利，彭明强，2015. 我国实施分级诊疗制度的现状及其思考［J］. 中国医疗管理科学，5（2）：9-13.

邢影影，李勇，2019. 江苏省医疗卫生机构床位利用效率分析［J］. 医学与社会，32（11）：13-17，22.

徐春燕，2018. 先行先试 推进余庆医疗体制改革［J］. 当代贵州，（27）：72，73.

徐健，2021. 远程医疗应用现状、挑战及思考［J］. 医学信息学杂志，42（9）：58-62.

徐启俊，夏学平，郑德忠，2016. 余庆医改：注重医生与患者利益［J］. 当代贵州，（48）：20，21.

徐伟，杜珍珍，2016. 社区首诊制按人头付费方式的探讨——以无锡市为例［J］. 中国初级卫生保健，30（3）：18，19.

许加明，2021. 分级诊疗背景下淮安市某社区居民基层首诊意愿调查［J］. 医学与社会，34（9）：69-73.

许梦婷. 乡村医生该由谁来当？——陕西基层医生现状调查［N］. 陕西传媒网-陕西日报，2015年6月8日.

许锐，陈前军，2019. 人性化医疗与循证医学［J］. 医学与哲学，40（23）：5-7，10.

许诗瑶，苗豫东，曹慰栋，2018. 基于资源依赖理论视角的医院-社区慢病医疗服务协作研究进展［J］. 中国医院，22（2）：78-80.

许兴龙，2018. 分级诊疗背景下医疗机构分工协作机制及其实现策略研究［D］. 镇江：江苏大学.

许兴龙，周绿林，陈羲，2018."互联网＋"背景下医疗服务体系整合研究［J］．中国卫生事业管理，35（2）：105-108．

杨敬宇，杨永宏，2014．双向转诊是构建农村分级诊疗体系的基础［J］．中国医疗保险，（12）：18-20．

杨科，高倩，2019．澳大利亚卫生体制改革概况［J］．中国社会医学杂志，26（1）：23-25．

杨莉萍，2009．浅谈澳大利亚药房与药师［J］．中国新药杂志，18（6）：560-563．

杨茜，邓朝华，刘彦辰，等，2019．农村居民医疗机构选择决策与影响因素探讨［J］．中国卫生经济，38（8）：72-74．

杨青龙，2013．基于制度要素的比较优势理论拓展——以交易成本经济学为视角［J］．财贸研究，24（4）：58-68．

杨森，王朝昕，金花，等，2018．基于利益相关者的上海市分级诊疗现状系统评价［J］．中国全科医学，21（22）：2672-2678．

杨肖光，马晓静，代涛，2013．公立医院与基层医疗卫生机构分工协作影响因素研究——基于定性比较分析方法［J］．中国卫生政策研究，6（8）：14-19．

杨兴怡，方子，方鹏骞，等，2017．我国分级诊疗制度评价体系研究［J］．中国医院管理，37（5）：1-4．

杨妍玮，2015．基于博弈论的"医联体"合作对策研究［J］．医院管理论坛，32（12）：6-25．

杨燕绥，罗桂连，2009．政府主导下的医疗卫生服务治理结构和运行机制［J］．中国卫生政策研究，2（2）：31-34．

杨耀宇，付梦媛，2019．分级诊疗的制度效果评估［J］．统计与决策，35（23）：105-108．

杨振然，谭华伟，张培林，等，2018．我国区域纵向医疗联合体医保支付改革：实践模式与政策路径［J］．中国卫生资源，21（2）：127-131．

姚水龙，2020．德清县医保助推分级诊疗的实践探索［J］．中国医疗保险，（7）：45-48．

姚银銮，熊季霞，周亮亮，等，2019．"互联网＋健康"背景下区域医联体信息化建设探析［J］．中国医院，23（2）：4-6．

姚泽麟，2016．行政、市场与职业：城市分级诊疗的三种治理模式及其实践［J］．社会科学，（6）：84-93．

叶清，张林，2008．服务价值链理论与医院服务体系的构建［J］．中医药管理杂志，16（6）：423，424．

叶亦盛，张研，韦倩晨，等，2018．中部地区县级医生县乡服务协作现状调查［J］．中国医院管理，38（8）：22-25．

易云霓，1994．德国医疗保险制度的运行机制［J］．卫生经济研究，11（2）：43-45．

尹述颖，陈文，刘稳，等，2020．紧密型医疗联合体运行的关键问题辨析及政策建议［J］．中国卫生政策研究，13（1）：38-42．

于德志，2015．中国医改安徽模式推行之路［J］．卫生经济研究，32（11）：3-7．

于梦根，袁蓓蓓，孟庆跃，2019．基层医疗卫生服务整合的国际经验及对我国的启示［J］．中国卫生政策研究，12（6）：22-28．

于明远，2020．过度医疗、预算约束与医疗行业激励性规制［J］．经济理论与经济管理，（9）：102-112．

于天甲，吴禹飞，毛静馥，2018．黑龙江某地区医务人员分级诊疗认知度调查［J］．中国公共卫生管理，34（4）：493-496．

余红星，2015．我国医疗机构分工协作动力机制研究［D］．武汉：华中科技大学．

郁建兴，涂怡欣，吴超，2020．探索整合型医疗卫生服务体系的中国方案——基于安徽、山西与浙江县域医共体的调查［J］．治理研究，36（1）：5-15．

袁波英，林凯，董恒进，2020. 县域医共体建设对县级公立医院运行的影响——以浙江省为例 [J]. 中国医院管理，40（2）：26-29.

袁浩文，杨莉，2020. 国内外整合医疗理论、实践及效果评价 [J]. 中国循证医学杂志，20（5）：585-592.

袁莎莎，贾梦，王芳，等，2019. 不同医联体模式下基层医疗机构与上级医院协作机制比较分析 [J]. 中国卫生事业管理，36（2）：81-84，128.

约翰·H. 霍兰，2000. 隐秩序：适应性造就复杂性 [M]. 周晓牧，韩晖，译. 上海：上海科技教育出版社.

曾雁冰，吴杰龙，陈帆，等，2017. 厦门市"三师共管"模式对居民社区首诊行为的影响研究 [J]. 中国卫生事业管理，34（8）：566-569.

翟绍果，徐敬凯，2013. 基于国民均等受益的医疗服务递送体系研究 [J]. 宁夏大学学报（人文社会科学版），35（2）：168-173.

张贝贝，陶红兵，路伟，等，2018. 医疗联合体信息平台构建现状及关键问题分析 [J]. 中国医院管理，38（9）：11-13.

张光曦，2013. 战略联盟不稳定成因分析与演化方向预测——基于资源依赖理论和实物期权理论 [J]. 外国经济与管理，35（8）：36-45.

张含，2019. 医联医共：迈进全推开时代 [J]. 中国医院院长，（15）：74-77.

张绘，于环，2017. 政府初级医疗卫生服务体系政府事权与支出责任划分—以联邦政府为主体的澳大利亚管理体制 [J]. 经济研究参考，（58）：47-56.

张静，2018. 药品集中采购制度与"两票制"政策衔接的关键问题分析 [J]. 中国药物经济学，13（7）：14-17.

张莉，李晶华，王竞，等，2018. 长春市某社区卫生服务中心就诊居民服务质量感知现况及社区首诊意愿调查 [J]. 医学与社会，31（11）：62-64，67.

张亮，张研，唐文熙，等，2014. 健康整合——引领卫生系统变革 [M]. 北京：科学出版社.

张鹭鹭，李凌，欧崇阳，2005. 基于人群健康的国家医疗卫生服务系统建模设计 [J]. 第二军医大学学报，26（11）：1209-1212.

张露，2014. 镇江市医院与社区卫生服务中心纵向协作的效果评价研究 [D]. 南京：南京医科大学.

张茂发，2016. 县域医联体的现状及思考 [J]. 中国卫生产业，13（15）：37-39.

张伟，孙瑞玲，2017. 澳大利亚分级诊疗及对我国的启示 [J]. 中国医药导刊，19（8）：852-856.

张新庆，刘也良，2014. 分级诊疗 医患各自怎么看？[J]. 中国卫生，（10）：38-41.

张学文，叶元煦，2002. 区域可持续发展三维系统理论初探 [J]. 哈尔滨工程大学学报，23（2）：126-129.

张雪，杨柠溪，2015. 英美分级诊疗实践及对我国的启示 [J]. 医院与医学，36（7）：78-81.

张研，唐文熙，孙晓伟，等，2014. 健康整合的评价及评价体系初探 [J]. 医学与社会，27（8）：23-26.

张亦文，1991. 医患系统分析 [J]. 医学与哲学，（10）：52.

张奕，卢东民，陈亚萍，等，2018. 我国各省市自治区的分级诊疗政策比较研究 [J]. 中国全科医学，21（10）：1167-1176.

张永安，李晨光，2010. 复杂适应系统应用领域研究展望 [J]. 管理评论，22（5）：121-125.

张勇，冀春亮，罗力，等，2001. 建立农村三级预防保健网方案的合理性论证 [J]. 中国卫生资源，（3）：114-116.

张宇，张鹭鹭，马玉琴，等，2010. 基于系统动力学的农村人群就医选择行为模型干预研究 [J]. 中国全科医学，13（22）：2474-2476.

张宇瑶，葛榕榕，孙刚，2020. 基于二元logistics回归的患者过度医疗检查认知及影响因素研究［J］. 中国卫生事业管理，37（12）：893-895，899.

赵丹丹，2008. 上海医疗资源纵向整合研究［D］. 上海：复旦大学.

赵俊，姚俊，2017. 破解医联体建设"四重四轻"难题［J］. 群众，（16）：38，39.

赵敏捷，贾梦，王芳，等，2019. 浙江省德清县县域医共体改革措施与效果分析［J］. 中国卫生政策研究，12（11）：53-58.

赵燕，张倩，梁立智，2018. "患者参与"临床决策的理论与实践问题研究［J］. 中国医学伦理学，31（6）：799-803.

郑蕾，2019. 分级诊疗制度建设的影响因素剖析及建议［J］. 中国卫生经济，38（9）：12-15.

郑荣，杨竞雄，魏明珠，等，2021. 活动理论视角下的产业竞争情报智慧服务分析框架研究［J］. 情报杂志，40（8）：39-46.

郑晓书，王芳，2021. 一个不完全契约履约效率的案例研究——基于农业循环经济项目的实践逻辑［J］. 农业经济问题，42（10）：64-77.

郑英，李力，代涛，2016. 我国部分地区分级诊疗政策实践的比较分析［J］. 中国卫生政策研究，9（4）：1-8.

郑志君，1987. 医疗收费制度变迁的回顾与展望［J］. 中国卫生经济，（2）：32.

钟小红，杨辉，王颖，等，2019. 城市公立医院改革背景下整合型医疗服务理论框架研究［J］. 中国卫生经济，38（3）：9-12.

钟正东，杨孝灯，吴德武，等，2022. 三明市医共体支付方式改革的协同治理模式及效果分析——以尤溪县总医院为例［J］. 中国卫生政策研究，15（3）：1-8.

钟志健，李国鸿，2002. 巴西卫生部门权力下放政策评析［J］. 《国外医学》卫生经济分册，19（4）：181-184.

周金玲，2009. 农村卫生服务体系功能定位的思考［J］. 中国卫生资源，12（1）：27，28.

周静，缪轶，肖黎，2014. 南京市某医院门诊患者就医等候时间分析及网络化流程再造设想［J］. 医学与社会，27（12）：60-62.

周绿林，豆月，2017. 农村医疗卫生服务体系协同机制构建研究［J］. 中国农村卫生事业管理，37（10）：1155-1158.

周然，2020. 基于交易成本理论的共享经济价值增值机制探究［J］. 商场现代化，（11）：151-153.

周伟，吴先明，2016. 论资源依赖理论对企业并购的诠释［J］. 兰州学刊，（2）：169-175.

周伟，徐杰，2003. 巴西医疗卫生体制与改革给我们的启示［J］. 江苏卫生事业管理，14（4）：61-63.

周小梅，2010. 基于交易成本视角分析医疗服务供给的市场与政府边界［J］. 中国经济问题，（2）：53-56.

周雅婷，张柠，辛园园，等，2021. 基于管理协同理论的国内外医疗机构上下联动工作机制分析［J］. 中国医院，25（2）：1-4.

周毅，2015. 医疗体制改革比较研究［D］. 杭州：浙江大学.

周志忍，蒋敏娟，2013. 中国政府跨部门协同机制探析—— 一个叙事与诊断框架［J］. 公共行政评论，6（1）：91-117，170.

周志霞，2012. 林业市场行为与区域经济绩效的SD仿真研究：以山东省木材加工产业集群为例［M］. 北京：中国社会科学出版社.

朱碧帆，李芬，陈多，等，2019. 整合医疗卫生服务体系筹资激励机制现状、问题和优化策略［J］. 中国卫生资源，22（6）：410-414.

朱恒鹏，2019. 医疗卫生财政投入机制与国家治理体系现代化——学习党的十九届四中全会《决定》的体会［J］. 经济学动态，（12）：3-14.

朱恒鹏, 2014. 医患冲突恶化的根源及对策 [EB/OL]. [2014-03-13]. http://www.cssn.cn/jjx/jjx_gd/201403/t20140313_1028217.shtm.

朱明珠, 2016. 分级诊疗制度下医疗服务体系资源与过程协同优化 [D]. 天津: 天津大学.

朱振国, 2020. 德清县域医共体背景下提升基层医疗卫生服务能力的做法和初步成效 [J]. 中国乡村医药, 27 (1): 58-60.

邹晓旭, 高昭昇, 姚瑶, 等, 2015. 基于社会分工理论的分级医疗服务体系理论研究 [J]. 中国医院管理, 35 (7): 21-23.

左根永, 2014. 基层医疗卫生机构基本药物和低价药品采购政策衔接分析 [J]. 中国卫生政策研究, 7 (11): 7-12.

左仁淑, 夏长清, 2009. 服务过程管理整合模型构建 [J]. 经济问题探索, (10): 144-147.

2018年余庆县国民经济和社会发展统计公报 [Z]. 余庆县人民政府, 2019-08-20.

Ahmed A, Lam SS. Optimizing the benefits of hospitals in health information exchange networks: an integer programming model//Proceedings of IIE Annual Conference [C]. Institute of Industrial and Systems Engineers. Pittsburgh, 2017: 609-614.

Amelung V, Hildebrandt H, Wolf S, 2012. Integrated care in Germany: a stony but necessary road [J]. Int J Integr Care, 12 (1): 16-34.

Argyres NS, Zenger TR, 2012. Capabilities, transaction costs, and firm boundaries [J]. Organization Science, 23 (6): 1-15.

Arrow KJ, 1963. Uncertainty and the welfare economics of medical care [J]. J Health Polit Policy Law, 26 (5): 851-883.

Barnum H, Kutzin J, Saxenian H, 1995. Incentives and provider payment methods [J]. International Joumal of Health Planning and Management, (10): 23-45.

Blendon RJ, Donelan K, 1989. British public opinion on National Health Service reform [J]. Health Aff (Millwood), 8 (4): 52-62.

Carr AS, Pearson JN, 1999. Strategically managed buyer-supplier relationships and performance outcomes [J]. Journal of Operations Management, 17 (5): 497-519.

Casciaro T, Piskorski MJ, 2005. Power imbalance, mutual dependence, and constraint absorption: a closer look at resource dependence theory [J]. Administrative Science Quarterly, 50 (1): 167-199.

Chapin J, Fetter B, 2002. Performance-based contracting in Wisconsin public health: transforming state local relations [J]. Milbank Q, 80 (1): 97-124.

Cheah J, 2001. Chronic disease management: a Singapore perspective [J]. BMJ, 323 (7319): 990-993.

Ching-peng Peng, 2005. Strategies to build up holistic governance [C]. Network of Asia-Pacific Schools and Institutes of Public Administration and Governance (NAPSIPAG) Annual Conference, Beijing.

Coddington DC, Ackerman FK Jr, Moore KD, 2001. Integrated health care systems: Major issues and lessons learned [R]. Healthc Leadersh Manag Rep, 9 (1): 1-9.

Colaizzi P, 1978. Psychological research as the phenomenologist views it: Existential phenomenological alternatives for psychology [M]. New York: Oxford University Press, 487.

Connelly BL, Ketchen DJ, Slater SF, 2011. Toward a "theoretical toolbox" for sustainability research in marketing [J]. Journal of the Academy of Marketing Science, 39 (1): 86-100.

Coskeran T, Denman A, Phillips P, et al, 2005. A cost-effectiveness analysis of domestic radon remediation in four primary care trusts located in Northamptonshire, UK [J]. Health Policy, 71 (1): 43-56.

Das TK, Teng BS, 2000. Instabilities of strategic alliances: an internal tensions perspective [J]. Organization Science, 11 (1): 77-101.

Davenport TH, Short JE, 1991. The new industrial engineering: information technology and business process redesign [J]. Sloan Management Review, 31 (4): 11-27.

Devers KJ, Shortell SM, Gillies RR, et al, 1994. Implementing organized delivery systems: an integration scorecard [J]. Health Care Manage Rev, 19 (3): 7-20.

Edgren L, 2008. The meaning of integrated care: a systems approach [J]. Int J Integr Care, 8: e68.

Fletcher E, Abel GA, Anderson R, et al, 2017. Quitting patient care and career break intentions among general practitioners in South West England: findings of a census survey of general practitioners [J]. BMJ Open, 7 (4): e015853.

Gulati R, Sytch M, 2007. Dependence asymmetry and joint dependence in interorganizational relationships: Effects of embeddedness on a manufacturer's performance in procurement relationships [J]. Administrative Science Quarterly, 52 (1): 32-69.

Haggerty JL, Reid RJ, Freeman GK, et al, 2003. Continuity of care: a multidisciplinary review [J]. BMJ, 327 (7425): 1219-1221.

Hammer M, 1990. Engineer works: don't automate, obliterate [J]. Harvard Business Review, 67 (4): 104-12.

Harzheim E, Duncan BB, Stein AT, et al, 2006. Quality and effectiveness of different approaches to primary care delivery in Brazil [J]. BMC Health Serv Res, 6: 156.

Hasson F, Keeney S, Mckenna H, 2000. Research guidelines for the Delphi survey technique [J]. J Adv Nurs, 32 (4): 1008-1015.

Hefford M, Crampton P, Foley J, 2005. Reducing health disparities through primary care reform: the New Zealand experiment [J]. Health Policy, 72 (1): 9-23.

Hillman AJ, Withers MC, Collins BJ, 2009. Resorce dependence theory: a review [J]. Journal of Management, 35: 1404-1427.

Huckman RS, 2006. Hospital integration and vertical consolidation: an analysis of acquisitions in New York State [J]. J Health Econ, 25 (1): 58-80.

Kamuzora P, Gilson L, 2007. Factors influencing implementation of the community health fund in Tanzania [J]. Health Policy Plan, 22 (2): 95-102.

Leatt P, Pink GH, Naylor CD, 1996. Integrated delivery systems: has their time come in Canada? [J]. CMAJ, 154 (6): 803-809.

Leese B, Bosanquet N, 1996. Changes in General practice organization: survey of general practitioners' views on the contract and fundholding [J]. Br J Gen Pract, 46 (403): 95-99.

Liu DR, Shih MJ, 2011. Hybrid-patent classification based on patent-network analysis [J]. Journal of the American Society for InformationScience & Technology, 62 (2): 246-256.

Macinko J, Harris MJ, 2015. Brazil's family health strategy: delivering community-based primary care in a universal health system [J]. N Engl J Med, 372 (23): 2177-2181.

Mason A, Goddard M, Weatherly H, et al, 2015. Integrating funds for health and social care: an evidence review [J]. J Health Serv Res Policy, 2015, 20 (3): 177-188.

Mendes EV, 2018. Interview: The chronic conditions approach by the Unified Health System [J]. Cien Saude Colet, 23 (2): 431-436.

Michael G, 2015. Developing a patient care co-ordination centre in Trafford, England: lessons from the international foundation for integrated care (IFIC) /advancing quality alliance integrated care fellowship experience [J]. Int J integr care, 15 (2): 1-9.

Minkman MM, Ahaus KT, Huijsman R, 2009. A four phase development model for integrated care services in the Netherlands [J]. BMC Health Services Research, 9: 42.

Monitor. 2017. NHS foundation trust directory Transparency data [R].

Moran M, 1999. Governing the health care state: a comparative study of the United Kingdom, the United States, and Germany [M]. Mancheste: Mancheste University Press.

Mur-Veeman I, Hardy B, Steenbergen M, et al, 2003. Development of integrated care in England and the Netherlands: managing across public-private boundaries [J]. Health Policy, 65 (3): 227-241.

Mutemwa R, Mayhew S, Colombini M, et al, 2013. Experiences of health care providers with integrated HIV and reproductive health services in Kenya: a qualitative study [J]. BMC Health Serv Res, 13: 18.

National Academies of Sciences, Engineering, and Medicine. 2001. Crossing the Quality Chasm: a New Health System for the 21st Century [M]. Washington DC: The National Academies Press.

Nelson Rodrigues dos Santos, 2013. The Brazilian Unified Health System (SUS), state public policy: its institutionalized and future development and the search for solutions [J]. Cien Saude Colet, 18 (1): 273-280.

Nichols LM, O'Malley AS, 2006. Hospital payment systems: will payers like the future better than the past? [J]. Health Aff (Millwood), 25 (1): 81-93.

Oliveira L, Passador C, 2014. Considerations on the Brazilian national health system (SUS) performance index [J]. Sante Publique, 26 (6): 829-836.

Or Z, Hakkinen U, 2011. DRGs and quality: for better or worse [A]. Busse R, Geissler A, Quentin W, et al. Diagnosis-related groups in Europe: moving towards transparency, eficiency and quality in hospitals [C]. London: Open University Press.

Pfeffer J, Salancik GR, 2003. The external control of organizations: a resource dependence perspective [M] Califomia: Standford University Press.

Porter ME, Lee TH, 2013. The strategy that will fix health care [J]. Harvard Business Review, 91 (12): 24.

Richard B, Saltman A, Wienke. 2006. Primary care in the driver's seat ? Organizational reform in European primary care [M]. Open University Press.

Rogers A, Sheaff R, 2000. Formal and informal systems of primary healthcare in an integrated system: evidence from the United Kingdom [J]. Healthc Pap, 1 (2): 47-58.

Rong K, Hou J, Shi Y, et al. From value chain, supply network, towards business ecosystem (BE): Evaluating the BE concept's implications to emerging industrial demand [C] //2010 IEEE International Conference on Industrial Engineering and Engineering Management. IEEE, 2010.

Ruela LO, Moura CC, Gradim CVC, et al, 2019. Implementation, access and use of integrative and complementary practices in the unified health system: a literature review [J]. Cien Saude Colet, 24 (11): 4239-4250.

Selamu M, Hanlon C, Medhin G, et al, 2019. Burnout among primary healthcare workers during implementation of integrated mental healthcare in rural Ethiopia: a cohort study [J]. Hum Resour Health, 17 (1): 58.

Shepherd DA, Suddaby R, 2017. Theory building: a review and integration [J]. Journal of Management, 43 (1): 59-86.

Singer SJ, Burgers J, Friedberg M, et al, 2011. Defining and measuring integrated patient care: promoting the next frontier in health care delivery [J]. Med Care Res Rev, 68 (1): 112-127.

Slama-chaudhry A，Schaller P，Raetzo MA，2008．Chronic diseases and integrated health care delivery system：the example of Kaiser Permanente［J］．Rev med Suisse，172（4）：2040-2043．

Stacey D，HILL S，Mccaffery K，et al，2017．Shared decision making interventions：theoretical and empirical evidence with implications for health literacy［J］．Stud Health Technol Inform，240：263-283．

Stacey RO，1995．The science of complexity：an alternative perspective for strategic change processes［J］．Long Range Planning，16（6）：477-495．

Starfield B，Shi L，Macinko J，2005．Contribution of primary care to health systems and health［J］．Milbank Q，83（3）：457-502．

Super N，2006．From capitation to fee-for-service in cincinnati：a physician group responds to a changing marketplace．Health Aff（Millwood），25（1）：219-225．

Theurl E，1999．Some aspects of the reform of the health care systems in Austria，Germany and Switzerland［J］．Health Care Anal，7（4）：331-354．

Tourigny A，Durand P，Bonin L，et al，2004．Quasi-experimental study of the effectiveness of an integrated service delivery network for the frail elderly［J］．Can J Aging，23（3）：231-246．

Ulrich D，Barney JB，1984．Perspectives in organizations theory：resource dependence，efficiency，and ecology［J］．Academy of Management Review，9（3）：471-481．

Valentin PP，2016．Rainbow of chaos：a study into the theory and practice of integrated primary care［J］．International Journal of Integrated Care，16（2）：46-57．

Vargas I，Susana Mogollón-Pérez AS，Unger JP，et al，2015．Regional-based integrated healthcare network policy in Brazil：from formulation to practice［J］．Health Policy Plan，30（6）：705-717．

Wilkin D，2002．Primary care budget holding in the United Kingdom National Health Service：learning from a decade of health service reform［J］．Med J Aust，176（11）：539-542．

World Health Organization．Priorities for health systems strengthening in the WHO European Region 2015-2020：walking the talk on people-centredness［EB/OL］．（2015-09-14）［2015-12-13］．http：//www．euro.who.int/en/about-us/governance/regional-committee-for-europe/65th session/documentation/working-documents．

Zhang X，Chen R，2008．Examining the mechanism of the value co-creation with customers［J］．Int J Prod Econ，116（2）：242-250．